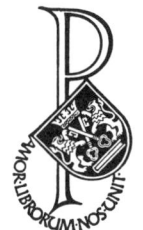

SCHRIFTEN ZU PSYCHOPATHOLOGIE,
KUNST UND LITERATUR

II

SCHRIFTEN ZU PSYCHOPATHOLOGIE,
KUNST UND LITERATUR

HERAUSGEGEBEN VON DIETRICH VON ENGELHARDT,
HORST-JÜRGEN GERIGK, GUIDO PRESSLER,
WOLFRAM SCHMITT

Dietrich von Engelhardt

# MEDIZIN IN DER LITERATUR DER NEUZEIT

I.
Darstellung und Deutung

GUIDO PRESSLER VERLAG HÜRTGENWALD

Herausgegeben in einer ersten Auflage von eintausend Exemplaren

© Guido Pressler 1991
ISBN 3 87646 066 2
Gesamtgestaltung: Offizin Chr. Scheufele, Stuttgart
Bindearbeiten: E. Riethmüller & Co., Stuttgart

ULRIKE
*ihren Anregungen, ihrer Begleitung*

# INHALT

| | | |
|---|---|---|
| | Vorwort | 1 |
| 1 | Grundlagen: Struktur und Aspekte der Beziehung von Medizin und Literatur | 5 |
| 1.1 | Historische Entwicklung | 5 |
| 1.2 | Die Welt der Medizin – die Gattungen der Literatur | 9 |
| 1.3 | Funktionen der Beziehung | 12 |
| 1.4 | Arztschriftsteller – Schriftstellerarzt | 20 |
| 1.5 | Die Krankheit des Schriftstellers | 22 |
| 1.6 | Das Buch als Therapeutikum | 28 |
| 1.7 | Sprache der Literatur – Sprache der Medizin | 32 |
| 1.8 | Geschichte der Literatur – Geschichte der Medizin | 34 |
| 1.9 | Perspektiven | 38 |
| 2 | Der Kranke und seine Krankheit | 40 |
| 2.1 | Dimensionen | 41 |
| 2.2 | Das Verhältnis zur Krankheit | 44 |
| 2.3 | Die Beziehung zur Medizin | 47 |
| 2.4 | Das Leben mit der Krankheit | 50 |
| 2.5 | Perspektiven | 54 |
| 3 | Lepra | 57 |
| 3.1 | Entwicklung und Gegenstand | 57 |
| 3.2 | Die Krankheit in ihrer äußeren Erscheinung | 59 |
| 3.3 | Der Kranke in seiner Subjektivität | 62 |
| 3.4 | Die Umwelt des Kranken | 64 |
| 3.5 | Therapie und Isolierung | 68 |
| 3.6 | Perspektiven | 70 |
| 4 | Schwindsucht | 73 |
| 4.1 | Zeitliche Schwerpunkte | 73 |
| 4.2 | Erscheinung, Verlauf und Sterben | 75 |

| | | |
|---|---|---|
| 4.3 | Therapie | 84 |
| 4.4 | Symbolik | 87 |
| 4.5 | Perspektiven | 88 |
| 5 | Krebs | 90 |
| 5.1 | Literarische Quellen | 90 |
| 5.2 | Erscheinung und Bedeutung | 91 |
| 5.3 | Arzt und Therapie | 97 |
| 5.4 | Perspektiven | 99 |
| 6 | Geisteskrankheit | 101 |
| 6.1 | Hintergründe | 101 |
| 6.2 | Möglichkeiten und Grenzen der Literatur | 103 |
| 6.3 | Wandel in Zeit und Raum | 106 |
| 6.4 | Thematisches Spektrum | 110 |
| 6.5 | Perspektiven | 118 |
| 7 | Sexualpathologie | 121 |
| 7.1 | Wissenschaftliche Analysen | 123 |
| 7.2 | Literarische Darstellung | 134 |
| 7.3 | Das Urteil der Wissenschaft über die Literatur | 141 |
| 7.4 | Perspektiven | 144 |
| 8 | Das kranke und sterbende Kind bei Dickens, Zola und Dostoevskij | 146 |
| 8.1 | Charles Dickens | 147 |
| 8.2 | Emile Zola | 153 |
| 8.3 | Fëdor Michajlovič Dostoevskij | 161 |
| 8.4 | Perspektiven | 165 |
| 9 | Der Arzt und seine Therapie | 169 |
| 9.1 | Renaissance und Barock | 172 |
| 9.2 | Aufklärung | 176 |
| 9.3 | Klassik und Romantik | 180 |
| 9.4 | Realismus | 187 |
| 9.5 | Perspektiven | 193 |
| 10 | Der Hof- und Leibarzt vom 18. bis zum 20. Jahrhundert | 196 |
| 10.1 | Sozialkultureller Hintergrund | 197 |
| 10.2 | Ärztliches Handeln | 198 |
| 10.3 | Politischer Einfluß | 201 |
| 10.4 | Perspektiven | 205 |

| | | |
|---|---|---:|
| 11 | Der Chirurg des 18. und 19. Jahrhunderts | 207 |
| 11.1 | Ausbildung und Stellung | 208 |
| 11.2 | Therapeutisches Handeln | 213 |
| 11.3 | Perspektiven | 220 |
| 12 | Der Landarzt bei Balzac, Stifter und Trollope | 223 |
| 12.1 | Honoré de Balzac | 223 |
| 12.2 | Adalbert Stifter | 227 |
| 12.3 | Anthony Trollope | 229 |
| 12.4 | Perspektiven | 231 |
| 13 | Geburtshelfer und Frauenarzt im 19. Jahrhundert | 233 |
| 13.1 | Schwangerschaft und Geburt | 235 |
| 13.2 | Krankheiten und Therapie | 243 |
| 13.3 | Perspektiven | 249 |
| 14 | Der Zahnarzt | 252 |
| 14.1 | Patient und Schmerz | 253 |
| 14.2 | Arzt und Therapie | 257 |
| 14.3 | Perspektiven | 264 |
| 15 | Der Arzt als Forscher im 19. Jahrhundert | 266 |
| 15.1 | Forschungsziele und Forschungsverfahren | 267 |
| 15.2 | Weltanschauung | 270 |
| 15.3 | Perspektiven | 274 |
| 16 | Der Arzt als Patient | 277 |
| 16.1 | Die Krankheiten | 277 |
| 16.2 | Annahme und Abwehr | 280 |
| 16.3 | Sterben und Tod | 284 |
| 16.4 | Auswirkungen auf die Therapie | 286 |
| 16.5 | Perspektiven | 289 |
| 17 | Die medizinische Institution | 291 |
| 17.1 | Das Krankenhaus | 292 |
| 17.2 | Das Lazarett | 298 |
| 17.3 | Der Kurort | 301 |
| 17.4 | Das Sanatorium | 305 |
| 17.5 | Wandel in Zeit und Raum | 308 |
| 17.6 | Perspektiven | 314 |

| 18 | Pflegepersonen | 317 |
|---|---|---|
| 18.1 | Hebamme | 318 |
| 18.2 | Krankenschwester | 320 |
| 18.3 | Perspektiven | 325 |
| | | |
| 19 | Die soziale Welt | 327 |
| 19.1 | Angehörige und Freunde | 327 |
| 19.2 | Gesellschaft und Staat | 336 |
| 19.3 | Perspektiven | 339 |
| | | |
| 20 | Das medizinische Lehrgedicht | 342 |
| 20.1 | Historische Entwicklung | 342 |
| 20.2 | Stil und Struktur | 348 |
| 20.3 | Produzent und Rezipient | 349 |
| 20.4 | Stellung zwischen Kunst und Wissenschaft | 350 |
| 20.5 | Perspektiven | 352 |
| | | |
| 21 | Lesen im literarischen System der Diätetik | 353 |
| 21.1 | Die sechs Felder der Diätetik | 354 |
| 21.2 | Lesen als Heilmittel | 357 |
| 21.3 | Perspektiven | 365 |
| | | |
| 22 | Abschluß und Ausblick | 367 |
| 23 | Anmerkungen | 373 |
| 24 | Erwähnte und behandelte Romane und Erzählungen | 406 |
| 25 | Sach- und Personenverzeichnis | 422 |

# VORWORT

Medizin ist ein beliebtes und wesentliches Thema der Literatur. Von der Antike bis in die Gegenwart haben Schriftsteller immer wieder den kranken Menschen und seine Krankheit, den Arzt und seine Therapie, das Krankenhaus und die soziale Umwelt in ihren Werken dargestellt und gedeutet. Immer wieder wurden von literarischen Werken der einzelne Leser und ebenfalls das öffentliche Bewußtsein in ihrer Einstellung und ihrem Verhalten gegenüber dem Kranken und der Medizin beeinflußt. Immer wieder entfaltete Literatur ihre Kraft auch für den Leidenden, wurde zu einem unterstützenden Instrument der medizinischen Therapie.
Literatur geht in der Wiedergabe der Wirklichkeit aber nicht auf und ist auch nicht Wissenschaft, sie stellt eine Welt für sich dar, mit eigener Tradition, eigenen Gesetzen und eigener Bedeutung. Zugleich beschreibt Literatur Realität, nimmt zukünftige Entwicklungen vorweg, erinnert an Vergangenheit, ist auf Wissenschaft und Wirklichkeit bezogen.
Literatur wird zum Spiegel der Medizin, in dem diese sich in ihren Grundzügen erblicken kann – zum besseren Verständnis ihrer selbst und als Anregung für Veränderungen. Medizingeschichte besitzt in literarischen Texten, wenn biographische Überlieferungen fehlen und wissenschaftliche Schriften schweigen, oft ihre einzige Quelle. Das Wissen über die Subjektivität des Kranken wie das Selbstverständnis des Arztes in der Vergangenheit ist vor allem auf Literatur angewiesen. Von der Medizin werden umgekehrt Literatur und auch Literaturwissenschaft bereichert – mit ihrem Phänomen, ihrer Sprache, ihren theoretischen Auffassungen, ihrer therapeutischen Praxis.
Diese Studie gilt der Wiedergabe der Medizin in der Literatur der Neuzeit, das heißt in Erzählungen und Romanen von der Renaissance bis ins 20. Jahrhundert. Auf Gedicht und Drama wird nur gelegentlich eingegangen. Diese Beschränkung legt sich angesichts der Fülle prosaischer Texte, in denen Medizin vorkommt, nahe, auch wenn der bislang noch nicht unternommene Vergleich der verschiedenen literarischen Gattungen in ihrer Aufnahme der

medizinischen Welt zu wichtigen Einsichten hätte führen können. Die klassische Arztsatire findet sich ohne Zweifel bei Molière; weitgespannt, und zugleich auch positiv ist das Arztbild bei Shakespeare; der Hofarzt erscheint vor allem in Dramen des 16. und 17. Jahrhunderts; satirisch-kritisch wird im 20. Jahrhundert der Arzt bei Bernard Shaw und Thomas Bernhard gezeichnet; Psychoanalyse, die in dieser Studie über die Medizin in der Literatur nicht behandelt wird, ist durchgängiges Thema der Stücke von Tennessee Williams.

Die Begrenzung auf die Neuzeit erweist sich ebenfalls als notwendig, mit ihr soll die Macht der Traditionen, sollen die großen Beispiele der Antike aber nicht übergangen oder verkannt werden: Verwundungen, Selbsthilfe und ärztliche Therapie in Homers ›Ilias‹ und ›Odyssee‹; Geisteskrankheit in den antiken Tragödien von Aischylos, Sophokles und Euripides; Kritik an Arzt und Patient in Komödien und Satiren von Aristophanes, Plautus und Terenz; im Mittelalter die Wunde des Anfortas in Wolfram von Eschenbachs ›Parzival‹, der Wahnsinn des ›Iwein‹ und die Lepra des ›Armen Heinrich‹ bei Hartmann von Aue.

Im übrigen darf die Hervorhebung der medizinischen Thematik die Bedeutung der anderen Themen des Kunstwerks und ihren gemeinsamen inneren Zusammenhang nicht vergessen lassen; die thematische Konzentration will nicht verabsolutieren, sondern nur die Aufmerksamkeit auf einen zentralen Bereich des menschlichen Lebens in der Literatur lenken. Vergleich und Verbindung der literarischen Texte aus unterschiedlichen Epochen und von verschiedenen Schriftstellern lassen den Menschen in Leiden wie Krankheit und in Beistand und Therapie in umfassender Vielfalt sichtbar werden.

In dem ersten einführenden Kapitel wird das Verhältnis von Medizin und Literatur in seinen wesentlichen Aspekten und seiner Grundstruktur behandelt, während sich die folgenden Kapitel der Aufnahme des Kranken, des Arztes und der Medizin in der Literatur zuwenden. Die medizinhistorische Entwicklung wird als Hintergrund immer wieder knapp skizziert. Den übergreifenden Betrachtungen zum Kranken und seiner Krankheit, zum Arzt und seiner Therapie in der Literatur folgen spezifische Analysen einiger Krankheitem, einiger Arztrichtungen, der medizinischen Institution, der Pflegepersonen, der sozialen Welt; den Abschluß bilden das medizinische Lehrgedicht und Lesen im literarischen ›System der Diätetik‹.

Die Forschung zum Thema ›Medizin in der Literatur der Neuzeit‹ ist immens und an höchst unterschiedlichen und nicht selten recht entlegenen Stel-

len veröffentlicht. Im Band 2 werden die Titel der internationalen Beiträge, die seit dem 18. Jahrhundert bis in die Gegenwart erschienen sind, zusammengestellt. Neben dem Autorenverzeichnis wird ein Sach- und Personenregister der Benutzung dienen. Wie jede Bibliographie kann auch diese nicht erschöpfend sein; ein Anfang ist aber gemacht.
Band 3 wird literarische Texte enthalten, die sich auf medizinische Themen beziehen; Passagen aus Romanen und vor allem kürzere Erzählungen über Patienten, Ärzte, Therapie, Hospitäler und die soziale Umwelt sind hier abgedruckt und veranschaulichen die Beobachtungen und Überlegungen von Band 1. Die verschiedenen medizinischen Disziplinen werden ebenso beispielhaft beachtet wie Grundzüge des Patienten, des Arztes und der Gesellschaft.
Wissenschaftliche Studien über die Wiedergabe der Medizin in der Literatur bietet der Band 4. Die Vielfalt der medizinischen Themen und der wissenschaftlichen Interpretationen soll mit diesen Arbeiten sichtbar gemacht werden. Der Band kann aus der Fülle der Forschung nur wenige Beiträge wiedergeben, die aber stets auf die allgemeine Entwicklung der Literatur und Geschichte der Medizin während der Neuzeit bezogen sind und nicht isoliert werden sollen.
Die Reihe ›Medizin in der Literatur‹ wird mit Band 5 abgeschlossen, der aus einem thematisch geordneten Titelverzeichnis von Erzählungen und Romanen der Neuzeit besteht.
Grundzüge und Auswahl bestimmen notwendig diese Studie. Die Perspektiven wechseln in den verschiedenen Kapiteln; diachrone und synchrone Betrachtungen stehen nebeneinander; der Orientierung am einzelnen literarischen Werk folgt die systematische Perspektive; die überwiegende Begrenzung auf das literarische Medium wird gelegentlich durch das Eingehen auf die medizinische Realität, den realen Kranken und realen Arzt aufgegeben.
Die literarische Darstellung medizinischer Themen ist durchgängig verbunden mit der Frage nach dem Wesen der Kunst. Kunst, Wissenschaft und Wirklichkeit sind nicht identisch und doch aufeinander bezogen. Kunst beeinflußt, wenn auch in den verschiedenen Epochen in jeweils abweichender Art und Intensität, die Wissenschaft und wird zugleich selbst von wissenschaftlichen Beobachtungen, Methoden und Theorien geprägt. Kunst und Wissenschaft abstrahieren – jede wieder auf eine ihr eigentümliche Weise – von der Wirklichkeit, heben zentrale Momente hervor, weisen auf wesentliche Zusammenhänge hin. Aber auch Wirklichkeit wird nicht nur unmittelbar

erfahren, ihre Wahrnehmung erfolgt vielmehr in Symbolen, in Ideen, die aus den Künsten und den Wissenschaften stammen.
Kunst geht schließlich in den Intentionen der Künstler nicht auf; was Darstellung der Medizin in der Literatur heißen kann, hängt auch von der Deutung des Lesers, von seinen Erfahrungen und seinen Erwartungen ab. Die Vielfalt der Perspektiven möge die Einheit des Themas nicht verdecken. Leitend ist vielmehr der Zusammenhang von Medizin, Kunst und Wirklichkeit. Anregungen sollen dem Patienten, dem Arzt, der Pflegeperson und jedem Leser gegeben werden – zum Verständnis und zum Handeln in den Situationen der Not und Hilfe, des Leidens und Mitleidens, der Endlichkeit der menschlichen Existenz.
Zu danken ist vielen: den Studenten, die in Heidelberg, Stuttgart und Lübeck an medizinliterarischen Seminaren mit stimulierenden Beiträgen teilgenommen haben; den Sekretärinnen und Bibliothekarinnen, die an den Instituten für Medizin- und Wissenschaftsgeschichte dieser Städte in den vergangenen Jahren die Genese des Manuskriptes unterstützt haben; Herrn Guido Pressler, der ebenso kenntnisreich wie verständnisvoll die Drucklegung betreut hat.

Lübeck, Herbst 1990

# 1 GRUNDLAGEN: STRUKTUR UND ASPEKTE DER BEZIEHUNG VON MEDIZIN UND LITERATUR

> *Die Poesie schaltet und waltet mit Schmerz und Kitzel – mit Lust und Unlust – Irrtum und Wahrheit – Gesundheit und Krankheit. Sie mischt alles zu ihrem großen Zweck der Zwecke – der Erhebung des Menschen über sich selbst.*
>
> Novalis, 1798

Medizin und Literatur stehen seit der Antike bis in unsere Zeit in einer Beziehung. Diese Beziehung ist vielfältig und wechselseitig, in Umfang und Intensität dem Wandel der Zeiten unterworfen, bald Reflex, bald selbst prägendes Moment der kulturellen Entwicklung[1]. In diesem einführenden Kapitel sollen Struktur und Aspekte im allgemeinen betrachtet werden, die für das Verhältnis von Medizin und Literatur in der vergangenen Entwicklung der Neuzeit besondere Gültigkeit besessen haben und die auch grundsätzlich Darstellung und Analyse dieses Verhältnisses leiten können.

## 1.1 Historische Entwicklung

> *Es gibt keine patriotische Kunst und keine patriotische Wissenschaft. Beide gehören, wie alles hohe Gute, der ganzen Welt an.*
>
> J. W. v. Goethe, Wilhelm Meisters Wanderjahre, 1821

Während der Neuzeit wird die Beziehung zwischen Medizin und Literatur immer wieder erörtert; Hintergrund ist die allgemeine Entwicklung des Verhältnisses von Kunst und Naturwissenschaft. Der Aufbruch der Medizin in der Renaissance ist von Impulsen in der Literatur und in den Künsten wie auch in der Philosophie nicht zu trennen. Leonardo da Vinci, Raffael, Michelangelo, Dürer erwerben sich anatomische Kenntnisse, um überzeugende Bilder vom tierischen und menschlichen Körper malen zu können. Der Mediziner Fracastoro gibt nicht nur der Syphilis in seinem berühmten Lehrgedicht den Namen, von ihm stammen auch kunsttheoretische Erörterungen. Naturwissenschaftler und Mediziner der Aufklärung betonen stärker die Unterschiede zur Literatur, auch sie sehen aber sinnvolle Möglichkeiten gegenseitiger Beeinflussung. Die Rede des Naturforschers Buffon über den Stil

(1753) wird zu seiner Zeit bei Literaten, Philosophen und Naturforschern gleichermaßen beachtet. Haller ist Dichter und Naturforscher, seine Urteile über literarische Werke sind naturwissenschaftlich orientiert, sein Lehrgedicht ›Die Alpen‹ (1732) mit den Naturbeschreibungen und der Kulturkritik stößt auf große Resonanz. Naturwissenschaftliche und medizinische Beobachtungen und Experimente werden von den Gebildeten jener Zeit engagiert aufgenommen. Vorlesungen bedeutender Forscher gelten als gesellschaftliche Ereignisse, für Kinder und Frauen werden populäre Darstellungen der Astronomie, Physik und Chemie verfaßt. Popularisierung verwischt auch die Grenzen zwischen Literatur und Wissenschaft oder läßt Gemeinsamkeiten zwischen ihnen entstehen.

Klassik und Romantik sind um 1800 von der Notwendigkeit einer Nähe oder Integration aller Künste und Wissenschaften zutiefst überzeugt, das trifft für die klassischen und romantischen Dichter ebenso zu wie für die philosophisch beeinflußten Mediziner und Naturforscher, die nicht selten – wie zum Beispiel Schubert, Carus und Heinroth – selbst literarische Werke verfassen oder malen. Schon in ihrer äußeren fragmentarischen oder aphoristischen Form nähern sich die Schriften der romantischen Mediziner der Literatur. Kategorisch fordert Novalis nicht nur die Verbindung von Medizin und Poesie, sondern darüber hinaus ihre Identität mit der Realität. Ein besonderes Beispiel der Verbindung von Kunst und Naturforschung in klassischer Perspektive ist bekanntlich auch Goethe.

Die integrativen Versuche der Idealisten und Romantiker sind gescheitert, Naturwissenschaft und Literatur treten im positivistischen 19. Jahrhundert wieder stärker auseinander. Die Spaltung der Naturwissenschaften und Geisteswissenschaften etabliert sich, der Bildungsbegriff wird überwiegend literarisch-geisteswissenschaftlich bestimmt, zu Verabsolutierungen kommt es auf beiden Seiten; zugleich läßt sich die Literatur – vor allem im Naturalismus – von naturwissenschaftlichen Methoden und Erkenntnissen, vom Forschungs- und Wahrheitsbegriff der Naturwissenschaften beeinflussen. Auch für die Medizin gewinnt das Modell der Naturwissenschaften hohe Gültigkeit. Flaubert studiert Medizin und Medizingeschichte. Zola unterwirft im Programm des ›roman expérimental‹ die Literatur dem Vorgehen der exakten Naturwissenschaften. Religiöse wie irdische Ideale haben für viele Schriftsteller ihre Kraft verloren: »Die Werte Religion oder Katholizismus einerseits, Fortschritt, Brüderlichkeit, Demokratie andererseits, entsprechen nicht mehr den geistigen Forderungen des Augenblicks«, schreibt Flaubert eher resignativ denn hoffnungsvoll im Dezember 1875 an George Sand. Naturwissenschaften und Medizin vollenden in dieser Zeit ihren neuzeitlichen Emanzipationsprozeß von der Theologie und Philosophie mit der eigenen Hegemonie über Geisteswissenschaften, Künste und auch die realen Lebensverhältnisse.

Das ausgehende 19. und verstärkt das 20. Jahrhundert führen zu neuen Strömungen und neuen Bewertungen, lassen Skepsis an den Naturwissenschaften und ihrem Fortschritt sowie an der Technisierung der Wirklichkeit entstehen; der Blick wird wieder auf die Eigenständigkeit der Geisteswissenschaften und Künste gelenkt. In der Medizin wird an die Bedeutung des Kranken als einer Person mit Bewußtsein und Sprache erinnert (V.v. Weizsäcker). Spezialisierung der Wissenschaften und wiederholte Versuche, die jeweilige Disziplin mit ihren Methoden und Begriffen zu überschätzen, zum Modell aller übrigen Wissenschaften zu erheben, charakterisieren die kommenden Jahrzehnte des 20. Jahrhunderts. In diesem Zusammenhang stehen auch die verschiedenen Gegenbewegungen und alternativen Richtungen. 1930 werden von Jaspers die Versuche der Rassenlehre, des Marxismus und der Psychoanalyse kritisiert, sich zu einer Weltanschauung zu erheben. Zunehmend wird in den positiven oder empirischen Wissenschaften die Gefahr erörtert, die Differenz von Faktum und Norm, von Seins- und Werturteilen zu übergehen.

Die Gegenwart sieht sich vor die Aufgabe gestellt, das Spezifische jeder Einzelwissenschaft und die Einheit aller Wissenschaften zu erkennen; auf diesem Wege wird auch der Sinn für die Bedeutung der Künste für sich, für das Leben und für die Wissenschaften wieder wachsen. Nicht von zwei (C.P. Snow, 1959) oder drei (W.Lepenies, 1985) Kulturen sollte die Rede sein, sondern von vier: von der Kultur der Naturwissenschaften, der Kultur der Geisteswissenschaften, der Kultur der Künste, der Kultur des Verhaltens. Bildung kann sich auf jeden Bereich beziehen, auf Kenntnisse in den Natur- und Geisteswissenschaften, auf ein Vertrautsein mit den verschiedenen Künsten und auch auf das Verhalten in der Lebenspraxis.

Die Beziehung von Medizin und Literatur weckt nicht erst heute das Interesse der Forschung; seit dem 19. Jahrhundert erscheinen zunehmend Arbeiten über dieses Thema. Von Thomas Bartholin wird bereits 1669 eine Studie ›De medicis poetis‹ publiziert, die 200 Jahre später in einer französischen Übersetzung erneut erscheint. Der Chemiker, Mediziner und auch Professor der Dichtkunst Jakob Reinhold Spielmann hält 1756 an der Straßburger Universität eine Rede über den Nutzen der Literatur für die Medizin. Die Anzahl der Beiträge nimmt im vergangenen Jahrhundert zu. Von Sainte-Marie stammt die ›Dissertation sur les médecins-poètes‹ (1825), von Malgaigne werden ›Études sur l'anatomie et la physiologie d'Homère‹ (1842) veröffentlicht, Bouisson folgt mit ›La médecine et les poètes latins‹ (1843/44), Ménière mit ›Études médicales sur les poètes latins‹ (1858) und Daremberg mit ›La médecine dans Homère‹ (1865). Engelken hält einen Vortrag ›Über das Verhältnis der Poesie zur Seelenheilkunde‹ (1844). Finckenstein verfaßt ein Werk über ›Dichter und Ärzte‹ (1863), Chéreau publiziert ›Le Parnasse médicale français‹ (1874), Rothe gibt eine Studie über ›Poesie und Medicin‹ (1885) heraus. Passigli ist Autor von ›Medicina ed arte‹ (1896), Burlat von ›Roman médical‹ (1898). Zahlreiche Artikel verfaßt Cabanès um die Jahrhundertwende für die Zeitschrift ›La Chronique Médicale‹.

Das 20. Jahrhundert steigert das Interesse für diese Thematik. Eine Vielzahl von Studien wird in den kommenden Jahrzehnten veröffentlicht: über das Verhältnis von Medizin und Literatur allgemein und speziell die Wiedergabe der Medizin in der Literatur – übergreifend oder in einzelnen Momenten wie etwa die literarische Darstellung einzelner Krankheiten und besonderer Arztrichtungen oder spezifischer Dimensionen des kranken Menschen in seinen Gefühlen, seinem Handeln, seiner Lebenssituation. Die Rezeption der Medizin kann an einzelnen Erzählungen oder Romanen oder im gesamten Œuvre eines Schriftstellers oder auch für eine literarische Epoche insgesamt untersucht werden. Band 2 enthält eine umfassende Bibliographie dieser Forschungen – nicht zum Verhältnis der Medizin und Literatur überhaupt, deren Struktur und Aspekte in diesem einführenden Kapitel erörtert werden, sondern zur Wiedergabe der Medizin in der Literatur, die das Thema dieser Studie ausmacht.

*1.2 Die Welt der Medizin – die Gattungen der Literatur*

> *Es ist daher kein Zufall, daß Dichter in Gestalten des Wahnsinns wie in Symbolen das Wesen des Menschseins, seine höchsten und entsetzlichsten Möglichkeiten, seine Größe und seinen Fall zur Darstellung brachten.*
>
> K. Jaspers, Allgemeine Psychopathologie, 1913

Die Welt der Medizin mit ihren unterschiedlichen Ebenen: Personen, Situationen, Handlungsformen, Institutionen, Erkenntnissen, Methoden und Theorien wird von der Literatur und ihren unterschiedlichen Gattungen: Prosa, Lyrik, Drama aufgenommen.

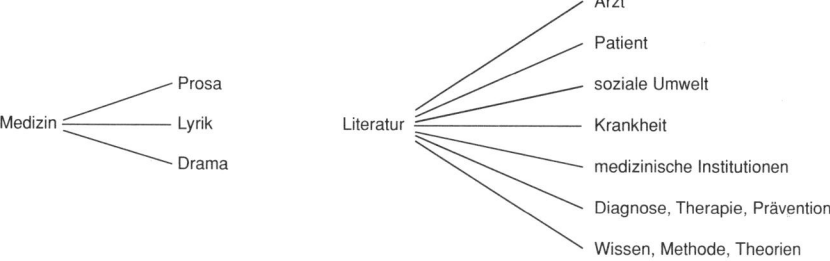

Die Rezeption der Medizin und ihrer Bereiche der Krankheit und Therapie im literarischen Werk kann überaus abweichend ausfallen. Medizinische Themen können im Mittelpunkt stehen oder nur in der Peripherie des Textes vorkommen; erhellend für das Kunstwerk und die medizinische Thematik kann ihre Darstellung aber auch in Werken sein, deren entscheidende Intention auf andere Wirklichkeitsbereiche gerichtet ist.

Immer wieder wird der Arzt und auch eine spezifische Fachrichtung als zentrale Gestalt gewählt. Chirurgen finden sich in Romanen von Smollett, Fielding, Goethe, Balzac und Dickens; Balzac, Stifter, Trollope schreiben Romane über den Landarzt; Zola läßt seinen Zyklus der Rougon-Macquart Familie mit dem Roman über den Arzt und Forscher ›Doktor Pascal‹ enden; Stevenson stellt in ›Dr. Jekyll und Mr. Hyde‹ einen geisteskranken Arzt dar; Fitzgerald beschreibt in ›Zärtlich ist die Nacht‹ die Beziehung zwischen einem Psychiater und einer Patientin; Camus zeichnet in der ›Pest‹ die Haltung und Auffassungen des Arztes Riatte in einer von der Seuche befallenen Stadt; Psychiater stehen im Mittelpunkt von Romanen und Erzählungen von Poe, Dickens, Fitzgerald, Percy, Kipphardt, Augustin und Vogt; Chri-

stoph Heins Novelle ›Drachenblut‹ handelt vom Leben einer Ärztin in der DDR; eine Ärztin ist Hauptgestalt auch in dem Roman ›Collin‹ von Stefan Heym.
Neben dem Arzt geht die Literatur auf die Arztfrau (Le Fanu, ›Das Haus am Kirchhof‹; Flaubert, ›Madame Bovary‹; George Eliot, ›Middlemarch‹), auf den Medizinstudenten (Balzac, ›Dr. med. Arrowsmith‹; Joyce, ›Ulysses‹; Maxence van der Meersch, ›Leib und Seele‹; Thomas Bernhard, ›Frost‹) wie auch auf die Krankenschwester ein (Goncourt, ›Schwester Philomène‹; Hemingway, ›In einem andern Land‹; Kesey, ›Einer flog über das Kuk- kucksnest‹). Reale Ärzte werden ebenfalls von Schriftstellern aufgegriffen, Paracelsus etwa von Fleming, von Pound und von Kolbenheyer, Robert Browning von Schnitzler; Ludwig Finck beschreibt Robert Mayer, Theo Malade Semmelweis. Medizinische Autobiographien in eher belletristischer Form erscheinen mehrfach, so zum Beispiel von Smidovič oder Munthe.
Von der Literatur werden grundsätzliche Aspekte des Arztseins wie ebenso spezifische Besonderheiten der einzelnen Fachrichtungen wiedergegeben. Dem allgemeinen 9. Arztkapitel folgt eine Reihe spezifischer Arztrichtun- gen. Der Aufstieg der Chirurgen im 18. und 19. Jahrhundert läßt sich in der Medizin wie in der Literatur dieser Zeit verfolgen. Die Ärzte in Balzacs ›Das Chagrinleder‹ repräsentieren zugleich unterschiedliche reale Richtungen der Medizin zu Beginn des 19. Jahrhunderts. Maupassant skizziert satirisch in ›Mont-Oriol‹ Konkurrenz und wirtschaftliche Interessen der Ärzte eines Kurortes. Jean Paul (Dr. Katzenbergers Badereise) und Zola (Doktor Pascal) entwerfen eindrucksvolle Arztgestalten als medizinische Forscher. Die von Sokrates, Plato und Aristoteles vertretene Arzttypisierung: Sklavenarzt, Arzt für Freie und Arzt als medizinisch gebildeter Laie findet sich wiederholt in der neuzeitlichen Literatur, erscheint zum Beispiel in den Ärzten du Boul- bon, Cottard und dem kränklichen Ich-Erzähler in Prousts siebenteiligen Romanzyklus ›Auf der Suche nach der verlorenen Zeit‹. Mit dem Hofrat Dr. Behrens und Dr. Krokowski im ›Zauberberg‹ läßt Thomas Mann unter- schiedliche wissenschaftliche Richtungen der Zeit aufeinanderstoßen. In Vir- ginia Woolfs ›Mrs. Dalloway‹ (dieser Roman sollte ursprünglich ›The Hours‹ heißen) begegnen sich Psychiater und praktischer Arzt.
Die Behandlung des Arztes in der Literatur läßt die allgemeine Einschätzung des Arztes und der verschiedenen Spezialrichtungen der Medizin – Hofarzt, Landarzt, Chirurg, Forscher, Psychiater, Frauenarzt – einer Zeit auch dann erkennen, wenn der literarische Text nicht nur ein unmittelbares Zeugnis der

Realität darstellt; das Eigengewicht literarischer Topoi und die Differenz von Dichtung, Wirklichkeit und Wissenschaft dürfen nicht unbeachtet bleiben. Die Gestalt des Patienten wird ebenfalls auf vielseitige Weise in Werken der Literatur wiedergegeben. Auch hier wird die allgemeine Betrachtung im 2. Kapitel anschließend durch eine Reihe spezifischer Krankheiten ergänzt. Die Literatur geht auf medizinethische Probleme ebenso ein wie auf die Arzt-Patient Beziehung, auf die Stellung des Patienten in der Familie und der Gesellschaft und schließlich besonders intensiv auf das Selbstverständnis des Kranken, seine Einstellung zu Krankheit, Leiden und Tod, seinen Kontakt zur Umwelt.

Wie spezifische Arzttypen und Patientengestalten in der Literatur vorkommen, greifen Schriftsteller auch unterschiedliche Krankheiten in ihren Werken auf: die Pest wird von Boccaccio, Defoe, Chateaubriand, Goethe, Poe, Jacobsen, Kallas, Hofmannsthal, Kurz, Camus dargestellt; die krankhafte Eifersucht von Zola (›Ein Blatt Liebe‹), mehrfach von Dostoevskij, von Robbe-Grillet (›Jalousie oder die Eifersucht‹) und beispielhaft vor allem von Proust in der ›Suche nach der verlorenen Zeit‹; Krebs findet das Interesse von Tolstoj, Thomas Mann, Solženicyn; Geisteskrankheit schildern Ariost, Cervantes, von Arnim, Balzac, Zola, Maupassant, Dostoevskij, Čechov, Musil, Woolf, Thomas Bernhard.

Neben der Phänomenologie der Krankheit werden in der Literatur auch die Ursachen der Krankheit, medizinische Theorien und Systeme, die mannigfachen Formen der Diagnose, Prävention, Rehabilitation und besonders der Therapie behandelt wie ebenfalls die Einschätzung der Krankheit und des Kranksseins durch die Gesellschaft. Für die Institutionen der Medizin: die Praxis, das Krankenhaus, die ambulante und stationäre Behandlung, den Kurort, das Sanatorium sind vor allem Jean Paul, Balzac, Maupassant, Čechov, Thomas Mann, Musil, Solženicyn, Thomas Bernhard, Plath zu nennen.

Wird in diesen Beispielen von der Medizin ausgegangen und die Behandlung ihrer Bereiche in der Literatur betrachtet, kann umgekehrt auch die Aufnahme der Medizin in den verschiedenen literarischen Gattungen, so problematisch ihre Unterscheidung auch sein mag, analysiert werden: Gibt es zum Beispiel spezifische Affinitäten zwischen Gedicht oder Drama und bestimmten Bereichen der Medizin? Wird die Subjektivität des Kranksseins häufiger und angemessener in der Lyrik wiedergegeben, die Arzt-Patient-Beziehung dagegen eher im Schauspiel?

*1 Grundlagen*

Andere literarische Formen oder auch spezifische Stile lassen sich ebenfalls in ihrer Nähe zu medizinischen Themen studieren. Medizin wird immer wieder von der Satire aufgegriffen; die entsprechenden Texte von Boccaccio, Brant, Molière, Swift, Smollett, Sterne, Le Sage, Jean Paul, Maupassant, Shaw, Romains richten sich aber nicht nur auf den Arzt, sondern ebenfalls auf den Kranken und seine Umwelt. Die Aufmerksamkeit wird auf Mängel der ärztlichen Persönlichkeit und des ärztlichen Berufes wie auf übertriebene Ängste und Hoffnungen des kranken Menschen und das Versagen der Mitmenschen gelenkt. Utopie und Pessimismus verbinden sich, Kritik und Resignation gehen ineinander über; Satire fällt aber meist nicht absolut aus, einzelne Züge oder Passagen können auch zustimmend gemeint sein, hinter dem negativen Bild kann eine positive Idee stehen. Eine Gattung für sich ist das medizinische Lehrgedicht, entworfen und wirksam von der Antike bis weit in die Neuzeit hinein. Besondere Bedeutung kommt schließlich der Trivialliteratur und den Selbsterfahrungsberichten wie überhaupt den autobiographischen Texten zu; die Grenzen zwischen diesen Gattungen können auch fließend sein.

## *1.3 Funktionen der Beziehung*

> *Ehe die Meisterwerke sich an uns bewähren, müssen wir uns erst an ihnen bewähren.*
> H. Hesse, Eine Bibliothek der Weltliteratur, 1929

In der Beziehung von Literatur und Medizin heben sich vor allem drei Perspektiven hervor:

a) Funktion der Medizin für die Literatur (literarische Funktion der Medizin)
b) Funktion der Literatur für die Medizin (medizinische Funktion der Literatur)
c) Funktion der Literatur für ein allgemeines Verständnis der Medizin (genuine Funktion der literarisierten Medizin)

Krankheit gehört wie Geburt und Tod zu den zentralen Erscheinungen des menschlichen Lebens; Literatur entspricht in ihrer Themenwahl dieser Bedeutung, ihre Darstellungen geben den Erscheinungen einen kosmologischen, anthropologischen und ideellen oder symbolischen Sinn. ›Die Poesie verfolgt nach Novalis als ihren großen Zweck: die »Erhebung des Menschen über sich selbst«[2]. Der schöne Geist hat sich, wie Thomas Mann Settembrini im ›Zauberberg‹ bemerken läßt, »fast regelmäßig das Leiden zum Gegenstande gesetzt«[3].

Die ›literarische Funktion der Medizin‹ meint die Bedeutung von Krankheit, von Arzt und Patient für Thema und Struktur des literarischen Werkes, für Raum und Zeit, für die Entwicklung der Person, für die formalen und inhaltlichen Eigenheiten und Veränderungen im Verlauf des literarischen Geschehens. Es entspricht der Realität und der faktischen Rolle des Arztes im literarischen Geschehen, wenn in Balzacs ›Comédie Humaine‹ so viele Ärzte und Mediziner vorkommen. Nicht ohne Sinn schließt Zola den ›Rougon-Macquart Zyklus‹ mit einem Roman über einen Arzt ab; Doktor Pascal, selbst Mitglied der an Bluts- und Nervenkrankheiten leidenden Familie, entwirft in einer wissenschaftlichen Analyse ein allgemeines Bild des Aufstiegs und Verfalls seiner mit dem Schicksal des zweiten Kaiserreiches eng verbundenen Familie. Eine innere Beziehung besteht zwischen der epileptischen Krankheit des Fürsten Myškin und Dostoevskijs ›Der Idiot‹, zwischen dem Charakter, den Ideen und dem Verhalten des Fürsten auf der einen und der eruptiven und letztlich versandenden Struktur dieses Romans auf der anderen Seite. Aufbau und Stimmungswechsel in Prousts ›Auf der Suche nach der verlorenen Zeit‹ sind auf Psyche und Körperlichkeit des Ich-Erzählers bezogen; das Sensorium von Marcel bestimmt den Charakter der dargestellten Personen, ihrer Gefühle und Beziehungen. Geistige Erkrankung und Selbstmord von Septimus Warren Smith in Virginia Woolfs ›Mrs. Dalloway‹ hängen mit der Einsicht der Protagonistin in die Äußerlichkeit ihres eigenen Lebens und die Einsamkeit überhaupt des Menschen zusammen; die Glokken von Big Ben gliedern den Zeitstrom dieses Romans, verbinden die Welt der Kranken mit der Welt der Gesunden, verbreiten einen durchgängigen Charakter der Gleichgültigkeit und Ausweglosigkeit. Benjys Schwachsinn und seine Kastration in Faulkners ›Schall und Wahn‹ symbolisieren und markieren den Untergang der Familie Compson im Süden der Vereinigten Staaten.

Literatur besitzt umgekehrt eine Bedeutung für die wissenschaftliche Medizin; hier läßt sich von einer ›medizinischen Funktion der Literatur‹ sprechen. Kunstwerke können medizinisches Wissen konkretisieren und anschaulich machen. Literatur ruft bestimmte psychische Eigenschaften hervor, derer sich medizinischer Unterricht und medizinische Aufklärung bedienen können; das medizinische Lehrgedicht, dessen Entwicklung im 20. Kapitel für sich behandelt werden soll, hat diese Möglichkeiten stets zu nutzen gesucht. Auf den Beitrag der Literatur zur Therapie und Lebenshilfe (Bibliotherapie) wird in diesem einführenden Kapitel noch näher eingegangen; die Darstellung der diätetischen und therapeutischen Funktion der Literatur in Erzählungen und Romanen ist Thema des 21. Kapitels.

Literarische Texte können Einstellungen und Prinzipien enthalten, die zwar einer früheren Phase der Medizingeschichte angehören, die deshalb aber noch keineswegs überholt sein müssen; sie können sogar zukünftige Entwicklungen vorwegnehmen oder, was noch entscheidender ist, an Dimensionen der medizinischen Welt und des Krankseins erinnern, die grundsätzliche Beachtung verdienen. Einer sich spezialisierenden Medizin hält die Literatur die ganzheitliche Wirklichkeit des Menschen entgegen und hebt die Verbundenheit des Individuums mit der Natur und Kultur hervor. Literatur weist auf die Personalität und soziale Umwelt des Kranken hin, die von der Medizin nur zu oft vernachlässigt werden. Literatur begleitet und unterstützt bestimmte Reformbewegungen der Medizin, so zum Beispiel die anthropologische Medizin (V. v. Weizsäcker) zu Beginn des 20. Jahrhunderts mit ihrer programmatischen »Einführung des Subjekts«, ihrer Betonung des »Prozesses des Verstehens« für die Arzt-Patient-Beziehung.

Mediziner, Psychiater, Psychoanalytiker und Anthropologen haben die Bedeutung der Literatur für die Wissenschaft und therapeutische Praxis auch wiederholt anerkannt. Für Viktor von Weizsäcker besitzt die Literatur Möglichkeiten, die der Medizin nicht gegeben sind: »Die Kritik des Arztes und die Deutung der Krankheit im Roman und auf der Bühne müssen es ja sein, welche die Aufgabe lösen, da die Berufshandlung, wie eben auseinandergesetzt wurde, den Schutz der Freiheit, nämlich der Freiheit gegen eine institutionell-öffentliche Normierung und Kritik genießt«[4]. Nach Kurt Schneider hat die Psychopathologie aus der Lektüre literarischer Texte großen Nutzen gezogen: »Niemals ist uns schizophrenes Erleben so anschaulich und so farbig und dabei ohne jede schizophrene Ausdrucksform geschildert worden wie von Strindberg«[5]. Büchners ›Lenz‹ ist für Schulte ein »Modell dafür, daß dichterische Aussage offizieller Grundsteinlegung u. U. um Jahrzehnte vorausgehen kann«[6]. Der Dichter könne Empfindungen und Gedanken in Sprache umsetzen, die der psychotisch Kranke zwar besitze, die er aber nicht auszudrücken vermöge; besonders eindrucksvoll hierfür sei Kafka. Irle will in seiner Studie ›Der psychiatrische Roman‹ (1965) prüfen, ob »die literari-

## 1.3 Funktionen der Beziehung

sche Darstellung psychiatrischer Themen psychiatrische Auffassungen beeinflussen, korrigieren oder stützen« könne;[7] der Dichter vermöge eine Phänomenologie zu entwerfen, »die, was in der Psychiatrie bekannt ist, variiert, amplifiziert, vervollständigt und hier und da erweitert«, aus der Literatur könnten Kenntnisse von Aspekten gewonnen werden, die »anders nur dürftig, schemenhaft oder gar verschlossen«[8] blieben. Die Wechselbeziehung von Wahrnehmung, Gedächtnis, Lernen, Erkenntnis, Emotion und Motivation im Bereich des Abnormen gelten in der Psychiatrie auch heute noch als relativ unerforscht;[9] mit Gewinn lassen sich hier literarische Werke studieren.
Dieser positiven Einschätzung der Literatur entspricht die in der Geschichte der Medizin nicht selten von Ärzten vertretene Überzeugung, daß Literatur auch eine Funktion in der medizinischen Ausbildung zu übernehmen vermag. Auf die Frage, welche Bücher er für seine praktische Ausbildung lesen solle, antwortet im 17. Jahrhundert der Mediziner Sydenham dem Arzt und Dichter Blackmore: vor allem den Roman ›Don Quichote‹[10] von Cervantes. Der Psychiater Engelken bezeichnet in seinem Vortrag ›Über das Verhältnis der Poesie zur Seelenheilkunde‹ (1844) die »Dichtungen grosser Meister« als »ein vorzügliches Hülfsmittel für das Studium der Seelenleiden«[11]. Diese Dichtungen könnten als treuer Spiegel der Natur Lehren vermitteln, die sich »sonst nur aus einem längeren Verkehr mit Seelengestörten« gewinnen ließen. Wegen ihrer indirekten Darstellungsart rät Engelken Ärzten ausdrücklich zur Lektüre literarischer Texte: »Namentlich für junge Aerzte, deren Gemüth bei dem Anblicke jener Unglücklichen selten ganz ruhig bleibt, ist das Studium der classischen Dichter im Gebiete der Tragödie von besonderer Wichtigkeit, weil sie dabei nicht wesentlich afficirt werden können«[12]. Romane des Arztschriftstellers Conan Doyle wurden wiederholt Medizinstudenten empfohlen.[13] Doc Vickerson rät dem jungen Martin Arrowsmith (Sinclair Lewis, 1925), sich mit einer geringen Anzahl von Büchern zu begnügen; die »Bibliothek eines Arztes soll nur aus drei Büchern bestehen: Grays Anatomie, die Bibel und Shakespeare«[14].
Die Literatur ist in dieser zweiten Funktion ein Medium zur Verbreitung medizinischer Kenntnisse und kann damit allen Zielen dienen, die mit einer Popularisierung der Medizin oder einer medizinischen Aufklärung angestrebt werden. Literatur kann die Aufnahme therapeutischer Verfahren wie vor allem präventiver und rehabilitativer Maßnahmen unterstützen. Aus der Vergangenheit und Gegenwart lassen sich viele Beispiele anführen, in denen die Grenzen zwischen Sachbuch und Belletristik fließend sind. Daß medizi-

1 Grundlagen

nische Informationen auch von der Trivialliteratur verbreitet werden, ist immer wieder zu beobachten.

Literarische Werke sind in dieser Perspektive schließlich auch eine Hilfe für die Geschichte der Medizin. Die Behandlung der Medizin in einem Kunstwerk kann Hinweise auf die reale Situation der Medizin in früheren Zeiten geben, insbesondere für die subjektiven Seiten der Medizin, für die Gefühle und Gedanken des Arztes wie des Kranken, die sich in den wissenschaftlichen Quellen nicht oder nur begrenzt wiederfinden. Jean Pauls ›Dr. Katzenbergers Badereise‹ ist für den Medizinhistoriker Walter Artelt »in mancher Hinsicht für die Medizinhistorik aufschlußreicher als die medizinische Fachliteratur der damaligen Zeit. Jean Paul hat als Dichter einen weit größeren Abstand von den medizinischen Geschehnissen seiner Zeit als der mitten darinstehende Arzt, und aus diesem Abstand heraus hoben sich für ihn – ganz ähnlich wie für den Historiker – die charakteristischen Stilmerkmale und Zeiterscheinungen viel schärfer heraus als für den Fachmann«[15].

Literatur berichtet von den Veränderungen der Krankheitserscheinungen (historische Pathomorphose) und vom Wechsel der Krankheiten im Verlauf der Menschheitsgeschichte. Krankheiten ändern ihre Gestalt, treten zu bestimmten Zeiten in den Vordergrund und verlieren in anderen wieder an Gewicht. Pest leitet das Mittelalter ein und zeigt sich erneut an seinem Ende; Lepra durchzieht das Mittelalter; Syphilis gehört der beginnenden Neuzeit an. Die Entwicklung der medikamentösen Therapie hat die ehemals klassischen Bilder der Geisteskrankheiten zunehmend verdeckt. Die Literatur früherer Zeiten vermittelt ein Wissen dieser vergangenen Situationen von Krankheit und Therapie, sie ist ein wesentlicher Zugang zur Sozial- und Kulturgeschichte von Arzt und Patient.

Die Bedeutung der Literatur für die Medizin und die Möglichkeiten einer Literarisierung medizinischer Phänomene werden verschiedentlich von Medizinern auch eingeschränkt; die Beeinflussung der Medizin durch Literatur kann für bedenklich gehalten oder sogar verworfen werden. In Verkennung oder Vernachlässigung der Differenz von Wissenschaft und Kunst wird oft darüber entschieden, ob und in welchem Grade im literarischen Werk Krankheiten der Realität und dem wissenschaftlichen Kenntnisstand entsprechend dargestellt werden. Eine positivistisch-naturwissenschaftliche Medizin wird sich von der Lektüre romantischer Romane und Erzählungen wenig für die medizinische Ausbildung und den Fortschritt der Medizin versprechen, allenfalls im Sinne einer Abschreckung. Medizin überhaupt in die

Nähe zur Literatur zu bringen, kann von Medizinern bereits als Abwertung ihrer Disziplin verstanden werden. Besondere Brisanz gewinnt die Frage der literarischen Darstellbarkeit für die Psychiatrie.
Gegen Ende des 19. Jahrhunderts kommt es zu Auseinandersetzungen über die literarische Wiedergabe von Hypnose und Suggestion; zahlreiche Physiologen, Pathologen und Psychiater formulieren damals ihren Standpunkt.[16] Die Diskussionen werden zu Beginn des 20. Jahrhunderts fortgeführt, wesentliche Beiträge stammen von den Psychiatern Hellpach, Kurt Schneider und Hoche.[17] Bis in die Gegenwart haben die Auseinandersetzungen nicht aufgehört. Nicht moralische Gründe sollen die Möglichkeiten der Literatur begrenzen, sondern immanente oder ontologische und funktionale Unterschiede von Kunst und Wissenschaft, von literarischer und wissenschaftlicher Wiedergabe psychischer Krankheiten.
Im Bereich der Psychoanalyse stellt sich das Problem der Literarisierbarkeit ebenfalls. Liegt zwar im Begriff der Neurose die Möglichkeit des Verstehens, so bleibt doch die Frage, ob sich der Kern der psychoanalytischen Therapie im Kunstwerk wirklich darstellen läßt. Der Wandel des Krankheitsbegriffes hat Folgen für das Urteil über die Grenzen der Literatur in der Wiedergabe medizinischer Phänomene; Geisteskrankheiten zu Neurosen zu erklären heißt, sie zugleich der literarischen Darstellbarkeit zugänglich zu machen. Es wird noch detaillierter zu prüfen sein, welche Dimensionen des Krankseins sich als Befund, Befindlichkeit und soziale Erscheinung wie ebenso als Therapie und als Arzt-Patient-Beziehung literarisch beschreiben lassen.
Mediziner können Kritik auch an den satirischen Darstellungen der Medizin entwickeln. Literatur kann ihnen als Gegner des wissenschaftlichen Fortschritts und ärztlichen Engagements erscheinen. Thomas Manns ›Zauberberg‹ stößt unmittelbar nach der Veröffentlichung auf heftigste Kritik zahlreicher Mediziner; negative Folgen werden für die Patienten wie die Medizin und auch die Angehörigen der Kranken befürchtet[18]. Ähnlich ambivalent ist das Urteil über satirische Texte des österreichischen Schriftstellers Thomas Bernhard.
Literatur wird in erheblichem Grade – und das muß bei der Analyse ihrer medizinischen Funktion immer beachtet werden – der wissenschaftlichen Entwicklung zeitlich folgen. Neue diagnostische Verfahren, Therapiemethoden und ätiologische Kenntnisse werden Schriftsteller im allgemeinen aus der Praxis oder aus den medizinischen Publikationen übernehmen müssen. Per-

kussion, Auskultation, therapeutischer Nihilismus, Anästhesie und Antisepsis tauchen in der Literatur erst auf, wenn sie in der Medizin entdeckt sind und bereits angewandt werden. Die ästhetische oder poetische Dimension der Sonographie, Computertomographie und Kernspintomographie muß von der Literatur der Gegenwart noch entdeckt werden. Abgesehen von den Fällen, in denen Literatur der Wissenschaft tatsächlich vorausgeht, können literarische Werke aber spezifische Entdeckungen und theoretische Fortschritte auf mittelbare Weise vorbereiten; in ihrem Medium können darüber hinaus an jenen Erscheinungen, auch wenn sie schon längst medizinische Wirklichkeit sind, ganz neue Seiten aufleuchten.

Neben dem Beitrag der Medizin für eine werkbezogene oder literaturwissenschaftliche Interpretation (literarische Funktion der Medizin) sowie den Anregungen der Literatur für ein Verständnis der Medizin (medizinische Funktion der Literatur) besitzt Literatur noch eine ›genuine Funktion‹ in ihrer Darstellung von Gesundheit und Krankheit, Arzt und Patient. Literatur erweist sich mit dieser Funktion als ein allgemeiner Zugang zur Welt des Kranken und seiner Subjektivität, zum Selbstverständnis des Arztes und seinem therapeutischen Tun – gleichberechtigt neben Philosophie, Theologie und Sozialwissenschaften und ihren Beobachtungen und Interpretationen. Zwischen der literarischen oder fiktionalen Funktion der Medizin, der medizinischen oder szientifischen Funktion der Literatur und der genuinen oder bildenden Funktion der literarisierten Medizin bestehen ohne Zweifel Übergänge; eine strenge Trennung ist mit dieser Unterscheidung nicht gemeint. Was eine bestimmte Zeit der Kunst zuordnet, kann eine spätere Epoche für ein wesentliches Moment der Wissenschaft halten; ebenso wirkt sich der Wandel des Kunstverständnisses und der Literaturwissenschaft auf die Abgrenzung der literarischen Funktion der Medizin von der genuinen Funktion der literarisierten Medizin aus.

Für die Psychiatrie und ihre Beziehung zur Literatur macht Buytendijk auf diese dritte Perspektive einer genuinen Funktion aufmerksam, für die anthropologische Medizin v. Gebsattel.[19] Auch der Psychiater Irle (1965) betont diese allgemeinbildende Perspektive, wenngleich seine Studie eher an der Funktion der Literatur für die wissenschaftliche Psychiatrie orientiert ist. Neben Kunstwerken sind Beschreibungen der eigenen Krankheit durch Schriftsteller in Briefen, Tagebüchern oder Erinnerungen eine weitere wichtige Quelle in dieser Perspektive wie ebenfalls die Wiedergabe solcher Erkrankungen durch andere Schriftsteller. Auch hier bieten Geschichte und

## 1.3 Funktionen der Beziehung

Gegenwart zahlreiche Beispiele: Madame de Sévignés Beobachtungen über Krankheiten und Ärzte in ihren Briefen an ihre Tochter, Wilhelm Waiblingers Skizze von Friedrich Hölderlins geistiger Erkrankung, Tiecks Darstellung des Lebens und Sterbens von Novalis, Dostoevskijs Berichte über die eigenen epileptischen Anfälle, Edmond Goncourts naturalistische Beschreibung des Sterbens seines Bruders Jules, Maupassants Notizen über die drohenden Folgen seiner Paralyse, Strindbergs Weg in die Schizophrenie in eigenen Aufzeichnungen, Prousts Erfahrungen in seinem Umgang mit Asthma in seinen Briefen und seinem Hauptwerk, Rilkes Briefe aus den letzten Tagen seines Lebens, Robert Walsers Bemerkungen über seine psychische Erkrankung in Briefen und Gesprächen, Katherine Mansfields Beschreibung der schweren Lungenkrankheit in ihrem Tagebuch, Leonard Woolfs Notizen über Krankheit und Leiden seiner Frau Virginia Woolf.

Zur genuinen Funktion literarischer Darstellung gehört, daß die Perspektive der wissenschaftlichen Medizin überschritten wird. Literatur läßt Zusammenhänge medizinischer Phänomene mit anderen Wirklichkeitsbereichen und anderen Wissenschaften deutlich werden; sie bildet ein Gegengewicht zur Spezialisierung, Technisierung und Anonymisierung der modernen Medizin und ihrer Institutionen, macht auf allgemeinere Strukturen und Hintergründe aufmerksam, verbindet Deskription mit Deutung, entwirft überzeitliche Ideen, Metaphern und Symbole.

Immer wieder wird in Werken der Kunst die Nähe von Medizin und Jurisprudenz sowie Medizin und Theologie hervorgehoben; die ärztliche Untersuchung wird mit einer Gerichtssitzung oder Beichte, die Distanz des Arztes mit der Kälte des Juristen oder religiösen Überhöhung des Priesters verglichen. Krankheit und Verbrechen werden in einen Zusammenhang gebracht und mit dem Freiheitsanspruch des Menschen konfrontiert; fast jeder Roman von Dostoevskij wird von diesem Thema bestimmt. Die literarische Darstellung des Krankseins, der konkreten Bedürfnisse, Erwartungen und Gedanken wie auch Handlungen des kranken und sterbenden Menschen erweitert das Bewußtsein der Gesunden, erhöht ihre Bereitschaft, den Kranken zu unterstützen, kann umgekehrt auch dem Kranken zu einer Hilfe werden, der sich in seiner Suche nach einem Sinn von Krankheit und Tod von den Kausalanalysen oder Verallgemeinerungen der Wissenschaft nicht befriedigt fühlt, dem auch die Ableitungen der Soziologie oder Psychologie nicht genügen. Kraft und Reichtum der Künste sollten in der Medizin noch stärker genutzt werden. Der Krankheitsbegriff des Laien ist mit dem medizinischen Krankheitsbegriff[20] nicht identisch – auf diese verschiedenen Ebenen ist der literarische Krankheitsbegriff bezogen und besitzt zugleich seine eigene Wirklichkeit.

## 1.4 Arztschriftsteller – Schriftstellerarzt

> *Die Frage nach der Vorgeschichte ihres Leidens, die Feststellungen über ihre Herkunft und Lebensweise, die Prüfungen, die sich auf des einzelnen Intelligenz und moralisches Quivive bezogen, schufen mir Qualen, die nicht beschreiblich sind.*
> 
> G. Benn, Epilog und lyrisches Ich, 1928

Neben den drei zentralen Funktionen der Beziehung von Medizin und Literatur sowie dem Verhältnis der literarischen Gattungen und den verschiedenen Bereichen der Medizin sind für die Beziehung von Literatur und Medizin weitere Aspekte wesentlich; teils können sie in die Perspektiven der drei Funktionen eingefügt werden, teils verlangen sie nach einer gesonderten Betrachtung.

Das Interesse an der Person des Schriftstellers muß nicht dazu führen, seine Werke in Form und Inhalt aus biologisch-psychischen Voraussetzungen oder sozialen Bedingungen abzuleiten. Immanente Werkinterpretation kann aber mit Gewinn auf Zusammenhänge der fiktionalen Welt mit der Realität des Schriftstellers und seiner sozialen Wirklichkeit eingehen. Produktion und Rezeption des Kunstwerkes sind bei aller Überzeitlichkeit auch an Raum und Zeit gebunden.

Viele Schriftsteller sind zugleich Ärzte gewesen. Bei den Arztschriftstellern oder Schriftstellerärzten François Rabelais, Tobias George Smollett, Paul Fleming, Oliver Goldsmith, Albrecht von Haller, Heinrich Jung-Stilling, Justinus Kerner, John Keats, Arthur Conan Doyle, Anton Čechov, Arthur Schnitzler, Georges Duhamel, Alfred Döblin, Gottfried Benn, Hans Carossa, Heinar Kipphardt, um nur einige zu nennen, stellt sich in dieser Perspektive die Frage, ob und auf welche Weise medizinische Ausbildung und ärztliche Tätigkeit Inhalt und Form ihrer literarischen Werke geprägt haben. Eine große Anzahl von Arztschriftstellern stellt Mary Lou McDonough in ihrer entsprechenden Studie aus dem Jahre 1945 zusammen.

Čechov ist vom Einfluß seines ärztlichen Wissens und Tuns auf das eigene literarische Schaffen überzeugt. In einem Brief an Grigorij Ivanovič Rosso-

## 1.4 Arztschriftsteller – Schriftstellerarzt

lino vom 11. Oktober 1899 heißt es: »Ich zweifle nicht daran, daß meine Beschäftigung mit der Medizin bedeutenden Einfluß auf meine literarische Tätigkeit gehabt hat; sie hat in bedeutendem Maße meinen Horizont erweitert und mich mit Kenntnissen bereichert, deren Wert für mich als Schriftsteller nur der ermessen kann, der selbst Arzt ist«[21]. Der professionelle Schwerpunkt kann bei diesen Dichtern auf der ärztlichen oder schriftstellerischen Seite liegen, er kann während der individuellen Entwicklung auch wechseln. Manche Autoren beenden ihr Medizinstudium nicht oder geben die ärztliche Tätigkeit frühzeitig auf; andere kehren wieder stärker zum Arztsein zurück. Nicht wenige sind zugleich selbst wiederholt Patienten.
Biographien und Autobiographien von Arztschriftstellern oder Schriftstellerärzten erhellen Psychologie und Soziologie des Arztseins wie Künstlerlebens; die historisch sich wandelnden Gesundheitsbedürfnisse spielen ihrerseits eine Rolle bei den Veränderungen des Kunstinteresses der Bevölkerung. Im Vergleich der literarischen Texte von Medizinern und Nichtmedizinern wird sich analysieren lassen, was an künstlerischer Produktivität auf eigene Beobachtung als Arzt oder unmittelbare Lektüre wissenschaftlicher Texte zurückgeht, was aus Erfahrungen als Patient oder was aus poetischer Imagination geschöpft wurde, welche Möglichkeiten und Grenzen mit anderen Worten für die literarische Einbildungskraft charakteristisch sind.
Künstlerische Produktion und therapeutische Tätigkeit kommen sich in manchen Momenten auch nahe oder sind miteinander identisch. Kunst wie Therapie heißt Gestalten und Umwandeln, beruht auf Einbildungskraft und Empathie, führt Realität auf Ideen zurück. Novalis hat über diese Verbindung die Überzeugung geäußert: »Poesie ist die große Kunst der Construction der transcendentalen Gesundheit. Der Poet ist also der transcendentale Arzt«[22].

## 1.5 Die Krankheit des Schriftstellers

> *Der Künstler, insbesondere der Schriftsteller, hatte ich von ihm gehört, sei geradezu verpflichtet, von Zeit zu Zeit ein Krankenhaus aufzusuchen, gleich ob dieses Krankenhaus nun ein Krankenhaus sei oder ein Gefängnis oder ein Kloster.*
>
> T. Bernhard, Der Atem, 1978

Interesse verdient nicht nur der Zusammenhang von schriftstellerischer und ärztlicher Tätigkeit, wichtig sind in der Perspektive der Beziehung von Literatur und Medizin auch die Persönlichkeit und Krankheit des Schriftstellers. Kunst und Krankheit in eine Verbindung zu bringen, steht ebenfalls in einer langen Tradition. Der antike Topos vom göttlichen Wahnsinn des Dichters behält auch in späterer Zeit seine Gültigkeit. Neben Aussagen von Dichtern und Philosophen treten Beobachtungen von Medizinern und Psychologen. Zahlreiche Pathographien sind von Psychiatern und Psychopathologen über Dichter und Schriftsteller der Vergangenheit verfaßt worden: über Tasso, Swift, de Sade, Goethe, Hölderlin, Byron, Kleist, Hoffmann, Lenau, Musset, Poe, Flaubert, Baudelaire, Wilde, Maupassant, Dostoevskij, Čechov, R. Walser, Kafka.

Juan Huarte (Examen de ingenios para los sciencias, 1575) und Bernardino Ramazzini (De morbis artificum, 1700) erörtern im 16. und 17. Jahrhundert psychische und physische Voraussetzungen verschiedener Berufe; die künstlerische Produktivität wird von ihnen ebenfalls beachtet. Die Aufklärung führt diese Überlegungen weiter. Das 19. Jahrhundert ist dann der Beginn einer intensiven Beschäftigung mit dieser Thematik. In der Romantik gehen Hohnbaum und Hoffbauer Zusammenhängen von Krankheit und Kunst nach; es folgen im 19. Jahrhundert Schopenhauer, Stuart, Reveillé-Parise, Moreau, Flourens und schließlich Lombroso mit verschiedenen Studien. Dilthey veröffentlicht 1886 die Abhandlung über ›Dichterische Einbildungskraft und Wahnsinn‹.

Auch im 20. Jahrhundert erscheinen allgemeinere Arbeiten zum Verhältnis von künstlerischer Produktivität und Krankheit. Von Paul Voivenel stammt die Dissertation ›Littérature et folie. Étude anatomo-pathologique du génie littéraire‹ (1908); Roger Barois verfaßt 1922 die Dissertation ›Les épileptiques de génie dans l'histoire et la littérature‹ (1922); Brunold Springer publiziert die Studie ›Die genialen Syphilitiker‹ (1933), Erich Ebstein die Arbeit

## 1.5 Die Krankheit des Schriftstellers

›Tuberkulose als Schicksal‹ (1932). Die Flut der Beiträge aus den kommenden Jahrzehnten ist nicht mehr zu überschauen, hingewiesen sei nur auf Lange-Eichbaums umfassende Bibliographie ›Genie, Irrsinn und Ruhm. Eine Pathographie des Genie‹ aus dem Jahre 1927 mit mehreren erweiterten Auflagen sowie J. B. Gilberts ›Disease and Destiny. A Bibliography of Medical References to the Famous‹ von 1962.

Barocke, romantische, expressionistische wie abstrakte Kunst sind nicht selten in die Nähe der Krankheit und des Abnormen gebracht worden. Ressentiment und Unverständnis gegenüber neuen Kunstrichtungen spielen hierbei auch eine Rolle; in ihnen gehen diese Urteile aber nicht auf. Krankheit und Leiden der Schriftsteller sind Symptome für den Charakter bestimmter Literaturrichtungen und Kulturepochen. Spezifische innere Zusammenhänge lassen sich erkennen. Zahlreiche Schriftsteller schreiben unter dem Einfluß von Alkohol und Rauschgift. Auch als Thema durchziehen Alkohol und Rauschgift die literarischen Werke von Coleridge, De Quincey, Baudelaire, Poe, Gautier, O'Neill, Fitzgerald, A. Huxley, Benn und Ernst Jünger. Rauschzustände werden nicht allein zu Bedingungen des Schaffens erklärt, die in ihnen erlebten Gefühle und Visionen sind auch Inhalt vieler Kunstwerke.

Einen wesentlichen Anstoß gibt der Psychiater Paul Julius Möbius; von ihm soll auch der Ausdruck »Pathographie« stammen[23]. Möbius beschränkt sich nicht auf Dichtkunst und Schriftsteller, sondern analysiert ebenso Wissenschaftler und Philosophen (Gall und Schopenhauer). In der Studie ›Psychiatrie und Literaturgeschichte‹ wird von ihm das allgemeine psychologisch-psychiatrische Niveau literaturwissenschaftlicher und historischer Biographien beklagt: »Das schönste Material ist hier verschleudert worden und wird verschleudert, weil die Bearbeiter keine psychiatrischen Kenntnisse haben und weil sie in der Regel überhaupt keine Ahnung davon haben, worauf es ankommt«[24]. Unerträglich sei es, wie Philologen und andere Buchgelehrte über Schriftsteller, ihre Empfindungen und Handlungen urteilten. Gängiges Moralisieren und landläufige Menschenkenntnis seien für das Verständnis abweichender und außergewöhnlicher Persönlichkeiten völlig unzulänglich, notwendig sei vielmehr eine ›psychiatrische Literaturgeschichte‹, nur mit ihr könnten Literaturhistoriker den Zusammenhang von Werk und Person, den Anteil des Pathologischen in jedem Menschen erfassen. Psychiater sind nach Möbius ihrerseits auf das Studium hochstehender Persönlichkeiten und sogenannter ›psychopathischer Mehrwertigkeiten‹, zu denen auch Schriftsteller gehören könnten, angewiesen; Hyperplasien des Gehirns ließen sich in

der Irrenanstalt kaum studieren. Greife die Psychiatrie die sich mit diesen Biographien bietenden Möglichkeiten auf, werde sie »ein Richter in allen menschlichen Dingen, ein Lehrer des Juristen und des Theologen, ein Führer des Historikers und des Schriftstellers«[25] sein können. Die Ambitionen anderer Forscher auf diesem Gebiet sind im allgemeinen nicht so weit gespannt. Kurt Schneider behandelt in dem Vortrag ›Der Dichter und der Psychopathologe‹ (1922) den Schriftsteller, den Inhalt seines Werkes, die dichterische Darstellung psychopathologischer Erscheinungen und die Gestalt des Psychopathologen in den Augen des Schriftstellers. Entscheidend sei die Abgrenzung der Krankheit von der psychopathischen Persönlichkeit, auch wenn im Einzelfall das Urteil oft schwierig oder sogar unmöglich sein könne. Psychopathen und noch allgemeiner abnorme Persönlichkeiten seien nicht krank. Der Dichter könne ein Psychopath genannt werden, da er »durch seine Persönlichkeit am Leben leidet und aus dem Leiden heraus gestaltet, sich durch dieses Gestalten vom Leiden zu erlösen sucht«[26]. In diesem Sinn hat Psychopathologie nach Kurt Schneider auch nichts mit Medizin zu tun, stelle Pathographie nur eine »Leidensgeschichte« dar. Die Psychopathologen »verstehen einfühlend die Entwicklung eines Menschen, wir veranschaulichen uns das lebendige Ineinanderspielen von Schicksal, Umwelt und Persönlichkeit«[27].
Studiert werden in den folgenden Jahrzehnten des 20. Jahrhunderts nicht nur einzelne Schriftsteller, sondern ebenso einzelne Werke. Neben Dostoevskijs Epilepsie wird die Darstellung der Epilepsie in seinen Romanen (Der Idiot, Die Dämonen und Die Brüder Karamasov) von Psychiatern bis in unsere Gegenwart wiederholt untersucht; erinnert sei an Minkowkis und Fusswerk-Fursays Arbeit von 1955 wie ebenfalls an Tellenbachs Analyse aus dem Jahre 1966.[28] Pathographien werden nicht allein von Schriftstellern, sondern auch von Personen ihrer Werke verfaßt. Hamlet und Ophelia, Gretchen, Emma Bovary und Anna Karenina, Stavrogin, Marcel und Moosbrugger sind mehrfach psychiatrisch und psychopathologisch analysiert worden. Seit Lombroso gibt es über Lange-Eichbaum und Kretschmer eine kontinuierliche Beschäftigung der Psychiatrie mit dem Schriftsteller und den Gestalten seiner Werke. Von Thomas Bartholinus werden bereits 1672 die Krankheiten biblischer Personen in der Studie ›De morbis biblicis miscellanea medica‹ behandelt. Keineswegs wird in diesen Arbeiten immer ausreichend die Differenz von faktischer und fiktionaler Biographie, von realer und poetischer Diagnose beachtet.

## 1.5 Die Krankheit des Schriftstellers

Intensiv fällt in der Psychoanalyse das Interesse für die Zusammenhänge von Kunst und Krankheit aus. Schöpferische Genialität kann in dieser Perspektive als mißlungene Libidoentwicklung interpretiert werden. Freud erkennt in Flauberts Epilepsie eine psychische Wurzel für das schriftstellerische Engagement; Dostoevskij und der Vatermord werden von ihm in einer speziellen Untersuchung erörtert. Die eigenen Krankengeschichten seien wie Novellen zu lesen. Schnitzlers Schaffen empfindet Freud als dem eigenen Denken beunruhigend nahe; die persönliche Bekanntschaft habe er, wie er Schnitzler in einem Brief vom 14. Mai 1922 zum 60. Geburtstag schreibt, »aus einer Art von Doppelgängerscheu« bewußt gemieden: ich habe immer wieder, wenn ich mich in Ihre schönen Schöpfungen vertiefe, hinter deren poetischen Schein die nämlichen Voraussetzungen, Interessen und Ergebnisse zu finden geglaubt, die mir als die eigenen bekannt waren. Ihr Determinismus wie Ihre Skepsis – was die Leute Pessimismus heißen – Ihr Ergriffensein von den Wahrheiten des Unbewußten, von der Triebnatur des Menschen, Ihre Zersetzung der kulturell-konventionellen Sicherheiten, das Haften Ihrer Gedanken an der Polarität von Liebe und Sterben, das alles berührte mich mit einer unheimlichen Vertrautheit«[29].

Zahlreiche literarische Texte sind in den kommenden Jahrzehnten in der Perspektive der Psychoanalyse interpretiert worden. In Heinz Politzers psychoanalytischer Deutung erscheint der Landvermesser K. in Kafkas ›Schloß‹ (1926) als literarische Darstellung einer Depersonalisation mit entsprechendem Verlust des Realitätssinnes.[30] Die Komplexität der Beziehung von Literatur und Psychoanalyse liegt nicht zuletzt darin begründet, daß Psychoanalyse in der Wahl ihrer Metaphern – Ödipuskomplex, Elektrakomplex – bereits auf Literatur zurückgreift.

Besondere Aufmerksamkeit finden schließlich auch die Produkte von Geisteskranken, sie stellen grundsätzlich das Wesen des Künstlerischen zur Diskussion. Beachtenswert sind nach den Studien von Lombroso im 19. Jahrhundert vor allem Vigens ›Le talent poétique chez les dégénérés‹ (1904), Réjas ›L'art chez les fous‹ (1907), Prinzhorns ›Bildnerei der Geisteskranken‹ (1922), Lange-Eichbaums ›Genie, Irrsinn und Ruhm‹ (1927), Volmats ›L'art psychopathologique‹ (1956), Navratils ›Schizophrenie und Sprache‹ (1966) wie ebenfalls Benedettis ›Psychiatrische Aspekte des Schöpferischen und schöpferische Aspekte der Psychiatrie‹ (1975). Aber auch dies sind nur wenige Titel aus einer Vielzahl von Beiträgen.

Abnormität und Krankheit oder außergewöhnliche Sensibilität und künstlerische Tätigkeit werden von den Schriftstellern selbst in Beziehung gesetzt. Nach Novalis hat der Sinn für Poesie »nahe Verwandtschaft mit dem Sinn der Weissagung und dem religiösen, dem Sehersinn überhaupt«[31]. Krankheit und Gebrechlichkeit gelten wiederholt als Zeichen reicher und höherentwikkelter Persönlichkeiten. Für Flaubert ist der Künstler »une monstrosité«, er stehe außerhalb der Natur. Die Brüder Goncourt erkennen bei sich eine »maladie nerveuse«, die sie für eine wichtige Voraussetzung ihrer Krankheitsbeschreibungen halten. Abnormität wird ihnen schlechthin zu einer wesentlichen Bedingung des literarischen Tuns und der Genialität, zu einem Indiz herausragender Persönlichkeiten: »l'homme en un mot, qui n'est par un coté, déraisonnable, dément, ne fera jamais rien en littérature«[32]. Proust läßt den Arzt du Boulbon die Einsicht aussprechen: »Alles, war wir an großem kennen, ist von Nervösen geschaffen. Sie und keine anderen haben Religionen begründet und Meisterwerke hervorgebracht«[33].

Bei Thomas Mann werden bekanntlich ebenfalls der außergewöhnliche Mensch und Krankheit essentiell einander zugeordnet: »Man denkt, ein dummer Mensch muß gesund und gewöhnlich sein, und Krankheit muß den Mensch fein und klug und besonders machen«[34]. Rilke lehnt im Wissen um die innere Verbindung zwischen seiner Empfindlichkeit und seiner literarischen Schaffenskraft eine psychoanalytische Therapie für sich selbst ab: »Sie hilft ein für allemal, sie räumt auf, und mich aufgeräumt zu finden eines Tages, wäre vielleicht noch aussichtsloser als diese Unordnung«[35]. Die »gründliche Hilfe« der Psychoanalyse könnte, wie Rilke befürchtet, bei ihm mit den Teufeln auch die Engel austreiben.[36] Ludwig Tieck läßt in der ausklingenden Romantik den mesmeristischen Arzt Pankratius in ›Die Vogelscheuche‹ (1835) ebenfalls diese Ambivalenz der Therapie skizzieren: »Diese Verrücktheit, sagte der Arzt, bringe ich nun durch Magnetismus zur vollkommenen Reife, auch kein Atom von Wahnsinn muß in seiner Seele zurückbleiben, alles muß in Farben, Pracht, Glanz und Üppigkeit heraus blühen, dann wird die Ernte gehalten, und der Mann ist nachher, und wenn er Methusalems Alter erreichte, keinem Anfall mehr ausgesetzt. Nur freilich fragt es sich dabei, ob er noch ein Dichter bleiben wird«[37].

Schriftsteller schränken andererseits nicht selten die Anwendung von Medizin und Psychologie auf das Verständnis ihres Schaffens und des Inhalts ihrer Werke ein; bestimmte Richtungen innerhalb der Medizin oder Psychologie werden von ihnen entschieden verurteilt. Der Psychiater Kurt Schneider hält diese Einwände im allgemeinen auch für berechtigt, bezeichnend sei die Kon-

## 1.5 Die Krankheit des Schriftstellers

troverse zwischen dem Psychiater Eduard Hess und Gerhart Hauptmann über die Krankheit von Gabriel Schilling; obwohl Hauptmann dem Psychiater entgegengehalten hätte, er habe einen Zuckerkranken schildern wollen, sei dieser von seiner Diagnose einer Paralyse nicht abgerückt.[38] Schneider kann auch die Kritik der Literaturwissenschaft an psychiatrischen, psychopathologischen und psychoanalytischen Deutungen der Dichtung nachvollziehen; ohne historische Belege und ohne Sinn für den Unterschied von Dichtung und Wissenschaft seien in der Tat oft Werke der Kunst wie wissenschaftliche Texte interpretiert worden, zu freigiebig sei auch das Urteil »krankhaft« auf alles Neue und Außergewöhnliche angewandt worden.[39]
In dem Essay ›Genie und Gesundheit‹ (1930) wird von Benn mit Ironie die Bemerkung eines Psychoanalytikers zitiert, Schopenhauers Metaphysik trüge ein anderes Gesicht, hätte der Philosoph sich einer Analyse unterzogen: »nämlich ein behaglicheres, gemütlicheres, hausväterchenhaftes, angenehmes Gesicht«[40]. Benn wehrt sich im übrigen gegen die Gleichsetzung von Genialität und Psychopathie. Viele Psychopathen seien keine Genies, und mit Recht habe Kretschmer betont, daß zum großen Genie neben psychopathologischen Zügen »ein kräftiges Stück Gesundheit und Spießbürgertum«[41] gehöre; diese Antinomie oder dieses Ausbalancieren von Spannungen mache gerade das Wesen genialer Menschen aus, worauf auch jenes bemerkenswerte Wort Goethes während seiner Italienreise hinweise: »Ich lebe sehr Diät und halte mich ruhig, damit die Gegenstände keine erhöhte Seele finden, sondern die Seele erhöhn«[42].
Schriftsteller verstehen den Akt des Schreibens für sich selbst als ein Therapeutikum. Sie schreiben gegen den unaufhaltsamen Verlauf ihrer Krankheit oder den drohenden Tod, wollen im Schreiben ihre Existenz befestigen. Goethe fühlt sich nach der Niederschrift von Werther »wie nach einer Generalbeichte, wieder froh und frei, und zu einem neuen Leben berechtigt«[43]. Im Schreiben sieht Proust »für den Schriftsteller eine gesunde und notwendige Funktion«[44]. Rilke bezeichnet sein poetisches Tun als »Selbstbehandlung«; er habe auf diesem Wege »einen heileren Zustand in der Mitte des eigenen Wesens zu gewinnen«[45] gesucht.

## 1.6 Das Buch als Therapeutikum

> *Bibliotherapy is such a new science that it is no wonder that there are many erroneous opinions as to the actual effect which any particular book may have.*
>
> S. M. Crothers, A Literary Clinic, 1916

Kunst gilt nicht nur als Symptom von Krankheit, ihr wird auch eine therapeutische Kraft zugesprochen, nicht allein für den Schriftsteller, sondern ebenso für den Leser. Inhalt und formale Struktur des Kunstwerkes sollen Empfindungen und Gedanken hervorrufen können, über die sich positiv auf den kranken Menschen einwirken läßt. Zugleich werden mögliche Gefahren nicht übersehen; Dichtung soll auch Krankheiten auslösen oder krankhafte Dispositionen verstärken können. »Bibliotherapie«, der Fachausdruck für diese positive Funktion der Literatur, gehört zu den Aufgaben der Diätetik, ist ein traditioneller Teil der sogenannten »sex res non naturales«, der Lebensbereiche, die sich nicht von selbst verstehen oder ergeben, die vom Menschen vielmehr zur Gesundheitserhaltung und Krankheitsüberwindung in die Hand genommen, stilisiert werden müssen; unter diesen sechs Aufgaben der Diätetik ist die therapeutische Bedeutung des Lesens dem Bereich der Affekte zuzuordnen.

Bibliotherapie meint auch Schreiben, hier kann von Graphotherapie gesprochen werden. Produktion und Rezeption schließen sich aber nicht aus, es gibt im übrigen auch eine Aktivität in der Passivität; Schreiben muß nicht unbedingt konstruktiver oder schöpferischer als Lesen sein. Die übliche Entgegensetzung von Rezeption und Produktion verstellt den Blick auf eine weitere und vielleicht noch fundamentalere Alternative: die Rezeption kultureller Allgemeinheit gegenüber der Produktion subjektiver Individualität. In verschiedenen Situationen des Lebens und Leidens haben unterschiedliche Verfahren ihre jeweilige Berechtigung. Hermann Hesse schreibt den ›Steppenwolf‹ (1927) als Niederschlag oder im Zusammenhang der Psychotherapie – in Erinnerung an eine »jener Etappen des Lebens, wo der Geist seiner selbst müde wird, sich selbst entthront und der Natur, dem Chaos, dem Animalischen das Feld räumt«[46].

Literatur wird in der Vergangenheit von der Medizin immer wieder in Prävention, Therapie und Rehabilitation aufgegriffen, sie spielt eine Rolle in Theorie und Praxis der Lebenskunst, der ars vivendi und ars moriendi. Die Medizin der Antike nutzt psychotherapeutische Verfahren, bestimmte

## 1.6 Das Buch als Therapeutikum

Schriftsteller und bestimmte Themen werden den Kranken zur Behandlung empfohlen, vor anderen wird gewarnt. Der Katharsisgedanke der griechischen Kunst und Medizin, philosophisch erörtert von Aristoteles, ist eine Wurzel der Bibliotherapie. Der Begriff selbst soll 1916 von Samuel McChord Crothers[47] geprägt worden sein. Eine ›Krancken-Bibliothec‹ veröffentlicht bereits 1705 der Theologe Georg Heinrich Götze. Die Entwicklung bibliotherapeutischer Konzepte hängt auch mit dem Wandel des Literaturbegriffes und der Krankheitsauffassung zusammen; Aufklärungsschriftsteller verbinden mit der Literatur als Therapeutikum andere Intentionen als Schriftsteller der Romantik oder des Expressionismus.

Dichter äußern sich selber zur Wirkung ihrer Werke auf leidende und kranke Menschen. Novalis rät seinem erkrankten Bruder Erasmus von der Lektüre »gespannter, fantasiereicher, individueller« Romane der Gegenwart ab, zu denen auch seine eigenen Werke gehörten, um gefährliche Gemütsaufregungen, die von diesen Romanen ausgehen können, von ihm fernzuhalten, und empfiehlt ihm dagegen antike und aufklärerisch-rationalistische Autoren.[48]

Rebecca West, deren Romane psychoanalytische Themen aufgreifen, bezeichnet Literatur als »powerful medicine«. Bücher sollen nach Kafka wie ein Unglück wirken, »das uns schmerzt, wie der Tod eines, den wir lieber hatten als uns ... Ein Buch muß die Axt sein für das gefrorene Meer in uns«[49]. Hier wird der gängige Rahmen einer Bibliotherapie überschritten und die Ebene der Bildung und Erziehung des Menschen durch Literatur betreten; literarische Werke sollen in dieser Perspektive nicht mehr nur beruhigen und von spezifischen körperlichen oder psychischen Leiden befreien helfen, sondern den Menschen auf grundsätzliche Dimensionen der Wirklichkeit hinlenken. Bibliotherapie muß diese weiterreichende Wirkung im Auge behalten, selbst wenn sie ihre Aufgabe im Blick auf den kranken Menschen enger faßt.

Sechs Bereiche sind für die Bibliotherapie besonders wichtig:

1) Lesen in Gesundheit und Krankheit
2) Einfluß der unterschiedlichen Krankheiten
3) Abhängigkeit von der Therapieform
4) Bedeutung der Persönlichkeit
5) Vermittlung des literarischen Textes
6) Ausbildung des Bibliotherapeuten

## 1 Grundlagen

Untersuchungen zur Bibliotherapie[50] zeigen, wie sehr neben den Bedingungen des Lesens im gesunden Zustand die anthropologische Natur der Krankheit beachtet werden muß: die Suggestibilität des Menschen im Zustand des Krankseins, das existentialisierte Lesen, die erhöhte Sensibilität für Fragen, die den Körper, die persönliche Situation, die Zukunft betreffen, das gleichzeitige Desinteresse an Problemen der Umwelt und den berechtigten Ansprüchen anderer Menschen. Einschränkung des Realitätsbewußtseins und soziale Isolierung sind nicht nur die Folge einer Reaktion von Familie und Gesellschaft, sondern haben ihre Grundlage auch in der Krankheit, im leidenden Individuum selbst.

Ebensowichtig wie die Beachtung der allgemeinen Natur des Gesundseins und des Krankseins ist die Berücksichtigung des Charakters der spezifischen Krankheitsart und konkreten Situation wie individuellen Persönlichkeit des Kranken. Verlust des Augenlichts, Schlaganfall, multiple Sklerose, Krebs – sie alle rufen jeweils besondere Ängste und Erwartungen hervor, verändern auf besondere Weise das Raum-, Zeit- und Körpergefühl des Patienten. Unterschiedlich sind auch die Auswirkungen einer akuten oder chronischen Krankheit, einer ambulanten oder stationären Behandlung. Zu unterscheiden sind die verschiedenen Phasen des Aufenthalts im Krankenhaus, die Zeiten vor und unmittelbar nach der Operation, die Zeit kurz vor der Entlassung, die Genesungszeit.

Immer muß aber auf die Persönlichkeit des Kranken eingegangen werden, auf seine Interessen, seine Bildung und Intelligenz, auf die ihm eigentümlichen Empfindungen, Reaktionsformen, auf seine sozialen Verhältnisse. Die Wirkungen der Literatur ergeben sich nicht allein aus der Krankheit und dem Text, entscheidend ist die Aufnahme durch den Kranken.

Besonders zu beachten ist deshalb auch die Art, wie literarische Texte angeboten werden; dem Patienten können nicht nur Bibliothekskataloge in die Hand gedrückt und Bücherwagen an das Bett geschoben werden. Bücher lassen sich nicht wie Medikamente ›verschreiben‹. Der Kranke muß in der Lektüre beraten und begleitet werden; Bibliotherapie setzt einen Bibliotherapeuten voraus. Weder der Bibliothekar noch der Arzt, weder der Psychologe noch der Seelsorger werden in ihrer Ausbildung auf die Anforderungen vorbereitet, die sich im Blick auf die Literatur wie den Kranken als notwendig erwiesen haben; die Kenntnis der literarischen Texte, ihres Inhalts und ihrer formalen Aspekte ist ebenso notwendig wie das Vertrautsein mit der Krankheit und der persönliche Kontakt zum Kranken. Das Berufsbild des

## 1.6 Das Buch als Therapeutikum

Bibliotherapeuten ist deshalb zur Zeit nicht ohne Grund noch offen; Bibliotherapie kann von Angehörigen verschiedener Disziplinen ausgeübt werden, auch Laien können sich unter der Leitung von Ärzten engagieren. In der Bundesrepublik müssen entsprechende Ausbildungsgänge noch entwickelt werden. In den USA gibt es bereits bibliotherapeutische Institute und Gesellschaften, werden entsprechende Kongresse und Symposien veranstaltet und Zeitschriften publiziert.

Die Lektüre dichterischer Werke kann Psychotherapie und medizinische Therapie nicht ersetzen; hier gilt es die Grenzen anzuerkennen. In gleicher Weise sollte aber die Wirkung, die von einem Buch auf einen kranken Menschen ausgehen kann, nicht unterschätzt werden. Viele Erfahrungen müssen aber noch gesammelt, viele Beobachtungen und Analysen von Philologen, Psychologen und Medizinern noch gemacht werden, um bewußt und mit Verantwortung Kranken in bestimmten Stadien ihrer Erkrankung und ihrer Genesung bestimmte Werke zur Lektüre empfehlen zu können. Notwendig sind auch noch weitere Untersuchungen über die Aufnahme der Literatur durch den gesunden Leser.

Die Abhängigkeit der Kunst von psychischen und physischen Bedingungen wurde schon mehrfach erforscht – und zwar bezogen auf die Produktion wie Rezeption literarischer Werke. Naturwissenschaftler und Mediziner wie auch Psychologen und Literaturwissenschaftler gingen diesen Zusammenhängen in der Neuzeit wiederholt nach. Forschungen von Erasmus Darwin, Goethe, Johannes Müller, Purkyně schufen nach Du Bois-Reymond eine »subjektive Physiologie des Gesichtssinnes«[51]. Andere Forscher folgen im 19. Jahrhundert auf diesem Weg, zu ihnen gehören Brücke, Chevreul und Helmholtz. Tonempfindungen sind für Helmholtz die physiologische Grundlage für eine Theorie der Musik; konkrete Anregungen werden von ihm den Malern gegeben, Helligkeitsunterschiede in der Realität künstlerisch wiedergeben zu können. Verschiedentlich werden Symmetrieverhältnisse in der Natur zur Erläuterung von Struktur und Aufnahme von Kunstwerken herangezogen. Gewisse Wahrnehmungsmuster sollen dem Individuum angeboren sein und für das künstlerische Schaffen wie die ästhetische Beurteilung durch den Leser wirksam werden. Nach Walter R. Hess haben »die tiefsten und nachhaltigsten, die wirklich ergreifenden ästhetischen Eindrücke ihr Schwergewicht auf der Stufe des von Trieben gesteuerten Stimmungslebens«[52].

## 1.7 Sprache der Literatur – Sprache der Medizin

*Kaum erwähnenswert ist, daß Worte Gemeingut sind.*
G. Benn, Querschnitt, 1918

Zur Beziehung von Medizin und Literatur gehört auch der Vergleich der literarischen Sprache mit der medizinischen Sprache. Wissenschaftssprache und Sprache der Literatur fallen auseinander, zugleich lassen sich Übereinstimmungen und gegenseitige Beeinflussungen erkennen, abweichend für die verschiedenen medizinischen Disziplinen und literarischen Gattungen, abweichend auch in verschiedenen Zeiten.

Wie in der Geschichtlichkeit stehen sich Literatur und Medizin ebenfalls in der Sprachlichkeit sehr nahe – vor allem in den wissenschaftlichen Texten, weniger in der Sprache der Ärzte untereinander, noch weniger in ihrer Kommunikation mit dem Patienten. Eine Reihe von Studien gehen diesem Vergleich nach. Ségalen veröffentlicht 1903 ›Le vocabulaire médico-esthétique‹, Sarton folgt 1921 mit der Untersuchung über ›Science and Style‹. Die Zuwendung der Psychiatrie zur Literatur könnte, wie Möbius um 1900 ausführt, die positive Folge haben, »daß die medizinische Sprache der deutschen immer ähnlicher werde«[53]. Blake analysiert 1971 den Wandel der medizinischen Fachliteratur in Amerika vom 19. bis ins 20. Jahrhundert unter der Perspektive der Ästhetisierung.[54]

Medizinische Fachausdrücke werden von der Literatur aus der Medizin übernommen, umgekehrt bleibt auch die Medizin der Literatur gegenüber nicht verschlossen. Krankheiten, diagnostische Verfahren, Therapiearten und medizinische Institutionen werden zu verbreiteten literarischen Metaphern und Symbolen: der Krebs, die Schwindsucht, die Röntgenuntersuchung, die Bestrahlung, das Irrenhaus, der Kurort, der Patient und der Arzt. Krankheiten erhalten in der Medizin literarische Namen; so spricht man vom »Münchhausen-Syndrom«, »Rapunzel-Syndrom«, »Pickwickier-Syndrom«, vom »Liliputaner-Halluzinationen-Syndrom« und neuerdings auch vom »Oblomov-Syndrom«.[55]

Vielfältig und zahlreich sind die medizinischen Metaphern in den Werken der Schriftsteller der Neuzeit, besonders eindrucksvoll in Prousts Hauptwerk ›Auf der Suche nach der verlorenen Zeit‹ und in James Joyce' ›Ulysses‹. Das Verhältnis von literarischer Bezeichnung und medizinischem Wissen wandelt sich allerdings mit der Entwicklung der Medizin. Zum Zeitpunkt der Namensgebung einer Krankheit können literarischer Ausdruck und wissenschaftliche Auffassung noch in Übereinstimmung stehen, die mit dem Fortschritt dann im allgemeinen zunehmend verlorengeht. Phänomenologische Krankheitsnamen veralten weniger rasch als Bezeichnungen der Krankheitsursachen und der therapeutischen Verfahren, die ungleich stärker vom Fortschritt überholt werden.

Literaturwissenschaft und Literaturkritik greifen ihrerseits Bilder und Gedankenfiguren auf, die aus der Medizin stammen. Auch hier stehen Zeiten besonderer Nähe zur Medizin und Naturwissenschaft Zeiten gegenüber, in denen eher politische und soziologische Begriffe übernommen werden. Berühmt und berüchtigt ist Goethes Kennzeichnung der Klassik als gesund im Gegensatz zur angeblich kranken Romantik.

Nicht selten motivieren auch Mediziner und Naturwissenschaftler ihr Tun in ästhetischen Kategorien[56]. Zwischen dem Wissenschaftsideal der Exaktheit und dem Ideal sprachlicher Schönheit werden immer wieder Verbindungen hergestellt. In der Geschichte der wissenschaftlichen Sprachreform zeigt sich wiederholt der Einfluß des Ästhetikprinzips. Kepler sucht Schönheit in den Erscheinungen der Sternenwelt, Geometrie ist ihm der »archetypus pulchritudinis mundi«. Linné will in der Schönheit der Natur die Weisheit Gottes begreifen. Kunst, Wissen und Glauben werden vom metaphysischen Wissenschaftsbegriff romantischer Naturforscher und Ärzte in eine innere Verbindung gebracht.

Selbst Naturwissenschaftler des 19. und 20. Jahrhunderts erkennen ästhetische Aspekte in ihrer Forschung. Heinrich Hertz spricht von einem »schmerzhaften Widerspruch, welcher die schön entwickelte Optik«[57] seiner Zeit noch entstelle und den er durch eine Einheitstheorie von Licht und Elektrizität überwinden, in eine »harmonische Vollendung«[58] überführen wollte. Du Bois-Reymond, der die romantischen Versuche, Kunst und Naturforschung zu vereinen, mit Skepsis beurteilt, sieht gleichwohl mögliche Übereinstimmungen in der Forschung und in der Darstellung, die nach ihm auch mit bestimmten Phasen der Wissenschaftsgeschichte zusammenhängen: »Es gibt eine Ästhetik des Versuches, welche danach strebt, einer experimentellen Anordnung mechanische Schönheit in dem oben bestimmten Sinne zu erteilen, und nie wird ein Experimentator bedauern, ihren Forderungen nach Möglichkeit zu entsprechen. An der Grenze der literarischen und naturwissenschaftlichen Kulturperiode einer Nation entspringt sodann dem Einfluß des schwindenden und dem des aufgehenden Genius zuerst das Bestreben zu schöner Darstellung der Naturerscheinungen, wie in Frankreich Buffon und Bernardin de Saint-Pierre, bei uns Alexander von Humboldt zeigen«[59].

Ähnliche Vorstellungen über die Verbindung von Kunst und Naturwissenschaft werden im 20. Jahrhundert von Sommerfeld, Bohr und Heisenberg vertreten. Der schwebende Charakter der Sprache zeigt sich nach Niels Bohr nicht nur in der Dichtkunst, von ihm soll auch die Wissenschaftssprache bestimmt sein[60]. Neben dem Prinzip der Ökonomie besitzt für Werner Heisenberg in der Naturwissenschaft auch das Prinzip der Ästhetik Gültigkeit; Sprache und Entwicklung von Kunst und Naturwissenschaft zeigen Gemeinsamkeiten.[61] Sprachreformen legen auch heute noch Wert auf ästhetische Gesichtspunkte.

Theorien der Geschichte der Naturwissenschaften und Medizin heben ebenfalls ästhetische Faktoren als Ursachen der Entwicklung hervor. Thomas S. Kuhn lenkt in seiner ›Struktur wissenschaftlicher Revolutionen‹ (1962) die Aufmerksamkeit auf außerwissenschaftliche und unter ihnen ästhetische Momente, welche die Aufgabe eines alten Wissenschaftsparadigmas und die Annahme eines neuen begünstigten: »Das sind die Argumente, die, wenn auch nur selten explizit, an den Sinn des Einzelnen für das Passende oder das Ästhetische appellieren – die neue Theorie, so heißt es, sei ›sauberer‹, ›besser geeignet‹ oder ›einfacher‹ als die alte«[62].

## 1.8 Geschichte der Literatur – Geschichte der Medizin

*Die Schriftsteller und die Dichter müssen sich heute an die Wissenschaft halten, sie ist heute die einzig mögliche Quelle.*
E. Zola, Das Werk, 1886

Ein letzter Bereich, der unter diesen allgemeinen Aspekten der Beziehung von Medizin und Literatur erwähnt werden soll, liegt auf der Ebene der Geschichte. Die vergleichende Betrachtung der Geschichtlichkeit in der Medizin und in der Literatur läßt neben Zusammenhängen oder Übereinstimmungen vor allem Unterschiede erkennbar werden, die für Medizin und Literatur jeweils charakteristisch sind. Wandel und Dauer, Abhängigkeit und Unabhängigkeit von der sozialen Wirklichkeit zeigen sich in Medizin und Literatur in abweichender Weise. An Sprache und Geschichte manifestieren sich funktionale und ontologische Differenzen zwischen Literatur und Me-

dizin, die wiederum Medizin mit den Naturwissenschaften in eine Nähe bringt, wenngleich aus der medizinischen Praxis – ein Mensch in Not, ein Mensch als Helfer – auch wieder gewichtige Unterschiede folgen und die Verbindung eher zur Kunst und zum Künstler offensichtlich ist.
Grundlegung und weiterer Progreß, einzelne Innovationen und Übertragungen auf andere Länder, Rückkehr zu früheren Zeiten, Vorwegnahme kommender Entwicklungen sowie Gleichzeitigkeit ungleichzeitiger Positionen erscheinen unterschiedlich in Medizin und Literatur. Historizität heißt für die Medizin etwas anderes als für die Literatur, ist für die Medizin selbst wieder unterschiedlich in den Bereichen der Praxis und Theorie, der diagnostisch-therapeutischen Aktivitäten, der Haltung des Arztes, seines Wissens und seines Umgangs mit dem Kranken. Klassik, Romantik und Realismus in der Literatur entspricht in der Medizingeschichte nicht ein gleiches Muster von Epochen und Zäsuren. Geschichte unterscheidet sich in den Künsten und Wissenschaften und ist auch in ihrer Eigenart gegenüber der politischen Geschichte, der Individualentwicklung, der Evolution der Natur zu begreifen. Was kann reaktionär in der Kunst heißen, was liberal in der medizinischen Wissensveränderung? Die Leser der Gegenwart werden noch unmittelbar von Sophokles, Dante, Shakespeare und Balzac berührt, weniger dagegen von Hippokrates, Galen, Vesal, Boerhaave oder Pinel.
Kunst beeinflußt Medizin während ihrer historischen Entwicklung und wird selbst wieder von ihr beeinflußt. Kunst und Medizin entstammen einer gemeinsamen Quelle in der Frühzeit der Menschheit. Medizin wird mit Recht ›Handlungswissenschaft‹ bezeichnet, besteht auch heute noch aus Wissenschaft und Kunst; Apollo gilt der Antike als Gott der Heilkunde und der Dichtung. Romantiker wie Novalis wollen die Medizin poetisieren und den Dichter zum Arzt werden lassen. Die positivistisch-naturwissenschaftliche Medizin des 19. Jahrhunderts betont dann den Gegensatz zur Kunst und Literatur wie ebenfalls zur Philosophie und Theologie. Aber auch in jener Zeit erscheint eine Fülle von Studien zur Medizin als Kunst und Wissenschaft. Medizin ist auch Theorie, ihr geht es im Zentrum aber um die Praxis, die ohne Gefühl und Intuition nicht zu realisieren ist. Das Verhältnis von Medizin und Literatur ist im übrigen nicht identisch mit dem Verhältnis von Naturwissenschaft und Literatur; auch Biologie und Physik weichen in ihrer Beziehung zur Kunst voneinander ab.
Der Niederschlag medizinischen Wissens in der Literatur unterliegt im Verlauf der neuzeitlichen Geschichte deutlichen Veränderungen. Die Rezeption

## 1 Grundlagen

der Mediziner Haller, Brown, Gall und Mesmer unterscheidet sich von der Prägung der Literatur durch romantische Mediziner, von den Auswirkungen wiederum von Morel, Bernard und Darwin auf literarische Werke im endenden 19. Jahrhundert oder von der literarischen Aufnahme der Kretschmerschen Konstitutionstypologie oder der Antipsychiatrie in Erzählungen und Romanen des 20. Jahrhunderts. Die Rezeption hängt von der Literaturrichtung wie von der Epoche der Medizin ab und wird darüber hinaus von sozialkulturellen Voraussetzungen bestimmt, die sich gleichermaßen auf Literatur und Medizin, ihre Bedeutung, ihre Nähe und Ferne auswirken. Jeweils muß konkret geprüft werden, wo Literatur sich Eigenständigkeit bewahrte, wann ihr Assimilation gelang, ob es bei Imitation blieb.

Die historische Entwicklung der Literatur ist ihrerseits aber ohne Zweifel auch vom Wissenschaftsprogreß abhängig, von der neuzeitlichen Geschichte der Naturwissenschaft und Medizin, ihrer Emanzipation von Theologie und Philosophie, ihren die Lebensweise des Menschen prägenden Entdeckungen und Erfindungen, ihrem das Zeitdenken beherrschenden Objektivitätsideal. Stets muß bei Gemeinsamkeiten im Verlauf der wissenschaftlichen und dichterischen Aufnahme bestimmter Wirklichkeitsbereiche, bestimmter Krankheiten und bestimmter Therapiemethoden auch auf allgemeinere Hintergründe geachtet werden, die für Wissenschaft und Kunst insgesamt wirkungsvoll sind. Die endogene Depression hat nach Auffassung des Psychiaters Irle in der Psychiatrie immer noch zu wenig Interesse gefunden, in der Literatur sei sie ebenfalls noch nicht gültig dargestellt worden: »Es ist nicht von der Hand zu weisen, daß ein Zusammenhang zwischen mangelhafter psychiatrischer Kenntnis und geringerem Interesse bei den Dichtern für ein Thema besteht«[63]. Sozialkulturelle Veränderungen können zunächst in der Medizin zu Wandlungen führen, bevor sie auch von der Literatur aufgegriffen werden und nun erneut auf die Wissenschaften einwirken. Andere Beziehungsmuster kommen in der Entwicklung von Medizin und Literatur ebenfalls vor; Wissenschaftsgeschichte und Literaturwissenschaft sind auf die Untersuchung dieser Zusammenhänge bislang noch kaum eingegangen.

Geschichte der Medizin und Geschichte der Künste können als gleichberechtigte Wirklichkeitsbereiche aufgefaßt und in ihren wechselseitigen Beziehungen untersucht werden; ebenso läßt sich aber auch die Vorstellung vertreten, daß das Zentrum des geistigen Interesses im Laufe der Zeiten von der Theologie und Kunst zur Wissenschaft gewechselt habe; Comte ist dieser Meinung, die in seinem berühmten Dreistadiengesetz ihren Niederschlag findet.

Von den Idealistischen Philosophen werden analoge Entwicklungskonzepte vertreten. Der absolute Geist hat nach Hegel im Prozeß der Weltgeschichte unterschiedliche Formen des Selbstausdruckes und der Selbsterfassung durchschritten. Kunst, Religion und Wissenschaft – in der höchsten Form als Philosophie – sind die wesentlichen Stufen dieses Prozesses. Kunst soll für die Moderne nicht mehr das zentrale Medium des Geistes darstellen: »Die eigenthümliche Art der Kunstproduktion und ihrer Werke füllt unser höchstes Bedürfniß nicht mehr aus; wir sind darüber hinaus, Werke der Kunst göttlich verehren und sie anbeten zu können, der Eindruck, den sie machen, ist besonnenerer Art, und was durch sie in uns erregt wird, bedarf noch eines höheren Prüfsteins und anderweitiger Bewährung. Der Gedanke und die Reflexion hat die schöne Kunst überflügelt«[64]. Wer die Möglichkeiten einer metaphysischen Philosophie skeptisch beurteilt oder ihrem Kunstverständnis nicht folgt, wird zu anderen Auffassungen gelangen.

Das Urteil über die Möglichkeiten der dichterischen Darstellung medizinischer Phänomene gegenüber ihrer wissenschaftlichen oder philosophischen Analyse hängt vom Wissenschaftsbegriff und Kunstverständnis ab. Aus der Perspektive einer idealistischen Philosophie kann Literatur in mancher Hinsicht auch einer positivistischen Wiedergabe und Erklärung der Krankheitserscheinungen, der Therapie und Arzt-Patient-Beziehung für überlegen erklärt werden.

Der Vergleich von Medizingeschichte und Literaturgeschichte macht neben der Differenz der Realitätsaufnahme auf jeweils spezifische Präferenzen für bestimmte Wirklichkeitsbereiche aufmerksam. Lindauer[65] gelangt 1968 in seiner Studie über die Behandlung von Gefühlen in der Literatur und Wissenschaft zu dem Ergebnis, daß die Literatur stärker positive als negative Gefühle wiedergebe, während die Wissenschaft – beachtet werden vor ihm vorwiegend psychologische Publikationen – sich bevorzugt mit negativen Gefühlen beschäftige. Die Soziologie wird von Peter L. Berger – in Erinnerung an ein Wort von Nietzsche – mit der »Kunst des Mißtrauens«[66] in eine enge Verbindung gebracht. Grenzen wissenschaftlicher Objektivität werden hier offenkundig, die in der Literatur ihre notwendige Ergänzung und Korrektur finden können. Medizin und Psychologie wie Soziologie müssen die jeweiligen Einseitigkeiten ihrer Orientierung kritisch prüfen und die negativen Auswirkungen auf den Krankheitsbegriff, das Verständnis des ärztlichen Handelns sowie die Interpretationen der Arzt-Patienten-Beziehung zu vermeiden oder zu verringern suchen.

Neben aller Parallelität und gegenseitigen Beeinflussung stellen Medizin und Literatur, das mag hier noch einmal ausdrücklich betont werden, jeweils unabhängige Seinsbereiche dar, die ihre eigene Gesetzlichkeit und eigene Tradition besitzen und sich zugleich, wenn auch wieder in jeweils spezifischer Weise, von der Realität unterscheiden, auf die sie zugleich immer bezogen sind.

## 1.9 Perspektiven

*Im Reich der Wissenschaften ließe sich der neue und bare Gewinst äußerst bestimmt aufzählen, im Gebiet der Kunst und Sitten müßten mehr die einzelnen Künstler und Menschen, welche durch die Tat den bisherigen Begriff erweitert haben, aufgeführt und gezeichnet werden.*
W. v. Humboldt an F. Schiller, 2.2.1796

Die Beobachtungen und Überlegungen dieses einführenden Kapitels haben nur im Überblick einzelne Aspekte und Zusammenhänge des Verhältnisses von Medizin und Literatur behandelt; eine umfassende Darstellung dieses Verhältnisses liegt bislang noch nicht vor, weder historisch noch für die Gegenwart. Erörtert wurden vor allem einerseits die drei entscheidenden Perspektiven: Funktion der Medizin für die Literatur, Funktion der Literatur für die Medizin und Funktion der literarisierten Medizin für ein allgemeines Verständnis von Krankheit und Medizin wie andererseits die Aufnahme der medizinischen Welt in der Literatur und ihren Gattungen, der Arztschriftsteller oder Schriftstellerarzt, die Krankheit des Schriftstellers, das Buch als Therapeutikum und schließlich Sprache und Geschichte in Literatur und Medizin.
Lücken und Verkürzung sind nicht zu vermeiden. Viele Studien sind in Zukunft auf diesem Gebiet noch zu machen, über einzelne Bereiche und für spezifische Zeiten wie aber vor allem über Wechselbeziehungen zwischen Literatur und Medizin und allgemeinere Zusammenhänge – gerade hier soll mit dieser Studie auf sinnvolle Forschungsmöglichkeiten aufmerksam gemacht werden. Zahlreiche Beiträge aus den unterschiedlichen Wissenschaften wurden im übrigen bereits publiziert, ihre Ansätze und Ergebnisse müssen noch stärker beachtet werden; die Bibliographie des 2. Bandes stellt Beiträge seit dem 18. Jahrhundert bis in die Gegenwart zusammen. Auch die

literarischen Texte und medizinischen Quellen müssen noch systematischer miteinander in einen Bezug gesetzt werden.

Das Verhältnis von Medizin und Literatur berührt verschiedene Disziplinen; einer übergreifenden Betrachtung steht die Spezialisierung der Wissenschaften entgegen. Kein Forscher wird gleichermaßen kompetent über die Medizin in Theorie und Praxis, Diagnose und Therapie sowie die Literatur in ihrer Thematik und formalen Struktur, ihrer Produktion und Rezeption berichten und urteilen können. Im Bewußtsein dieser Grenzen wurde auch diese Studie geschrieben.

## 2 DER KRANKE UND SEINE KRANKHEIT

*Für Kranke beginnt die Welt am Kopfende
und endet am Fußende ihres Bettes.*

H. de Balzac, Chagrinleder, 1831

Krankheiten gehören zur menschlichen Wirklichkeit, sie sind ein Grundmerkmal alles Lebendigen; Steine können nicht erkranken, den Tieren fehlen Sprache und Selbstbewußtsein zum Erleben des Leidens. Krankheiten werden vom Menschen nicht nur erlitten und hingenommen. Der organische Körper wehrt sich bereits von selbst gegen innere und äußere Bedrohungen, die Abwehrversuche des Körpers können vom Betroffenen bewußt unterstützt werden und erhalten Hilfe vom Arzt in den vielfältigen Formen der Prävention, Therapie und Rehabilitation. Krankheiten lassen sich allerdings nur zu oft nicht vollständig oder überhaupt nicht überwinden; Gesundheit kann in dieser Perspektive auch als das Vermögen verstanden werden, mit körperlichen und seelischen Einschränkungen leben zu können. Der individuellen Existenz ist aber grundsätzlich ein Ende gesetzt; im Tode unterliegt das Leben seiner letzten Krankheit.

Art und Fähigkeit des Menschen, Schmerzen zu ertragen und Krankheiten anzunehmen, sie in das Leben zu integrieren, ihnen einen Sinn zu geben, haben sich im Laufe der Jahrhunderte gewandelt. Eine Zeit wie das Mittelalter, für die Krankheit zur irdischen Existenz notwendig hinzugehört, die im Leben insgesamt einen mittleren, einen ›neutralen‹ Zustand (neutralitas) zwischen vollkommener Gesundheit und vollkommener Krankheit erblickt, bringt der Medizin und dem Arzt andere Erwartungen entgegen als die Gegenwart, die Leiden und Krankheiten zur Gänze vermeiden will, die Gesundheit – nach der Definition der Weltgesundheitsorganisation (WHO) – als vollständiges physisches, psychisches und soziales Wohlbefinden und nicht schon als Freisein von Krankheit begreift.

Jede Epoche besitzt die ihr entsprechenden Krankheiten – eine Zeittypik, die allerdings keineswegs nur von der statistischen Häufigkeit abhängt. Kulturen prägen Krankheiten, diese entstehen und vergehen mit ihnen, sie beeinflussen ihre Verbreitung, ihr Erscheinungsbild, ihre Bewertung. Krebs und Geisteskrankheit sind die großen Herausforderungen unserer Zeit, nur zu offenkundig werden an ihnen die Grenzen der modernen Medizin wie auch die Grenzen sozialer Reformen, die Grenzen der kausalen Erklärung und technischen Machbarkeit. Seuchen haben in Europa ihre Macht eingebüßt, sie können diese aber wiedergewinnen: »Krankheiten kommen und gehen, nach dem sie Unheil stifteten. So die Malaria, deren Macht jetzt eingeschränkt, doch nicht gebrochen ist. Als Krankheit der Sümpfe ist sie auf dem Rückzug«[67].

Die Literatur der Neuzeit greift in ihrem Medium diese Dimensionen des Kranken und seiner Krankheit auf – das Verhältnis zur Krankheit, die Beziehung zur Medizin, das Leben mit der Krankheit in seinen sozialpsychologischen und kulturhistorischen Voraussetzungen. Der Umgang des Kranken mit seiner Krankheit erscheint in der Literatur vielseitig – in der Darstellung der Phänomene wie der Deutung ihres Sinns, in den individuellen und sozialen Reaktionen. Der kranke Mensch wird in seiner Verbindung von Leib und Seele oder objektiver Körperlichkeit und subjektivem Bewußtsein beschrieben, in der Verbindung auch von Krankheit und Gesellschaft, von körperlichem Mikrokosmos und physischem Makrokosmos, von Natur und Kultur.

## 2.1 Dimensionen

*Die Natur weiß nichts von Idealen. So lang ein Mensch sich gesund fühlt, hat er auch recht, sich für gesund zu halten.*

C. M. Wieland, Fragmente von Beyträgen, 1778

Medizin setzt sich nach Hippokrates aus dem Kranken, der Krankheit und dem Arzt zusammen. Der Schwerpunkt kann in Theorie und Praxis zwischen der Krankheit und dem Kranken wechseln; dieser Gegensatz des Objektiven und Subjektiven durchzieht die gesamte Historie der Medizin, im stets neuen Wechsel erfolgte die Orientierung an der Krankheitsgeschichte oder der Krankengeschichte, am verletzten Organ oder der leidenden Person. Die ›Einführung des Subjekts‹ (v. Weizsäcker) durch die anthropologische Medizin des 20. Jahrhunderts stellt eine Reaktion auf die einseitige naturwissenschaftliche Orientierung des 19. Jahrhunderts dar. Der Arzt behandelt nicht defekte Maschinen und auch nicht verwundete Tiere, sondern kranke Menschen. Mit dieser unbezweifelbaren Tatsache sind die Konsequenzen, die sich für die medizinische Praxis ziehen lassen, aber im einzelnen noch nicht festgelegt.

## 2 Der Kranke und seine Krankheit

Starre Alternativen können nicht überzeugen, die humanen Auswirkungen des naturwissenschaftlichen Fortschrittes sind offensichtlich, auf sie kann nicht verzichtet werden, auf sie will im Ernstfall auch kaum jemand verzichten. Notwendig sind vielmehr Ergänzungen, Kompensationen und vor allem ethische Prinzipien, die das Verhalten des Kranken und die Tätigkeit des Arztes leiten; die Prinzipien lassen sich auf dem Boden der Naturwissenschaften allein nicht gewinnen. Erkenntnisse der Philosophie, Theologie, Pädagogik, Psychologie und Soziologie müssen mit den Erkenntnissen der Biologie und Medizin verbunden werden, zentral ist die Autonomie des Kranken, sein Wohl und sein Wille (salus et voluntas aegroti suprema lex). Über die wissenschaftlichen Disziplinen hinaus bieten auch die Künste – und unter ihnen besonders die Literatur – eine Fülle wesentlicher Einsichten und Anregungen, gleichermaßen wichtig für den Arzt wie den Kranken und die Umwelt.

Die Literatur ist reich an Leitfiguren des Krankseins und der ärztlichen Hilfe. Zu den klassischen Patienten der Weltliteratur gehören: Ajax, Hiob und Lazarus, Anfortas, der arme Heinrich, der rasende Roland, Ophelia, der eingebildete Kranke, Dr. Jekyll und Mr. Hyde, der Idiot, Castorp, Moosbrugger. Diesen Kranken stehen klassische Arztgestalten gegenüber – Beispiele menschlicher Größe wie schuldhaften Versagens, forscherischer Neugier wie therapeutischen Engagements, sozial hoher wie niedriger Stellung. Die Erzählungen und Romane beschreiben den Kranken in seinem Verhältnis zur Krankheit und zum Arzt, in seinem Leben mit dem Kranksein und in den Beziehungen zu Angehörigen und Freunden, an seinem Arbeitsplatz und in seiner gesellschaftlichen Stellung.

Krankheit wird in ihrer Erscheinung, in ihren Ursachen und ihrer Therapie beschrieben, sie erfährt darüber hinaus wie auch der Kranke ihre symbolische Deutung. Wenn Krankheit zwar von jedem Patienten in einer persönlichen, ihm gemäßen Weise erlebt wird, besitzt sie doch auch überindividuelle, allgemeine Züge. Krankheit erscheint in der Literatur immer mehr als die bloße Erscheinung, sie wird zu einem Symbol, zu einer Metapher. Bestimmte Merkmale charakterisieren den Krebs, andere die Lungenschwindsucht oder den Rheumatismus, wieder andere die Schizophrenie oder Depression.

Die Narbe von Miss Dartle (Dickens, David Copperfield, 1848/49) – »ein schmaler weißer Strich quer über die Lippen bis herunter zum Kinn«[68] – ist sowohl ein Hinweis auf ihren vergeblichen Versuch, sich mit 30 Jahren noch zu verheiraten, als auch auf ihre Abhängigkeit als Gesellschafterin von der Mutter des Steerforth, der ihr als kleiner Junge mit einem Hammer diese Verletzung zugefügt hat und an dem sie weiterhin in aussichtsloser Liebe hängt; emotionale Erregungen lassen diese Narbe immer wieder aufleuchten und manifestieren die Einheit von Seele und Leib.

Pest und Schwindsucht sind verbreitete Metapher der Literatur – für Menschen, Tiere und selbst Gebäude. Nach der Entfernung des betrügerischen Heep (Dickens, Copperfield) erscheint das Haus der Wickfields »wie von der Pest gereinigt«[69]. In dem verfallenen, einer vergangenen Zeit angehörenden Clousterham (Dickens, Das Geheimnis des Edwin Drood, 1870) sieht auch das Theater »schwindsüchtig«[70] aus. Pest symbolisiert – so bei Boccaccio, Defoe, Manzoni, Camus – moralischen und politischen Verfall. Die ›Pest‹ (1947) bedeutet für Camus Unfreiheit und Ungerechtigkeit, die immer wieder das menschliche Leben bedrohen; der Kampf gegen die Pest ist nicht ein Kampf nur gegen den Nationalsozialismus, sondern gegen jegliche Diktatur, die überall und stets von neuem auftauchen kann. Geisteskrankheit kann für wahre Einsicht und soziale Unabhängigkeit stehen, wie Cervantes es in ›Der Lizentiat Vidriera‹ (1613) oder Balzac in ›Louis Lambert‹ (1832) schildern. Die Beispiele ließen sich für die unterschiedlichen Krankheitsarten nahezu unbegrenzt vermehren; sie verlangen nach Vergleich und Unterscheidung (nosologische Metaphorologie).

Metaphorik und Symbolik der Krankheit und des Kranken ergänzen die metaphorisch-symbolische Deutung des Arztes, seiner therapeutischen Verfahren und der medizinischen Institution. Bedeutungen jenseits von Physiologie, Psychosomatik und Psychologie werden sichtbar, die vom Kranken ebenfalls empfunden werden und die ihm eine Hilfe sein können, seine Krankheit zu akzeptieren, ihr einen Sinn zu geben. Krankheit auf die naturwissenschaftliche oder auch medizinische Ebene einschränken, ihr jede geistige oder kulturelle Bedeutung nehmen zu wollen, geht an der menschlichen Wirklichkeit und an den Bedürfnissen des einzelnen Menschen vorbei. Immer wieder erinnert die Kunst an diese Tatsache.

## 2.2 Das Verhältnis zur Krankheit

> *Truth in their sense is how much they can bear.*
> W. H. Auden, Surgical Ward, 1958

Krankheit verändert das Körper-, Raum- und Zeitgefühl des Kranken; jedes Organ hat in seiner Störung oder Zerstörung seine spezifischen Auswirkungen. Grundstimmung und Selbstbild, Wirklichkeitsbeziehung, soziale Kontakte und Wertorientierungen wandeln sich – neben einer Vielzahl von Momenten, die erhalten bleiben, die Gesundheit und Krankheit verbinden und mit der Erkrankung keinem wesentlichen Wandel unterliegen. Das Verhältnis von Krankheit und Gesundheit ist komplex. Krankheit und Gesundheit können nebeneinander bestehen oder ineinander übergehen. Gesundheit ist mehr als Mangel an Krankheit. Glücklich sein kann man nur auf eine Weise, unglücklich aber auf viele, ist ein bekanntes Wort von L. N. Tolstoj, das seine Ergänzung in der Wendung besitzt, daß es nur eine Gesundheit, aber viele Krankheiten gibt. Gesundheit besteht allerdings, wofür die Literatur zahlreiche Beispiele bietet, aus unterschiedlichen Dimensionen, umgekehrt kann Krankheit das Gesundsein an Erlebnisintensität auch übertreffen.

Diagnose und Ätiologie interessieren den Kranken ebenso wie die Formen der Therapie. Dem Arzt Antoine Thibault (R. Martin du Gard, Die Thibaults, 1922/40) ist dieses allgemein menschliche Bedürfnis nach Wissen, nach Kenntnis der Krankheit und ihren Ursachen vertraut: »Das schlimmste – selbst für einen Kranken – ist, *nicht zu verstehen*. Sobald man meiner Erscheinung einen Namen gegeben, ihr einen plausiblen Grund untergeschoben hat, sobald unser armes Hirn zwei Ideen mit einem Anschein von Logik assoziieren kann...«[71]. Die besondere Aufmerksamkeit des Kranken richtet sich aber auf die Prognose wie die Folgen für die individuelle Lebenssituation und das eigene Selbst- und Weltbild. Literarische Werke beschreiben die Empfindungen, Gedanken, Hoffnungen und Forderungen des Kranken und können damit dem kranken wie gesunden Leser und auch dem lesenden Arzt zu einer Hilfe werden.

Der Schmerz ist für den Betroffenen ein zentraler Hinweis auf eine mögliche Erkrankung. Ort und Zeit, Quantität und Qualität, Ausdruck in Gestik, Mimik und Stimme sind die wesentlichen Dimensionen des Schmerzes. Ebenso entscheidend sind die Veränderungen des Bewußtseins, des Gedächtnisses, des Willens, der Affekte. Krankheit läßt den Körper »sprechend« werden und sich in Teilbereichen verselbständigen; der sterbende Vergil

## 2.2 Das Verhältnis zur Krankheit

(H. Broch, Der Tod des Vergil, 1945) hat unter dem »Eigenleben der Organe und Sinne« in den letzten Tagen wiederholt zu leiden. Jeweils im einzelnen muß vom Kranken oder seiner Umwelt entschieden werden, ob eine vorübergehende Störung oder eine ernsthafte Gefährdung vorliegt, ob Behandlung notwendig ist. Krankheit verändert nicht allein die Wahrnehmung des eigenen Körpers und die Kontakte zur Umwelt, auch auf die Träume oder das Träumen kann sich das Kranksein auswirken. Dostoevskij hat diese Folgen mehrfach beschrieben, beispielhaft vor allem bei Ivan Karamasov (1879/80) und Rodion Raskolnikov (1866): »In krankhaften Zuständen zeichnen sich Träume oft durch ungewöhnliche Deutlichkeit, Klarheit und außerordentliche Ähnlichkeit mit der Wirklichkeit aus«[72]. Diese Träume haben überdies nicht selten auch künstlerische Qualität, selbst wenn die kranken Träumer keine Künstler sind; schließlich versinken diese weniger schnell als es gewöhnlich der Fall ist: »Solche krankhaften Träume bleiben stets lange in der Erinnerung haften und üben einen starken Eindruck auf den in seinem Gleichgewicht bereits erschütterten und erregten Organismus aus«[73].
Die Reaktion auf die Krankheit führt von der Wahrnehmung über die Beurteilung zum Verhalten, das heißt zu einem Arztkontakt, zu einem Besuch von Außenseitern, zur Selbstbehandlung oder zum Verzicht auf jegliche Therapie. Dieser Prozeß kann auch eine übertriebene Beschäftigung mit der Krankheit und dem eigenen Körper zur Folge haben. Christian Buddenbrook (T. Mann, 1901) altert mit seiner hypochondrischen Selbstbeschäftigung vorzeitig; jede Veränderung seines Körpers wird von ihm überaus sorgfältig beobachtet und der Umwelt mitgeteilt, um von ihr Zuwendung zu erhalten. Sein Bruder Thomas möchte diese Haltung den Dichtern zwar zugestehen, nicht aber Christian und sich selbst als Kaufleuten, wie er der Schwester Tony gegenüber erläutert: »Ich habe manchmal über diese ängstliche, eitle und neugierige Beschäftigung mit sich selbst nachgedacht, denn ich habe früher ebenfalls dazu geneigt. Aber ich habe gemerkt, daß sie zerfahren, untüchtig und haltlos macht ... und die Haltung, das Gleichgewicht ist für mich meinerseits die Hauptsache. Es wird immer Menschen geben, die zu diesem Interesse an sich selbst, diesem eingehenden Beobachten ihrer Empfindungen berechtigt sind, Dichter, die ihr bevorzugtes Innenleben mit Sicherheit und Schönheit auszusprechen vermögen und damit die Gefühlswelt der anderen Leute bereichern. Aber wir sind bloß einfache Kaufleute, mein Kind; unsere Selbstbeobachtungen sind verzweifelt unbeträchtlich«[74].
Amelia (Fielding, 1751) macht die Beobachtung, »daß sich ein Gemüt, das

einmal heftig verletzt worden ist, gegen spätere schmerzliche Eindrücke sozusagen verhärtet und kein zweites Mal imstande ist, dieselben Schmerzen zu fühlen«. Die andere Möglichkeit, seelische Leiden weniger stark zu empfinden, besteht nach ihr in der Tatsache, »daß die Pfeile des Schicksals, ebenso wie alle anderen, ihre Kraft von der Heftigkeit beziehen, mit der sie abgeschossen werden; denn wenn sie sich uns so langsam nähern, daß wir sie wahrnehmen können, haben sie nur geringe Kraft, uns Schaden zuzufügen«[75].

Krankheit wird aber nicht nur wahrgenommen, sondern immer auch beurteilt. Diagnosen sind Seins- und Werturteile. Die Werturteile beeinflussen das Leiden und Verhalten des Kranken, sie können sich im Verlauf der Krankheit verändern, von ihnen hängen auch die Haltung der Umwelt und das Engagement des Arztes ab. Krankheit muß nicht unbedingt nur als Verlust oder Einschränkung interpretiert werden. In Krankheit kann auch Gewinn und Erweiterung gesehen, sie kann als produktive Prüfung und Herausforderung erlebt werden. In Jean Pauls ›Titan‹ (1800/03) findet sich der Satz: »Große Krankheiten, so wie die sieche Ermattung nach einem verschwelgten Gestern, dringen uns solche Aschermittwoche auf, die zuweilen das ganze Leben sichten und lenken«[76].

Das 19. und 20. Jahrhundert setzt diese Auffassung fort. Fürst Myškin in Dostoevskijs Roman ›Der Idiot‹ (1868/69) gerät kurz vor den epileptischen Anfällen auf eine »höchste Stufe der Harmonie«, erreicht hier die »höchste Synthese des Lebens«[77] und weiß zugleich um die destruktiven Auswirkungen jedes einzelnen Anfalls. Valentin Knox in André Gides ›Paludes‹ (1895) stellt fest: »Die Gesundheit scheint mir gar nichts derart Beneidenswertes. Sie ist schließlich nichts als ein Gleichgewicht, eine allgemeine Mittelmäßigkeit; ganz einfach die Abwesenheit von Hypertrophien. Unser Wert aber liegt nur in dem, was uns von den andern unterscheidet; die Idiosynkrasie ist unsere Wertkrankheit; – oder in andern Worten: worauf es in uns ankommt, ist das, was wir allein besitzen, was man in keinem andern findet, was Ihr ›normaler Mensch‹ eben nicht hat – das also, was Sie Krankheit nennen«[78]. Der geisteskranke Sittlichkeitsverbrecher Moosbrugger in Musils ›Mann ohne Eigenschaften‹ (1930/43) sieht in der eigenen kranken Natur eine Ichsteigerung und Überwindung der Grenzen zwischen Subjekt und Objekt; der Gedanke einer ›unio mystica‹ steht hinter diesem »anderen Zustand«, auf den auch die inzestuöse Liebe zwischen Agathe und Ulrich zielt. Die Medizin hat für diese metaphysische oder religiöse Tiefendimension der

Krankheit im allgemeinen kein Verständnis. Musils Moosbrugger empfindet Haß gegenüber den Psychiatern und ihrer banalisierenden Einordnung seines »schwierigen Wesens« in ihre medizinische Begrifflichkeit.

## 2.3 Die Beziehung zur Medizin

*Kranker und Arzt als Feinde – ist das etwa der Sinn der Medizin?*
A. Solženicyn, Krebsstation, 1968

Der Kranke nimmt Veränderungen an seinem Körper oder in seinem Bewußtsein wahr, er sucht einen Arzt auf, wenn er diese Veränderungen für eine Krankheit hält, mit der er selbst nicht fertig werden kann oder nicht will. Das Verhalten des Kranken wie des Arztes kann höchst unterschiedlich ausfallen, beide Seiten müssen sich stets von neuem über ihre Beziehung Gedanken machen, werden nach Fehlern und Ungerechtigkeiten wie Vorbildern des Krankseins und der ärztlichen Hilfe suchen.

Das Spektrum der Arzt-Patienten-Beziehung ist auch in der Literatur groß. Wenn Ärzte als Wohltäter, Geschäftsleute oder Verbrecher, als verständnisvolle Therapeuten oder kühle Forscher, als Hausärzte, Hofärzte oder Spezialisten erscheinen, kann das nicht ohne Folgen für das Verhältnis zum Patienten bleiben, sondern wird diesem Verhältnis jeweils einen spezifischen Charakter geben. Unterschiedliche oder konträre Möglichkeiten können auch in einer Arztgestalt vorkommen, als konstante Struktur oder zeitliche Entwicklung ihrer Persönlichkeit.

Freundlichkeit und Verständnis sind keineswegs nur eine Frage der Zeit oder Ökonomie. Der Arzt in Henry James' ›Die Flügel der Taube‹ (1902) hält seiner Patientin Milly Theale eine »große, leere Schale der Aufmerksamkeit«[79] entgegen; auch in wenigen Minuten kann dieser Arzt seiner Patientin das Gefühl einer besonders intensiven und verständnisvollen Zuwendung vermitteln. In Sylvia Plaths ›Die Glasglocke‹ (1963) hat umgekehrt die Patientin Ester der Ärztin Dr. Nolan »auf einer Schüssel«[80] ihr Vertrauen gereicht und ist um so tiefer enttäuscht, als sie sich von dieser geliebten Ärztin verraten fühlt. Die personale Beziehung zwischen Arzt und Patient stellt Anforderungen an beide Seiten und hängt nicht nur vom Arzt ab. Entschieden verurteilt Dostoevskij in den ›Aufzeichnungen aus dem Totenhaus‹ (1861/62) die Versuche, den Verlust an Humanität bei einigen Ärzten einsei-

tig auf das ›Milieu‹ zurückzuführen; schlechte Ärzte werde es immer geben, sie seien »Wölfe« in der Schafherde; »was sie zu ihrer Rechtfertigung auch vorbringen mögen, wie zum Beispiel die Ausrede von dem ›Milieu‹, das schuld daran sei –, sie werden doch immer im Unrecht bleiben, besonders wenn sie inzwischen auch die Nächstenliebe verloren haben. Nächstenliebe, Freundlichkeit, brüderliches Mitleid mit dem Leidenden ist für diesen oft viel notwendiger als alle Arzneien. Es wäre wirklich Zeit, endlich aufzuhören, die Schuld apathisch auf das ›Milieu‹ abzuwälzen«[81].
Das Engagement des Arztes kann über die spezifische Therapie hinausgehen und sich auf die Lebensumstände des Patienten beziehen, kann sogar dazu beitragen, in der Krankheit und im Sterben einen Sinn zu entdecken. Seit der Antike wird der Gedanke immer wieder vertreten, daß hervorragende Ärzte die Krankheiten ihrer Patienten nachvollziehen können oder diese sogar selbst erlebt haben müssen. Dr. Boulbon in Prousts ›Auf der Suche nach der verlorenen Zeit‹ (1913/27) ist davon überzeugt, daß es keine wahren Therapeuten nervöser Erkrankungen geben könne, die nicht selbst diese durchgemacht hätten: »In der Sphäre der Nervenpathologie ist jeder Arzt, der nicht allzu viele Dummheiten von sich gibt, ein halbgeheilter Kranker«[82]. Den Kranken sucht Dr. Boulbon Kraft und Mut zu geben, indem er sie auf die Zusammenhänge zwischen Kultur und Krankheit oder Leiden hinweist: »Nehmen Sie ruhig auf sich, als nervös bezeichnet zu werden. Sie gehören der großartigen und beklagenswerten Familie an, die das Salz der Erde ist. Alles, was wir an Großem kennen, ist von Nervösen geschaffen. Sie und keine anderen haben Religionen begründet und Meisterwerke hervorgebracht. Niemals wird die Welt genügend wissen, was sie ihnen verdankt, noch vor allem, was sie gelitten haben, um es ihr zu schenken. Wir genießen kunstvolle Musik, schöne Bilder, tausend erlesene Köstlichkeiten, aber wir wissen nicht, was sie ihre Schöpfer an Schlaflosigkeit, an Tränen, an krampfhaftem Lachen, an Nesselfieber, Asthma, Epilepsie gekostet haben, oder an Todesangst, die schlimmer als alles ist«[83].
Beziehung zur Medizin heißt für den Patienten Umgang mit Diagnose und Therapie. Therapie kann Diätetik, Medikament oder Operation bedeuten, sie kann sich auf Kuration beschränken oder auch Prävention und Rehabilitation meinen. Die diagnostischen Maßnahmen und therapeutischen Verfahren verlangen nach Aufklärung des Patienten. Die Literatur vertritt keineswegs eine rigorose Aufklärungspflicht. Berühmt ist der Vers aus Goethes ›West-Östlichem Divan‹ (1819): »Wofür ich Allah höchlich danke? Daß er

Leiden und Wissen trennt. Verzweifeln müßte jeder Kranke, das Übel kennend, wie der Arzt es kennt«[84]. Literatur hat immer wieder diese Einschränkung aus humanen Gründen dargestellt oder Möglichkeiten beschrieben, die Wahrheit vermittelt auszudrücken, die Aufklärung von dem Wunsch des Patienten abhängig zu machen wie auch von seiner Fähigkeit, die Wahrheit zu ertragen.

Die Therapie kann schmerzhaft und unangenehm sein; der Arzt kann sie anordnen oder auch erläutern, sie kann vom Patienten befolgt, verweigert oder vernachlässigt werden (Compliance – Noncompliance). Die Therapie kann aber, wofür Christian Buddenbrook (Mann, 1901) wiederum ein Beispiel ist, auch schon formal, unabhängig von jeder biochemischen Wirkung, zu einem Halt für den Patienten werden: »Grabow hat mir eine Salbe für die Halsmuskeln verordnet... gut! Gebrauche ich sie nicht, unterlasse ich es, sie zu gebrauchen, so komme ich mir ganz verlassen und hülflos vor, bin unruhig und unsicher und ängstlich und in Unordnung und kann nicht schlucken. Habe ich sie aber gebraucht, so fühle ich, daß ich meine Pflicht getan habe und in Ordnung bin; dann habe ich ein gutes Gewissen, bin still und zufrieden, und das Schlucken geht herrlich. Die Salbe tut es, glaube ich, nicht, weißt du... aber die Sache ist, daß so eine Vorstellung, versteh mich recht, nur durch eine andere Vorstellung aufgehoben werden kann«[85].

Wie der Patient mit den therapeutischen Vorschlägen oder Anweisungen des Arztes umgeht, wird von seiner Persönlichkeit, seinen sozialen Verhältnissen und seiner geistigen Bildung beeinflußt. Während Thomas Buddenbrook sich nicht an die therapeutischen Vorschläge oder Anordnungen der Ärzte Dr. Grabow und Dr. Langhals zu halten vermag, beeindruckt die Konsulin Elisabeth Buddenbrook bei der Lungenentzündung, an der sie stirbt, durch ihr kooperatives Verhalten; sie mißt selbst ihr Fieber, fühlt sich den Puls, nimmt sorgfältigst die Medikamente ein und verlangt immer wieder nach professionellen Gesprächen mit den Ärzten, die ihre Haltung nur loben können: »Sie hilft uns wacker, sie läßt uns nicht im Stich... nein, ohne Kompliment, als Patientin ist sie unübertrefflich«[86]. Der Glauben kann die Medizin ebenfalls unterstützen, wie es in Somerset Maughams ›Der Menschen Hörigkeit‹ (1915) ausgeführt wird. »Vielleicht ist Religion die beste Schule für Moral. Sie ist vielleicht eine von jenen Arzneien, die man in der Medizin verwendet, um eine andere in eine Lösung zu verwandeln. Sie hat selbst keine Wirkung, aber sie ermöglicht es der anderen, absorbiert zu werden«[87].

Patienten können ihre Krankheit auch dem Arzt gegenüber als Instrument

einsetzen, ihm mit einem »Zudrang trüber Kräfte«, wie es in Hans Carossas ›Der Arzt Gion‹ (1931) beschrieben wird, begegnen. »Viele kommen zu ihm, die es weniger auf seine Kunst als auf seine Menschlichkeit abgesehen haben, es gibt überall saugende, niederziehende Geister, und immer sind sie am liebsten zu denen gekommen, die allein, in verschlossenen Zimmern anzutreffen sind. Ich kenne Priester, denen sich in Gestalt von Beichtkindern die überlegteste Verführung nahte, und wie besonders gern schlüpfen vampirische Wesen in die Masken der Kranken, Schwachen, Hilfsbedürftigen«[88]. Die Beziehung des Kranken zur Medizin steht unter den Bedingungen von Raum und Zeit. Zwischen Medizin und Ärzten müssen in dieser raum-zeitlichen Abhängigkeit noch Unterschiede gemacht werden. Im Rußland des 19. Jahrhunderts genießen Ärzte, wie Dostoevskij in den ›Aufzeichnungen aus dem Totenhaus‹ berichtet, oft die »Liebe und Achtung des einfachen Volkes«, zugleich werde der einfache Mensch »sich eher von einem alten Kräuterweibe behandeln lassen oder sich mit Hausmitteln (die keineswegs zu verachten sind) zu heilen versuchen, als daß er zum Arzt geht oder ins Hospital, um dort zu liegen. Hierfür gibt es aber einen Grund, der sogar sehr wichtig ist, mit der Medizin jedoch nichts zu tun hat: das ist, wie ich bereits angedeutet habe, das Mißtrauen des Volkes gegen alles, was den Stempel des Administrativen, Formellen trägt«[89].
Politische Verhältnisse, Bürokratie, medizinische Institution wirken sich entscheidend auf das Krankheits- wie Gesundheitsverhalten der Menschen aus.

## 2.4 Das Leben mit der Krankheit

*Der Kranke ist vom Gesunden verlassen,*
*aber der Gesunde vom Kranken auch.*
F. Kafka an Milena Jesenská, 6.8.1920

Der Kranke hat eine Einstellung gegenüber seiner Krankheit und zum Kranksein allgemein, er besitzt ein Verhältnis zum Arzt und seiner Therapie, er steht schließlich vor der Aufgabe, die Krankheit in sein Leben und sein Selbstverständnis zu integrieren. Verwandte, Freunde und Ärzte werden ihm dabei helfen, sie können aber auch zu einer zusätzlichen Belastung werden, ihm die Annahme der Krankheit erschweren. In jedem Fall wirkt sich die Krankheit auf den sozialen Bereich des Kranken aus.

## 2.4 Das Leben mit der Krankheit

Die Veränderungen des Raum-, Zeit- und Körpergefühls durch die Krankheit beeinflussen die Beziehungen zur Umwelt. Der junge Graf Waldemar in Fontanes ›Stine‹ (1890) hat diese Zusammenhänge an sich seit der Jugend erfahren können: »Das Kranksein, das eigentlich von Jugend auf mein Lebensberuf war, es hat auch seine Vorteile; man kriegt allerlei Nerven in seinen zehn Fingerspitzen und fühlt den Menschen und Verhältnissen ab, ob sie glücklich sind oder nicht. Und mitunter sogar den Räumen, darin die Menschen wohnen«. Der Graf hat durch das Leiden den Sinn für das verloren, »was die Glücklichen und Gesunden ihre Zerstreuung nennen«[90], zugleich ist er seiner eigenen sozialen Schicht entfremdet und möchte sich mit Stine, die aus einfachen Verhältnissen stammt, verheiraten, worauf diese allerdings nicht einzugehen wagt.

Der Kranke hat neben Rechten auch Pflichten. Die Gesunden besitzen ihrerseits nicht nur Pflichten, sondern ebenfalls Rechte, die vom Kranken zu respektieren sind; seine Anforderungen dürfen ihre Existenz nicht gefährden, er muß sich auch von sich aus bemühen, die Verbindung zu ihnen nicht abreißen zu lassen. Kafkas Beobachtung trifft zu, daß der Gesunde auch vom Kranken verlassen wird und nicht nur der Kranke vom Gesunden. Krankheit kann Schutz geben und Illusionen nähren; die Rückkehr zur Gesundheit kann Belastungen verursachen und Enttäuschungen mit sich bringen. Daß der junge Rudolf von Schlitz seiner Braut Anna die zurückliegende und überwundene geistige Erkrankung aus Scham und Angst verschweigt, macht ihn schuldig vor ihr, belastet die junge Ehe und gefährdet erneut seine Gesundheit (T. Storm, Schweigen, 1883). Seine Liebe hätte ihn reden lassen sollen, ihre Liebe rettet ihn und schenkt ihm Verzeihung.

Pest, Lepra und Syphilis sind in ihren unterschiedlichen sozialen Auswirkungen wiederholt von der Literatur dargestellt worden. Die von ihrem Geliebten Alessandro di Francesco della Stufa enttäuschte und verlassene Madonna Bianca rächt sich in der Florentiner Novelle ›Anno Pestis‹ (1890) von Isolde Kurz, indem sie ihn mit der Pest ansteckt: »O was sind alte Pulver der Borgi und der Medici gegen die Wollust, dem Feinde den eigenen Mund wie einen Giftbecher zu reichen und zu sagen: Trink! War der Becher nicht verlockend, war der Trank nicht süß? – Er hat schneller gewirkt als ich dachte«[91]. Haß und Zärtlichkeit läßt Bianca bei Alessandro ausharren und sein und ihr Ende gemeinsam erleben: »Da beugte sie sich zu ihm herab und küßte ihn mit ihren blutlosen Lippen auf die Stirn. Dann setzte sie sich neben ihn auf den Rand des Lagers, und unverwandt in das Gesicht des Sterbenden starrend, wartete sie ruhig wie ein Todesengel auf seine und ihre letzte Stunde«[92]. In E. T. A. Hoffmanns ›Das Fräulein von Scudéri‹ (1819) werden gesellschaftliche Folgen der im ausgehenden 17. Jahrhundert in Paris grassierenden Giftmorde dargestellt, die jenen Auswirkungen ähnlich sind: »Das grausamste Mißtrauen trennte die heiligsten Bande. Der Gatte zitterte vor der Gattin – der Vater vor dem Sohn – die Schwester vor dem Bruder. Unberührt blieben die Speisen, blieb der Wein bei dem Mahl, das der Freund den Freunden gab, und wo sonst Lust und Scherz gewaltet, spähten verwilderte Blicke nach dem verkappten Mörder«[93].

Auch von dem veränderten Aussehen der Kranken können sich Menschen abgestoßen fühlen. Grimmelshausens ›Simplicissimus‹ (1669) muß diese Erfahrung machen: »Diese Kindsblattern richteten mich dergestalt zu, daß ich hinführo vor den Weibsbildern gute Ruhe hatte«[94]. Gesunde können auch ein Gefühl der Erleichterung, Überlegenheit oder sogar Befriedigung empfinden, wenn in ihrer Umgebung jemand erkrankt oder ein Unglück erleidet. Dostoevskij hält dieses Gefühl der Befriedigung für allgemein vorhanden: »Von Leben mit der Krankheit meint nicht nur die Beziehung zu gesunden, sondern ebenso zu kranken Angehörigen und kranken Freunden«[95]. Anteilnahme, Verständnis und Unterstützung können sich in besonderer Weise aber Kranke und Leidende auch untereinander bieten. Gefahren und Gefährdungen sind allerdings bei dieser Hilfe nicht zu übersehen. In Carson McCullers Roman ›Das Herz ist ein einsamer Jäger‹ (1940) haben der taubstumme John Singer und der taubstumme Spiro Antonapoulos zueinander gefunden, leben zusammen und werden von Einsamkeit nicht mehr verfolgt. Nach zehn Jahren muß sich Spiro wegen Affektlabilität in ein Geisteskrankenhaus begeben. Für John bricht eine Welt zusammen: »Nichts schien wirklich zu sein – außer den zehn Jahren mit Antonapoulos«[96]. Mit dem Tode seines Freundes verliert auch sein Leben für ihn allen Sinn; John erschießt sich.

Krankheiten eröffnen strategische Möglichkeiten im Umgang mit Verwandten, Freunden und Berufskollegen. Agathe in Musils »Mann ohne Eigenschaften« (1930/43) entwickelt während einer Erkrankung, die sie im Übergang von der Kindheit in das Mädchenalter erleidet, eine Haltung, sich dem Leben zu entziehen und eine Herrschaft über andere Menschen auszuüben: »Es ist nicht unmöglich, daß dieser Vorteil, den sie in so eindrucksvollen Verhältnissen kennenlernte, später den Kern ihrer seelischen Bereitschaft bildete, sich dem Leben, dessen Erregungen aus irgendeinem Grund nicht ihren

## 2.4 Das Leben mit der Krankheit

Erwartungen entsprachen, auf eine ähnliche Weise zu entziehen; es ist aber wahrscheinlicher, daß es sich umgekehrt verhielt und daß jene Krankheit, durch die sie sich den Forderungen der Schule und des Vaterhauses entzog, die erste Äußerung ihres transparenten, gleichsam für einen ihr unbekannten Gefühlsstrahl durchlässigen Verhältnisses zur Welt gebildet hatte«[97].
Kranke können sich allerdings ebenso bemühen, mit ihrem Leiden und Sterben die Angehörigen und Freunde nicht zu belasten. Die an Schwindsucht sterbende Lady Brandon (Balzac, Die Grenadiere, 1832) versucht, ihren beiden Söhnen das eigene Leiden zu verbergen. Dem älteren Sohn gibt sie später eine Begründung für ihr Verhalten, die für die individuelle Lebenskunst ebenso bedeutsam sei wie für das soziale Zusammenleben: »›Mein Sohn‹, antwortete sie, ›wir müssen unsere Schmerzen einsargen, damit die Augen Fremder sie nicht sehen; denen müssen wir ein lachendes Gesicht zeigen, vor ihnen niemals von uns selbst sprechen, uns mit ihnen beschäftigen: wenn diese Lebensregeln im Familienkreis angewandt werden, so sind sie dort eine der Ursachen des Glücks. Eines Tages wirst du viel zu leiden haben! Ja, dann gedenke deiner armen Mutter, die in deiner Gegenwart gestorben ist und dir dabei stets zugelächelt und ihre Schmerzen vor dir verborgen hat: dann wirst du den Mut aufbringen, die Übel des Lebens zu ertragen‹«[98].
Die Reaktion auf den Tod, der Umgang mit dem Sterben des Kranken, das Verhalten des Sterbenden gegenüber seinem Ende hängen nicht nur vom Individuum und der Krankheit wie auch der sozialen Schicht ab, wofür in den folgenden Kapiteln zahlreiche Beispiele gegeben werden, sondern ebenso von der historischen Epoche, vom Stil der Kultur. Verdrängung steht neben Faszination, Tod kann Auferstehung verheißen oder endgültige Vernichtung bedeuten, die ›Kunst des Sterbens‹ (ars moriendi) kann zur ›Lebenskunst‹ (ars vivendi) gezählt oder als Bewältigung des Endes der menschlichen Existenz verstanden werden. Die Säkularisierung des Todes während der Neuzeit besitzt vielfältige Züge. Damen der französischen Gesellschaft des 18. Jahrhunderts ließen, wie die Brüder Goncourt in ihrer Studie ›Die Frau im 18. Jahrhundert‹ (1862) berichten, Lottoapparate an ihren Betten aufstellen, wenn sie ihr Ende sich nähern fühlten, um vom Geräusch der rollenden Kugeln das eigene Todesröcheln übertönen zu lassen. »Die Frau dieser Zeit ist mehr als sanft, sie ist höflich gegen den Tod«[99].
Das Leben mit der Krankheit bezieht sich auf unterschiedliche Dimensionen, deren jeweilige Bewältigung auch jeweils abweichend ausfallen kann. Das Mißlingen auf der beruflichen und sozialen Ebene muß das Scheitern auf

der individuellen Ebene, auf der Ebene des Selbstbildes nicht einschließen; umgekehrt können Rehabilitation und Resozialisierung gelingen, aber die persönliche Bewältigung scheitern. Sozialpsychologische und kulturhistorische Voraussetzungen spielen eine Rolle, beeinflussen den Patienten wie auch den Arzt und die Umwelt. Geschlecht und Alter des Patienten wirken sich aus, ausschlaggebend ist seine Persönlichkeit, ist seine Fähigkeit, Krankheit als Teil des Lebens und der eigenen Wirklichkeit zu akzeptieren; hinter dieser Fähigkeit steht letztlich die Fähigkeit, den Tod hinzunehmen oder ihm sogar einen Sinn zu geben.

## 2.5 Perspektiven

*Wenn ein Kranker in diesem Zustand ist, kämpfen an seinem Lager nur noch zwei Mächte: die Natur und die Krankheit.*

R. Martin du Gard, Die Thibaults, 1922/40

Literatur schildert den Kranken wie den Arzt zwischen Technik und Ethik, zwischen Naturwissenschaft und Humanität, berichtet von überzeugenden wie abschreckenden Beispielen, von Gestalten des Vorbilds wie des Versagens. Das Leben mit der Krankheit wird in der Verbindung mit der sozialen Situation, den kulturellen Hintergründen und dem Stand der Medizin beschrieben. An die Gefahren des wissenschaftlichen Fortschritts wird ebenso erinnert wie an die Freiheit des Menschen, diesen positiven oder negativen Einflüssen entgegenzutreten, einen eigenen Weg zu finden, dem Leiden, der Krankheit und dem Tod einen persönlichen Sinn zu verleihen. Literatur kann dem Patienten in seinem Umgang mit der Krankheit eine Hilfe sein, sie kann die Versuche der Medizin unterstützen, dem Kranken in seiner Subjektivität und individuellen Lebenssituation gerecht zu werden.
Über die Lektüre wird jeder Leser mit Erscheinungen vertraut gemacht, die für sein Leben, sein Denken, seine sozialen Beziehungen Gültigkeit besitzt, die er in vielfacher Weise auf sich und seine Mitmenschen beziehen kann, als unmittelbare Anregung oder orientierende Perspektive, als Beruhigung oder Erschütterung, als Hilfe zur Selbst- und Fremdhilfe. Literatur ist Anregung und Herausforderung – für den Patienten, den Arzt, den Gesunden; hier liegt ihre genuine Bedeutung.
Biographische Texte können diese Funktion ebenfalls ausüben, ihr Akzent gilt der realen personalen Entwicklung, zugleich können sie als allgemeines

## 2.5 Perspektiven

Exempel aufgenommen werden. Unsere Zeit ist reich an sogenannten Selbsterfahrungsberichten; diese Berichte beziehen sich auf körperliche und geistige Erkrankungen, sie konzentrieren sich auf das Leiden in objektiver und subjektiver Sicht, sind Krankheits- wie Krankengeschichte, sie schildern darüber hinaus das Handeln der Ärzte und die Reaktion der Umwelt, die Welt des Krankenhauses ist ebenfalls bevorzugt ihr Thema. Die Tendenz zur Stilisierung läßt diese Texte gelegentlich in Kunstwerke übergehen, wie umgekehrt die Integration eigener Erfahrungen Werke der Kunst in die Nähe von Biographien bringt.

Wolfdietrich Schnurre beschreibt seine intensiven und überaus schmerzlichen Versuche, nach einer Erkrankung an einer Muskellähmung, die ihn nur noch die Augen bewegen läßt, alles und auch das Schreiben wieder neu zu lernen (Ein Unglücksfall, 1981; Der Schattenfotograf, 1978). Caroline Muhrs ›Depressionen‹ (1978) stellen das »Tagebuch einer Krankheit« dar, als »hätte damit etwas erreicht werden können, als hätte sich damit etwas ändern können an dem grausamen Geschehen, das in mir ablief«[100]. Einen autobiographischen Bericht ebenfalls über ihre Depressionen, therapeutischen Versuche und einen hoffnungsvollen Neubeginn gibt Elisabeth Opitz in ›Horch in das Dunkel‹ (1979): »Es wird lange Zeit brauchen, bis eine neue Haut gewachsen ist. Aber tief in mir sagt eine Stimme: Du wirst es schaffen, das Schlimmste ist überstanden«[101]. Thomas Bernhard hat wiederholt in seinen Romanen eigenes Krankheitserleben, Kontakte zu Ärzten und Hospitalaufenthalte dargestellt.

Mit dem Ausdruck ›Coping‹ wird in der Gegenwart der Umgang des Kranken mit der Krankheit, mit dem Arzt und der Medizin und dem durch die Krankheit veränderten Leben wissenschaftlich bezeichnet und erforscht.[102] In allen Bereichen kann es zu unterschiedlichen Reaktionen kommen: Der Kranke kann die Krankheit übertreiben (Aggravierer) oder untertreiben (Minimisierer), er kann sie verleugnen (Negierer) oder annehmen (Akzeptierer); das Verhältnis zum Arzt und den Pflegepersonen kann kooperativ oder unkooperativ ausfallen; der Kranke kann die Krankheit konstruktiv in sein Leben integrieren oder destruktiv an ihr scheitern. Diese Reaktionsformen bezeichnen Extreme, zwischen ihnen spielt sich die Vielfalt der Wirklichkeit ab.

Der Umgang des Kranken mit der Krankheit, mit dem Arzt und mit dem Leben wird von historisch-kulturellen wie sozialpsychologischen Voraussetzungen beeinflußt, die sich auf den Arzt und die Umwelt des Kranken ebenfalls auswirken. Eine Graphik mag diese Dimensionen und ihren Zusammenhang illustrieren:

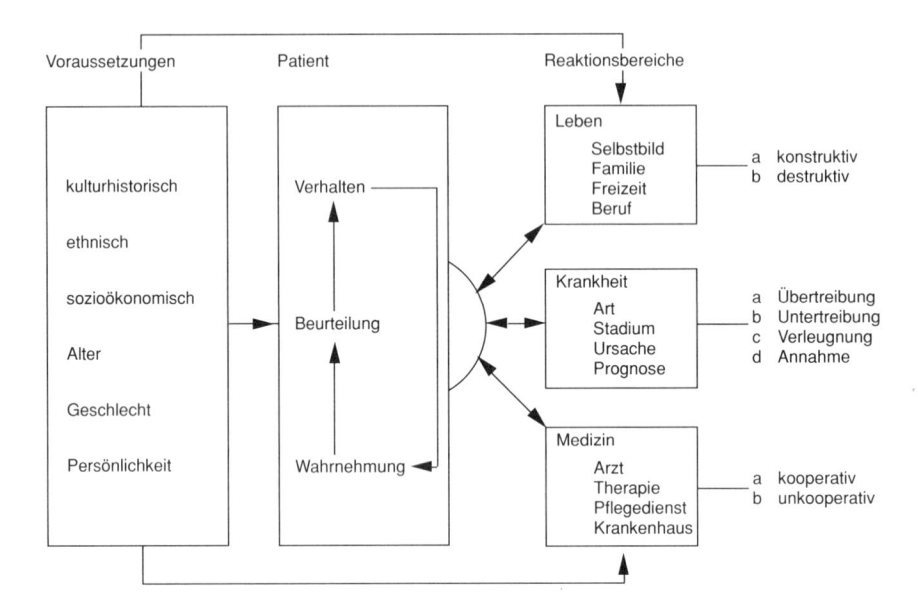

| Voraussetzungen | Patient | Reaktionsbereiche | |
|---|---|---|---|
| kulturhistorisch | Verhalten | Leben<br>Selbstbild<br>Familie<br>Freizeit<br>Beruf | a konstruktiv<br>b destruktiv |
| ethnisch | | | |
| sozioökonomisch | Beurteilung | Krankheit<br>Art<br>Stadium<br>Ursache<br>Prognose | a Übertreibung<br>b Untertreibung<br>c Verleugnung<br>d Annahme |
| Alter | | | |
| Geschlecht | | | |
| Persönlichkeit | Wahrnehmung | Medizin<br>Arzt<br>Therapie<br>Pflegedienst<br>Krankenhaus | a kooperativ<br>b unkooperativ |

Literatur stellt den Kranken ebenfalls in diesem Umgang und in diesen Zusammenhängen dar, sie bietet eine Fülle von Beispielen für die Copingstruktur auf ihren unterschiedlichen Ebenen. Krankheit erscheint in der Literatur immer als Körpergeschehen und zugleich persönliches Schicksal, stets als subjektive Befindlichkeit und nie nur als Befund, stets als Natur und Kultur. Alle Künste haben Krankheit, Leiden und Tod wiederholt aufgegriffen, sind als Reaktion auf Krankheit, Leiden und Tod entstanden und haben ihnen zugleich Sinn und Humanität gegeben. Die im folgenden behandelten spezifischen Krankheiten – nur eine Auswahl – werden diese allgemeinen Gesichtspunkte bestätigen und zugleich ihre jeweils besonderen Akzente setzen.

# 3 LEPRA

*Die großen Leiden nehmen ihren Gang wie die Kulturen; sie erscheinen, haben ihre Blüte, regieren lange und sterben ab. Dieses Verschwinden ist fast befremdlicher als das Erscheinen – ein ungeheurer Fisch taucht wieder unter, nachdem er Unheil verbreitete.*
E. Jünger, Krankheit und Dämonie, 1974

Wenn Lepra in ihrem realen Auftreten auch seit der Renaissance in den europäischen Ländern zunehmend an Bedeutung verliert und an die Ränder dieses Kontinents verdrängt wird, findet sie im literarischen Kunstwerk bis in die Gegenwart jedoch immer wieder Beachtung – im Gedicht und Drama, in Romanen und Erzählungen.
Äußere Erscheinung, Ursachen und Verlauf der Lepra, Subjektivität und individuelle Lebenssituation des Kranken, Haltung und Tun des Arztes, diagnostisch-therapeutische Verfahren, Einstellung und Reaktionen der Umwelt werden in der Literatur der Neuzeit und vor allem im 19. und 20. Jahrhundert wiederholt beschrieben. Zeit und Raum, Kunstströmungen und individuelle Neigungen setzen ihre Akzente. Keineswegs werden von jedem literarischen Werk alle Aspekte aufgegriffen. Literaturentwicklung und Sozialgeschichte hängen zusammen, die Fortschritte der Medizin haben gleicherweise ihre Auswirkungen auf Darstellung und Deutung des literarischen Textes. Keineswegs wird auch aus medizinischer Sicht immer Lepra vorliegen müssen, wenn der literarische Text ausdrücklich von Lepra spricht. Terminologie und Diagnostik verändern sich, Kunst muß weder mit der Realität noch mit der Wissenschaft in allen Momenten übereinstimmen.

## 3.1 Entwicklung und Gegenstand

*Wie sie keines Rechtsgeschäftes fähig waren, so konnten sie auch nicht als Angeklagte vor Gericht gezogen werden.*
W. Bergengruen, Am Himmel wie auf Erden, 1940

Renaissance und Barock bringen Lepra – in Fortführung mittelalterlicher Traditionen – in Beziehung zu Religion und Moral. Dante erinnert an die legendäre Heilung Konstantins des Großen von der Lepra durch Papst Sylvester I. (Inferno. 27. Gesang, zw. 1307–21). Die Verbrechen des Aussätzigen

geben bei Masuccio (Novellino, 31. Novelle, 1476) der sozialen Ablehnung eine moralische Rechtfertigung. Chaucer hebt neben den religiösen Wurzeln der Heilung die Verbindung zur Sexualität hervor (Canterbury Tales, Prolog, 1387). Die Nähe von Lepra und Sünde oder Verbrechen ist auch für John Donne (Elegie IV), Milton (Paradise Lost, 1667/74) und Shakespeare (Hamlet) bestimmend – Hamlets Vater stirbt an einer Leprainfektion: »Und Aussatz schuppte sich mir augenblicklich, wie einem Lazarus mit ekler Rinde ganz um den glatten Leib« (Akt 1, Szene 5).
Dem Denken der Aufklärung wie zugleich der Empfindsamkeit der Romantik ist die Leprabeschreibung des Xavier de Maistre von 1811 verpflichtet. Romantische Dichter wie Wordsworth, Coleridge, Keats, Shelley und Byron greifen Lepra in ihrer Lyrik auf, während die Prosa jener Epoche sich von dieser Krankheit weniger angezogen fühlt. Auch in der literarischen Nosologie Balzacs kommt Lepra nur am Rande vor; bedeutsamer sind dem Autor der ›Comédie Humaine‹ psychosomatische und psychische Krankheiten. Realismus und Naturalismus, in deren Zeit die Entdeckung des Leprabazillus durch Gerhard Armauer Hansen fällt (1873), wenden sich wiederholt der Lepra zu; Symbolismus und Surrealismus lenken den Blick vor allem auf hintergründige, abseitige und auch skurrile Aspekte dieser Krankheit.
Die Literatur des 19. und 20. Jahrhunderts läßt Lepra in historischen Räumen, exotischen Ländern und kolonialen Gebieten auftauchen. Werner Bergengruen verlegt sie in das Jahr 1524 (Am Himmel wie auf Erden, 1940), Wilhelm Raabe (Des Reiches Krone, 1870) in das 15. Jahrhundert, Paul Heyse in das Jahr 1375 (Siechentrost, 1884), Flaubert noch weiter zurück in das Karthago des 3. vorchristlichen Jahrhunderts (Salammbô, 1863) und in die Welt der Heiligenlegenden (Saint Julien l'Hospitalier, 1877), die auch Huysmans zum Thema einer Lepraerzählung gemacht hat (Sainte Lydwine de Schiedam, 1901). Die Lepra bei Wallace (Ben Hur, 1880) bezieht sich auf Palästina zu Lebzeiten Christi; Cable stellt einen Leprakranken im Süden der Vereinigten Staaten dar (Jean-ah Poquelin, 1875), Montherlant in Marokko (Les Lépreuses, 1939) und Greene im Kongo (A Burnt-Out Case, 1960), Kipling in Indien (The Mark of the Beast, 1891); Stevenson und London beschreiben mehrfach Lepra in der Welt der Südsee, Vargas Llosa im Dschungel Perus (Das grüne Haus, 1966). In England und Frankreich, in Italien, Serbien und in den Vereinigten Staaten erscheint Lepra in Erzählungen von Villiers de l'Isle-Adam (The Duke of Portland, 1883), Mauriac (Le Baiser au Lépreux, 1922) Apollinaire (La Lèpre, 1910), Djilas (Der Aussät-

zige, 1966) und Updike (From the Journal of a Leper, 1975). Dramen über Lepra verfassen Henri Bataille 1890 (La Lépreuse – das Werk erscheint 1912 in einer Opernfassung von Sylvio Lazzari) sowie Paul Claudel (L'Annonce faite à Marie 1912).

Die Gegenwart ist die Zeit auch der Leprabeschreibungen in der Trivialliteratur, in populären Darstellungen und in Selbsterfahrungsberichten. Juliette Benzoni greift Lepra in ihrem Unterhaltungsroman ›Cathérine de Montsalvy‹ (1968) auf, von Luise Rinser stammt der engagierte Bericht ›Dem Tode geweiht?‹ (1974); andere Beiträge in dieser Perspektive schreiben Lutz Hartdegen, Johanna Lorch, Margrit Segesser und vor allem der französische Journalist und Sozialkritiker Raoul Follereau, der den letzten Sonntag des Januar zum ›Welttag der Leprakranken‹ erklärt hat. Buñuel zeigt sich in dem Film ›Viridiana‹ von Lepra fasziniert. Mit einer Comic-Serie will das Deutsche Aussätzigen-Hilfswerk seit 1982 Lepra in Indien bekämpfen.

## 3.2 Die Krankheit in ihrer äußeren Erscheinung

*Und seinen veilchenblauen Lippen entströmte ein Atem, ekelhafter als die Ausdünstung eines Leichnams.*
G. Flaubert, Salammbô, 1863

Lepra ist eine Krankheit des Äußeren, eine Krankheit der Haut als der Verbindung wie Grenze zwischen Individuum und Welt. Literatur gibt die Anthropologie der Krankheit wieder; Erscheinung und Verlauf der Lepra werden überaus konkret und detailliert beschrieben und in der Subjektivität des Kranken und ihrer Abhängigkeit von der Umwelt geschildert. Ihre Ursache bleibt in der Literatur meist unbestimmt, sie gilt als ansteckende Krankheit, nicht selten werden genetische Voraussetzungen hervorgehoben. Die Lepra muß nicht unmittelbare Ursache des Todes sein; Dr. Colin (Greene) fand es seit jeher »grausam, daß Lepra andere Übel nicht ausschloß. War einem Menschen mit Lepra nicht schon genug auferlegt. Dennoch starben die wenigsten seiner Patienten an Lepra«[103].

Lepra zerstört die menschliche Gestalt. Der Lepröse trägt das »Zeichen des Tieres« (Kipling), sein Gesicht nimmt löwenhafte Züge an (facies leonina), seine Stimme wie auch seine Empfindungen sinken auf tierisches Niveau herab. Hohl, mißtönend und schaurig klingen die Worte des Kranken (Cable), seine Stimme hat sich zum Miauen einer Katze gewandelt (Kipling), zum unmenschlichen Brüllen (Flaubert). In bestimmten Stadien geht von der Lepra ein bedrängender Geruch aus – »die Ausdünstung eines Leichnams« (Flaubert), »ein seltsamer krankhafter Geruch« (Cable), ein »süßer Fäulnisgeruch« (Greene). Dieser Geruch scheint nicht dem einzelnen Kranken, sondern seiner Umgebung, ja einem ganzen Kontinent zu entströmen: »Als röche Afrika so«[104]. Dem leprakranken Karthager Hanno (Flaubert) scheinen zwei Kohlen »an der Stelle der wimperlosen Augen zu brennen; eine Anhäufung runzliger Haut hing ihm über die Stirn; seine Ohren, vom Kopfe abstehend, schienen zu wachsen, und die tiefen Runzeln, die sich in Halbkreisen um seine Nasenflügel zogen, gaben ihm ein seltsames und erschreckendes Aussehen, gleich einem wilden Tiere«[105].

Die typischen Symptome zeigen sich auch an Ben Hurs Mutter und Schwester Tirzah (Wallace), die beide in ihrer achtjährigen Einkerkerung an Lepra erkranken: »Einst fühlte die Mutter einen trockenen Schorf in der Fläche der rechten Hand, einen unbedeutenden Ausschlag, den sie abzuwaschen versuchte. Er blieb hartnäckig an der Stelle haften; indes beachtete sie kaum das Anzeichen der beginnenden Krankheit, bis Tirzah sich beklagte, daß auch sie von dem nämlichen Übel ergriffen sei. Wasser hatten sie wenig in der Zelle, und sie versagten es sich oft, damit ihren Durst zu löschen, um es zu ihrer Heilung zu gebrauchen. Endlich war die ganze Hand angegriffen, die Haut sprang auf, die Fingernägel lösten sich vom Fleisch. Sie fühlten dabei nicht so sehr Schmerz als vielmehr ein beständig zunehmendes Unbehagen«[106]. Und wenig später hat sich ihr Aussehen noch weiter verschlimmert: »Ihr schneeweißes Haar war grob und steif geworden und fiel ihr wie Silberdraht über die Schultern und den Rücken. Die Augenlider, die Lippen, die Nasenflügel, die Wangen waren entweder verschwunden oder hatten sich in eine eitrige Wunde verwandelt. Der Hals war eine Masse aschgrauer Schuppen. Eine Hand lag steif wie ein Skelett auf den Falten ihres Gewandes; die Fingernägel waren abgefallen; die Gelenke der Finger lagen bis auf die Knochen bloß oder waren zu Knoten angeschwollen, die mit einer rötlichen Eiterkruste bedeckt waren«[107].

Der Aussatz führt zum Verlust des Gesichts und der Menschlichkeit des leprakranken Inders (Kipling); von Zeit zu Zeit konnte man »über den Schlamm, der es ersetzte wie eine Maske, einen Ausdruck viehischer Verworfenheit, gemischt mit Wut und Schrecken, hinhuschen sehen«[108], sein Körper »schimmerte wie reifbedecktes Silber«[109]. Weiß wie Schminke oder Schnee

## 3.2 Die Krankheit in ihrer äußeren Erscheinung

ist auch der Lepröse von New Orleans (Cable). Hinter dem juwelenbedeckten Schleier verbirgt der Hakim (Borges) das weiße Antlitz der Fleckenlepra: »Es war so aufgeschwollen, so unglaubhaft, daß es ihnen wie eine Maske vorkam. Es hatte keine Brauen; das Unterlid des rechten Auges hing auf die altersschwache Wange herab, ein schweres Gehänge von Tuberkeln zerfraß seine Lippen; die unmenschlich abgeplattete Nase war die eines Löwen«[110]. Lepra verleiht den Betroffenen ein älteres Aussehen. Die ebenfalls von Lepra befallene Schwester des Leprösen von Aosta (de Maistre) zeigt eine »entsetzliche Blässe« und bietet das »leibhaftige Bild des Todes«[111]. Die Lepra hat den Ritter Michael Gorland (Raabe) »im Gesicht uralt und hager gemacht und alles Feuer aus den Augen weggefressen«[112].
Die Leiden des Leprakranken unterliegen einem Rhythmus: »Sie nehmen allmonatlich zu oder ab, so wie der Mond wechselt, wenn er sich zuerst zeigt, leide ich gewöhnlich mehr; dann nimmt die Krankheit wieder ab und scheint ihre ganze Beschaffenheit zu ändern, die Haut wird trocken und weiß und ich fühle beinah nichts mehr von meinem Übel. Ich würde es jedoch immer erträglich finden, wenn es mir nur nicht die schreckliche Schlaflosigkeit verursachte«[113].
Die literarische Darstellung hält sich keineswegs immer oder in allen Dimensionen an die Realität; fiktionale und reale Lepra sind nicht identisch. In der Phänomenologie der Krankheit tendiert die Literatur zur Realistik, in der Ätiologie und Therapie setzt sie sich eher über die Empirie hinweg. Die Aussätzigen in Bergengruens ›Am Himmel wie auf Erden‹ erhoffen sich von der vom Astrologen für den Sankt-Heinrichs-Tag, den 15. Juli 1524, vorausgesagten Flutkatastrophe eine Erlösung von ihrem Leiden, das neue Jerusalem der Geheilten. Wasser bringt Verderben wie Rettung; Christus hat einen Aussätzigen im Jordan geheilt, nun kommt der Jordan zu den Leidenden im Getto der ›Guten Leute‹. Der Duke of Portland (Villiers de l'Isle-Adam), der »letzte Leprakranke dieser Welt«, spürt bereits unmittelbar nach der Berührung durch den leprösen Bettler, »daß er verloren war«[114]. Mit einem Biß in die Brust verwandelt der indische Aussätzige den Engländer Fleet (Kipling) innerhalb weniger Stunden in eine lepröse Bestie und rächt so die Verletzung des Heiligtums, mit dem der Affenkönig Hanuman geehrt wird (Kipling); ebenso rasch läßt er ihn später auch wieder gesunden und seine Menschlichkeit zurückgewinnen.[115]

## 3.3 Der Kranke in seiner Subjektivität

> *Allein zu sein und seine eigne Vergiftung zu ertragen,*
> *zu spüren, wie man lebendigen Leibes verwest.*
> P. Claudel, Mariä Verkündigung, 1912

Mehr als viele andere Krankheiten belastet Lepra den Kranken in gleichem Maße wie die Umwelt. Auch dem Leprösen sind Veränderung und Zerstörung des eigenen Körpers unerträglich und abstoßend, auch er sucht seine Krankheit zu verbergen, nicht nur vor anderen, sondern ebenso vor sich selbst. Der Aussätzige in Aosta (de Maistre) trägt einen »breiten Filzhut auf dem Kopf, dessen herunterhängende Ränder ihm das Gesicht bedeckten«[116]; er wie seine lepröse Schwester bemühen sich, einander den Anblick ihrer entstellten Körper zu ersparen – tagsüber trennt sie, im Garten, eine Hopfenhecke, nur in der Dunkelheit der Nacht sitzen sie sich unmittelbar gegenüber. Allein in ihren Worten, nicht im Blick der Augen und im Lächeln ihrer Gesichter sind sie einander nahe; ihre Gespräche werden von Gestik und Mimik nicht unterstützt.

Der Verbannung aus der Gesellschaft kann der Kranke innerlich zustimmen; der Leprakranke von Aosta trägt nicht nur das Zeichen des Tieres, er fühlt sich selbst als »wildes Thier im Gesträuch«. Der individuelle Name wird unwesentlich: »Man nennt mich den Aussätzigen und die Welt kennt weder den Namen, den ich von meinen Vorfahren habe, noch den, welchen mir die Religion bei meiner Geburt gab. Ich bin der Aussätzige«[117]. Einsam bleibt die Lage dieses Kranken auch in der Stadt: »Die Einsamkeit wohnt nicht immer in Wäldern und zwischen Felsen. Nur der Unglückliche ist überall allein«[118]. Verzweifelt wird menschliche Nähe in der Natur gesucht: »In meinem Wahnsinn habe ich zuweilen die Bäume des Waldes in meine Arme geschlossen und Gott gebeten, sie mir zu Liebe zu beleben und mir einen Freund zu schenken; aber die Bäume sind stumm«[119]. In die Natur flieht aus Trauer über die Abscheu, die er bei der Umwelt erregt, und aus Selbsthaß auch der lepröse Jean-Péloueyre (Mauriac): Er »hätte diese geizige Erde, die ihn als ihr Ebenbild geschaffen hatte, mit seinen Armen umfangen und an ihrem Kuß ersticken mögen«[120].

Neben der Natur können Philosophie und Religion zu Quellen der Zuflucht und des Trostes werden. Gläubigkeit und philosophisches Denken lassen den Leprösen von Aosta sein Leiden ertragen, ja diesem sogar einen Sinn abgewinnen und geben ihm die Möglichkeit, durch die Krankheit ein tiefes Ver-

### 3.3 Der Kranke in seiner Subjektivität

ständnis der äußeren Natur und menschliche Existenz zu gewinnen. Vollkommene Gelassenheit hat aber auch dieser Kranke nicht erreicht, sinnliche Neigungen und banale Wünsche belasten ihn weiter und lenken ihn immer wieder von neuem auf die Welt, »von der ich keinen Begriff habe und deren phantastisches Bild mir, zu meiner Qual, immer gegenwärtig ist«[121]. Das Schauspiel des Stadtlebens, die Beobachtung eines glücklichen Paares lassen ihn an Selbstmord denken, stellen ihm die Frage nach persönlicher Schuld und dem Sinn des eigenen Lebens: »Warum, sagte ich zu mir, warum mußte ich das Licht der Welt erblicken? Warum ist die Natur nur gegen mich ungerecht und stiefmütterlich gesinnt?«.[122] Die Erinnerung an die an Lepra verstorbene Schwester und ihre Gläubigkeit hält ihn vom Freitod zurück; auch die Bibel wird zu einer Hilfe – die Lektüre des Buches Hiob »zerstreute am Ende jede Spur der schwarzen Gedanken, die mich befallen hatten«[123]. Philosophie bietet aber nicht immer Unterstützung. Das Studium von Nietzsche lehrt Peloueyre (Mauriac), daß ihn die Lepra zum Sklaven und zur Sklavenmoral erniedrigt hat und sein Glück nur in der Befreiung von diesen Fesseln liegen kann; allzu spät – erst nach der Heirat – begreift er seinen Irrtum und ist zur Umorientierung bereit.

Lepra kann zu einer Existenzform werden, die den Aussätzigen auch gegen seinen Willen und auf Dauer von der Welt der Gesunden trennt. Die Krankheit verliert den Charakter der vom normalen Zustand abweichenden Lebensbedingungen, die Normen der Krankheit werden zu gewohnten Normen des Lebens in der sinnlichen, geistigen und sozialen Ebene. Dem leprösen Fushia (Vargas Llosa) wird der Leprageruch zum normalen Geruch: »Wir riechen die ganze Zeit dasselbe, da ist's gar nicht mehr wie Gestank, sondern als ob's der Geruch des Lebens wär«[124]. Der Ausschluß aus der Gesellschaft kann aufgrund innerer Souveränität akzeptiert werden. Das Angebot des Offiziers, mit Briefen auch nach dem Besuch die Verbindung aufrechtzuerhalten, lehnt der Lepröse von Aosta (de Maistre) ab; er möchte Sinn und Gesetz seiner Krankheit bewußt und uneingeschränkt erleben und auf sich nehmen: »Warum sollte ich mich selbst täuschen wollen? Ich darf keine andre Gesellschaft haben, als mich selbst; keinen andern Freund, als Gott«[125]. Natur der Krankheit und Ethik des Kranken entsprechen und ergänzen sich. Michael Gorland (Raabe) will das Sondersiechenhaus seiner Heimatstadt Nürnberg nicht verlassen, möchte aber zugleich unerkannt für seine Verwandten und auch seine Verlobte sein: »Sein Wille ist, verschollen zu bleiben«[126]. Die notwendige Kraft soll ihm eine innere Krone verleihen, die er in äußerer, weltlicher Form dem Kaiser im Ungarnfeldzug, der ihm den Aussatz brachte, zu erhalten sucht.

Auch nach der Heilung kann die Rückkehr in die Welt der Gesunden schwierig oder sogar unmöglich werden. Die Leprösen sind durch die Krankheit für immer gezeichnet; in der afrikanischen Leprasiedlung verlieren die Kranken die Fähigkeit, wieder in der normalen ehemaligen Umgebung zu leben (Greene), sie sind »ausgebrannte Fälle«, ihre früheren Empfindungen sind abgestorben, ihr Anderssein ist nicht zu überwinden und führt zu einer bleibenden Trennung. Mit der wiedergewonnenen Gesundheit können sich Lebenssituation und Selbstverständnis des Kranken aber auch zum Positiven ändern, kann ein neues Verhältnis zur Umwelt entstehen, kann private und berufliche Unterstützung gefunden werden. Die Überwindung der Krankheit bringt dem Kranken bei Updike eine innere Freiheit und umfassende Integrität: »I am free, as other men. I am whole«[127].

### 3.4 Die Umwelt des Kranken

*Sieh ich bin einer, den alles verlassen hat. Keiner weiß in der Stadt von mir, Aussatz hat mich befallen.*
R. M. Rilke, Das Lied des Aussätzigen, 1906

Als Krankheit des Äußeren verändert Lepra auch das äußere Leben des Kranken; der Kranke wird zum Außenseiter der Gesellschaft. An den Reaktionen auf Lepra offenbaren Gesellschaften und Kulturen ihre Humanität und Toleranz, ihre grundsätzliche Einstellung gegenüber Not und Abweichung. Lepra kann zum Symbol sozialer Werte und moralischer Ideen werden, zum Symbol auch einer spezifischen Form der Weiblichkeit (Montherlant): »Durch ihren Hang zum Idealismus, ihre Lust zu leiden, ihre Sucht zu gefallen, ihr Schmarotzertum und ihre Gefühlsseligkeit sind auch Frauen Aussätzige und ebenso ansteckend wie diese«[128]. Montherlants Costals erkennt in der Symbolik der Lepra aber ebenfalls Züge der eigenen Männlichkeit: in der Ausstoßung aus der Gesellschaft findet er die gewünschte Einsamkeit und in der körperlichen Gefühllosigkeit die notwendige moralische Unempfindlichkeit.[129]

Der Lepröse wirkt abstoßend und stellt für die Umwelt eine Gefahr dar, er verursacht Abscheu und Furcht, er verliert seinen menschlichen Charakter:

## 3.4 Die Umwelt des Kranken

»das Zeichen des Tieres wurde ihm aufgeprägt« (London)[130]. Nichts erschreckt den kaltblütigen Jack Kersdale (London) mehr als die Erkenntnis, daß er von der schönen polynesischen Lucy Mokunui angesteckt worden sein könnte: »Nie ward ein Mann von einem vernichtenderen Schrecken getroffen. Er wankte auf dem Kai, sein Gesicht wurde weiß bis zu den Haarwurzeln, und er schien zusammenzuschrumpfen und in seinen Kleidern zu welken«[131]. Der Baron d'Ormesan (Apollinaire) verbringt eine furchtbare Nacht in der Wohnung und dem Bett eines toscanischen Priesters, den er für einen Leprakranken (›Lebbre‹) halten muß, da er in einem unfreiwillig mitgehörten Gespräch die Haushälterin mehrfach das Wort ›lepre‹ (Hase) aussprechen hörte, das für ihn als Franzosen Lepra bedeutet.

Anteilnahme und Zuwendung werden vom Leprösen dankbar aufgenommen, sie lindern seinen Schmerz und seine Trauer. Besonders die unmittelbare Berührung des leprösen Körpers durch den Gesunden, die darin ausgedrückte Überwindung der Angst, vom Kranken angesteckt zu werden, macht einen tiefen Eindruck. Die Geste der Berührung ist tragendes Motiv der Literatur, das christliche Bild des heilenden Kusses durchzieht die literarische Wiedergabe der Lepra bis in die Gegenwart; die Heiligenlegenden des Mittelalters wirken in der weltlichen Kunst der Neuzeit noch lange weiter; die Ursachen können unterschiedlich sein. Der Herzog von Portland (Villiers de l'Isle-Adam) nähert sich einem Leprösen in den Ruinen von Antiochia nicht aus philanthropischen Beweggründen, sondern »getrieben von der Prahlsucht eines großen Herrn, unerschrocken bis zum Wahnsinn«; der Kranke drückt ihm aus Dankbarkeit die Hand und steckt ihn an: »keiner entgeht seinem Schicksal«[132].

Aus menschlichem Mitleid wendet sich der Offizier dem Leprösen von Aosta (de Maistre) zu und nimmt an dessen Empfindungen und Erlebnissen Anteil. Er fühlt sich, selbst enttäuscht von der oberflächlichen Leere der Welt, von diesem denkenden und gläubigen Einsiedler bereichert, dem er umgekehrt aber ebenfalls eine Hilfe zu sein vermag, da er ihn von dem quälend-unwirklichen Idealbild der Menschen befreit und so seine Sehnsucht nach menschlicher Gesellschaft milder werden läßt.

Mechthild Grossin (Raabe) folgt im Jahre 1424 ihrem leprakranken Verlobten Michael Groland in das Sondersiechenhaus, den Siechkobel St. Johannis vor Nürnberg, als sie ihn in der Prozession der Aussätzigen in der Kirche vom Heiligen Geist entdeckt: »Ruhigen Schrittes ist sie vorgetreten und hat dem Verlorenen beide Arme um die Schultern gelegt und ihre schöne bleiche

Wange an die härende Kutte seiner Brust ... ›Die Erde ist für uns beide untergegangen; aber wir beide – du und ich, sind doch gerettet. Du stößest mich nicht von dir! Du verbirgst dich nicht mehr vor deiner Braut, vor deinem Weibe!‹ Sanft und doch fast wild und mit großer Gewalt hat sie ihm die Mönchskappe von der Stirn zurückgeworfen ... Und die vordem so festen Füße trugen den armen Kranken nicht länger in dem Jammer und dem unsäglichen Glück; er sank hinab an der lichten Gestalt der Verlobten, und sie beugte sich zu ihm nieder wie zu einem Kinde«[133]. Mechthild Grossin zieht mit ihrem Verlobten in das Leprosenhaus und lebt dort bis zu seinem Tod, sie erhält für ihre Pflege, in die sie auch die anderen Kranken einschließt, den Namen ›Mater Leprosum‹. Bruder Siechentrost (Heyse) richtet im Siechenhaus die Leidenden mit den Klängen seiner Geige auf. »Denn mitten in der ärgsten Leibesnot und Verzweiflung, wenn er zu spielen begonnen und sein Bestes getan, Wohllaut und Einklang aus dem armen Holz hervorzulocken, habe er wahrgenommen, wie die verzerrten, angstbeklommenen Mienen sich besänftigt, das Ächzen stiller geworden und manch einer unter seinen Weisen sanft hinübergeschlummert sei wie ein Kind, das die Mutter in Schlaf singt«[134].

Saint Julien (Flaubert) nimmt aus Mitleid den Leprakranken, der sich ihm später als Christus zu erkennen gibt, bei sich auf und wird von eigener Schuld erlöst. Nach Speise und Trank verlangt den Kranken und dann auch nach körperlicher Nähe: »Darauf umschlang der Aussätzige ihn ... Eine Fülle der Wonnen, überirdisches Glück überflutete Julians Seele ... Julian stieg in blaue Weiten auf, von Angesicht zu Angesicht mit unserem Herrn Jesus Christus, der ihn in den Himmel trug«[135].

Der Sklavenhändler Jean-ah Poquelin (Cable) versteckt seinen leprösen Bruder Jacques Poquelin über Jahrzehnte hindurch in seinem Haus am sumpfigen Stadtrand von New Orleans; der Sumpf ist Schutz und angemessener Ort der Lepra. Mit der Ausbreitung der Stadt, mit Trockenlegung und neuen Straßen, mit der modernen amerikanischen Überwindung des alten französisch-kreolischen Erbes kann die Existenz des Leprakranken nicht länger verheimlicht werden. Als sich im Jahre 1805 der lynchbereite Pöbel, im Interesse zugleich der Geschäftswelt, dem Hause nähert, ist Jean-ah Poquelin gerade gestorben. Vor der Zivilisation zieht sich die Lepra zurück: der lepröse Jacques Poquelin und der schwarze Diener, mit dem Leichnam des Sklavenhändlers, der sich von der Lepra seines Bruders nicht hat abschrecken lassen, auf den Schultern, verlassen New Orleans: »Ohne einen Blick zurück

## 3.4 Die Umwelt des Kranken

auf die unfreundliche menschliche Welt wandten sie ihre Gesichter gegen den fernen Horizont des Sumpfes, bekannt als das Land der Aussätzigen, verschwanden im Dschungel und wurden nicht wieder gesehen«[136].
Lepra bestimmt die Ehe der armen Noémie d'Artiailh mit dem reichen und kranken Jean Péloueyre (Mauriac) bis in die Sexualität und Liebe hinein. Noémie gibt sich der Liebe ihres Mannes hin, »wie die christlichen Jungfrauen sich im römischen Amphitheater plötzlich mit einem Schwung den wilden Tieren entgegenwarfen«[137], und schenkt ihm Küsse, »wie früher die Heiligen die Aussätzigen mit ihren Lippen berührten«[138]. Vor der tiefen Qual, die von beiden empfunden und schweigend ertragen wird, verstummt jeder alltägliche Streit. Im Glauben sind beide verbunden: »Seite an Seite und doch getrennt, vereinigten sie sich in der Unendlichkeit«[139]. Um seine Frau nicht zu zerstören, begibt sich Jean Péloueyre nach Paris und geht ihr auch nach der Rückkehr aus dem Wege. Erst mit seinem Sterben beginnt Noémie Jean zu lieben und lebt in der Treue zu ihm nach seinem Tode weiter. Krankheit wird zum Medium einer sittlich-religiösen Persönlichkeitsentwicklung.
Der verhüllte Hakim (Borges) behält seine religiöse Macht über die Menschen, bis er von den Frauen seines Harems verraten und dann von den enttäuschten Gläubigen getötet wird: vergeblich sucht er mit der Behauptung sein Leben zu retten, sein erschreckendes Äußeres sei nur der Sünde der Menge zuzuschreiben: »Sie jedoch hörten ihn nicht an und durchbohrten ihn mit Lanzen«[140].
Die Erkenntnis, daß seine Geliebte Rhadidja an Lepra erkrankt ist und ihn anstecken könnte, hebt Costals (Montherlant) sinnliche Lust nicht auf, bestärkt ihn vielmehr in seiner männlichen Freude am Wagnis und verringert seine Angst vor einer möglichen eigenen Erkrankung: »Er dachte: ›Ach, mag sie mir doch die Lepra schenken!‹, wie eine Frau von einem geliebten Manne denkt: ›Ach, mag er mir doch ein Kind schenken!‹«[141]
Querry bietet dem leprösen Deo Gratias (Greene), der sich in der Nähe der afrikanischen Leprasiedlung einen Knöchel gebrochen hat und in der Nacht nicht mehr in seine Wohnung zurückkehren kann, die von diesem ersehnte menschliche Nähe; er bleibt die Nacht hindurch bei dem Kranken, der zusätzlich vor abergläubischer Furcht fast seinen Verstand verliert, und läßt sich an seiner Seite nieder: »Querry nahm Deo Gratias' Hand, um ihm Mut zuzusprechen, vielmehr, er legte die seine daneben. Eine Hand ohne Finger läßt sich nicht nehmen«[142]. Auch der Arzt Dr. Colin berührt die Haut dieser afrikanischen Leprapatienten, obwohl er diese Berührung für diagnostisch

und therapeutisch nutzlos hält: »Doch seine Finger, das wußte er, taten den Kranken wohl, bewiesen, daß sie nicht zu den Unberührbaren zählten«. Das Tun des Arztes wird hier nicht auf die Therapie im naturwissenschaftlichen Sinne beschränkt, sondern erweitert sich zum humanen Akt der Anteilnahme und Begleitung: »Wohl war Lepra jetzt heilbar, doch er durfte niemals vergessen, daß sie ein Problem blieb – ein psychologisches«[143]. Die vielen literarischen Beispiele der menschlichen Zuwendung, die gerade im körperlichen Kontakt ihre Tiefe entfalten, entsprechen Ängsten und Bedürfnissen des Kranken und legen dem Arzt und der Umwelt eine humane Haltung nahe.

## 3.5 Therapie und Isolierung

*Sie wissen so gut wie ich, daß Leprophilie existiert –*
*wenn sie auch häufiger Frauen befällt als Männer.*
G. Greene, Ein ausgebrannter Fall, 1961

Im Medium der Literatur offenbart Lepra Grenzen der Medizin wie der Gesellschaft. Wunder und göttliche Kräfte sind weitere Hilfen in der Literatur auch der Neuzeit, besonders in historischen Romanen. Christus heilt Ben Hurs Mutter und seine Schwester Tirzah (Wallace): »Wie um die Reinigung vollkommen zu machen, teilte sich die Neubelebung auch ihrem Geiste mit und versetzte sie in einen Zustand seligsten Entzückens«[144]. Auch der Lepröse des indischen Heiligtums (Kipling) wird in der Verbreitung und Überwindung der Krankheit zu einem Organ der Gottheit.[145]
Diagnostik und Therapie finden Beachtung, stehen in den literarischen Texten aber nicht im Vordergrund. Die Diagnose wird von Ärzten gestellt; auch Freunde und Verwandte bemerken bereits geringe, aber verdächtige Veränderungen. Die ersten Anzeichen der Lepraerkrankung sind meist schwach; ein milder Sonnenbrand wird zur Oberfläche eines leprösen Krankheitsherdes. Das »leichte Schwellen der Ohrläppchen« und die schwache »Verdunkelung der Haut über beiden Augenbrauen«[146] werden von John Cudworth an seinem Freund Lythe Gregory (London) sofort als Beginn der Krankheit erkannt. Costals (Montherlant) fällt an der Hand seiner marokkanischen Geliebten Rhadidja als bedenkliches Merkmal »ein bräunlicher Fleck auf, der von einem Ring umgeben war, heller als die Haut der Hand«[147].
Neben moderner Therapie wird in den Literarisierungen der Lepra immer

## 3.5 Therapie und Isolierung

wieder an vergangene und volksmedizinische Verfahren erinnert. Der lepröse Hannon (Flaubert) trinkt Schlangenbrühe, ißt »Flamingozungen mit Mohnkörnern und Honig bereitet«[148] und wird mit einer Salbe aus »Weizen, Schwefel, schwarzem Wein, Hundsmilch, Myrrhen, Salbei und Storax«[149] eingerieben, seine Arznei wird aus Wieseln, die lebendig verbrannt werden, gewonnen.[150]

Therapie ist im allgemeinen aber nicht mehr als Isolation, als Ausgrenzung des Leprösen aus der Gesellschaft; das Spektrum reicht von Humanität bis zu Grausamkeit. Therapie kann zum Gefängnis werden, aus dem ungebrochen die Freiheit gesucht wird – als verborgenes Leben in der Gesellschaft, als Flucht in die Wildnis. Über dem Tor der Leprasiedlung auf der hawaiischen Insel Molokai stand der Satz: »Lasset alle Hoffnung fahren.« Der Aussätzige von Aosta (de Maistre) lebt inmitten der piemontesischen Stadt in einem Turm, da die Regierung ihn »von der Gesellschaft trennen, aber doch aller Annehmlichkeiten theilhaftig machen wollte, deren seine traurige Lage fähig war«; das Hospital St. Moritz von Aosta sorgt für seinen Unterhalt, ein Priester bringt ihm von Zeit zu Zeit »den Trost der Religion«,[151] der Kranke beschäftigt sich mit der Pflege eines Gartens, dessen Blumen und Früchte von der Bevölkerung übernommen werden. Gegen Polizei und Soldaten, die ihn in das Gefängnis auf der Insel Molokai bringen wollen, erkämpft sich Koolau (London) im wilden Kalautal seine Freiheit, um hier auch zu sterben: »Frei hatte er gelebt, und frei starb er. Ein leichter Staubregen begann zu fallen, und er zog eine zerlumpte Decke über das verstümmelte Wrack seiner Glieder. Sein Körper war von einem Regenmantel bedeckt. Über seine Brust legte er sein Mausergewehr und zärtlich wischte er die Feuchtigkeit vom Laufe. Die Hand, mit der er das tat, hatte keine Finger mehr«.[152]

Leprastationen werden immer wieder beschrieben, nicht allein in Erfahrungsberichten, sondern auch in literarischen Texten. Der lepröse Lythe Gregory (London) wird von seinen Freunden aus der Leprakolonie auf der Insel Molokai befreit – aus den Händen gesunder Wächter wie anderer Kranker. In Greenes ›Ein ausgebrannter Fall‹ wird eine Leprastation im Kongo mit dem Leben der Leprösen vorgestellt, mit dem engagierten Arzt Dr. Colin, den helfenden Nonnen und Priestern in der afrikanischen Wildnis. Das Engagement der Helfenden findet nicht immer die Zustimmung des Arztes Colin – bei manchen will er bedenkliche Motive erkennen können, von Leprophilie soll selbst der legendäre Damien nicht frei gewesen sein: »Er hätte den Kranken auch helfen können, ohne selbst krank zu werden. Ein paar primitive Vorsichtsmaßnahmen. Fingerlos wäre ich kaum ein besserer Arzt, oder?«[153] Manche Helfer liebten die Krankheit und ihre Tätigkeit mehr als den Kranken und seine Gesundung, manche Nonne wäre betrübt über den therapeutischen Erfolg der Ärzte. Der belgische Ordensbruder Damien De Veuster, der »Apostel der Aussätzigen«, hatte sich 1873 auf die Insel Molokai begeben, um in der von dem König Kamehameha V. im Jahre 1865 eingerichteten Leprastation zu arbeiten; er starb dort selbst an der Lepra 1889 – nach Hyde durch den Umgang mit leprösen Frauen angesteckt –, wenige Wochen vor dem Besuch von Stevenson, der 1890 in einem »offenen Brief« Damien gegen die Angriffe des Reverend Hyde verteidigte und in Briefen seine Beobachtungen und Empfindungen niederlegte: »I have seen sights that cannot be fold, and heard stories that cannot be repeated«[154].

Dr. Lobel, Arzt am Krankenhaus in Marrakesch, dem »Paradies der Hautkrankheiten« (Montherlant), weiß von einer bedenklichen Anziehung zu berichten, die von der Lepra auf die Literatur ausgeht: »Viele Schriftsteller und sämtliche Schriftstellerinnen, die auf der Durchreise hier vorsprechen, lassen sich inmitten der Aussätzigen fotografieren«[155], meint er mit einem verletzenden Lächeln zu dem Schriftsteller Costals, der das Angebot eines Besuches der Leprapatienten allerdings ablehnt, da er seine Phantasie durch den konkreten Anblick der Kranken nicht abkühlen möchte. Zugleich kann sich Costals der Faszination der Lepra nicht entziehen; Hiob selbst hätte gerne zur Feder gegriffen, »er hätte der Schutzpatron der Literaten sein müssen«[156].

## 3.6 Perspektiven

*When nations are to perish in their sins*
*Tis in the church the leprosy begins.*

W. Cowper, Where the Leprosy Begins, 18. Jahrhundert

Lepra wird vor allem in der Literatur des 19. und 20. Jahrhunderts in ihrer Erscheinung und im Selbstverständnis des Kranken, in Diagnose und Therapie des Arztes und in den sozialen Auswirkungen dargestellt. Die Erzählungen und Romane – Gedichte und Dramen blieben auch in diesem Kapitel meist unberücksichtigt – setzen jeweils spezifische Akzente, heben besondere Dimensionen hervor, in ihrer Gesamtheit entwerfen sie ein umfassendes Bild der Lepra in ihren objektiven und subjektiven Momenten und folgen im

übrigen in der gewählten Geographik und Historik dem realen Verschwinden dieser Krankheit aus dem Europa der Neuzeit.
Wenn Arzt und Therapie in der Literarisierung der Lepra oft im Hintergrund bleiben, so werden Grenzen der Medizin oder besser einer Medizin offenbar, die ihr Ziel allein in der Überwindung der Krankheit und weniger im Beistand für den Kranken sieht. Wenn soziale Zuwendung und Haltung des Kranken in der Literatur einen außergewöhnlichen Charakter erhalten und nicht selten in die Nähe eines religiösen Engagements gelangen, so werden aber ebenso Grenzen der Gesellschaft in ihrer Haltung gegenüber dieser Krankheit sichtbar gemacht. Die literarische Wiedergabe der Lepra weist auf eine Vielfalt von Möglichkeiten hin, auf abstoßende und ansteckende körperliche Zerstörung zu reagieren – von seiten der Umwelt wie ebenso von seiten des Kranken.
Generelle, allen Krankheiten gemeinsame Züge stehen neben spezifischen, für die einzelne Krankheitsart typischen Aspekten. Erhellend ist der Vergleich mit der literarischen Darstellung der Pest – mit den Schilderungen bei Boccaccio (Decamerone, 1349/53), Daniel Defoe (A Journal of the Plague Year, 1722), Alessandro Manzoni (I Promessi Sposi, 1825/26), Edgar Allan Poe (King Pest, 1835), Edward George Bulwer (Rienzi, or the Last of the Tribunes, 1835), Eugène Sue (Le Juif Errant, 1844/45), Jens Peter Jacobsen (Pesten i Bergamo, 1882), Aino Kallas (Reigin Pappi, 1926), Isolde Kurz (Anno Pestis, 1890), Albert Camus (La Peste, 1947); ebenso aufschlußreich ist die Gegenüberstellung mit der Cholera und Syphilis in der Literatur.
Lepra wird im Medium der Literatur in ihrer anthropologischen Bedeutung real und ideell dargestellt; die äußere Erscheinung der Krankheit wird mit dem Innern des Kranken und der sozialen Umwelt verbunden und ebenso in philosophische und religiöse Zusammenhänge eingeordnet. Lepra führt in Isolation und Verzweiflung, ruft Stigmatisierung und Ausstoßung hervor, sie weckt aber auch Kräfte der Selbstbehauptung und Freiheit beim Kranken, des Mitleids und der aktiven Anteilnahme in der Umwelt. Die ›literarische Lepra‹ verdeutlicht nicht allein die faktische Struktur der Wirklichkeit mit ihrem Verhältnis von Individuum und Welt, sondern manifestiert ebenso Normen und Werte und ihr Gewicht für dieses Verhältnis.
Lepra ist eine Krankheit und ein Zeichen für Lebensunfähigkeit. Lepra ist die Folge von Sünde oder dient der moralischen Prüfung und religiösen Läuterung. Lepra kann als Organ der Gottheit oder als diese selbst erscheinen. Die Krankheit läßt die tierische Natur des Menschen hervortreten, sie wird zum

Signum einer besonderen Weiblichkeit wie Männlichkeit und noch allgemeiner zum Indiz vergangener oder untergehender Epochen und Kulturen. Von der Zivilisation wird die Lepra verdrängt, der moderne Mensch ist nicht leprös. In den Werken der Literatur erhält sich die Erinnerung an frühere Realitäten, die außerhalb Europas auch heute noch bedrängende Gegenwart sind und in ihrem Wesen bleibende Züge des Menschen repräsentieren. Selbst Kunst und Künstler können in eine symbolische Nähe zur Lepra und ihren sozialen Folgen gebracht werden. Vom Aussatz fühlt sich der Schriftsteller auf untergründige Weise angezogen.

# 4 SCHWINDSUCHT

> *In der Regel schildern die Schriftsteller in ihren Romanen und*
> *Novellen nur solche Typen der Gesellschaft, die es in Wirklichkeit nur*
> *äußerst selten in so vollkommenen Exemplaren gibt, wie die Künstler*
> *sie darstellen, die aber als Typen nichtsdestoweniger fast noch*
> *wirklicher als die Wirklichkeit sind.*
>
> F. M. Dostoevskij, Der Idiot, 1868/69

Die Welt der Medizin findet nicht ungebrochen und ohne Auswahl Eingang in die Literatur, Krankheiten werden keineswegs gleichmäßig oder in Übereinstimmung mit ihrer statistischen Verbreitung in literarischen Werken beschrieben. Psychische Leiden und Krebs nehmen eine hohe Stelle in der literarischen Nosologie der Gegenwart ein, Verkehrsunfall und Herzinfarkt werden weit weniger oft dargestellt. Trivialität oder Dignität des Phänomens und der Ursachen, Sichtbarkeit oder Verborgenheit der Krankheitserscheinung, spektakuläre oder banale Therapie beeinflussen die Neigungen und Interessen der Schriftsteller, wirken sich auf ihre Wahl der Leiden aus. Eine wichtige Rolle spielt auch die symbolische oder ideelle Bedeutung, die einer Krankheit zugeschrieben wird oder zugeschrieben werden kann. Der Fortschritt der Medizin hat aber seine Konsequenzen; kommen Krankheiten in der Realität nicht mehr vor, verlieren sie sich im allgemeinen auch in der Literatur. Schwindsucht ist für diesen Wechsel ein gutes Beispiel. Dieses Leiden ist in der Literatur der Gegenwart bedeutungslos geworden.

## 4.1 Zeitliche Schwerpunkte

> *Von diesem kranken Schoß getragen, wurde Louise blutarm, mit*
> *verkrümmten Gliedern, einem anfälligen Gehirn und bereits von*
> *einer unsauberen Gedankenwelt erfüllt geboren.*
>
> E. Zola, Die Beute, 1871

Schwindsucht ist ein bevorzugtes Thema der Literatur in der Romantik sowie im Übergang des 19. zum 20. Jahrhundert, durchgängig findet sich aber auch in Erzählungen des 19. Jahrhunderts der schwindsüchtige Kranke. In Verdis Oper ›Traviata‹ erliegt die tuberkulöse ›Kameliendame‹ (1848) von Dumas immer wieder von neuem ihrem Leiden. Oper und Bühnenstück be-

gleiten auch Gestalten in Romanen. Varvara Pavlovna Lavreckaja in Ivan Turgenevs ›Adelsnest‹ (1859) hat ihr Ideal in diesen Stücken gefunden: »Sie besucht fleißig das Theater, wenn schwindsüchtige und empfindsame Kamelien auf der Bühne erscheinen«[157]. Ihrer eigenen Tochter kann sie kein besseres Schicksal wünschen.
Realistik und Symbolik bestimmen Raphaëls Schwindsucht in Balzacs ›Chagrinleder‹ (1831). Zahlreiche andere Personen der ›Comédie Humaine‹ erkranken ebenfalls an Schwindsucht: unter ihnen Jacques Mortsauf, (Die Lilie im Tal, 1835/36), Adrien (Der Landarzt, 1833), Pierrette Lorrain (Pierrette, 1840), Lady Brandon (Die Grenadiere, 1832), Lisbeth Fischer (Tante Bette, 1846). Auch Angehörige der Zolaschen Rougon-Macquart-Familie werden mehrfach von Schwindsucht befallen. Die zwölfjährige Jeanne Grandjean in Zolas ›Ein Blatt Liebe‹ (1878) stirbt ebenso an ihrer akuten Schwindsucht wie Angèle Saccard (Die Beute, 1871) und Marthe Mouret (Die Eroberung von Plassans, 1874). Dickens läßt seinerseits wiederholt Personen in seinen Romanen an Schwindsucht erkranken und auch sterben. Fontanes Effi Briest (1894/95) erliegt wie Schnitzlers Felix (Sterben, 1895) ebenfalls der Schwindsucht. Auch von den russischen Schriftstellern des Realismus wird diese Krankheit mehrfach aufgegriffen. Kitty Sčerbacki erkrankt in L.N. Tolstojs ›Anna Karenina‹ (1875/77) an Schwindsucht, findet aber Heilung im deutschen Kurort Bad Soden, während ihr Schwager Konstantin Ljevin dieses Leiden nicht zu überwinden vermag. Ebenso läßt Dostoevskij Ippolit und Maria im ›Idioten‹ (1868/69), Katerina Ivanovna Marmeladova in ›Rodion Raskolnikoff‹ (1866), Michailov in ›Aufzeichnungen aus dem Totenhaus‹ (1861/62) und Markell, der Bruder des Starec Sossima, in den ›Brüdern Karamasoff‹ (1879/80) sterben. An Schwindsucht stirbt auch Gusev in Čechovs gleichnamiger Erzählung (1890). Während der ›Immoralist‹ Michel bei André Gide (1902) von der Schwindsucht geheilt wird, geht seine ebenfalls an Schwindsucht erkrankte Frau Marceline an dieser Krankheit zugrunde. Gelassen und in klarem Wissen um das eigene Ende stirbt Ralph Touchett an Schwindsucht im ›Bildnis einer Dame‹ (1880/81) von Henry James. Durchgängig ist Schwindsucht das Thema in Sanatoriumsromanen der Jahrhundertwende, von besonderer Tiefe und Weite in Thomas Manns ›Zauberberg‹ (1924).

## 4.2 Erscheinung, Verlauf und Sterben

*Geht es den Leuten denn nicht immer besser, gerade
vor dem Ende. Das habe ich oft gehört, darauf habe
ich gewartet.*

H. James, Bildnis einer Dame, 1880/81

Dargestellt werden in den literarischen Texten Erscheinung wie Verlauf der Schwindsucht. Die Schriftsteller beachten Ursachen und Folgen und verbinden die somatischen, psychischen und sozialen Dimensionen mit der geistigen und symbolischen Ebene. Ein Zusammenhang wird wiederholt zur Moral und zu ihrem Verfall hergestellt. Die Phänomenologie umfaßt die äußere Erscheinung der Krankheit und die Subjektivität des Kranken. Der Verlauf wird in seiner längeren Entwicklung oder in den letzten Stadien dargestellt. Im allgemeinen steht in der Literatur – wie auch in der Realität des 19. Jahrhunderts – am Ende der Tod. Schwindsucht wird zur Konfrontation mit der Endlichkeit des eigenen Lebens.

Balzac verfolgt im ›Chagrinleder‹ die Geschichte der Krankheit in ihrer empirischen Entwicklung und zugleich auf der symbolischen Ebene. Raphaël, der Anatomie und Physiologie studiert hat, um seiner ›Theorie des Willens‹ die richtige Grundlage geben zu können, empfindet, als er das Leder seiner Wunscherfüllung kleiner werden sieht, unmittelbar eine Schwäche seiner Muskeln und ein Zusammenkrampfen seiner Züge: »›Ich bin doch nicht etwa schwindsüchtig? Ist meine Mutter nicht einem Lungenleiden erlegen?‹«[158] Trotz aller diätetischen Versuche und therapeutischen Bemühungen kann die Krankheit nicht aufgehalten werden. Raphaël wird schwächer und schwächer, magert ab, ist Stimmungsschwankungen unterworfen, denkt nur an sein Leiden, ihm ist heiß, und gleich wieder kalt, er beginnt schlecht zu riechen, Hustenanfälle stellen sich ein – er wird gequält von jenem »schweren, dröhnenden Husten, der aus einem Sarg zu erschallen scheint, der die Stirn des Erkrankten bleich macht und sie zitternd und schweißnaß liegen läßt, nachdem er ihre Nerven durchwühlt und in ihren Adern etwas Schweres gesenkt hat«[159]. Phasen wiederkehrender Gesundheit wechseln mit Phasen zunehmenden Verfalls ab. Die bäuerliche Wirtin in einer Hütte über dem Thermalbad Mont-Dore vergleicht seine Krankheit mit den Leiden Jesu Christi. Detailliert ist die Schilderung bei Dostoevskij. Der siebzehn- bis achtzehnjährige Ippolit Terentjev (Der Idiot, 1868/69) zeigt die Züge der Schwindsucht in einem weit fortgeschrittenen Stadium: »Mager war er wie ein Skelett, seine Augen glänzten, und auf den eingefallenen Wangen von gelblichbleicher Farbe zeichneten sich zwei rote Flecken ab. Er hustete sehr stark, und sein Atem hatte etwas Pfeifendes. Man sah ihm sofort an, daß er im höchsten Grade schwindsüchtig war. Dem Aussehen nach könnte er nur noch zwei bis drei Wochen leben«[160]. Die Lippen sind bläulich, die Stimme oft heiser-kreischend, Hustenanfälle treten in Belastungssituationen auf. Als Ippolit einsehen muß, daß seine heftige Kritik am Fürsten Myškin ungerechtfertigt ist, daß er selbst getäuscht wurde, wird sein Gesichtsausdruck »finster, traurig und sehr erstaunt«, und er erleidet »einen so starken Hustenanfall, daß auf dem Taschentuch, das er vor den Mund preßte, Blutflecken erscheinen«[161].

Ippolit weiß, daß er nur noch wenige Wochen zu leben hat, weiß auch, daß in der letzten Zeit psychische Störungen auftreten können. Seine klugen Gesichtszüge haben immer einen gereizten und mißtrauischen Ausdruck. Seine Einstellung zum Leben und zur Umwelt bildet sich in den »öden, endlosen Stunden auf seinem Krankenlager, wenn er schlafend in seiner Einsamkeit lag«[162].

Ippolit hält sich durch die Krankheit für gealtert, für einen alten Menschen oder bereits einen Toten. Die sechs Monate, die er um seine Schwindsucht weiß, erscheinen ihm als »Leben bis zum Silberhaar«[163]. Zugleich klammert sich Ippolit an das Leben, will »leben um jeden Preis«, fängt mit gierigem Interesse sogar an, »das Leben der anderen zu verfolgen; ein solches Interesse hatte ich vorher nicht gekannt«[164].

Mit der Krankheit bricht Ippolit alle Beziehungen zur Umwelt ab, seine Freunde vergessen ihn ihrerseits, da sein Wesen von jeher schwierig war. Er beginnt sich auch in der Familie zu isolieren und diese zu quälen und zu tyrannisieren: »Man hatte mir immer gehorcht und niemand wagte mehr, zu mir hereinzukommen, außer zu bestimmter Stunde zum Aufräumen und um mir das Essen zu bringen. Meine Mutter zitterte vor meinen Anordnungen und wagte in meiner Gegenwart nicht einmal zu jammern, wenn ich mich ab und zu entschloß, sie in mein Zimmer hereinzulassen«[165].

Zwischen Aufrichtigkeit und Bosheit hin- und hergerissen, in fiebrigem und nahezu irrsinnigem Zustand sucht dieser Kranke von seiner Umwelt Abschied zu nehmen, will sich und sie auf die Schönheit des Lebens hinweisen und zugleich vor ihr wie vor sich selbst auf das Leben und den Lebenswillen verzichten: »Jetzt will ich nichts mehr, ich will auch nichts mehr wollen, ich habe mir das Wort gegeben, nichts mehr zu wollen; mögen sie ohne mich die

## 4.2 Erscheinung, Verlauf und Sterben

Wahrheit suchen, mögen sie doch!«[166] Ippolit kann sein mögliches Ende nicht hinnehmen, er ist aufrichtig und zugleich unaufrichtig. Seine Offenheit, die er zugleich als Fieberphantasie abtun will, erfüllt ihn mit Scham: »Diese Scham drückte sich vor allem in seinem Blick aus, der haßerfüllt und doch angstvoll über die Anwesenden huschte und in dem verlorenen, verzerrten und gleichsam sich windenden Spottlächeln auf seinen zuckenden Lippen«. Liebe und Haß empfindet Ippolit vor allem gegenüber dem Fürsten Myškin »Sie haben mich, den Sterbenden, dieser Schmach ausgesetzt, Sie, Sie, Sie allein sind Schuld an meinem erbärmlichen Kleinmut«[167].
Der schwindsüchtige Ippolit reagiert auf seinen bevorstehenden Tod mit Neid, der durch seine Liebe zum Leben noch gesteigert wird. Auch den Trost seiner Mitmenschen kann er nicht annehmen, da ihn dieser stets an den Tod erinnert. In dem Wunsch der Strophe des französischen romantischen Dichters Millevoye (1782–1816): »Qu'ils meurent pleins de jours, que leur mort soit pleurée, qu'un ami jeune les yeux« steckt für ihn »so viel heimliche Galle, so viel unversöhnliche, aber an dem Wohlklang der Reime sich erlabende Wut«, »daß der Dichter vielleicht selbst darauf hereingefallen ist und diese verschluckte Wut für Tränen der Rührung gehalten hat und in diesem Glauben gestorben ist«[168]. Gegen sein Ende möchte Ippolit noch einmal unter guten und schönen Menschen sein und auch in der Natur, die nach ihm allerdings auch mit den besten Menschen ihren Spott treibt, ja auch mit dem vollkommensten aller Menschen, den sie nicht nur am Kreuze sterben, sondern in dessen Namen sie sogar unendliche Mengen Blut vergießen ließ. Sein Sterben soll ein demonstrativer Akt vor der Gesellschaft werden; dem öffentlichen Vorlesen seiner »notwendigen Erklärung«, zugleich eine chronologisch detaillierte selbstverfaßte Krankengeschichte, will er zu Beginn des Sonnenaufgangs seinen Selbstmord folgen lassen; die Pistole versagt allerdings, da das Zündhütchen fehlt. Dieser Selbstmordversuch resultiert aus einem tiefen Gefühl des Ekels und ist weniger, wie er selbst meint, das Ergebnis einer logischen Schlußfolgerung. Im übrigen ist der Selbstmord für ihn ein Akt der Freiheit, die »einzige Tat, die ich nach eigenem Willen anzufangen und zu beenden noch Zeit habe«[169].
Ralph Touchett (Henry James) wird durch die Schwindsucht vom Leben abgehalten und zugleich in seinem Geist gesteigert; auch die körperliche Seite des tödlichen Krankheitsverlaufes wird von James beachtet. Zwei Jahre nach Beendigung des Studiums in Oxford setzt die Zerrüttung der Gesundheit ein. »Eine heftige Erkältung hatte sich auf die Lunge gelegt und brachte

sie in schreckliche Unordnung. Er mußte die Arbeit aufgeben und sich fortan der trüben Aufgabe unterziehen, buchstäblich nur nach seiner Gesundheit zu leben«[170]. Die eine Lunge beginnt wieder zu heilen, die Ärzte sehen Hoffnung, wenn er an Orten mit einem wärmeren Klima leben würde, wohin sich auch andere Lungenkranke begäben. »Ein geheimer Vorrat von Gleichgültigkeit – wie ein runder Kuchen, den eine gute alte Kinderfrau ihm für den Schulweg zugesteckt haben mochte – kam ihm dabei zu Hilfe, so daß er sich mit seinem Schicksal aussöhnte«[171]. Auf Liebe und Heirat meint Ralph Touchett verzichten zu müssen. Seine Umwelt hält seine Haltung und seine Urteile durch die Krankheit für verzerrt. »Seine Schwindsucht ist seine Karriere; sie gibt ihm eine gewisse Stellung«[172]. Er selbst begegnet seinen Verwandten und Freunden mit einer ebenso komplexen wie realistischen Erwartung: »›Wenn die Leute vergessen, daß ich ein armer Invalide bin, bringt es mir manchmal Unannehmlichkeiten‹, sagte er. ›Aber es ist schlimmer, wenn sie es nicht vergessen‹«[173]. Die Krankheit trennt Ralph Touchett vom Alltag, läßt ihn einsam werden, gibt ihm gleichzeitig aber die Möglichkeit, sich intensiv und ungestört mit Kunst und Geschichte zu beschäftigen. Alle Bemühungen der Ärzte und eigene diätetische Versuche, das Leben in einem »künstlichen Klima« zu Hause in England und durch Aufenthalte in südlichen Kurorten können die Schwindsucht aber nicht aufhalten; zum Sterben kehrt er auf den väterlichen Besitz zurück.

Neben dem Prozeß der Erkrankung wird in André Gides Roman ›Der Immoralist‹ (1902) auch die Genesung in ihren verschiedenen objektiven und subjektiven Dimensionen beschrieben. Husten und ein seltsamer Schmerz in der Brust sind für Michel die ersten Anzeichen der Erkrankung; in der Wärme des Südens wird Heilung gesucht. Der Husten verschlimmert sich aber: »ich spuckte; das war neu; es fiel mir ganz leicht, es kam in kleinen Stößen, in regelmäßigen Abständen; das war eine so seltsame Empfindung, daß ich mich anfangs fast darüber belustigte; aber bald ekelte mir vor dem unbekannten Geschmack, der dabei in meinem Mund zurückblieb«[174]. Hinzu kommen die seelisch-geistigen Auswirkungen, die Gereiztheit, die »bebende Entdeckung des Lebens«[175]. Auch Michel entwickelt einen genauen Plan seiner Lebensgewohnheiten, seiner Diätetik. Die Krankheit verschlimmert sich aber; zur Tuberkulose tritt ein Nervenleiden hinzu. Temperaturschwankungen, Schwächeanfälle, eine besondere Hautempfindlichkeit, häufiger Bluthusten lassen das Ende wahrscheinlich werden. »Wen die Schwingen des Todes berührt haben, dem ist nicht mehr wichtig, was ihm

## 4.2 Erscheinung, Verlauf und Sterben

zuvor noch wichtig schien«[176]. Michel erholt sich aber, seine Lungen heilen im Süden, er gewinnt seine Gesundheit zurück, hat zugleich eine neue Lebenseinstellung gefunden. Nun erkrankt aber auch seine Frau Marceline; einer Venenentzündung folgt eine Embolie mit schwerwiegenden Auswirkungen: »der scheußliche Blutpfropfen, den das Herz wieder ausgestoßen hatte, belastete und verstopfte die Lungen«[177]. Es schließt sich dann eine Erkältung an, die in die Lungenschwindsucht übergeht, einem Leiden, das in der Familie von Marceline bereits verbreitet war.

Die Stadien und Erscheinungsformen der Schwindsucht, zusätzlich geprägt von der Individualität des Kranken, seiner sozialen Lebenssituation und im institutionellen Kontext eines Sanatoriums, werden von Thomas Mann im ›Zauberberg‹ (1924) dargestellt. Thomas Manns literarische Typologie der Schwindsucht vereinigt die Perspektive der Krankheits- und Krankengeschichte und bezieht in unterschiedlicher Akzentuierung die möglichen allgemeinen Reaktionen auf die Krankheit, die Medizin und das Leben mit der Krankheit (Coping) auf die individuellen Personen. Die Paare Joachim Ziemßen und Hans Castorp, Settembrini und Naphta, Madame Chauchat und Peeperkorn heben sich unter den Kranken besonders hervor, denen als weiteres Paar Hofrat Behrens als ehemaliger (oder noch) Kranker mit seinen blauen Backen aus Übertemperatur und Dr. Krokowski, der in jedem Menschen einen Kranken sieht, einen Kursus über das Thema »Die Liebe als krankheitbildende Macht«[178] hält und selbst diesen »Kampf zwischen Keuschheit und Leidenschaft«[179] versinnbildlicht, zur Seite gestellt werden können. Castorp, dessen Vater und Großvater bereits an Lungenentzündung verstarben, erlebt in den sieben Jahren auf dem ›Berghof‹ Erkrankung und Genesung, Ärzte und Therapie, soziale Beziehung, Liebe und Tod; er engagiert sich sogar in der Pflege, kümmert sich um Kranke und Sterbende. Castorp beobachtet an sich selbst die körperlichen und subjektiven Veränderungen, bemerkt, daß die Krankheit das Interesse auf den Körper lenkt, von der Welt entfremdet, das Raum- und vor allem Zeitgefühl verändert, neugierig macht, enthemmt, die erotischen Phantasien steigert. Die Liebe zu Madame Chauchat beeinflußt Castorps Temperatur, die Tuberkulose ist ihrerseits aber bereits Basis dieser Zuneigung, die von den anderen Patienten des Sanatoriums amüsiert und ungeniert verfolgt wird.

Das Sterben des Schwindsüchtigen wird von den Schriftstellern unterschiedlich detailliert und mit abweichender Akzentuierung dargestellt. Erhellend ist der Vergleich mit dem Sterben an anderen Krankheiten bei einem Autor oder bei verschiedenen Autoren wie ebenso der Vergleich verschiedener schwindsüchtiger Sterbender bei einem Autor. Das Spezifische kann an der Art Krankheit, der Persönlichkeit des Kranken oder dem Stil des Schriftstellers liegen.

Im ›Berghof‹ auf Thomas Manns ›Zauberberg‹ (1924) wird oft gestorben. Joachim Ziemßen kehrt nach einem gescheiterten Versuch, im Flachland zu genesen oder noch einmal aktiv zu leben, zum Sterben in das Sanatorium von Davos zurück. Hans Castorp weiß um den drohenden Tod seines Vetters und begleitet ihn mit diesem Wissen in den letzten Monaten, Wochen und Stunden: »Tatsächlich ist unser Sterben mehr eine Angelegenheit der Weiterlebenden als unser selbst«. Joachim Ziemßen altert im Aussehen in der letzten Zeit, bald scheint er sich des Endes klar zu sein, bald aber auch wieder nicht, sein Verhalten wird immer ablehnender und unverbindlicher, an einem Nachmittag setzt das Sterben ein: »Um sechs Uhr nachmittags begann er ein eigentümliches Tun: er fuhr wiederholt mit der rechten Hand, um deren Gelenk sein goldenes Kettenarmband lag, in der Gegend der Hüfte über die Bettdecke hin, indem er sie auf dem Rückwege etwas erhob und dann auf der Decke in schabender, rechender Bewegung wieder zu sich führte, als zöge und sammelte er etwas ein. Um sieben Uhr starb er«[180]. Naphta kommt seinem Tod ebenso durch einen Selbstmord (beim Duell mit Settembrini) zuvor wie Pieter Peeperkorn. Im allgemeinen wird das Sterben aber auf dem ›Zauberberg‹ diskret behandelt – »man erfährt nichts davon oder nur gelegentlich, später, es geht im strengsten Geheimnis vor sich, wenn einer stirbt; mit Rücksicht auf die Patienten und namentlich auch auf die Damen, die sonst leicht Zufälle bekämen«[181].

Während Michel gesundet, stirbt Marceline in Gides ›Immoralist‹ (1902) an der Schwindsucht. Die geistige, die religiöse Basis der Erkrankung bleibt bis zum Ende bestimmend. »Marceline sitzt halb in ihrem Bett; einer ihrer mageren Arme klammert sich an die Bettpfosten, hält sie aufrecht; die Laken, ihre Hände, ihr Hemd sind überschwemmt von einem Blutstrom; ihr Gesicht ist ganz davon beschmutzt; ihre Augen sind erschreckend weit geöffnet; und kein Schrei der Todesangst hätte mich so entsetzt wie ihr Schweigen«[182]. Michel legt den heruntergeworfenen Rosenkranz wieder in die Hand seiner Frau, sie läßt ihn absichtlich fallen und lehnt sich an die Schulter ihres Mannes: »Eine Stunde später richtet sie sich wieder auf; ihre Hand löst sich aus der meinen, krallt sich in ihr Hemd, zerreißt die Spitze. Sie erstickt. – Gegen Morgen ein neuer Blutsturz«[183].

## 4.2 Erscheinung, Verlauf und Sterben

Wenn Effi Briest (Fontane, 1894/95) bei ihren Eltern wieder auflebt, so »war es doch nur alles Schein, in Wahrheit ging die Krankheit weiter und zehrte still das Leben auf«. Dem Arzt und ihren Angehörigen konnte nicht entgehen, daß »es nicht die helle Jugend, sondern eine Verklärtheit war, was der schlanken Erscheinung und den leuchtenden Augen diesen eigentümlichen Ausdruck gab«[184]. Zunehmend verliert Effi auch alles Interesse an der Kunst und gibt sich ganz der Betrachtung der Natur hin, so auch bei ihrem Sterben: »Die Sterne flimmerten, und im Parke regte sich kein Blatt. Aber je länger sie hinaushorchte, je deutlicher hörte sie wieder, daß es wie ein feines Rieseln auf die Platanen niederfiel. Ein Gefühl der Befreiung überkam sie. ›Ruhe, Ruhe‹[185].

Gegen Ende seines Lebens liegt auch über dem Gesicht von Ralph Touchett (Henry James) »eine merkwürdige Ruhe; es war so still wie der Deckel eines Gefäßes. Dadurch schien er nur noch ein Knochengerüst zu sein.« Es kommt zu einem Gespräch vollkommener Offenheit und großer Tiefe mit Isabel Osmond, die er immer geliebt und wegen seiner Krankheit nicht für sich hat gewinnen können. Daß er sich wohler fühlt, kann ihn über die Aussichtslosigkeit seiner Situation nicht täuschen: »Geht es den Leuten denn nicht immer besser, gerade vor dem Ende. Das habe ich oft gehört, darauf habe ich gewartet«. Die trauernde Isabel tröstet Ralph mit der Aufforderung, ihn in Erinnerung, in ihrem Herzen zu behalten. Ralph akzeptiert den Tod, der doch unter dem Leben stehe: »das Leben ist besser, denn im Leben ist die Liebe. Der Tod ist gut, aber da ist keine Liebe«[186]. Die Liebe ist das Bleibende, warum der Mensch soviel zu leiden habe, ist ein Geheimnis. Die Stunde des Sterbens geht aber über Trauer und Leid hinaus: »In solcher Stunde wie dieser, was haben wir da mit dem Leid zu schaffen? Es ist nicht das Tiefste; da gibt es etwas, was tiefer ist«[187]. Ralph stirbt, der Arzt, zwei Pflegerinnen und seine Mutter sind bei ihm. »Sein Gesicht war schöner, als Ralph im Leben je gewesen, und eine seltsame Ähnlichkeit mit dem Gesicht seines Vaters trat darauf zutage«[188]. Das Urteil über sein Leben fällt bei Isabel Osmond und Ralphs Mutter abweichend aus; für Mrs. Touchett war es kein erfolgreiches Leben, Isabel hält ihr entgegen: »Nein – nur ein sehr schönes«[189].

Vom Sterben des Ippolit (Der Idiot) heißt es bei Dostoevskij nur: »Ippolit starb etwas früher, als er erwartet hatte, etwa zwei Wochen nach dem Tode Nastassja Filippovnas. Er soll vorher furchtbar aufgeregt gewesen sein«[190]. In seelischer Verstörtheit und zugleich klarsichtigem Haß auf die Ungerechtigkeit des Lebens tritt nach einem heftigen Blutsturz bei Katerina Ivanovna Marmeladova (Schuld und Sühne, 1866) der Tod ein: »›Genug! ... Es ist Zeit! ... Leb wohl, Armselige! ... Die Schindmähre ist zu Tode gehetzt! ... Zum Ver-r-recken!‹ schrie sie verzweifelt und haßerfüllt laut auf und fiel mit dem Kopf auf das Kissen zurück. Sie verlor von neuem das Bewußtsein, aber diese letzte Bewußtlosigkeit dauerte nicht mehr lange. Plötzlich kippte ihr blaßgelbes, abgezehrtes Gesicht nach hinten, der Mund öffnete sich, die Füße streckten sich krampfhaft aus. Noch ein tiefer, tiefer Seufzer, und sie starb«[191]. In ruhiger Traurigkeit hat in Dostoevskijs ›Aufzeichnungen aus dem Totenhaus‹ (1861/62) der schwindsüchtige Verbrecher Michailov sein Leiden und sein Sterben auf sich genommen. Am Nachmittag eines klaren und kalten Tages tritt das Ende ein, die Mitgefangenen des Lazaretts der Strafkolonie stehen ihm bei: »Er hatte bereits die Bettdecke von sich geworfen, die ganze Kleidung und nun begann er, sich das Hemd vom Leib zu zerren: selbst dieses war ihm zu schwer. Man half ihm und zog ihm auch das Hemd aus. Es war entsetzlich, diesen langen, langen, nackten Körper zu sehen, mit den bis auf die Knochen abgezehrten Beinen und Armen, dem eingefallenen Leib und dem gehobenen Brustkorb mit den sich deutlich wie bei einem Skelett abzeichnenden Rippen. Auf seinem ganzen langen Körper lag nur ein kleines Holzkreuz mit einem Amulett, und an seinen Füßen hatte er noch die Fessel, durch deren Eisenringe er jetzt den abgemagerten Fuß, wie es schien, hätte durchziehen können. Eine halbe Stunde vor seinem Tode verstummten alle oder sie sprachen fast nur flüsternd. Wer gehen mußte, trat leise, kaum hörbar auf. Es wurde nur wenig gesprochen, hin und wieder blickte man nach dem Sterbenden, der immer lauter röchelte. Schließlich tastete er mit unsicherer, wirrender Hand nach seinem Kreuz, das er am Halse trug, und begann es gleichfalls fortzuzerren, als wäre ihm auch dieses zu schwer, als bedrücke, beunruhige es ihn. Da nahm man ihm auch das Kreuz ab. Nach zehn Minuten verschied er«[192].

In Frieden mit sich und der Welt erlebt Markell (Brüder Karamasoff, 1879/80) sein Ende. Die Menschen und die Natur werden von ihm geliebt und um Vergebung gebeten, daß er sie nicht genügend beachtet und geehrt habe. Das Antlitz ist heiter, voller Freude die Seele, das Paradies scheint ihm auf Erden gegeben zu sein. Der deutsche Arzt Dr. Eisenschmidt führt die seelische Veränderung auf einen krankheitsbedingten Rauschzustand zurück. Den jüngeren Bruder und späteren Heiligen Sossima bittet Markell für ihn weiterzuleben. »›Nun‹, sagte er dann, ›gehe jetzt, spiele, lebe für mich!‹ Ich ging da-

mals hinaus und ging spielen. Aber im späteren Leben dachte ich oft mit Tränen daran, wie er mich geheißen hatte, an seiner statt zu leben«[193].
Ausführlich wird von Dostoevskij im ›Idioten‹ vom Sterben der schwindsüchtigen Marie in einem Schweizer Dorf berichtet, von ihrem Aussehen, von ihren Schuldgefühlen, von der Pflege durch die Dorffrauen, von der Anteilnahme der Kinder. So lange sie kann, sitzt die verführte und sozial ausgeschlossene Marie an einem Felsen gelehnt bei ihrer Herde und verträumt in halbem Schlummer den Tag: »Ihr Gesicht war so mager geworden, daß man glauben konnte, ein Skelett vor sich zu haben, und auf der Stirn und an den Schläfen trat immer Schweiß hervor«[194]. Ihre Kräfte nehmen weiter ab, sie kann die Herde bald nicht mehr begleiten und muß ganz allein in ihrer armseligen Hütte im Bett liegen. Allein die Kinder des Dorfes stehen ihr bei. Unter ihrer Zuneigung kann sie beglückten Herzens sterben: »Die Liebe der Kinder ließ sie ihr trostloses Elend vergessen, sie empfing von ihnen gleichsam die Vergebung, denn sie hielt sich ja selbst bis zum Tode für eine große Sünderin«[195]. Die Dorffrauen haben ihre anfängliche Ablehnung und Verfolgung der Sterbenden aufgegeben und sorgen für sie. »Marie lag die ganze Zeit über wie im Halbschlummer, nur hatte sie keinen ruhigen Schlaf, denn sie hustete entsetzlich«[196]. Der Tod tritt früher als erwartet ein, scheint sie selbst aber in seelischer Bereitschaft anzutreffen, ihre Umgebung kann sie nicht mehr richtig wahrnehmen. Die Kinder begleiten den Sarg nach der Leichenrede in der Kirche zum Friedhof; sie schmücken das Grab mit Blumen und pflanzen Rosenstöcke.
Balzacs Raphaël hat mit dem Chagrinleder seinen Tod stets vor Augen, zugleich wehrt er sich bis zuletzt gegen das Ende. Sterben wird in den subjektiven und objektiven Dimensionen beschrieben. Den ihm befreundeten Arzt Dr. Bianchon bittet der Sterbende um einen opiumhaltigen Trank, um im Halbschlaf das Leben ein wenig verlängern zu können: »Ein paar Tage lang blieb Raphaël im Nichts seines künstlichen Schlummers versunken. Dank der materiellen Macht, die das Opium auf unsere immaterielle Seele ausübt, hatte dieser Mann mit der so machtvoll tätigen Phantasie sich bis zur Stufe der trägen Tiere erniedrigt, die in der Tiefe der Wälder in Gestalt eines Pflanzenstücks hocken, ohne einen Schritt zu tun, um eine leichte Beute zu erhaschen«[197]. Kurz vor dem Ende zeigt Raphaël noch einmal den Ausdruck der Gesundheit, seine Stirn drückt Genie aus, ein lebhaftes Rosa färbt seine Wangen, auf seinem ausgeruhten Antlitz steht »das Leben in Blüte« – eines »jener physiologischen Wunder, die das Erstaunen und die Verzweiflung der medi-

zinischen Wissenschaft bilden«[198], geht dem Tod voraus. Angesichts der geliebten Pauline, die selbst Hand an sich legen wollte, um sein Leben zu erhalten, kommt es in einem letzten Anfall der Leidenschaft zum Ende: »Der Sterbende suchte nach Worten, um dem Begehren Ausdruck zu geben, das alle seine Kräfte verzehrte; allein er fand nur noch die erstickten Laute des Röchelns in seiner Brust, deren Atemzüge, die früher hohl geklungen hatten, jetzt aus seinen Eingeweiden hervorzudringen schienen. Als er schließlich keine Laute mehr hervorbringen konnte, biß er Pauline in die Brust. Auf die Schreie, die er gehört hatte, kam Jonathan erschrocken herbei und versuchte, Pauline von der Leiche wegzureißen, auf der sie sich in einer Zimmerecke niedergekauert hatte. ›Was wollen Sie denn?‹ fragte sie. ›Er gehört mir, ich habe ihn umgebracht; habe ich es nicht vorausgesagt?‹«[199].
Die Reaktionen auf die Krankheit und das Sterben sind bei den Kranken sehr unterschiedlich. Im Umgang mit der Schwindsucht kann der Kranke auch Tugenden zeigen: Hinnahme des Leidens, Rücksicht auf die Umwelt; ebenso möglich sind Egoismus und Bosheit gegenüber Angehörigen und Freunden. Raphaël ist das eigene Leben wichtiger als seine Geliebte oder die Liebe zu ihr. Effi Briest stirbt versöhnt mit ihrem Leben, auch mit ihrem früheren Mann Instetten, dessen Verhalten ihr sogar verständlich erscheint. Noch stärker als die Krankheit selbst wird der drohende Tod zu einem Prüfstein für den Kranken. Schlicht und zutreffend gibt Myškin dem sterbenden Ippolit auf seine Frage, was denn für ihn die Art »zu sterben« sein solle, die Antwort: »Gehen Sie an uns vorüber und verzeihen Sie uns unser Glück«[200].

## 4.3 Therapie

> ›Ich sag's ja immer‹, rief der Doktor aus, ›diese großen
> Kliniker sind alle zusammen keine Psychologen‹.
> A. Schnitzler, Sterben, 1895

Die Therapie der Schwindsucht ist in der Literatur des 19. Jahrhunderts nur zu oft aussichtslos. Die Ätiologie wird für physisch und psychisch gehalten, entsprechend weitgespannt sind auch die möglichen therapeutischen Ansätze. Kurort und Sanatorium sind die Orte der Therapie; ihre Literarisierung wird im 17. Kapitel für sich behandelt. Die Grenzen der Therapie bestimmen das Verhalten der Ärzte, zeigen sich in Resignation wie aber auch im Beistand, der jenseits der Kuration den Leidenden geboten werden kann.

## 4.3 Therapie

Die Ärzte, an die sich Raphaël (Balzac) wendet, repräsentieren in ihren theoretischen Grundsätzen und praktischen Verfahren medizinische Grundpositionen um 1800. Brisset steht für die Organizisten, ist als Schüler von Cabanis und Bichat ein analytischer Materialist; Dr. Caméristus ist Vitalist und folgt der Lehre des Helmont; Dr. Maugredie hält sich als Skeptiker an keine Lehre, übernimmt aus jedem System die guten Seiten. Diese Ärzte stellen »den Kampf dar, den der Spiritualismus, die Analyse und irgendein spöttischer Ekklektizismus miteinander führen«[201]. Der vierte Arzt ist Raphaëls Freund Bianchon, der vor allem diätetische Vorschläge macht und offen die Grenzen der Medizin zugibt: »Wir heilen nicht, wir helfen nur bei der Heilung«. Das therapeutische Programm entspricht in seiner Vielfalt den verschiedenen Positionen der Ärzte: »›Die Herrn haben sich einstimmig für die Notwendigkeit des sofortigen Ansetzens von Blutegeln in der Magengegend entschieden sowie für die Dringlichkeit einer zugleich körperlichen und seelischen Behandlung. Vorherzugehen hat eine diätetische Ernährung, um die Reizung Ihres Organismus abklingen zu lassen«[202]. Anschließend wird eine hygienische Diät empfohlen, die den seelischen Zustand heben soll. Raphaël sucht vergeblich Hilfe in den Kurorten Aix und Mont-Dore. Heilung kann die Medizin dieser Epoche nicht bieten, nur Linderung (Opium), Raphaël stirbt ohne Beistand der Ärzte; auch die Naturwissenschaften können das Geheimnis des Lebensleders nicht lösen.

Balzacs ›Landarzt‹ (1833) Dr. Bénassis begegnet dagegen dem schwindsüchtigen Jungen, dessen Krankheit er zu Recht für tödlich hält, mit Sympathie und Fürsorge; Therapie geht nach diesem Arzt immer über die bloße Kuration hinaus.

Von dem Medizinstudenten Kislorodov wird Ippolit (Dostoevskij) »mit einer gewissermaßen schneidigen Gefühllosigkeit und Offenheit«[203] aufgeklärt; daß dieser seine Prognose sogar »mit sichtlichem Wohlgefallen« mitteilt, erscheint auch dem zynischen Ippolit zu weit zu gehen. Kislorodov versteht sich aber als Materialist, Atheist und Nihilist, der keine Vorurteile hat und auch keine Angst vor dem Tod empfindet und beim Patienten eine ähnliche Haltung voraussetzt. Therapie wird bei Ippolit nicht mehr unternommen, obwohl Ärzte zu ihm gerufen werden. Ein Arzt, der ihn zwei Wochen vor seinem Tode aufsucht, beruhigt sogar noch die besorgten Freunde und Angehörigen. Marie in dem Schweizer Dorf erliegt ebenfalls ohne ärzlichen Beistand ihrem Leiden.

Effi Briest (Fontane) stirbt bei ihren Eltern und umsorgt von dem Hausarzt

Dr. Wiesike. Daß sie den Versuch, ihr Leiden in der Schweiz oder an der Riviera zu heilen, nicht aufgreifen möchte, wird von diesem erfahrenen Arzt mit Verständnis hingenommen: »Das müssen wir respektieren, denn das sind keine Launen; solche Kranken haben ein sehr feines Gefühl und wissen mit merkwürdiger Sicherheit, was ihnen hilft und was nicht«[204].

Den Schwindsüchtigen in Thomas Manns ›Zauberberg‹ treten mit Hofrat Dr. Behrens ein somatischer und mit Dr. Krokowski ein psychoanalytischer Vertreter entgegen, der eine gilt als »glänzender Operateur«, der andere als »Seelenzergliederer«[205], der eine ist weiß, der andere schwarz gekleidet. Von Dr. Behrens wird eine Palette verschiedener Verfahren eingesetzt: Liegekur, Sauerstoffkur, Sonnenkur, Pneumothorax, Aderlaß, Impfungen, Diät. Besondere Therapie heben heraus und verbinden; wer den Pneumothorax hat, ist im »Verein Halbe Lunge«, verbunden; »der Stolz des Vereins ist Hermine Kleefeld, weil sie mit dem Pneumothorax pfeifen kann«[206]. Für andere Krankheiten besteht in dem Sanatorium aber kein Verständnis: »Krank soll man hier lieber nicht werden, es kümmert sich niemand darum«[207]. Das Urteil Settembrinis über die Psychoanalyse fällt überaus ambivalent aus: »Die Analyse ist gut als Werkzeug der Aufklärung und der Zivilisation, gut, insofern sie dumme Überzeugungen erschüttert, natürliche Vorurteile auflöst und die Autorität unterwühlt, gut, indem sie befreit, verfeinert, vermenschlicht und Knechte reif macht zur Freiheit. Sie ist schlecht, sehr schlecht, insofern sie die Tat verhindert, das Leben an den Wurzeln schädigt, unfähig, es zu gestalten. Die Analyse kann eine sehr unappetitliche Sache sein, unappetitlich wie der Tod, zu dem sie denn doch wohl eigentlich gehören mag, – verwandt dem Grabe und seiner anrüchigen Anatomie«[208].

In der Aufklärung vertritt Dr. Behrens einen zurückhaltenden Standpunkt, er geht Hans Castorp aus dem Wege, um ihm die Wahrheit über die Situation seines Vetters Ziemßen nicht sagen zu müssen. Beim Sterben ist der Hofarzt anwesend, eher distanziert und objektiv als direkt tröstend, aber offensichtlich vom Schicksal seines Patienten berührt, selbst wenn er Patienten, die sich gegen den Tod wehren, mit den Worten anfährt und beruhigt: »Stellen Sie sich nicht so an«[209].

4.4 *Symbolik*

*Der Mensch soll um der Güte und Liebe willen dem*
*Tode keine Herrschaft einräumen über seine Gedanken.*

T. Mann, Der Zauberberg, 1924

Schwindsucht wird in der Literatur – wie andere Krankheiten ebenfalls – nicht nur in ihrer Erscheinung dargestellt, sondern immer zugleich symbolisch gedeutet, mit anderen Lebensbereichen, mit Moralität und Religion in Verbindung gebracht.

Raphaëls Schwindsucht (Balzac) wird zu einem Symbol der Leidenschaft des Menschen, die in ihrem Vollzug totale Vernichtung mit sich bringt. Mit der Verkleinerung des Leders, das alle Wünsche erfüllt, schwindet auch unaufhaltsam das Leben. Mehr als physische und psychische Ursachen liegt dem tödlichen Verlauf der Krankheit der Geist zugrunde, der das unbegrenzte Leben will und sich in dieser Sehnsucht zugleich mit diesem verzehrt.

Für Ippolit (Dostoevskij) gleicht Schwindsucht der Situation eines zum Tode verurteilten Menschen. Schwindsucht hat nicht nur eine geistige Bedeutung, sie fördert die geistige Entwicklung, bei ihm in ihrer Ambivalenz, in der Steigerung der positiven wie negativen Möglichkeiten. Ippolit will ein Philosoph sein und scheitert in diesem Wunsch; weder eine christliche noch eine stoische Haltung sind ihm möglich. Zugleich begreift er mit der Krankheit das Wesen des menschlichen Lebens; er wird in seinem Leiden auf Christus hingewiesen, will Vergebung erhalten und selbst vergeben, er möchte, wie der hellsichtige Fürst Myškin zu den anwesenden Bekannten sagt, »Sie alle segnen und auch von Ihnen gesegnet werden, und das war alles«[210].

Michel (Gide) überwindet seine Schwindsucht durch eine Liebe zum Leben, die von der Kultur absieht, die sein Interesse an der Wissenschaft und der Vergangenheit tötet und vor allem seine moralischen und religiösen Bindungen zerstört: »Und mit jedem Tag wuchs in mir die wirre Überzeugung von unberührten Reichtümern, die von Kulturen, Sitten, Moral bedeckt, verborgen, erstickt waren«[211].

In Manns ›Zauberberg‹ wird Schwindsucht zum Symbol einer untergehenden Epoche wie zugleich zum Medium der Bildungsgeschichte von Hans Castorp, die ihn den verführerischen und tiefen Zwiespalt von Natur und Geist, Mystik und Rationalismus, Künstler und Bürger erleben und begreifen läßt. Im »Kolloquium über Gesundheit und Krankheit« werden die Extreme einer Verherrlichung und Verdammung der Krankheit gleichermaßen entfaltet; ein Traumerlebnis im Schnee führt Castorp zu der zentralen Einsicht: »Der Mensch soll um der Güte und Liebe willen dem Tode keine Herrschaft einräumen über sein Leben«[212]. Wie sehr sich Sinn und Symbolik von realer Kausalität unterscheiden, wird von Castorp selbst angesichts der Haltung gegenüber unmotiviertem Herzklopfen erläutert: »Man sucht förmlich nach einem Sinn dafür, einer Gemütsbewegung, die dazu gehört, einem Gefühl der Freude oder der Angst, wodurch es sozusagen gerechtfertigt würde«[213]. Die Zuneigung zu Clawdia Chauchat liefert ihm dann auch persönlich die Begründung für sein Herzklopfen auf dem ›Zauberberg‹: »Hans Castorp brauchte nur an Frau Chauchat zu denken – und er dachte an sie –, so besaß er zum Herzklopfen das zugehörige Gefühl«[214]. Die Welt des Bürgers erfährt in dieser Krankheit an der Wende des 19. zum 20. Jahrhundert in den Augen des »bürgerlichen« Schriftstellers ihre Prüfung und ihr spezifisches Ende. Castorp überwindet zwar die Krankheit, die Entlassung aus dem ›Zauberberg‹ führt ihn aber unmittelbar in den ausbrechenden Ersten Weltkrieg, mit dem eine Epoche untergeht.

## 4.5 Perspektiven

*Ja, es gibt Abgründe, die die Liebe
nicht zu überfliegen vermag; aber
sie darf sich darin bestatten lassen.*

H. de Balzac, Das Chagrinleder, 1831

Schwindsucht gehört zu einer von der Literatur der Vergangenheit besonders geschätzten Krankheit. Vor allem fühlen die Schriftsteller sich von der Symbolik dieser Erkrankung fasziniert. Die Schwindsucht wird in ihren physischen, psychischen, sozialen und geistigen Dimensionen beschrieben. Haltung und Einstellung des Kranken zeigen sich von der Krankheit bestimmt wie ebenfalls von seiner Persönlichkeit und seinen Lebensverhältnissen. Über Ippolits mißglückten Versuch, noch kurz vor seinem Sterben die Achtung und Liebe seiner Mitmenschen zu erhalten, meint der scharfsichtige Myškin: »Das sind doch sehr gute Gefühle, nur ist hier irgendwie alles nicht so herausgekommen; hier spielt auch seine Krankheit mit und noch etwas anderes!«[215] Dieses »andere« ist Ippolits Persönlichkeit, sein Neid, seine Bosheit, sein Lebensekel.

Die Konzentration auf die medizinische Dimension bringt die Gefahr mit sich, die Verbindung der Krankheit zu anderen Bereichen der Wirklichkeit aus dem Blick zu verlieren. Was die Stärke des literarischen Kunstwerkes ausmacht, Krankheit nämlich stets als körperliche, soziale, psychische und geistige Erscheinung darzustellen, sollte auch die literaturhistorische Analyse inspirieren.

Der schwindsüchtige Ippolit Terentjev ist eine Gegenfigur zum epileptischen Fürsten Myškin, wie er noch unmittelbarer in der schwindsüchtigen Marie dieses Romans sein Pendant besitzt. Mit der Rückkehr des Fürsten nach Rußland bricht die Schwindsucht Ippolits aus, bald nach dessen endgültigen Zusammenbruch und seiner erneuten Einlieferung in eine Schweizer Anstalt endet auch sein Leben. Von Anfang an empfindet Ippolit dem Fürsten gegenüber einen tiefen Haß, der sich erst gegen Ende seines Lebens verliert. Ippolit und Myškin verfolgen dieselben Ideale im Verhältnis zur Natur und im Zusammenleben der Menschen, beide entwickeln in ihrer Krankheit eine Hellsicht für ihre Mitmenschen, mit deren Protagonisten im Roman sie gleichermaßen in Berührung kommen; mit Rogošin will auch Ippolit ähnlich sein; die »Beichte« möchte er unbedingt Aglaja zukommen lassen, mit der sich der Fürst seinerseits existenziell verbunden fühlt. Die Unterschiede zwischen Ippolit und Myškin sind zugleich gravierend. Myškin ist bereit, sich für seine Mitmenschen zu opfern, Ippolit liegt dieses Opfer fern, sein Engagement für seinen angeblich geschädigten »Nächsten« Burdovskij ist selbstsüchtig; Myškin akzeptiert sein Leiden, Ippolit bäumt sich gegen seine Krankheit auf, empfindet tiefsten Neid auf die Lebenden; wenn Myškin sich als Materialist bezeichnet, so ist dieser Materialismus spirituell, während Ippolits Materialismus diese Spiritualität nicht erreicht. Will der eine aus Ekel sein Leben beenden und nicht aus geistiger Überlegung, so der andere – zwar ebenfalls nicht aufgrund eines logischen Schlusses – aus Liebe.

Die literarische Darstellung der Schwindsucht erinnert eindrucksvoll an das Verständnis, das die Betroffenen, das überhaupt Laien mit dieser Erkrankung verbinden können. Literatur weist nicht allein auf Sinnebenen hin, die in der Wissenschaft kaum Beachtung finden, sondern gibt auch Auffassungen wieder, die sich der Kranke und seine Umwelt von der Krankheit machen. Von diesen Hintergründen wird der Schriftsteller ebenfalls angeregt, auf sie wirken umgekehrt wieder seine Werke ein. Tagebücher, Briefwechsel und Erinnerungen können diese Übereinstimmungen und Wechselbeziehungen bestätigen. Krankheit wird als Metapher und Symbol erlebt, das widerspricht keineswegs ihrer biologischen Natur.

# 5 KREBS

> *Diese Lüge um ihn und in ihm vergiftete mehr als alles andere die letzten Lebenstage von Ivan Iljič.*
>
> L. N. Tolstoj, Der Tod des Ivan Iljič, 1886

In seiner Unheimlichkeit und Grausamkeit zieht Krebs die Schriftsteller auf besondere Weise an und fordert sie zu einer literarischen Bewältigung heraus. Wie bei anderen Krankheiten richtet sich auch und vor allem beim Krebs das Interesse nicht nur auf die Erscheinung, sondern ebenso auf die soziale Reaktion, die Haltung des Betroffenen und die geistige Bedeutung. Die nur zu oft begrenzten therapeutischen Möglichkeiten steigern die ideelle oder symbolische Dimension dieser Krankheit, erhöhen die Funktionalität des Krebses im literarischen Geschehen, in den Einstellungen und Handlungen der Personen. In der Hilfe, die Krebspatienten aus den literarischen Texten ziehen können, in der ›Aufklärung‹, die jedem Leser mit ihnen geboten wird, manifestieren sich auf besonders eindringliche Weise die medizinische Funktion der Literatur und noch mehr die genuine Funktion der literarisierten Medizin.

## 5.1 Literarische Quellen

> *Er hatte selbst um die Wahrheit gebeten, doch mit seiner Bitte hatte er nichts als Beruhigung hören wollen.*
>
> C. McCullers, Uhr ohne Zeiger, 1961

Krebs ist ein häufiges Thema der Literatur, wenn auch in besonderer Intensität in Erzählungen und Romanen des ausgehenden 19. und dann des 20. Jahrhunderts bis in die Gegenwart. An Krebs erkrankt und stirbt Ivan Iljič Golovin in einer Erzählung von L. N. Tolstoj (1886), zugleich begreift Golovin in der Auseinandersetzung mit seinem Leiden und Sterben die Grundsituation des Menschen. Thomas Manns ›Betrogene‹ (1953) lenkt den Blick auf eine ältere Frau, die in den Symptomen der Krebserkrankung einen Wiederbeginn ihrer Weiblichkeit erblickt. Carson McCullers ›Uhr ohne Zeiger‹ (1961) schildert Verzweiflung und Stärke eines krebskranken Apothekers. Die

›Krebsstation‹ (1968) von Solženicyn entfaltet ein breites Spektrum der Welt eines Krebskrankenhauses, der Krebspatienten und Krebserkrankungen, der aussichtslosen wie auch glücklichen Verläufe, der therapeutischen Reaktionen der Schwestern und Ärzte, der Haltung der Angehörigen. Jean-Edern Halliers Roman ›Der zuerst schläft, weckt den anderen‹ (1977) handelt von der ebenso poetischen wie existenziellen Anteilnahme eines Jungen an dem Leiden und Sterben seines älteren Bruders an einem Gehirntumor.

Krebs als Krankheit taucht wiederholt auch in Redewendungen, Sprichwörtern, ebenso auch als Metapher und Symbol auf. In Johann Geiler von Kaysersbergs ›Predigten‹ (lat. 1511, dt. 1520) über Sebastian Brants ›Narrenschiff‹ (1494) heißt es: »Der Siechtag des Kreps bleib nit, er frißt stets um sich«[216]. An Krebs können nicht nur Menschen und Tiere, sondern auch Pflanzen leiden; Krebs kann literarische Bewegungen, philosophische Strömungen und historische Epochen befallen. Von des »Aberglaubens Krebs, der viele Lehrer plagt«, spricht Hagedorn[217]. In Jean Pauls ›Hesperus‹ (1795) ist vom »philosophischen Krebsgifte«[218] die Rede, ebenfalls wird hier zu bedenken gegeben: »Der eifersüchtige Krebs auf der Brust (= Krebs der Eifersucht) ist nie ganz zu schneiden, wenn ich großen Heilkünstlern glauben soll«[219].

## 5.2 Erscheinung und Bedeutung

*Die Zeit ist ohne End' doch voll der Träume Not
die mich nicht will auf meinem Stein des Sterbens.*
T. Bernhard, In hora mortis, 1958

Lev Nikolaevič Tolstojs Erzählung ›Der Tod des Ivan Iljič‹ aus dem Jahre 1886 steht unter der Spannung zwischen dem Leiden des Kranken und der Ohnmacht der Ärzte wie Gleichgültigkeit der Angehörigen, unter der Spannung zwischen der äußeren Erscheinung und inneren Bedeutung der Krankheit. Bei aller Naturalistik der Beschreibung liegt der Akzent dieser Erzählung auf einem Sinn, der über jede bloße Wiedergabe des Phänomens hinausgeht und der von Tolstojs christlicher Weltanschauung, seinem humanistischen Engagement, seiner Fortschrittsskepsis, seiner Kritik an der Wissenschaft und der Kultur bestimmt wird. Zahlreiche Dichter und Denker hat diese Erzählung beeindruckt; Heidegger wird sie zum literarischen Beispiel konventioneller Existenz in ihrem Umgang mit dem Tod: »Das verdeckende Ausweichen vor dem Tode beherrscht die Alltäglichkeit so hartnäckig, daß im Miteinandersein die ›Nächsten‹ gerade dem ›Sterbenden‹ oft noch einreden, er werde dem Tod entgehen und demnächst wieder in die beruhigte Alltäglichkeit seiner besorgten Welt zurückkehren«[220].

Nach einem Sturz spürt der hochgestellte Richter Ivan Iljič Golovin zunächst einen dumpfen Schmerz in der linken Seite, der aber rasch vergeht, zurück bleibt nur ein blauer Fleck; etwas später stören ihn ein merkwürdiger Geschmack im Munde und ein unangenehmer Druck in der linken Magengegend. Diese Empfindungen werden mit der Zeit stärker und beeinträchtigen zunehmend seine Stimmung und sein Verhalten. Ivan Iljič verfolgt aufmerksam die Schmerzen, ihren Modus, ihre Intensität und Dauer und beginnt darüber hinaus wachsendes Interesse an den Krankheiten anderer Menschen wie auch an der Medizin zu nehmen. Unordnung und Zerstörungen in der Wohnung – eine Schramme etwa auf einer lackierten Tischplatte – können ihn überaus stören. Wiederholt und vergeblich werden Ärzte von ihm konsultiert. »Bald funkelte ein Tröpfchen Hoffnung auf, bald wieder erhob sich tobend das Meer der Verzweiflung, und immer der Schmerz, ewig der Schmerz, ewig die Qual, ewig ein und dasselbe«[221]. Eine Diagnose der Krankheit wird dem Kranken von den Ärzten nicht mitgeteilt, Tolstoj nennt diese auch dem Leser nicht; wesentlicher als jede nosologische Einordnung erscheinen soziale und anthropologische Aspekte des Krankseins.

Die Schmerzen werden immer unerträglicher, der Appetit verringert sich, geht in Ekel vor allen Speisen über, die Kräfte lassen nach, Ivan Iljič bleibt ständig länger liegen, bis er das Bett oder den Divan schließlich überhaupt nicht mehr verlassen kann. Nach einigen Monaten beginnt das Sterben mit einem »drei Tage lang ohne Unterbrechung währenden Schrei«, der in einem Todeskampf von zwei Stunden endet: »Plötzlich war ihm, als erhalte er von einer unbekannten Gewalt einen Stoß vor die Brust und einen Stoß in die Seite; noch heftiger wurde seine Atemnot, und er stürzte in das Loch ab«[222]. Zurück bleibt der Leichnam: schwere, starre Glieder, gelbe, wächserne Stirn, eingefallene Schläfen, herabgesunkene Nase, schwacher Geruch der sich zersetzenden Leiche.

In seiner Schwäche und Einsamkeit erweist sich der kranke und sterbende Ivan Iljič zugleich den Ärzten und der Umwelt überlegen. Krankheit und Tod werden von ihm als das eigene Schicksal begriffen und angenommen, alle Ablenkungen und Selbsttäuschungen werden hinfällig, die Krankheit zwingt den Betroffenen, daß »er *sie* betrachte, *ihr* gerade in die Augen schaue, *sie* ansehe«[223]. Es handelt sich nicht mehr um Blinddarm oder Wanderniere, sondern um Leben und Tod. Die Krankheit tritt in einer Phase privater und beruflicher Erfolge ein und relativiert deren Bedeutung, sie führt zu tiefen Einsichten in den Charakter menschlicher Beziehungen und das Wesen menschlicher Existenz; der Krankheitsprozeß wird zu einem Bewußtseinsprozeß. Die Krankheit läßt Ivan Iljič zunächst an sich und der Welt verzweifeln: »Er weinte über seine Hilflosigkeit, über seine entsetzliche Einsamkeit, über die Grausamkeit der Menschen, über die Grausamkeit Gottes, und er weinte auch über Gottes Abwesenheit«[224]. Die Nichtigkeit seines bisherigen Lebens wird ihm offenbar, die Banalität der Ehe, die Absurdität des beruflichen Ehrgeizes; allein die Kindheit erscheint ihm in der Erinnerung in angenehmen Zügen.

Tolstoj läßt Ivan Iljič bei der Enttäuschung über seine Umwelt und der Verzweiflung über sein eigenes Ende nicht verharren. Kurz vor dem Tode meint Iljič in dem Nichts, das er auf sich zukommen fühlt, einen Sinn, eine tragende Substanz erkennen zu können: »›Ja, es war alles nicht das Wahre‹, sagte er zu sich, doch das macht nichts. Man kann ja, noch kann man es erreichen, das ›Wahre‹. Doch was ist das ›Wahre‹?«[225] Seiner Familie, seiner Frau und seinen Kindern vermag er nun sogar mit einem Gefühl des Mitleids zu begegnen, sein Haß gegen sie löst sich auf, Ivan Iljič ist zu Nachsicht geneigt und empfindet das tröstende Bedürfnis, sich von allen Menschen und der Welt zu trennen. Der Schmerz schwindet, es vergeht die Todesangst, ein Licht erscheint ihm: »›So ist das also!‹, sagte er plötzlich laut. ›Welche eine Freude!‹«[226] Sein Gesicht war im Tode schöner und bedeutender geworden, es trug den Ausdruck der Vollendung, verbunden mit einer Botschaft: »ein Vorwurf oder eine Mahnung an die Überlebenden«[227].

Enttäuschend fällt in Tolstojs Erzählung die Reaktion der Verwandten und Freunde aus. Ihre Reaktion ist von Gleichgültigkeit und Heuchelei geprägt – Lüge vor der Krankheit und Lüge vor dem Tod, als ginge das Sterben nur Ivan Iljič etwas an und nicht ebenso sie selbst. Die wahre Bedeutung der Krebserkrankung wird von ihnen nicht begriffen, sie verschließen sich vor ihr, alltägliche Verpflichtungen und gesellschaftliche Zerstreuungen sind ihnen wichtiger. Nur der einfache Bauernjunge Gerassim ist zu der richtigen Haltung bereit, er versteht die Krankheit seines Herrn zugleich als Hinweis auf die eigene Hinfälligkeit und den eigenen zukünftigen Tod, er ist zu einer unmittelbaren Mitmenschlichkeit bereit: »Einzig Gerassim log niemals; er allein – das war aus allem ersichtlich – hatte begriffen, um was es sich handle, und er hielt es auch nicht für nötig, es zu verbergen, sondern er hatte ganz einfach mit seinem abgezehrten schwachen Herrn Mitleid. Und einmal sprach er es sogar direkt aus, als Iwan Iljitsch ihn fortschicken wollte: ›Alle werden wir sterben. Warum sich nicht ein bißchen Mühe geben?‹ Das sagte er und drückte damit wohl aus, daß er dies alles da für einen Sterbenden täte und hoffte, daß einst, wenn ihm sein Stündlein schlüge, jemand ihm ein Gleiches erweisen würde«[228].

Thomas Manns ›Betrogene‹ (1953) lenkt mit dem Ausbruch der Krebserkrankung den Blick auf das Wesen von Hoffnung und Enttäuschung, auf die Biologie von Liebe, auf die Macht der Jugend und die Trauer des Alters. Rosalie von Tümmler ist 50 Jahre alt und wirkt zugleich noch jugendlich, von ihrer Figur wie von ihrem Temperament her. Zunehmend hat sie unter »dem stockenden, bei ihr unter seelischen Widerständen sich vollziehenden Erlöschen ihrer psysischen Weiblichkeit« zu leiden: »Es schuf ihr ängstliche Wallungen, Unruhe des Herzens, Kopfwehe, Tage der Schwermut und einer Reizbarkeit«[229]. In ihrer mit einem Klumpfuß geborenen und allem Sinnlichen distanziert gegenüberstehenden Tochter Anna findet Frau von Tümmler eine freundliche, wenn auch nicht immer verständnisvolle Partnerin für die Veränderungen, denen sie sich ausgesetzt sieht. Eine Blutung hält sie für den erneuten Beginn ihrer Weiblichkeit. In dieser Situation verliebt sie sich in einen vierundzwanzigjährigen Amerikaner. In Wahrheit handelt es sich aber um den Ausbruch eines Unterleibskrebses, an dessen Folgen sie auch bald darauf stirbt.

Carson McCullers verfolgt in ›Uhr ohne Zeiger‹ (1961) die körperliche und geistige Entwicklung des Apothekers Malone nach seiner Krebserkrankung. Malone beginnt sich im Frühjahr 1953 matt und angegriffen zu fühlen; er stellt sich selbst die Diagnose ›Frühlingsfieber‹ und verschreibt sich ein Stärkungsmittel, das Leber und Eisen enthält. Der Arzt, den er dann doch aufsucht, teilt ihm die wahre Diagnose mit, Malone leidet an Leukämie. Die seelisch-geistigen Reaktionen dieses Krebspatienten sind um so charakteristischer, als die Behinderung durch das körperliche Leiden zunächst noch gering bleibt. Malone sucht Trost in der Religion, Zuspruch bei Freunden und Angehörigen; zugleich fühlt er sich unablässig dem drohenden Ende ausgeliefert: »Er war ein Mann, der eine Uhr ohne Zeiger beobachtet«[230]. Der Krebs macht ihn ängstlich, gereizt und überaus empfindlich: »Die Subjektivität der Krankheit war so stark, daß Malone bei allen möglichen friedlichen und sachlichen Begriffen aufs heftigste reagierte«[231]. Die Kräfte lassen weiter nach; mit Unterbrechungen muß er sich ins Krankenhaus begeben. Hier stößt er auf die Welt der Bücher, vor allem fasziniert ihn ein Buch mit dem Titel ›Krankheit zum Tode‹, dessen Autor Kierkegaard ihm unbekannt ist; ein Satz läßt ihn besonders aufmerken: »Die größte Gefahr – sein Ich zu verlieren – kann sich so still vollziehen, als wäre es nichts; jeder andere Verlust – von einem Arm oder Bein, von fünf Dollar, von einer Ehefrau und so weiter – fällt einem bestimmt auf«[232]. Die tödliche Krankheit konfrontiert Malone mit der Existenz des Menschen und vor allem mit seiner eigenen Existenz und ihrer Endlichkeit: »das Sterben hatte sein Daseinsgefühl gesteigert, während er im Krankenbett lag und das leuchtende Blut Tropfen für Tropfen niedertröpfeln sah«[233]. Krankheit wird zu einem Gewinn, läßt über die wesentlichen Themen des Lebens nachdenken, über die der gesunde Zustand nachzudenken keine Zeit oder Gelegenheit bietet. Malone ist aber weiterhin Wutanfällen ausgesetzt, die ihm allerdings keine Erleichterung verschaffen. Leiden muß er gegen das Ende nicht, die Müdigkeit nimmt zu, seine Knochen fühlen sich schwer an, besonders empfänglich wird er für Sonnenaufgänge. Auch die Liebe zu seiner Frau kehrt zurück, noch einmal wäscht sie ihren Mann in einem tiefen Ritus vor seinem Tod: »Am Abend, als Martha ihn mit dem Schwamm abwusch, badete sie sein fiebriges Gesicht und tupfte Eau de Cologne hinter beide Ohren und goß noch mehr Eau de Cologne ins Waschbecken. Dann wusch sie seine behaarte Brust und die Achselhöhlen mit dem duftenden Wasser, und danach die Beine und die schwieligen Füße. Und schließlich wusch sie ihm sehr sanft die schlaffen Genitalien«[234].

Vielfältig wie die Art der Krebserkrankungen sind Verhalten und Einstellung der Patienten in Solženicyns ›Krebsstation‹ (1968/69). Pavel Nikolaevič Rusanov kommt mit einer Geschwulst an der rechten Seite seines Halses, will sein Leiden aber nicht wahrhaben und fühlt sich in seiner sozialen Stellung im nivellierenden Krankenhaus ungenügend beachtet. Oleg Filimonovoč Kostoglotič, mit einem Tumor im Bauchbereich, kämpft gegen die Krankheit an und knüpft private Beziehungen zu der Ärztin Vera Kornilevna und der Krankenschwester Soja an. Der sechzehnjährige Djomka muß sich mit Krebs im Unterschenkel eines Beines auseinandersetzen. Der kräftige Arbeiter Efrem mit Zungenkrebs und Krebs am Hals läßt weder sich noch seine Mitmenschen über die bösartige Natur des Krebses im Ungewissen. Der sechsundzwanzigjährige Geologe Vadim Zadyrko leidet an einem Melanoblastom und möchte nur noch etwas Zeit für eine wissenschaftliche Arbeit gewinnen: »Mein einziges Problem ist jetzt: Wieviel kann ich noch schaffen. Man muß doch etwas geschaffen haben auf der Welt! Und ich brauche drei Jahre! Drei Jahre – um mehr bitte ich nicht. Aber diese drei Jahre muß ich draußen, im Freien verbringen, nicht in der Klinik.« Das junge Mädchen Asja verzweifelt bei dem Gedanken an den Verlust ihrer rechten Brust; zum ersten und letzten Mal in ihrem Leben läßt sie ihre Brust von dem jungen ebenfalls krebskranken Djomka küssen: »Sie zog ihre Brust nicht zurück, und er wandte sich wieder dem roten Schimmer zu und tat mit den Lippen behutsam, was ihr Kind mit dieser Brust niemals mehr würde tun können. Niemand kam ins Zimmer, und er küßte lange dieses Wunder über sich. Heute ein Wunder. Morgen in den Abfalleimer damit«[235].

Bis zur Selbstaufgabe nimmt in Jean-Edern Halliers ›Der zuerst schläft, weckt den anderen‹ (1977) der elfjährige Paul am Schicksal seines an einem Gehirntumor erkrankten siebzehn Monate älteren Bruders Aubert Anteil: »So leidenschaftlich war ich Aubert, daß ich oft beinahe in ihn hinübersank und, unwiderstehlich vom Sog seines eigenen Leidens gepackt, mich in seinem Abgrund verlor.« Die Grenzen der Individualität bleiben erhalten, Paul muß das auch anerkennen: »Heute aber muß ich mich wohl oder übel fügen: dieser schmale, kraftlose Körper, der festgeschnallt, und mit Nadeln der Infusionsapparate vor mir liegt, ist der Körper Auberts«[236]. Entscheidend für diese Verbundenheit ist die poetische Phantasie, mit der Aubert die Welt, die Geschichte, die Menschen, sein Leiden und seinen eigenen Tod aufnimmt. Zugleich wird der Verlauf der Beschwerden mit ihren individuellen und sozialen Folgen im Detail geschildert, die Reaktionen der Familie, der Freunde, der Lehrer in der Schule. Aus der Sicht der beiden Kinder wird ein Zusammenhang zu den politischen Zeitverhältnissen des Zweiten Weltkrieges hergestellt. Die Lebensgemeinschaft von Paul und Aubert ist vor allem eine Bewußtseinsgemeinschaft; ihr kindliches Spiel ›Der zuerst schläft, weckt den anderen‹ erhält den tieferen Sinn, daß der Sterbende dem Lebenden Wahrheit zu geben vermag, daß der Tod zum Leben gehört: »Man muß sich selbst überleben. In allen Bereichen nimmt der Tote vom Lebenden Besitz«[237].

Leuchtet in den erwähnten Erzählungen und Romanen die anthropologische Situation des Menschen auf, wird Solženicyns ›Krebsstation‹ (1968) jenseits aller unmittelbaren Darstellung und symbolischen Deutung der Patienten und Ärzte, der Pflege und Therapie eines Krankenhauses zu einer Metapher für Rußland und, noch weiter, die Welt.

## 5.3 Arzt und Therapie

*Das Skalpell kreist die wuchernden Gliome,
die mörderischen Zellen ein, hebt sich dann, streift
nur über sie hin, streichelt sie beinahe.*
J.-E. Hallier, Der zuerst schläft, weckt den anderen, 1977

Vor allem am Krebs erfährt die Medizin ihre Grenzen, werden die Ärzte in ihrer Humanität herausgefordert. Nicht allein die Ärzte, auch die medizinischen Institutionen mit den Pflegepersonen stehen in einer Bewährungskrise.
Bei Tolstoj versagen die Ärzte in ihrem Umgang mit dem kranken und sterbenden Ivan Iljič. Ihre Haltung ist desinteressiert, sie sind mitleidlos auch in ihrem aufmunternden Zuspruch, es geht ihnen nur um Honorar und soziale Anerkennung, die Diagnose der Krankheit ist ihnen wichtiger als die Leidenssituation des Kranken, als sein Sterben. Ivan Iljič als Person gibt es für sie nicht, für sie gibt es »nur einen Streit zwischen Wanderniere und Blinddarm«[238]. Von ihren diagnostischen und therapeutischen Aktivitäten wird der Kranke nur unnötig belastet, da Hilfe als Heilung ohnehin nicht mehr möglich ist. Menschlicher Beistand ist diesen Ärzten unbekannt oder unmöglich.
Ausführlich werden die Ärzte und ihre diagnostisch-therapeutischen Reaktionen in der ›Krebsstation‹ von Solženicyn dargestellt. Die Ärzte sind Therapeuten und Forscher, ihre Anteilnahme an den Patienten kann über das medizinische Interesse auch hinaus- und in eine private Beziehung übergehen. Beistand, Therapie und Forschung müssen in einen Ausgleich gebracht werden. Die Ärzte können wie Doktor Ljudmila Afanasejevna Donzova ebenfalls selbst an Krebs erkranken. Die Therapie der ›Krebsstation‹ besteht in Hormontherapie, Bestrahlung, Operation, Behandlung mit Kolloidgold. Grenzen werden gesehen und anerkannt, das professionelle Engagement kann sich aber auch verselbständigen.
In Thomas Manns ›Die Betrogene‹ können die Ärzte nicht mehr viel tun. Dr. Oberloskamp dringt nach erneuten Blutungen, die Frau Tümmler »als Wundertat der Natur und hohes Werk des Gefühls«[239] versteht, auf resolute Untersuchung durch den Chirurgen Professor Muthesius. Dieser hält eine sofortige Operation für absolut notwendig; an Gebärmutterkrebs mit Metastasierung in anderen Bereichen ist für ihn nicht zu zweifeln: »Doch die Eröffnung der Bauchhöhle bot Ärzten und Schwestern im weißen Licht der

Bogenlampen ein zu furchtbares Bild, als daß auch nur auf vorübergehende Besserung zu hoffen gewesen wäre. Der Zeitpunkt, sie zu bewirken, war offenbar längst versäumt. Nicht nur, daß alle Beckenorgane bereits vom Verderben befallen waren: auch das Bauchfell zeigte, dem bloßen Auge schon, die mörderische Zellenansiedlung, alle Drüsen des lymphatischen Systems waren carcinomatös verdickt, und kein Zweifel war, daß es Krebszellenherde gab auch in der Leber«[240].

Frau Tümmler lebt nicht mehr lange; das urämische Koma läßt sie ihr Leiden kaum mehr wahrnehmen. Es kommt zur Lungenentzündung, die ihr Herz nicht übersteht. Vor ihrem Ende erwacht sie aus der Bewußtlosigkeit und preist noch einmal die Natur, von der sie sich hat täuschen lassen: »›Anna, sprich nicht von Betrug und höhnischer Grausamkeit der Natur. Schmäle nicht mit ihr, wie ich es nicht tue. Ungern geh' ich dahin – von euch, vom Leben mit seinem Frühling. Aber wie wäre denn Frühling ohne den Tod? Ist ja doch der Tod ein großes Mittel des Lebens, und wenn er für mich die Gestalt lieh von Auferstehung und Liebeslust, so war das nicht Lug, sondern Güte und Gnade‹. Ein kleines Rücken noch, näher zur Tochter, und ein vergehendes Flüstern: ›Die Natur – ich habe sie immer geliebt, und Liebe – hat sie ihrem Kinde erwiesen.‹ Rosalie starb einen milden Tod, betrauert von allen, die sie kannten«[241].

Mit Ärzten wie mit dem Krankenhaus hat auch der kranke und sterbende Malone in ›Uhr ohne Zeiger‹ von McCullers zu tun. Von der Aufklärung erhoffte er sich letztlich Beruhigung: »Er hatte Mitgefühl und Beruhigung verlangt, und statt dessen bekam er sein Todesurteil zu hören«[242]. Daß die Diagnose mit keiner therapeutischen Konsequenz verbunden wird, irritiert den Apotheker zutiefst: »Das Unglaubliche mit dem Doktor Hayden war, daß er ihm nie eine Kur, weder eine widerwärtige noch eine andere, gegen die Leukämie verordnet hatte. Einem Mann eine tödliche Krankheit nennen und nicht die kleinste Kur empfehlen – Malones ganzes Selbst empörte sich darüber«[243]. Malone sucht verschiedene Ärzte auf, keiner kann ihm helfen, ihre Diagnosen bleiben sich gleich – in der Krankheit, in der noch wahrscheinlichen Lebensdauer. Malone stirbt nicht im Krankenhaus, sondern zu Hause, mehrfach besucht ihn Dr. Wesley wie auch sein Freund, der Richter Clane. »Aber sein Leben verließ ihn, und im Sterben nahm das Leben eine andere Ordnung und eine Einfachheit an, wie sie Malone vorher noch nie erfahren hatte. Die Lebenskraft, die Vitalität war nicht da und wurde nicht benötigt. Das Muster allein trat klar hervor«[244].

Die anthropologische und poetische Deutung des Gehirntumors verbindet der Autor Jean-Edern Hallier wiederholt mit direkten Zitaten aus medizinischen Publikationen über Pathogenese und Diagnostik, über physische und psychische Folgen des Leidens. Der kranke Patient reagiert auf den Aufenthalt in der modernen Klinik mit dem Vers: »J'ai fait un pique-nique mélancolique dans une clinique de mathématiques«[245]. Unmittelbar wird die Operation beschrieben, die vielseitige Begabung eines guten Chirurgen: »Der Virtuose aber läßt nicht locker, Brutalität mischt sich bei ihm mit äußerster Delikatesse«[246]. Zugleich bleibt auch in der Darstellung der medizinischen Welt in diesem Roman die Poesie der Symbole vorherrschend; vor den Augen des entsetzten Chirurgen, seiner Assistenten und des Anästhesisten verwandelt sich die gallertartige Tumorsubstanz zu einem schwarzen Vogel, der dem geöffneten Schädel entweicht: »So hat der Gliomenvogel, auch Simurgh oder Vogel Rock benannt, der aus der Nacht der Zeiten stammt und aus der geöffneten Wand eines Kinderschädels, dieser unerhörten zervikalen Gebärmutter entstiegen ist, den Weg ins Freie gefunden«[247].

## 5.4 Perspektiven

*Das Verlangen nach dem Leben und Gesundheit ist der Natur des Menschen eingepflanzt; – die Liebe zur Freiheit und Uneingeschränktheit ist eine Schwesterleidenschaft dazu.*

L. Sterne, Tristram Shandy, 1759/67

Krebs ist wie Geisteskrankheit nicht nur eine Provokation für die Medizin und die Ärzte, sondern ebenso für jeden Betroffenen, seine Umwelt und damit auch jeden Leser; hier liegt ein Grund für das große Interesse, das Erzählungen und Romane mit dieser Thematik finden und das auch die Schriftsteller zu ihrer Niederschrift bewegt. Die Ohnmacht der Medizin steigert die Symbolkraft der Kunst. Über die reale Erscheinung hinaus wird Krebs immer zugleich als ein Symbol dargestellt, als Symbol einer Zerstörung des Lebens, der sozialen Wirklichkeit, der Kultur wie aber zugleich als Symbol der Formen der Anteilnahme und des Sieges des Geistes über die unaufhebbare Endlichkeit der menschlichen Existenz.

Neben literarischen Darstellungen hat der Krebs im 20. Jahrhundert zu einer Fülle von sogenannten Selbsterfahrungsberichten geführt; zu den deutschsprachigen Beispielen, die besondere Beachtung gefunden haben, gehören Maxie Wanders ›Leben wär eine schöne Alternative‹ (1980), Fritz Zorns ›Mars‹ (1979), Peter Nolls ›Diktate über Sterben und Tod‹ (1984). Die Übergänge zur Kunst wie zur Lebenshilfe sind fließend. Ohne Zweifel können diese literarischen Texte auch in der Bibliotherapie genutzt werden. Die Hilfe der Literatur muß aber sorgfältig überprüft werden; Krebs wird in vielen Fällen nicht das angemessene Thema sein. Den Beitrag der Gesprächstherapie für den Umgang mit dem Leiden und Sterben schildert aus eigenem Erleben die Psychologin Annemarie Tausch in ihrem Buch ›Gespräche gegen die Angst‹ (1981); Reinhard Tausch berichtet ebenso beispielhaft von der Trauer der Familie während ihrer Erkrankung und nach ihrem Tod in dem Buch ›Sanftes Sterben‹ (1985).

Krebs bezieht sich auf das Zentrum des belebten Körpers wie Geisteskrankheit auf das Zentrum des Bewußtseins. Am Kranken kann das Gesunde einsichtig werden; »pathologia physiologiam illustrat«, formuliert Albrecht von Haller im Jahrhundert der Aufklärung. Philosophie, Theologie und auch die Künste geben Deutungen der Krebserkrankung, die den Organismus in seiner Eigenart gegenüber der unbelebten Natur und zugleich die Verbindung von Natur und Kultur erhellen. Menschliches Leben geht im Faktischen nie auf, Realität wird immer symbolisch »überhöht«. ›Krankheit als Metapher‹ (Susan Sontag, 1977) entspricht der Wirklichkeit des Menschen, auf Metaphern und Symbole kann und sollte nicht verzichtet werden; zu prüfen und zu kritisieren bleiben allerdings bestimmte Metaphern und bestimmte Symbole, die dem Kranken, dem Arzt und der Umwelt die Reaktion auf den Krebs erschweren.

# 6 GEISTESKRANKHEIT

*Die Worte der Wahnsinnigen sind dem Menschen,
der an der Pforte der unsichtbaren Welt horcht,
merkwürdiger als die des Weisen.*

Jean Paul, Hesperus, 1795

Die Auffassungen von der Geisteskrankheit, ihren Ursachen und Folgen verändern sich tiefgreifend im Verlauf der Neuzeit, das gilt auch für die Formen der Reaktion: die gesellschaftliche Hilfe, die medizinische Therapie. Lebenssituation und Selbstverständnis des Kranken bleiben von diesem Wandel nicht unbeeinflußt, immer gibt aber der einzelne Mensch, wenn auch in unterschiedlichem Maße, der Krankheit seine eigene Form, kann sie auf seine Weise verstehen und leben. Humanität in der Psychiatrie kann mit Recht heißen, diese relative Freiheit und unverwechselbare Individualität des Kranken in der Therapie wie Pflege zu beachten und zu stärken.

Viele Erzählungen und Romane der Neuzeit greifen Themen der Psychiatrie auf – im Zentrum oder eher am Rande; aber auch an peripherer Stelle des Kunstwerkes können Darstellung und Deutung eindrucksvoll ausfallen. Literarische Beiträge stammen auch von Schriftstellern, die selbst Mediziner und Psychiater sind, von Kerner, Čechov und Döblin im 19. und beginnenden 20. Jahrhundert, in der Gegenwart von Kipphardt, Augustin und Vogt. In unserer Zeit stellen ebenfalls viele Patienten ihre psychischen Leiden, oft wohl eher neurotischer als psychotischer Natur, in Texten dar, die zwischen Kunst und Autobiographie stehen (Erlenberger, Ginsberg, Muhr, Plath, Roethke).

## 6.1 Hintergründe

*Ist Ihnen schon einmal aufgefallen, wieviel romantische Dichtung lediglich das Ergebnis schlechter Behandlung ist?*

A. Huxley, Nach vielen Sommern, 1939

Von den drei zentralen Funktionen des Verhältnisses von Medizin und Literatur besitzt – neben der literarischen Funktion der Medizin und der medizinischen Funktion der Literatur – die genuine Funktion der literarisierten Medizin für die Psychiatrie besondere Bedeutung. Die Wiedergabe psychiatrischer Themen in der Literatur hat nicht nur Konsequenzen für das Kunstwerk und ist nicht allein Anregung und Hilfe für den Psychiater, mit dieser Wiedergabe wird über Literaturwissenschaft und Psychiatrie hinaus zu einem allgemeinen Verständnis der Geisteskrankheit in der Öffentlichkeit und bei jedem lesenden Menschen beigetragen. An der literarischen Darstellung dieser Krankheit kann begriffen werden, wie sehr Kunst neben den kulturellen und politischen auch die medizinischen und psychologischen Auffassungen ihrer Zeit widerspiegelt oder in Frage stellt; literarisierte Geisteskrankheit verbleibt nicht nur im Medium der Kunst, sondern prägt etablierte Vorstellungen, kann zur allgemeinen Erhellung der Krankheit beitragen. Dichter haben nach Jaspers »in Gestalten des Wahnsinns wie in Symbolen das Wesen des Menschseins, seine höchsten und entsetzlichsten Möglichkeiten, seine Größe und seinen Fall zur Darstellung«[248] gebracht. Die genuine Funktion der literarisierten Medizin bezieht sich vor allem auf das Wesen, auf die Symbolik von Krankheit und Gesundheit, auf Zusammenhänge von Medizin und Kultur, auf das Selbstverständnis des Kranken und seine Stellung in der Gesellschaft. In der Metaphorisierung kann der Bereich des Menschen auch überschritten werden; Landschaften, Pflanzen und Tiere können als ›melancholisch‹ gelten.

Erasmus von Rotterdam bringt zu Beginn der Neuzeit im ›Lob der Torheit‹ (1511) platonische Weisheit, paradiesische Einfalt und religiöse Begeisterung mit der körperlich bedingten Geisteskrankheit in eine Nähe, die den Betroffenen die Rückkehr in die Normalität nicht erstrebenswert erscheinen läßt: »Wenn sie wieder zu sich kommen, wollen sie nicht wissen, wo sie gewesen sind, ob im Körper, ob außerhalb des Körpers oder im Schlaf. Sie erinnern sich nur nebelhaft und wie nach einem Traum, was sie gehört, gesehen, gesagt und getan haben, und wissen nur so viel, daß sie in tiefster Seligkeit waren, als sie so entrückt wurden. Deshalb bedauern sie auch, daß sie wieder zu Besinnung gekommen sind, und möchten am liebsten auf immer in solcher Verrücktheit von Sinnen sein. Trotzdem ist es nur eine dürftige Kostprobe der künftigen Seligkeit«[249].

Die geistige Erkrankung von ›Louis Lambert‹ (1832) gibt auch Balzac die Möglichkeit, eine religiös-mystische Weltanschauung und philosophische Willenstheorie zu entwickeln, vor denen Wahnsinn und Weisheit in eine innere Verbindung geraten oder sogar identisch werden. Gérard de Nerval fragt sich in ›Aurélia‹ (1855), ob die Zustände des Krankseins, die ihn tiefe Einsichten gewinnen ließen, wirklich den Namen Krankheit verdienten:

»denn niemals, so weit es um mein Selbst geht, habe ich mich wohler gefühlt. Manchmal glaubte ich meine Kraft und meinen Tätigkeitsdrang verdoppelt; mir war, als wisse ich alles; die Imagination trug mir grenzenlose Seligkeiten zu. Nun ich wiedererlangt habe, was die Menschen die Vernunft nennen: muß ich da bedauern, daß jene Freuden mir verloren sind?«[250]
Literarische Werke sind oft Versuche, etablierte Auffassungen von der geistigen Erkrankung zu verändern, zu verunsichern und damit zu humanisieren, sind Mahnungen, den immer vorhandenen Gefahren der Pervertierung der Medizin wie der Gesellschaft nicht zu erliegen. In ›Médecins-Chefs des Asiles de Fous‹ (1926) erklärt der Schriftsteller Artaud das Delirium für »ebenso legitim, ebenso logisch wie jede andere menschliche Ideen- oder Handlungsfolge«; Verrückte seien »individuelle Opfer par excellence der Diktatur der Gesellschaft«[251], an ihrem Schicksal zeige sich die verbreitete Intoleranz gegen alle Formen der Abweichung.

## 6.2 Möglichkeiten und Grenzen der Literatur

*Das Wesen der Psychose ist das Abreißen der Verständlichkeit; das Dichterwerk aber verlangt durchgehende Motivzusammenhänge.*
K. Schneider, Der Dichter und der Psychopathologe, 1922

Literatur hat aber ihre Grenzen. Die Gefahren literarischer Darstellungen dürfen gerade angesichts ihrer weitreichenden Möglichkeiten nicht übersehen werden. Der Kranke und seine Krankheit erscheinen in der Literatur im Bewußtsein des Schriftstellers; dieser vermag die Gefühle und Vorstellungen des kranken Menschen, die Erscheinung und Innenseite der Krankheit auf beispielhafte und ganzheitliche Weise zu beschreiben, wie es die Wissenschaft im allgemeinen nicht beabsichtigt und für ihre therapeutischen Ziele nicht zu brauchen meint, er kann aber auch scheitern, ist von eigenen Vorurteilen und gängigen Klischees abhängig, von seinen politischen und ideologischen Überzeugungen, die ihm den Blick auf die Krankheit verstellen können.
Mit der geistigen Erkrankung und den therapeutischen Verfahren ist der Schriftsteller aus eigener Erfahrung nur selten vertraut. Den Geisteskranken oder seine literarische Schilderung ohne weiteres mit sozialer Progressivität und politischer Utopie gleichzusetzen, wozu manche Literaten und auch Li-

teraturwissenschaftler neigen, wird weder der Realität des Kranken noch dem Wesen der Kunst gerecht, erliegt der Gefahr, die Wirklichkeit unangemessen zu ästhetisieren. Kunst ist nicht Wissenschaft, Kunst wie Wissenschaft sind auch nicht Wirklichkeit, die sie wiedergeben oder interpretieren, wenngleich mannigfache Verbindungen oder Übereinstimmungen zwischen ihnen bestehen und in der Gegenwart auch wieder verstärkt wie zur Zeit der Romantik nach ihrer Einheit gesucht wird. Unterschiede in Wesen und Funktion, in Geschichte und Sprache von Medizin und Literatur sind offenkundig. Die literarische Darstellung des Geisteskranken darf mit der wissenschaftlichen Analyse und therapeutischen Praxis nicht verwechselt werden, wie auch nicht mit Selbsterfahrungsberichten von Kranken.

Über den Wert der Literatur kann deshalb die Übereinstimmung mit der realen Erscheinung oder wissenschaftlichen Theorie allein noch nicht entscheiden. Werke der Kunst beschreiben allerdings Krankheiten nicht selten weitaus konkreter und nuancierter als die Wissenschaft; das trifft vor allem für Darstellungen der Subjektivität des Kranken zu. Kunstwerke können die Realität und Wissenschaft sinnvoll beeinflussen, auch wenn diese Funktion dem Sinn der Kunst nicht entsprechen sollte. Auf die Bibliotherapie wurde im einführenden Kapitel bereits aufmerksam gemacht. Gerade dem psychisch Kranken können literarische Werke zu einer Hilfe in der Bewältigung der Leiden werden. Schreiben und Lesen der Patienten können ebenfalls den Psychiater in seiner Diagnose und Therapie und überhaupt in seiner Beziehung zum Kranken unterstützen.

Psychiatrie übernimmt Begriffe und Erscheinungen aus der Literatur, bestimmte Krankheiten erhalten ihre Bezeichnungen aus der Literatur (›Liliputaner-Halluzinationen-Syndrom‹, ›Münchhausen-Syndrom‹, ›Rapunzel-Syndrom‹, ›Oblomov-Syndrom‹). In der modernen Literatur lassen sich manche Verbindungen zur Sprache der Geisteskrankheit erkennen, bei Hugo von Hofmannsthal zum Beispiel, von dem auch der Satz stammt: »Diese Spaltung des Ich scheint die Daseinsform des reproduzierenden Genies zu sein«[252]. Die Nähe von literarischer Sprache und Sprache des Geisteskranken findet sich ebenfalls in Werken von Faulkner, Benn, Musil und Virginia Woolf, vor allem auch in der expressionistisch-surrealistischen Lyrik des 20. Jahrhunderts.

Wiederholt weisen Psychiater aber auch auf die Grenzen der Literatur hin, geistige Erkrankung wiederzugeben. Aus dem 19. Jahrhundert stammt von dem Psychiater Wilhelm Griesinger das harte Urteil: »Alle nicht-ärztlichen, namentlich alle poetischen und moralistischen Auffassungen des Irreseins sind für dessen Erkenntniss nur von allergeringstem Werthe.« Die literarische Wiedergabe von Geisteskrankheiten werde immer einseitig ausfallen, wenn Schriftsteller, die gelegentlich zwar gewisse Züge gut getroffen hätten, wie zum Beispiel Shakespeare oder Cervantes, die Geisteskrankheit »mit Umgehung ihrer organischen Grundlagen, nur von der geistigen Seite, als Resultate vorausgegangener sittlicher Conflicte«[253] auffaßten und beschrieben. Die typologische Einteilung der Verbrecher durch August Krauss in: a) Kraftmenschen, 1) das Ungetüm, 2) der Choleriker, 3) der Leidenschaftliche, b) Bösartige, 1) der Dämonische, 2) der Intrigant, 3) der Schleicher, 4) der Lump, 5) der Kaliban ist für den Mediziner und Kriminologen Gustav Aschaffenburg »nichts wie plattste Romanpsychologie«[254]. Vor allem Geisteskranke und psychiatrische Therapiemethoden manifestieren nach ihm die Grenzen literarischer Darstellungmöglichkeiten.

Die Literarisierung psychotischer Erkrankungen erklärt zu Beginn des 20. Jahrhunderts der Psychiater Kurt Schneider nur für bedingt, nur an der Oberfläche der Erscheinungen für möglich: »Das Wesen der Psychose ist das Abreißen der Verständlichkeit; das Dichterwerk aber verlangt durchgehende Motivzusammenhänge wenigstens in seinem hauptsächlichsten Geschehen«[255]. Krankheitverständnis und Kunstbegriff entscheiden nach diesem zentralen Wort über Grenzen und Möglichkeiten der Literatur. Psychosen können nach Schneider zwar künstlerisch beschrieben werden, ihr Wesen werde dabei aber nicht erfaßt. Aufschlußreich sei in dieser Beziehung Hesses Roman ›Unterm Rad‹ (1906); aus künstlerischer Notwendigkeit und im Widerspruch zur psychiatrischen Erfahrung habe der Dichter das schizophrene Versanden des Jungen »aus dem Leiden der Schule ableiten und ganz mit verständlichen Inhalten füllen«[256] müssen.

Wesensunterschiede von Kunst, Wissenschaft und Wirklichkeit können die Möglichkeiten literarischer Wiedergabe medizinischer Erscheinungen einschränken. Es versteht sich im Grunde auch von selbst, daß über die literarische Darstellbarkeit der Geisteskrankheit in ›realistischer‹ Hinsicht, in ihrer empirischen Genese, Phänomenalität, Subjektivität wie Therapie nicht allein Literaturwissenschafter oder Schriftsteller urteilen können; wichtig, wenn auch nicht entscheidend – Fiktion ist nicht Realität –, wird immer das Wort des Psychiaters sein. Hingewiesen sei in diesem Zusammenhang auf die Kontroverse zwischen dem Psychiater Hess und dem Dichter Hauptmann über das Leiden von Gabriel Schilling; obwohl Hauptmann in seinem Drama von

1912 einen Zuckerkranken schildern wollte, rückte Hess von seiner Diagnose einer Paralyse nicht ab[257].
Den Ausschlag über die Frage der Darstellbarkeit werden der psychiatrische Krankheitsbegriff und das Kunstverständnis geben. Mit ihrem jeweilgen Wandel verändern sich auch die Auffassungen über die Möglichkeiten und Grenzen der Literatur. Geisteskrankheiten zu Neurosen erklären – eine Tendenz der jüngeren Vergangenheit –, heißt sie zugleich der literarischen Darstellbarkeit zugänglich machen. Stets muß bei diesen Urteilen aber unterschieden werden, an welche Dimension des Krankseins (objektiver Befund, subjektive Befindlichkeit oder soziale Erscheinung) gedacht wird, was auch unter Verstehen gemeint ist, was unter Person, was unter Subjektivität. Die literarische Wiedergabe der Phänomenologie, Ätiologie, und Pathogenese der Geisteskrankheit, der Sprache, Empfindungen und Vorstellungen des Geisteskranken, der medizinischen Institution, der Beziehung des Kranken zum Psychiater, der therapeutischen Verfahren, der sozialen Hintergründe und Reaktionen hat jeweils ihre spezifischen Bedingungen, stellt vor jeweils besondere Grenzen.

## 6.3 Wandel in Zeit und Raum

*Wie demnach gewisse Gattungen des Wahnsinns den Sehnen und Muskeln doppelte Kraft verleihen, so gibt es andere Abarten, die dem Gehirn Kraft, Leben und Mut zuführen.*

J. Swift, Wahnsinn im Staate, 1704

Die literarischen Darstellungen und Deutungen psychiatrischer Themen hängen mit der Geschichte der Literatur und Medizin sowie der Geschichte ihrer Beziehung zusammen, die selbst wieder auf den Wandel des allgemeinen Verhältnisses zwischen Kunst, Wissenschaft und sozialer Wirklichkeit bezogen sind.
Krankheiten besitzen in der Literatur und Realität einen epochentypischen Charakter; Darstellungen der geistigen Krankheit durch Ariost, Swift und Hoffmann, durch Balzac, Dickens, Dostoevskij und Zola, durch Fitzgerald, Musil, Faulkner und Woolf, Bellow, Aiken und Bernhard sind zugleich Diagnosen ihrer Zeit. Neue Beobachtungen und neue Theorien der Geisteskrankheit werden von den Schriftstellern aufgegriffen, individuelle Situation

des Kranken und soziale Hintergründe seines Krankseins und der Therapie ergänzen oder verdrängen in der Neuzeit religiöse oder magische Ableitungen, die sich dennoch bis in das 20. Jahrhundert halten.
Ein zutreffendes Beispiel für die Renaissance ist die Erkrankung des Orlando in Ariosts Epos ›Orlando Furioso‹ (1516/32). Orlandos Wahnsinn spiegelt den Übergang des Mittelalters in die Neuzeit sowie den Zusammenstoß Europas mit dem Orient wider, ist nicht nur die Folge enttäuschter Liebe eines einzelnen Menschen, geht in der Deskription der individuellen Krankheitserscheinung nicht auf.
Geisteskrankheit in Kunstwerken des 18. Jahrhunderts manifestiert dagegen das Vernunftpathos der Aufklärung, die Suche jener Epoche nach einer klaren Trennung von Gefühl und Verstand. Geisteskrankheit muß zur Provokation rationalistischer Überzeugungen werden, der verherrlichte Vernunftbegriff scheint am Wahnsinn in Frage gestellt zu sein, zugleich entwickelt sich nun ein humanitäres Engagement. Am Ende des Jahrhunderts steht die legendäre »Befreiung der Irren aus den Ketten« (Pinel), die drastische Therapiemethoden in der Hoffnung auf Heilung jedoch keineswegs ausschließt. Jonathan Swift und seine sarkastische Interpretation der Geisteskrankheit und ihrer Bedeutung für den Staat (1704) entspricht dem Denken jener Epoche und besitzt zugleich einen biographischen Hintergrund in der Persönlichkeit und den Ängsten des Schriftstellers, selbst geistig zu erkranken.
Die literarische Wiedergabe geistiger Erkrankungen in der Romantik wiederum wird von einer metaphysisch-religiösen Perspektive getragen, von der auch Mediziner und Naturforscher jener Epoche beeinflußt sind und die in deutlichem Gegensatz zu der in anderen Ländern Europas vorherrschenden empirisch-positivistischen Auffassung steht. Die romantischen Dichter lassen sich von dem idealistischen Naturphilosophen Schelling wie von dem romantischen Naturforscher und Mediziner Gotthilf Heinrich von Schubert (Ansichten von der Nachtseite der Naturwissenschaften, 1808; Symbolik des Traumes, 1814) in der Deutung psychischer Erkrankungen und ihrer Heilung anregen. Der Arzt und Psychotherapeut Mesmer wirkt mit seinem animalischen Magnetismus ebenfalls auf diese Dichter ein wie später auch noch auf Balzac, Poe, Maupassant und Dostoevskij. Psychische Störungen in den Erzählungen der romantischen Schriftsteller Novalis, Hoffmann, Kleist, v. Arnim sind Dokumente der Sensibilität und Bewußtseinssteigerung, der Überwindung platter und öder Alltagswelt, der Hoffnung auf Geheimnis, Poesie und Transzendenz.

Musik hat vier Brüder in Kleists Novelle ›Die heilige Cäcilie oder die Gewalt der Musik‹ (1811) in geistige Verwirrung versinken lassen, Musik ist auch Inhalt ihres religiösen Wahnsinns: »Jetzt schlägt die Stunde der Mitternacht; Eure vier Söhne, nachdem sie einen Augenblick gegen den dumpfen Klang der Glocke aufgehorcht, hoben sich plötzlich, in gleichzeitiger Bewegung, von ihren Sitzen empor; und während wir, mit niedergelegten Tischtüchern, zu ihnen hinüberschauen, ängstlicher Erwartung voll, was auf so seltsames und befremdenden Beginnen erfolgen werde: fangen sie, mit einer entsetzlichen und gräßlichen Stimme, das gloria in excelsis zu intonieren an. So mögen sich Leoparden und Wölfe anhören lassen, wenn sie, zur eisigen Winterzeit, das Firmament anbrüllen«[258].
Bei dem russischen Schriftsteller Vladimir Fëdorovič Odoevskij wird ebenfalls in der romantischen Perspektive die übliche scharfe Grenzziehung zwischen Vernunft und Wahnsinn aufgehoben: »Einer der Beobachter der Natur ging noch weiter: Er erregte einen für die Eigenliebe des Menschen noch bitteren Zweifel: Er untersuchte die Krankengeschichten von Menschen, die man gewöhnlich als Irrsinnige bezeichnet, und behauptete, es gehe nicht an, eine klare, festliegende Linie zwischen gesundem und krankem Denken zu ziehen«[259]. Dichter und Genies ähnelten dem Wahnsinnigen, auch im Alltag fänden sich immer wieder Verhaltensweisen, die bei Wahnsinnigen zu beobachten seien: »Gibt es nicht also einen Faden, der sich durchzieht durch alle Regungen der menschlichen Seele und sich dem gewöhnlichen gesunden Menschenverstand mit jener Störung des Begriffs verbindet, die wir an Wahnsinnigen wahrnehmen?«. In Übereinstimmung mit dem Geist von Balzacs Erzählung ›Louis Lambert‹ (1832) schließt sich die Frage an: »Mit einem Wort, ist nicht das, was wir so oft Wahnsinn, Ekstase oder Delirium nennen, manchmal die höchste Stufe des geistigen Instinktes im Menschen, eine so hohe Stufe, daß sie für die gewöhnliche Beobachtung völlig unverständlich und ungreifbar wird?«[260]
Im positivistischen 19. Jahrhundert sieht Zola in Nervenkrankheiten neben Erkrankungen des Blutes die ausschlaggebenden Ursachen für den Verfall seiner Rougon-Macquart-Familie. Die Abhängigkeit von den wissenschaftlichen Lehren der Zeit, die in diesem Romanzyklus programmatisch und in vielen Details entscheidend ist, trifft auch für antinaturalistische Werke zu, für Texte des Symbolismus, so zum Beispiel für das Leben und Denken von Des Esseintes in dem Roman ›Gegen den Strich‹ (1884) von Joris-Karl Huysmans. Sozialkritik oder fundamentale Skepsis trägt das Schaffen des russi-

schen Dichters Čechov, für die Psychiatrie besonders eindrucksvoll zu studieren in seiner Erzählung ›Krankenzimmer Nr. 6‹ (1892).
Die Literatur des 20. Jahrhunderts setzt das Interesse an der Geisteskrankheit fort, das in den kommenden Jahrzehnten bis heute nicht mehr abbricht. Das Scheitern des Arztes Dick Diver erhält in Fitzgeralds Roman ›Zärtlich ist die Nacht‹ (1934, ²1948) eine sozialkulturelle Bedeutung; dieses Scheitern soll im Aufgang des modernen amerikanischen Lebens, das heißt für Fitzgerald in der Geldherrschaft, im Wertezerfall, in der Militarisierung seine adäquate Entsprechung besitzen. Auf den Übergang von Zarismus zu Bolschewismus ist ebenso die epidemische Verbreitung von Geisteskrankheit in Boris Pasternaks Roman ›Doktor Živago‹ (1957) bezogen: »Wir haben es mit einer Verbreitung von Geisteskrankheiten besonderer Art zu tun, die für unsere Zeit typisch sind und die sich unmittelbar aus den historischen Gegebenheiten unserer Epoche herleiten«[261].
Literatur entwickelt in den kommenden Jahrzehnten immer wieder Interpretationen der Geisteskrankheit, die sich auch im Widerspruch zur herrschenden Psychiatrie befinden können und vor allem in jüngerer Gegenwart innere Übereinstimmungen mit der Antipsychiatrie und der Epoche der Romantik erkennbar werden lassen. Der Zenit der antipsychiatrischen Bewegung und ihrer Rezeption in der Literatur ist heute bereits wieder überschritten. Psychiatrie selbst ist allerdings nicht einheitlich, unterschiedliche Ansätze stehen in Theorie und Praxis nebeneinander, das macht den Vergleich mit der Literatur besonders vielseitig, zugleich aber auch aufschlußreich und gewichtig. Besonders zeitgenössische Werke der Kunst können die offensichtlich in der Literatur gegebenen Gefahren verdeutlichen, Geisteskrankheit einseitig zu idealisieren oder ausschließlich auf soziale Ursachen zurückzuführen.
Neben dem Wandel der Zeit wirkt sich die Differenz des Raumes auf die literarische Wiedergabe psychiatrischer Phänomene aus. Unterschiede sind die Folge historischer Veränderungen und zugleich des sozialkulturellen Wandels in den einzelnen Ländern oder spezifischen Regionen der Erde. Balzacs ›Louis Lambert‹ (1832) ist ein französischer Roman, in ihm werden bei aller übergreifenden Bedeutung ein individuelles Schicksal und medizinische Situationen in Frankreich dargestellt. Gogols ›Aufzeichnungen eines Wahnsinnigen‹ (1835), Dostoevskijs ›Idiot‹ (1868/69) und Čechovs ›Krankenzimmer Nr. 6‹ (1892) sind von Russen geschrieben und spiegeln russische Realität wider: die Auseinandersetzung Rußlands mit Westeuropa, den Kon-

flikt zwischen östlicher Gläubigkeit und westlicher Zivilisation, die Entwicklung demokratischer Tendenzen in der zaristischen Welt, die Übernahme der modernen Medizin. Der ›Irrenarzt‹ (1882) von Machado de Assis beschreibt eine allgemeine Arztgestalt und bleibt zugleich auf Südamerika bezogen, auf die Entwicklung der Psychiatrie in Brasilien unter dem Vorbild der europäischen Wissenschaftsentwicklung; ähnliches gilt für psychische Erkrankungen in Romanen von Dickens und ihre Abhängigkeit von der englischen Lebens- und Wissenschaftswelt des 19. Jahrhunderts.

Die Geschichte der Literatur entwickelt sich nicht losgelöst vom Fortschritt der Psychiatrie, vom neuzeitlichen Verlauf der Naturwissenschaften und Medizin, ihrer Emanzipation von Theologie und Philosophie, ihren weitreichenden Entdeckungen, Erfindungen und therapeutischen Innovationen. Vorhandene Übereinstimmungen zwischen wissenschaftlicher und dichterischer Darstellung bestimmter Krankheiten und spezifischer Therapiemethoden gehen auf gemeinsame Voraussetzungen oder gegenseitige Beeinflussungen zurück. Neue Ansätze können auch zunächst in der Psychiatrie auftreten und dann auf die Literatur übergreifen und von dort aus erneut auf die Psychiatrie zurückwirken. Die möglichen Beziehungen zwischen Literatur, Psychiatrie und Lebenswelt sind vielfältig. Fortschritt und Tradition lassen sich nicht einseitig auf Wissenschaft oder Kunst verteilen. Literatur ist der Psychiatrie oder überhaupt der Medizin keineswegs immer voraus; Erinnerung an vergangene Positionen kann aber auch progressiv sein.

## 6.4 Thematisches Spektrum

*Verdorrt und knurrig saß sie reglos da, Glieder und Zunge von der Last ihrer hundert gelähmt, das Gehirn vom Wahnsinn versteinert, außerstande, zu wollen oder zu handeln.*
E. Zola, Doktor Pascal, 1893

Die wesentlichen Dimensionen der Geisteskrankheit und der Psychiatrie in Theorie und Praxis werden von der Literatur beschrieben; eine lange und reiche Tradition führt von der Antike über das Mittelalter bis in die Neuzeit, von der Renaissance über Klassik, Romantik und Realismus bis ins 20. Jahrhundert. Die Thematik erfährt in der Entwicklung der Literatur, in den unterschiedlichen Richtungen und Epochen mannigfache Abwandlungen; der psychisch Kranke in der Romantik ist mit dem psychisch Kranken der Auf-

## 6.4 Thematisches Spektrum

klärung, des Naturalismus oder Nouveau Roman keineswegs identisch. Besondere Beachtung finden in den Werken der Neuzeit neben der Phänomenologie und Theorie der Erkrankung die Subjektivität des psychisch Leidenden, seine Beziehung zum Psychiater und der symbolische Sinn der Geisteskrankheit.

Ariost beschreibt zu Beginn der Neuzeit geistige Erkrankung und Gesundung des Orlando (1516/32) in der subjektiven Wahrnehmung des Betroffenen und in den sozialen Reaktionen der Umwelt. Cervantes schildert im ›Lizentiaten Vidriera‹ (1613) die Wahnvorstellungen eines Menschen, aus Glas zu bestehen, seine in dieser Krankheit gesteigerten Einsichten und die Haltung der Gesellschaft ihm gegenüber. Für seine Satire von 1704 über den Wert des Wahnsinns für Staat und Gesellschaft sammelt Swift konkrete Beobachtungen in Bedlam, einem berühmten englischen Irrenhaus, das von der Bevölkerung in jener Zeit an Sonn- und Feiertagen zur Belustigung wie ein zoologischer Garten aufgesucht wurde. »Wenn die Modernen unter dem Wahnsinn nur eine Störung oder Verlagerung des Gehirns verstehen, die sich aus von unten emporsteigenden Dämpfen ergeben, dann ist dieser Wahnsinn der Vater aller jener gewaltigen Umwälzungen, die im Staate, in der Philosophie und in der Religion stattgefunden haben«[262]. Samuel Johnson gibt in ›Rasselas‹ (1759) die Geisteskrankheit eines Astronomen wieder, ihre Ursachen und den Weg der Heilung. In diätetischer Tradition wird in Goethes ›Wilhelm Meisters Lehrjahren‹ (1795) Tätigkeit als bestes Mittel gegen den Wahnsinn erklärt. Heinrich von Ofterdingen (1802) soll nach einer Notiz des Novalis »freywilligen Wahnsinn« erleiden, um »den Sinn der Welt«[263] zu erraten. E. T. A. Hoffmann ist in seinen romantischen Novellen und Romanen immer wieder fasziniert von geistigen Abweichungen und psychischer Therapie, ebenso Nerval, besonders eindrucksvoll in ›Aurélia‹ (1855). In der Novelle ›Colomba‹ (1840) von Prosper Mérimée wird der korsische Advokat Barricini aus Kummer über den Tod seiner beiden Söhne schwachsinnig und verfällt zugleich körperlich.

Balzac greift ebenso wiederholt das Thema der Geisteskrankheit auf – in der Perspektive des Kranken und der Angehörigen, des Arztes, der Wissenschaft und Gesellschaft. »›Eine tiefe Meditation, eine schöne Ekstase sind vielleicht‹, hatte er abschließend gesagt, ›beginnende Katalepsien‹«[264]. Mit diesen Worten läßt Balzac seinen Louis Lambert (1832) die spätere eigene geistige Erkrankung vorwegnehmen und ihrem Wesen einen tiefen Sinn geben: Wahnsinn nicht nur Zerfall des Geistes, sondern seine Steigerung, Wahnsinn

## 6 Geisteskrankheit

in der seit der Antike immer wieder beschworenen Nähe zu Dichtung und Mystik. Alle schlichten Alternativen von Anlage und Umwelt scheitern nach Balzac im Verständnis der Geisteskrankheit; physische, psychische und soziale Bedingungen kommen vielmehr zusammen, eine tiefe Einheit verbindet Körper und Seele. Materialismus und Spiritualismus sind nur relative Standpunkte, die jeweils für sich allein das Ganze des Menschen nicht einsichtig machen können. Die außergewöhnliche Sensibilität und Geistigkeit Lamberts haben in »irgendeiner Krankheit oder irgendeiner Vollkommenheit seiner Organe«[265] ihre Grundlage; seine Mutter war bereits eine »schmächtige, nervöse Person«[266], ihre verfeinerte Natur stand im Kontrast zur äußeren Lebenssituation, zur Ehe mit einem Gerber in einer Kleinstadt; ein Urgroßonkel mütterlicherseits besaß übersinnliche Kräfte der Telepathie. Die konstitutionellen und familiären Voraussetzungen werden von sozialen Bedingungen verstärkt. Nach der Kindheit bei den Eltern und frühen Jugend bei einem Onkel, einem Pfarrer in einem Loirestädtchen, hat Louis Lambert im Internat zu Vendôme unter der physischen wie psychischen Grausamkeit der Lehrer und seiner Mitschüler zu leiden. Innige Freundschaft verbindet ihn nur mit einem einzigen Schüler, der ihn versteht und mit ihm das »Leben außerhalb der Gemeinschaft«[267] teilt. Auch die Studienzeit in Paris – die Eltern sind inzwischen gestorben – bedeuten Jahre der Einsamkeit und Verzweiflung. Was Lambert über Paris empfindet, ist seine Empfindung über die Welt schlechthin: »Ich kann hier nicht leben. Ich sehe hier keinen Menschen lieben, was ich liebe, sich mit dem beschäftigen, was mich beschäftigt, sich über das wundern, was mich wundert«[268].

Die Genese der Krankheit vollzieht sich bei Louis Lambert in drei Phasen eines dialektischen Prozesses von Expansion und Kontraktion. Der ersten expandierenden Phase frühreifer Phantasien und grenzenloser Lektüre folgt als zweite kontrahierende Phase die schulische Erziehung mit ihrer Beschränkung auf die Realität und die individuelle Person; die dritte Phase ist im Sinne einer Synthese von Kontraktion und Expansion der Prozeß der selbstbestimmten Bildung, der Ausdehnung des Ich in die Welt des Geistes. In dieser Epoche erlebt Lambert zum ersten Mal die Liebe. Die tiefreichende Erregung der Sinne und des Geistes führt dann in den Wahnsinn. Lambert hat den Prozeß seiner Erkrankung bewußt mitverfolgt – »wie ein Arzt, der das Fortschreiten seiner eigenen Krankheit beobachtet«[269]. Die Distanz zur Umwelt ist Ursache des Unterganges und zugleich der Vervollkommnung, der seelisch-geistigen Steigerung. Hinweise auf Lamberts Einsichten und

## 6.4 Thematisches Spektrum

Ideen finden sich in einzelnen Zitaten aus seinem ›Traktat über den Willen‹, den er in der Schulzeit verfaßte und der von einem beschränkten Lehrer vernichtet wurde, sowie in philosophischen Sätzen, die von seiner Geliebten Pauline de Villenoix aufgezeichnet werden; seine Reflexionen erörtern die Leib-Seele-Beziehung, die Situation des Menschen und der Gesellschaft, das Wesen der Kunst, Philosophie und Religion. Lambert besitzt überempfindliche Sinnesorgane, vor allem ist der Geruchsinn, der unter den Sinnen im neuzeitlichen Prozeß der Zivilisation an Bedeutung verloren hat, bei ihm außergewöhnlich entwickelt; Lambert besitzt das zweite Gesicht und leidet an Bewußtseinsabsencen, an einer nervösen Hysterie und ebenso tiefen Melancholie, die ihn immer stärker in den Abgrund zieht: »Und läßt mich das Nichts im Grund der gewissesten Reichtümer sehen«[270]. Lambert fühlt sich zerrissen, selbst sein Name erscheint ihm in zwei Teile zerfallen und zu gleicher Zeit seltsam fern zu sein: »In mir ist keinerlei Liebe für die beiden Silben ›Lam‹ und ›bert‹«[271].

Der endgültige Ausbruch der Krankheit wird durch kataleptische Anfälle eingeleitet, die Lambert in eine schwere Depression stürzen, in der er sich für impotent hält und entmannen will. Mit dem Wahnsinn verschließt sich dann der Zugang zu seinem Inneren für die Umwelt, mit der geistigen Erkrankung verändert sich auch das Äußere. Das Gesicht des Kranken wird runzlig, das Haar weiß, die Augen verlieren ihren Glanz, alle Züge wirken, »als würden sie durch einen Krampf nach dem oberen Teil seines Kopfes gezogen«[272], mechanisch reibt er ein Bein an dem anderen, »dieses beständige Scheuern der beiden Knochen ergab ein schauerliches Geräusch«. Auf die Mitmenschen geht Lambert kaum noch ein – »ein Beutestück, das das Leben dem Tod oder der Tod dem Leben entrissen hatte«[273]. Nur noch wenige Worte werden von ihm gesprochen, zu diesen gehört: »Die Engel sind weiß«[274] – ein Satz, der Wahnsinn oder eine mystische Vision ausdrückt. Louis Lambert hat den Sieg des Geistigen über das Materielle gesucht, sein Verstummen mag als Abstieg, als Zerstörung, kann aber ebenso als Aufstieg in geniale oder überirdische Möglichkeiten gedeutet werden. Denker wie Böhme, Swedenborg, Saint-Martin, Lavater und Gall, aber auch Naturforscher wie Buffon und Cuvier, Laplace und Lavoisier, Bichat und Esquirol stehen hinter Balzacs Darstellung und Deutung der Geisteskrankheit, die über jede psychiatrische Diagnose und Therapie hinausgehen und sich auch nicht in Sozialkritik oder Verurteilung der Psychiatrie erschöpfen: »Die Philosophen werden dem Blättersprossen nachtrauern, das in der Knospe vom Frost getroffen

wurde; aber sicherlich werden sie seine erschlossenen Blüten in Regionen erblicken, die höher gelegen sind als die höchsten Stätten der Erde«[275].
Edgar Allan Poe ist in seinen Erzählungen durchgängig geprägt von der tiefen Nähe von Rationalität und Irrationalität; seine Deutungen gehen wie die der Romantiker über jeden aufklärerisch-positivistischen Standpunkt hinaus, lassen allerdings auch konkrete therapeutische Folgerungen offen. Soziales Engagement bestimmt die Wiedergabe der Geisteskrankheit durch Charles Dickens. Die psychische Erkrankung des Psychiaters Dr. Manette in ›Eine Geschichte aus zwei Städten‹ (1859) steht in einem Zusammenhang mit dem Untergang des ›Ancien Régime‹ und den Wirren der Französischen Revolution. Maupassant verfolgt – Vorwegnahme oder Vorahnung der eigenen Erkrankung – im ›Horla‹ (1887) den Weg in die geistige Umnachtung in seinen körperlichen und subjektiven Erscheinungen, mit den Versuchen der Gegenwehr, der Verzweiflung, den Halluzinationen und dem endgültigen Erliegen. Wiederholt wird von Dostoevskij das Thema des Doppelgängers aufgegriffen (Der Doppelgänger, 1845/46; Der Jüngling, 1876; Die Brüder Karamasov, 1879/80).
Die ›Schatten‹ (1896) des russischen Dichters Sologub zeigen die ansteckende Kraft der psychischen Krankheit; in die unwirklich-wahnsinnige Welt der Schattenspiele zieht der Sohn seine Mutter hinein. Geisteskrankheit prägt Bretons Definition des Surrealismus. Artaud beschreibt eigene psychopathische Zustände in der ›Nervenwaage‹ (1927). Der geisteskranke Septimus Warren Smith aus Virginia Woolfs ›Mrs. Dalloway‹ (1925) zweifelt nicht an sich, sondern am Sinn der Welt: »Sein Hirn war völlig in Ordnung; dann mußte es also an der Welt liegen, daß er nicht mehr fühlen konnte«[276]. Smith sieht sich von Ärzten verfolgt, hat Halluzinationen und Visionen und wirft sich schließlich, um der Einweisung in eine Anstalt zu entgehen, aus dem Fenster. Fitzgeralds ›Zärtlich ist die Nacht‹ (1934, ²1948) ist der Roman der schizophrenen Nicole Warren, ihrer Heilung und ihrer Liebe zu ihrem Psychiater, der sie auch heiratet. Emotionen, Intellekt, Physiognomik, Sprache und Verhalten der Patientin werden detailliert beschrieben, die gesunden Zustände und Rückfälle, die Distanz zur Realität, die therapeutische Strategie: »Nicole war einmal ein Mensch, dem nichts erklärt zu werden brauchte, und einmal einer, dem nichts erklärt werden konnte. Es war notwendig, sie mit tätiger, positiver Beharrlichkeit zu behandeln, indem man den Weg in die Wirklichkeit immer offenhielt, den Weg zur Flucht hingegen verbaute«[277].
Im Wahnsinn endet Adrian Leverkühn in Thomas Manns ›Doktor Faustus‹

(1947). Moosbrugger in Musils ›Mann ohne Eigenschaften‹ (1930/43) ist ein geisteskranker Sittlichkeitsverbrecher; seine Gedanken und Handlungen scheinen einem gemeinsamen Ursprung von Krankheit und Verbrechen zu Beginn der Menschheitsgeschichte zu entstammen, der die Trennung von Subjekt und Objekt hinfällig werden läßt, der das Ziel jeder mystischen Versenkung ist. Moosbrugger fühlt sich von einer Ich-Steigerung durchdrungen, die von der Psychiatrie nicht begriffen wird, er haßt »niemand so inbrünstig wie die Psychiater, die glaubten, sein ganzes schwieriges Wesen mit ein paar Fremdworten abtun zu können«[278].

›Das Zimmer‹ (1939) von Sartre schildert die geistige Erkrankung des Mannes Pierre in der Perspektive seiner Frau Eve und ihrer Familie; intensiv wird auf Verhalten, Sprache, Gefühle und Gedanken und die sozialen Auswirkungen eingegangen; bestimmend ist die existentialistische Weltsicht mit ihrer Hervorhebung des sozialen oder humanen Engagements und ihrer Einsicht in den stets möglichen Verfall der Solidarität. Eve möchte die normale Welt der Gesunden verlassen und an der unheimlichen Wirklichkeit ihres kranken Mannes teilnehmen; der Versuch mißlingt ihr aber: »Es war nur ein Spiel, nicht einen Augenblick lang habe ich ernsthaft daran geglaubt. Und unterdessen hat er wirklich gelitten«[279]. Sie ist entschlossen, dem Leben von Pierre in einem bestimmten Stadium seiner Krankheit aktiv ein Ende zu setzen: »Eines Tages würden sich seine Züge trüben, er würde sein Kinn hängen lassen, die tränenden Augen halb öffnen. Eve neigte sich auf Pierres Hand und drückte ihre Lippen darauf. ›Zuvor töte ich Dich‹«[280].

Der Medizinstudent in Bernhards Roman ›Frost‹ (1963) wird von der Geisteskrankheit des Malers Strauch, den er während seiner Famulatur zu beobachten hat, in einer Tiefe berührt, die ihn an der Medizin und der üblichen Unterscheidung von gesund und krank zweifeln läßt: »Das Medizinische ist finster, das sind nur finstere Wege, ich gehe augenblicklich mit meinem ›schutzlosen Kopf‹ durch das Labyrinth unserer Wissenschaft, die ich wohl als die glorreiche unter allen unseren Wissenschaften bezeichnen möchte, als die Schreckensherrschaft aller Wissenschaften, zusammen, die alle, im Gegensatz zu der unsrigen, nur Scheinwissenschaften sind, obwohl auch die unsere eine reine Vorstufenwissenschaft ist«[281]. Insgesamt kreist das literarische Werk von Thomas Bernhard, beeinflußt von Krankheitsvorstellungen der Romantik und eigenen Belastungen, um Geisteskrankheit, um Formen der Anteilnahme, richtet sich auf die medizinische Wissenschaft und ihre Grenzen.

Besondere Aufmerksamkeit wird in den Werken der Literatur auch dem Psychiater, seiner Therapie und der medizinischen Institution zugewandt. Die literarische Typologie des Psychiaters ist weitgespannt; Psychiater werden oft, aber keineswegs immer negativ dargestellt. Satire und Kritik, Angst und Hoffnung durchziehen die Werke der Kunst und bestimmen das Bild des Arztes. In Poes ›Die Methode Dr. Thaer & Prof. Fedders‹ (1845) werden die gewohnten Rollen vertauscht, übernehmen die Kranken die Aufgaben der Ärzte, werden die Ärzte zu Kranken. Stevensons ›Dr. Jekyll und Mr. Hyde‹ (1886) schildert Ich-Spaltung und moralischen Verfall eines Arztes. In seiner psychiatrischen Tätigkeit erliegt in Čechovs ›Krankenzimmer Nr. 6‹ (1892) der keineswegs unsympathisch geschilderte Psychiater Ragin selbst der geistigen Erkrankung, wird zu einem Patienten seiner eigenen Anstalt. Ich-Auflösung bestimmt ebenfalls die Entwicklung von Dr. Rönne in einem Erzählzyklus von Gottfried Benn.
Während für den Arzt Dr. Boulbon in Prousts ›Auf der Suche nach der verlorenen Zeit‹ (1913/27) die Beziehung zwischen Patient und Arzt auf einer Gegenseitigkeit, auf einer Nähe zum Patienten beruhen sollte, die durch eigene Krankheitserfahrung gefördert werden kann[282], ist Sinn für das richtige Maß dagegen das höchste Ideal des Arztes Sir William Bradshaw in Virginia Woolfs ›Mrs. Dalloway‹ (1925): »Nackt, wehrlos erhielten die Erschöpften, die Freundlosen den Stempel von Sir Williams Willen aufgedrückt. Er stürzte sich auf sie; er verschlang sie. Er ließ Leute in eine geschlossene Anstalt bringen. Es war diese Verbindung von Entschlußkraft und Menschlichkeit, was Sir William bei den Verwandten seiner Opfer so ungemein beliebt machte«[283]. Mrs. Dalloway, obwohl sie Bradshaw für einen fähigen und angesehenen Arzt hält, empfindet, »daß man, wenn man unglücklich wäre, nicht gerne Sir William vor die Augen käme. Nein, nicht diesem Menschen«[284].
Die ›Reise ans Ende der Nacht‹ (1932) des Arztes und Schriftstellers Céline führt in die Welt des Krieges mit ihren somatischen wie psychischen Krisen und Krankheiten. Um den Geisteskranken Mut zu machen, läßt der Chefarzt Professor Bestombes mit den schönen Augen »eine sehr komplizierte Apparatur funkelnder Elektrizitätsmaschinen einrichten«[285], deren Schlägen sich die Patienten in regelmäßigen Abständen zu unterwerfen haben. Bestombes arbeitet an einer Kriegspsychologie, die auch frühere Beobachtungen des Verhaltens von Soldaten im Kriege aufgreifen soll; eine spezifische Phase der Erkrankung habe um 1900 bereits den plastischen Namen »befrei-

ende Denkdiarrhöe«[286] erhalten. Ein eindrucksvolles Beispiel eines Psychiaters und seiner Einstellung zur Psychiatrie und dem psychisch Kranken entwirft Musil mit Dr. Friedenthal im ›Mann ohne Eigenschaften‹ (1930/43); dieser Psychiater hält seine Disziplin für eine »halb künstlerische Wissenschaft«[287]. Psychiatrische Institution und Krankenpfleger werden von Beckett in ›Murphy‹ (1938) dargestellt. Die Diskrepanz zwischen medikamentöser Therapie, Elektroschock und geistiger Erfahrung des Kranken bestimmt Doris Lessings ›Anweisung für einen Abstieg zur Hölle‹ (1971). Die Hauptperson von Walker Percys Roman ›Liebe in Ruinen‹ (1971) ist ebenfalls Psychiater, der zugleich Patient ist und deshalb in der Wahl seiner Patienten nicht wählerisch sein kann: »Nicht, daß ich viel Geld verdiene. Vernünftige Leute haben schließlich nicht viel übrig für einen Arzt, der während der Sprechstunden Toddies trinkt. Folglich muß ich alle möglichen Patienten nehmen, nicht bloß Leute mit Grauen und Depressionen, sondern Leute mit Darmbeschwerden, Rauschgifttypen mit Beriberi und Hepatitis; Bantus, die von Bullen zusammengeschossen worden sind, Bullen, die von Bantus zusammengeschossen worden sind«[288].

Die Beziehung zwischen Arzt und Patient im literarischen Kunstwerk wird vom wissenschaftlichen Fortschritt und soziokulturellen Wandel beeinflußt. Einer professionellen Distanz zwischen Arzt und Patient werden in der Literatur existentielle Verbundenheit, Freundschaft und Liebe, aber auch Haß und Zerstörungslust gegenübergestellt. Der Arzt Dick Diver in Fitzgeralds ›Zärtlich ist die Nacht‹ (1934, ²1948) heiratet seine schizophrene Patientin Nicole Warren; ihre Genesung läuft seinem beruflichen Niedergang und persönlichen Verfall allerdings parallel. Nicht gescheitert ist dagegen die eheliche Verbindung zwischen Psychiater und Patientin in Augustins ›Raumlicht‹ (1976); Grenzen der Zuwendung zeichnet aber auch hier der ironische Schlußsatz: »Man ahnte, ich habe meine Patientin geheiratet, anders wäre es nicht gegangen. Außerdem ist das sicherlich der Mindesteinsatz, den der Psychiater leisten sollte. Glaube ich«[289]. Diese Therapie kann nur wenigen Patienten geboten werden.

## 6.5 Perspektiven

> *Ich habe mich mein ganzes Leben lang mit Naturwissenschaften und Medizin befaßt, und ich hatte keine Zeit, mich für die Künste zu interessieren.*
>
> A. P. Čechov, Flattergeist, 1892

Geisteskrankheit ist ein verbreitetes Thema Literatur, an ihm lassen sich die drei Grundfunktionen der Beziehung von Medizin und Literatur besonders sinnvoll nachvollziehen. Die Beachtung des psychisch Kranken und seiner Krankheit sowie des Psychiaters und der psychiatrischen Institution, kann das Verständnis von Thema und Struktur des literarischen Kunstwerkes fördern. Neben dieser ›literarischen Funktion‹ der Psychiatrie bietet Literatur umgekehrt einen Weg zum Verständnis des psychisch leidenden Menschen – sie läßt gängige Einstellungen gegenüber der Geisteskrankheit, Gegenwartsängste und Zukunftshoffnungen erkennen, entwickelt Anregungen für die Psychiatrie in Forschung, Lehre und Praxis. Viele Psychiater haben diese ›wissenschaftliche Funktion‹ der Literatur anerkannt, auch wenn sie mit Recht wiederholt auf Grenzen und Gefahren hinwiesen. Schließlich kommt dem literarischen Kunstwerk über Psychiatrie und Literatur hinaus noch eine weitere wesentliche Aufgabe zu: am Geisteskranken und der Psychiatrie, wie sie von der Literatur geschildert werden, können anthropologische Grundformen der Not und Hilfe begriffen, kann über die Nähe von Gesundheit und Krankheit sowie über die allgemeine Solidarität unter den Menschen nachgedacht werden. Diese ›genuine Funktion‹ der Literatur besitzt Gültigkeit für alle Menschen, für das öffentliche Bewußtsein und nicht nur für den Psychiater oder Literaturwissenschaftler.

Eine Reihe von allgemeinen Fragen erweist sich neben zahlreichen Detailproblemen für zukünftige Forschungen einer Literarisierung der Psychiatrie als besonders wichtig:

1. Konzepte der Geisteskrankheit in der Literatur – differenziert nach Ätiologie, Phänomenologie, individuellem und sozialem Hintergrund, Sinn und Funktion der Krankheit
2. Selbst- und Fremdbilder des Geisteskranken in der Literatur
3. Selbst- und Fremdbilder des Psychiaters in der Literatur
4. literarisierte Therapiemethoden (Diät, Medikament, Chirurgie), unter ihnen auch Prävention und Rehabilitation

5. literarisierte Psychiatrie als Wissenschaft (Tatsachen, Methoden, Theorien) und Institution
6. Möglichkeiten und Grenzen der Literarisierung von Geisteskrankheit und Psychiatrie

Die historische Entwicklung der literarischen Rezeption der Psychiatrie muß mit dem geschichtlichen Wandel von Medizin und Psychiatrie sowie den sozialkulturellen Veränderungen in Beziehung gesetzt werden. Bei aller Vielfalt und allem Wechsel tauchen kategorial ähnliche Momente immer wieder auf; geistige Erkrankung wird bleibend, wenn auch abweichend akzentuiert, auf organische, psychische oder soziale Faktoren zurückgeführt, die monokausal verabsolutiert oder multifaktoriell miteinander verbunden werden können. Aufschlußreich ist der Vergleich von Antike, Mittelalter und Neuzeit, ebenso fruchtbar ist die Gegenüberstellung von Lyrik, Drama und Prosa. Obwohl von Psychiatern die Bedeutung der literarischen Darstellung der Geisteskrankheit – bei allen Einschränkungen und Warnungen – häufig anerkannt wurde, bleibt es die Aufgabe noch vieler weiterer Studien, die tatsächliche Resonanz der Literatur in der wissenschaftlichen Medizin und therapeutischen Praxis zu erforschen. Die Wege der Aufnahme und Wirkung sind allerdings oft verwickelt – über die Literatur können öffentliche Einstellungen und Haltungen verändert werden, denen auch der einzelne Psychiater in seinem Denken und Tun ausgesetzt ist. Der Einfluß muß aber nicht direkt vom Kunstwerk ausgehen, die Realität der therapeutischen Praxis ist ebenfalls von der Gesellschaft abhängig, wird von Politikern, die sich von literarischen Werken oder ihrem Niederschlag im öffentlichen Denken anregen lassen, auf spezifische Weise gefördert.
Das Interesse der Gegenwart an der Geisteskrankheit ist groß, in der Öffentlichkeit, bei Künstlern und bei den Angehörigen der Kranken. Immer wieder muß die Grundfrage geprüft werden, wo die Grenzen und Möglichkeiten der Literatur liegen, wie realistisch Literatur individuelle Empfindungen und allgemeine Auffassungen wiederzugeben vermag, wie angemessen in der Typisierung, wie weitsichtig oder auch einseitig. Kunst ist nicht Wissenschaft und ebenso nicht die unmittelbare Realität des Kranken, mögen diese Abgrenzungen in der Gegenwart auch relativ geworden sein.
Die Erzählungen der Neuzeit sind vielfältig in ihren Darstellungen und Deutungen des psychischen Krankseins, der Beziehung zwischen Psychiater und Patient, der sozialen Hintergründe und Reaktionen, der Formen der Thera-

pie und des individuellen Selbstverständnisses des Patienten wie des Psychiaters. Die Definitionen der Geisteskrankheit sind auch in der Wissenschaft nicht einheitlich; nur mit Einschränkung und Vorsicht lassen sich allgemeine Aussagen über die Bedeutung der Geisteskrankheit für den einzelnen Kranken, für seine Umgebung, für die Gesellschaft und Kultur machen. Engagement muß sich mit kritischer Skepsis verbinden, Generalisierung mit Differenzierung. Die literarische Wiedergabe der Geisteskrankheit wird nicht zuletzt zu einem Dokument der menschlichen Fähigkeit, abweichende Wirklichkeit ertragen und ihr einen humanen Sinn geben zu können.

## 7 SEXUALPATHOLOGIE

*Aber stets wird das Merkmal des großen Dichters sein, daß er einen Typus hervorbringt, der alle Erfahrung überschreitet und durch welchen wir doch die gemeinen Erfahrungen besser begreifen und sie näher an unser Herz heranziehen.*

W. Dilthey, Dichterische Einbildungskraft und Wahnsinn, 1886

Sexualpathologie und Sittlichkeitsdelinquenz begleiten den Menschen von Beginn seiner Geschichte bis in die Gegenwart. Sagen, Märchen und Mythen bei allen Völkern, Bibel und andere religiöse Grundschriften, Gesetzestexte bereits der frühen Hochkulturen, zahlreiche Werke der Kunst, der Malerei wie der Literatur sind eindrucksvolle Zeugnisse ihrer ubiquitären Natur.
Darstellungen homoerotischer Beziehungen finden sich durchgängig bei griechischen und römischen Autoren, ebenfalls immer wieder in der Neuzeit, bei Diderot, Choderlos de Laclos, de Sade, Balzac, Gautier, Zola, Whitman, Wedekind, Gide, Proust, Mann, Woolf, Genet, Bachmann. Inzest verbindet Kronos und Rhea, Zeus und Hera, Isis und Osiris, Lot und seine Töchter; Inzest ist Thema von Märchen und antiken Dramen über Ödipus und Phädra, von Fabeln und Legenden des Mittelalters; die Neuzeit setzt diese Tradition fort mit Tasso, Marlowe, Calderon, Corneille, Racine, Goethe, Schiller, Chateaubriand, Shelley, Byron, Hoffmann, Stendhal, Grillparzer, d'Annunzio, Schnitzler, Hauptmann, Mann, Werfel, Musil, Faulkner, Moravia, Frisch.
Märchen verschiedenster Völker enthalten sexuelle Beziehungen zwischen Mensch und Tier, auch im Alten Testament wird dieses Thema behandelt. Berühmt sind die griechischen Mythen von Leda und dem Schwan oder Europa und dem Stier; Euripides, Ovid, Martial, Lukian, Juvenal gehen auf die Zoophilie ein, ebenso taucht dieses Motiv in Gestaltungen des Melusinen- und Undinenstoffes auf, wie auch in Werken von Brantôme, Shakespeare, de Sade, Balzac, Flaubert, Huysmans, d'Annunzio.
Immer wieder werden auch Pädophilie, Exhibitionismus, Vergewaltigung, Sexualmord, Nekrophilie, Ehebruch, Bigamie, Prostitution, Kuppelei, Zuhälterei und Verbreitung obszöner Schriften literarisiert wie ebenfalls sexualpathologisches Verhalten, das nicht von Gesetzen verboten wird. Die Kreise der Ethik und des Rechts überschneiden sich, sind aber nicht identisch. Die Begriffe Sadismus und Masochismus gehen auf die Schriftsteller Sade und

## 7 Sexualpathologie

Sacher-Masoch zurück; was sie bezeichnen, wird in der Literatur jedoch bereits vor ihrer begrifflichen Fixierung häufig dargestellt.

Das Unrechtsempfinden wandelt sich im Laufe der Zeiten, das Strafrecht folgt diesen Wandlungen und entläßt bislang verfolgte Verhaltensweisen aus dem Bereich der Justiz. Auch das reale Verhalten selbst ändert sich quantitativ wie qualitativ. Darüber hinaus kommt es zu Abweichungen in den verschiedenen Kulturen und einzelnen Ländern; bestimmte sexuelle Handlungen werden in manchen Ländern als Verbrechen bezeichnet, für die sich in anderen Ländern der Staat nicht interessiert. Strafrecht und moralisch-sittliches Bewußtsein sind in ihrem historischen Wandel bei allen Wechselbeziehungen und Konvergenzen vom realen Verhalten und seinen Veränderungen zu unterscheiden.

Sexualpathologie und Sittlichkeitsdelinquenz sind ebenfalls nicht identisch; allgemeines Sittlichkeitsempfinden und Jurisprudenz stehen aber in einem Zusammenhang. In der Vergangenheit und nicht erst in der Gegenwart wird von Sittlichkeitsverbrechen gesprochen: ›attentats aux mœurs‹, ›delitti contra la moralità pubblica‹ sind Wendungen der romanischen Sprachen. Geschlechtlichkeit und allgemeine Sittlichkeit werden in eine Verbindung gebracht, die bis heute nicht gänzlich auseinandergefallen ist. Was in dieser Studie zwar immer wieder, aber insgesamt doch eher am Rande beachtet wird, soll in diesem Kapitel stärker in den Vordergrund treten: das Verhältnis zwischen Wissenschaft und Literatur. Eine übergreifende Untersuchung dieser Thematik liegt noch nicht vor; auch hier kann nur auf einige Aspekte eingegangen werden.[290]

Der Blick ist vor allem auf die zweite Hälfte des 19. Jahrhunderts gerichtet; mit dem Ende von Klassik und Romantik erfolgt eine Zäsur für die Entwicklung von Wissenschaft und Literatur; das trifft besonders für Deutschland zu. Übergänge charakterisieren aber auch diese Epochengrenze; Balzac gehört zur Romantik wie zum Realismus. Freud entwickelt um 1900 eine neue Perspektive zum Verständnis des sexuellen Verhaltens. Die wissenschaftliche Auseinandersetzung mit der Sexualität wird überhaupt in jenen Jahren auf eine neue Grundlage gestellt; den Ausdruck ›Sexualwissenschaft‹ prägt 1906 Ivan Bloch; 1914 erscheint der erste Jahrgang der ›Zeitschrift für Sexualwissenschaft und Sexualpolitik‹. Wissenschaftliche Reaktionen auf Realismus, Naturalismus und Symbolismus bringen auch in der Literatur neue Strömungen hervor. Wissenschaftsgeschichte und Literaturentwicklung zeigen manche Übereinstimmungen. Parallelität muß aber nicht immer auf wechselseitige Beeinflussung zurückgehen. Immanente Dynamik und eigene Traditionen sind im Verhältnis von Literatur und Wissenschaft stets ebenfalls zu beachten.

## 7.1 Wissenschaftliche Analysen

> *Ratio non potest pendere extrinsecus ex rerum circumstantia; nam in omnibus populis, in diversis regionibus, variis vitae temporibus, ab antiquissimo aevo usque ad hodiernum tempus, diversissimo vitae genere, hoc vitium occurrit, paucique sunt homines, qui ab hoc malo prorsus immunes reperiantur.*
>
> H. Kaan, Psychopathia sexualis, 1844

Sittlichkeitsverbrechen und sexualpathologisches Verhalten werden im 19. Jahrhundert empirisch und theoretisch untersucht. Verschiedene Sittlichkeitsverbrechen gelten als sexualpathologisch, andere fallen nicht in diesen Bereich, umgekehrt wird nicht jedes sexualpathologische Verhalten für ein Sittlichkeitsverbrechen erklärt. Schließlich wird nicht jedes Verbrechen, dem ein sexuelles Motiv zugrunde liegt oder zugrunde liegen kann, den Sittlichkeitsdelikten zugerechnet; letzteres trifft etwa für sadistische Körperverletzung oder Brandstiftung zu. Kriminologische und juristische Typologie weichen voneinander ab. Zur Sexualpathologie äußern sich nahezu alle Wissenschaften: Biologie, Medizin, Anthropologie, Jurisprudenz, Psychologie, Soziologie, Philosophie und Theologie. Der Ausdruck ›Kriminologie‹ ist eine Prägung des ausgehenden 19. Jahrhunderts, als selbständiges Fach mit entsprechender universitärer Institutionalisierung und entsprechenden Publikationsorganen kann sich diese Disziplin aber erst im 20. Jahrhundert etablieren. Die wissenschaftlichen Auseinandersetzungen mit der Sexualpathologie während des 19. Jahrhunderts sind von dieser disziplinären Vielfalt zutiefst abhängig.[291]
Die zweite Hälfte des 19. Jahrhunderts wird von einer Reihe unterschiedlicher und auch gegensätzlicher Richtungen bestimmt; anthropologisch-biologische Auffassungen stehen sozioökonomischen Ansätzen gegenüber, zugleich gibt es die Erklärungen der seit dem 18. Jahrhundert existierenden Kriminalpsychologie. Die Psychiatrie weist ihrerseits auf Zusammenhänge von Geisteskrankheit und Kriminalität hin. Die Forscher der zweiten Hälfte des 19. Jahrhunderts verstehen sich insgesamt als einen Neubeginn; die Leistun-

gen der Vergangenheit werden mit Skepsis beurteilt. Casper kritisiert 1852 in seiner Studie über Notzucht und Päderastie, daß in früheren Arbeiten ohne eigene Erfahrungen nur die Irrtümer von Paul Zacchias abgeschrieben worden seien.[292] Tardieu will seinerseits auf zurückliegende Studien verzichten, die »statt der praktischen Beobachtung und der Analyse von Thatsachen sehr gewöhnlich nur Theorien und doctrinelle Erörterungen«[293] enthielten. Sexualwissenschaftliche und vor allem sexualpathologische Forschung ist im 19. Jahrhundert keine Selbstverständlichkeit, die Forscher fühlen sich selbst verpflichtet, ihr wissenschaftliches Interesse zu legitimieren und in ihren Publikationen Zurückhaltung zu üben. Der Ausschluß der Öffentlichkeit bei Sittlichkeitsprozessen findet seine Entsprechung in der Wissenschaft; die Erforschung der Sexualität bleibt nicht unberührt von etablierten Moralvorstellungen. Die Freiheit der Wissenschaft und der Literatur wird wiederholt im 19. Jahrhundert in Frage gestellt. Parent-Duchâtelet (1836) berichtet, daß er mit der Untersuchung über die Prostitution in Paris auf Unverständnis und Abneigung selbst der aufgeklärtesten Personen gestoßen sei – er selber habe diesen »Excès de délicatesse«[294] allerdings nicht begreifen können. Kaan veröffentlicht seine ›Psychopathia sexualis‹ (1844) bewußt in lateinischer Sprache: »Concinnavi opusculum lingua latina; quia antea quam utilitas et bonitas rei probata sit, rem tam lubricam in vulgus dispergere nimis periculosum duco, ideoque in usum eruditorum scribere malo«[295]. Den Wissenschaftlern fällt die wissenschaftliche Objektivität nicht leicht, Casper (1852) will sich nicht ohne »physischen und moralischen Ekel«[296] an die wissenschaftliche Darstellung von Sittlichkeitsdelikten begeben haben können.
Tardieu weiß ebenfalls, daß er sich in seiner grundlegenden ›Étude médico légale sur les attentats aux moeurs‹ von 1857 mit Erscheinungen beschäftigt hat, bei denen »das Zartgefühl und das Schaamgefühl ganz in den Hintergrund treten müssen«[297]. Lange habe er gezögert, »das garstige Gemälde der Päderastie«[298] in seine Untersuchung aufzunehmen. Wer den Menschen erforschen wolle, dürfe sich aber von nichts abschrecken lassen, der Wissenschaft müsse, alles zu untersuchen und alles zu sagen, was sie für notwendig halte, erlaubt sein. Immer wieder schränkt sich Tardieu in seiner Darstellung jedoch ein, gelegentlich wechselt auch er in die lateinische Sprache über. Die gesamte Arbeit ist von moralischen Urteilen durchdrungen. Krafft-Ebing wiederholt im Vorwort zu seiner ›Psychopathia sexualis‹ (1886) diese Reflexionen von Tardieu und betont, sich stets um termini technici bemüht zu haben, besonders anstößige Phänomene habe er ebenfalls lieber in lateini-

scher Sprache vorgetragen; auch hier verbinden sich moralische Wertungen mit der wissenschaftlichen Deskription und Analyse. Zurückhaltung und Restriktionen dieser Art werden im Übergang zum 20. Jahrhundert aufgegeben. Abnormität und Normalität verändern sich im Lichte der Wissenschaft, das Abnorme wird trivialisiert, das Normale problematisiert.
Sachlicher Umfang, Systematik und Terminologie der Sittlichkeitsverbrechen schwanken im 19. Jahrhundert. Die gesetzlichen Bestimmungen über Tatbestand und geschütztes Rechtsgut, gesetzgeberische und rechtsphilosophische Motivation der Ahndung, Bestrafung und Strafhöhe sind in den einzelnen Ländern Europas nicht einheitlich. Diese Umstände stellen jeden Rechtsvergleich vor große Schwierigkeiten.[299] Insgesamt hat die Aufklärung bereits wichtige neue Impulse ausgelöst, die sich in veränderten Gesetzgebungen niederschlugen. In verschiedenen Ländern Europas werden bestimmte sexuelle Handlungen nicht bestraft, die in anderen Ländern als Delikte gelten, der Inzest nicht oder nicht in allen Formen in Frankreich, Belgien, Holland, Griechenland, Italien, Spanien, Portugal und England; sexuelle Beziehungen zwischen Männern gelten in Holland nicht als ein Delikt, in romanischen Ländern ebenfalls nicht in jeder Form. Die nichtqualifizierte weibliche Homosexualität wird nur in ganz wenigen Ländern für ein Verbrechen erklärt.
Die Verbreitung unzüchtiger Schriften wird ebenfalls für ein Delikt gehalten. Von verschiedenen Schriftstellern werden gereinigte Ausgaben hergestellt. 1818 veröffentlicht der Arzt Thomas Bowdler einen ›familiy-Shakespeare‹; ›bowdlerizing‹ wird zu einem bekannten Terminus der Zeit. Romantische und realistische Autoren stoßen mit ihren Werken auf Widerstand, der nicht nur von staatlicher, sondern auch von privater Seite ausgeht.[300] ›Antivice societies‹ und Leihbibliotheken üben eine Zensurrolle aus. 1857 wird in England der ›Obscene Publications Act‹ verabschiedet. Zola erscheint purifiziert in England; sein Roman ›Erde‹ (1887) bringt den Verleger Vizetelly ins Gefängnis. ›Madame Bovary‹ (1856) führt zu einem Prozeß; Flaubert wird von der Anklage der ›outrage aux bonnes mœurs‹ freigesprochen. Nicht freigesprochen wird dagegen Baudelaire 1857 in einem Prozeß über die ›Fleurs du Mal‹; der Poet muß auf 6 Gedichte verzichten, die 1868 in Brüssel erscheinen. Noch im Jahr des Erscheinens (1874) untersagt die Justiz Barbey d'Aurévilly den Druck der ›Diaboliques‹. Schriftsteller vor allem Englands und Amerikas führen von sich aus eine Zensur durch. Zurückhaltung zeigen auch deutsche Schriftsteller des Realismus in der Wiedergabe von Sexualpa-

## 7 Sexualpathologie

thologie und Sittlichkeitsdelinquenz. Die Verhältnisse in Deutschland entsprechen denen anderer europäischer Länder, sind im ganzen sogar etwas freizügiger.

Die Sittlichkeitsdelikte werden von der Wissenschaft unterschiedlich klassifiziert und typisiert; Tardieu (1857) unterscheidet drei Gruppen:

a) öffentliche Verletzung des Schamgefühls
b) Notzucht und Angriffe auf die Scham
c) Päderastie und Sodomie[301]

Unter Sodomie versteht Tardieu widernatürliche Sexualkontakte zwischen zwei Individuen, wobei das Geschlecht keine Rolle spielt. Sodomie bedeutet seit dem 19. Jahrhundert nach einer seit der Antike üblichen Gleichsetzung mit Homosexualität und überhaupt sexualabnormen Verhalten im allgemeinen sexuelle Vereinigung von Mensch und Tier; hierfür wird auch noch der alte Ausdruck ›Bestialität‹ verwandt. »Species harum aberrationum sunt sat numerosae, ast vulgatissimae sunt: onania sive masturbatio; puerorum amor (?); amor lesbicus; violatio cadaverum; concubitus cum animalibus; expletio libidinis cum statuis«[302], führt Kaan aus. Lesbische Liebe steht bei Kaan für Homoerotik (vel inter viros vel inter feminas). Die Erscheinungen des Sadismus und Masochismus werden von ihm ebenfalls beachtet wie auch der Fetischismus. Von Ball wird die folgende Einteilung der ›folie érotique‹ vorgeschlagen:

a) Érotomanie ou folie de l'amour chaste
b) Excitation sexuelle
  1. Forme aphrodisiaque
  2. Forme obscène
  3. Forme hallucinatoire
  4. Satyriasis ou nymphomanie
c) Perversion sexuelle
  1. Sanguinaires
  2. Nécrophiles
  3. Pédérastes
  4. Intervertes[303]

Krafft-Ebing behandelt als Sittlichkeitsdelikte auf krankhafter Basis: 1) Notzucht und Lustmord, 2) Unzucht, 3) Sodomie, 4) Päderastie, 5) Amor lesbicus, 6) Nekrophilie, 7) Inzest, 8) Unsittliche Handlungen mit

Pflegebefohlenen.³⁰⁴ Nicht immer müssen nach v. Krafft-Ebing aber Sittlichkeitsdelikte in krankhaften Voraussetzungen ihren Grund haben.
Ein weiteres Interesse der Forschung gilt der Häufigkeit des sexualdevianten Verhaltens; Aussagen dieser Art sind immer problematisch, sie zeigen manchmal nicht mehr als einen Wandel in der publizistischen Aufmerksamkeit, der Meldungen oder juristischen Reaktion an; aber auch dieser Wandel ist aufschlußreich. Inzest soll im Rokoko³⁰⁵ zugenommen haben, von juristischen Reaktionen auf Transvestitismus wird seit dem ausgehenden 18. Jahrhundert berichtet.³⁰⁶ Prostitution soll sich im 19. Jahrhundert beachtlich ausgebreitet haben wie ebenfalls Onanie und Vergewaltigung.³⁰⁷
Im 19. Jahrhundert wird das Verbrechen bereits statistisch erforscht. Für diese Richtung stehen repräsentativ die Forscher Quetelet und Guerry.³⁰⁸ Die ›Moralstatistik‹ v. Oettingens (1868/73) enthält auch Zahlen zur Sittlichkeitsdelinquenz. Schon in jener Zeit wird aber die begrenzte Aussagekraft dieser Daten über das wirkliche Vorkommen von Verbrechen und ihren Zusammenhang mit Alter, Familienstand, Religion, Beruf und Wohnort unterstrichen.³⁰⁹ Eine umfassende Kriminalstatistik für Deutschland beginnt erst ab 1882 zu erscheinen, andere Länder wie zum Beispiel Frankreich und England gehen in dieser Hinsicht Deutschland voran. Diese allgemeinen Statistiken geben mit ihrer undifferenzierten Einteilung der Delikte nur beschränkte Hinweise auf das reale Vorkommen der Sittlichkeitsverbrechen.
Eine Vielzahl von statistischen und soziologischen Detailstudien werden veröffentlicht. Villermé veröffentlicht Zahlen über das gesteigerte Vorkommen von Notzucht in den Monaten Mai, Juni und Juli³¹⁰. Parent-Duchâtelets Untersuchung über die Prostitution in Paris im ersten Drittel des 19. Jahrhunderts enthält neben statistischen Angaben Beobachtungen medizinischer, psychiatrischer und soziologischer Art. Prostitution ist für diesen Forscher nicht auszurotten; sie gehört – und hier denkt Parent-Duchâtelet in der Tradition von Augustinus und Thomas von Aquin – zum Menschen wie Kloaken und Abdeckereien; das soll nach ihm die Versuche aber nicht einschränken, ihre Häufigkeit und ihre gefährlichen Auswirkungen zu verringern. Tardieu behandelt in seiner ›Étude médico-légale‹ neben der Frequenz auch die örtliche und jahreszeitliche Verteilung der Sittlichkeitsdelikte und ihre Abhängigkeit von Geschlecht und Alter. Unter den Verbrechen gegen die Person hätten jene am stärksten in den Jahren 1826–1850 zugenommen, die »zur Notzucht und zu den gewaltthätigen und gewaltlosen Angriffen auf

die Schaam zählen«.³¹¹ Besonders belastet seien die Sommermonate und als Opfer das kindliche Alter. Ferri untersucht 1882 ebenfalls die jahreszeitliche Verteilung der Verbrechen; vor allem bei den Unzuchtsverbrechen fällt ihm die Abhängigkeit von der Temperatur auf, Höhepunkt dieser Delikte sei der Juni.³¹² Zur Verbreitung geisteskranker Sittlichkeitsverbrecher enthalten diese statistischen Berichte keinerlei Hinweise, da diese Handlungen unter den § 51 fallen und nicht als Verbrechen in die Statistiken eingehen. Grundsätzlich wird zwischen verbrecherischen Geisteskranken und geisteskranken Verbrechern unterschieden, bei jenen soll das Verbrechen aus der Krankheit entstehen und bei diesen die Erkrankung der Tat oder Inhaftierung folgen. Manche quantitativen Angaben lassen sich psychiatrischen Studien entnehmen, die den Anteil von Sittlichkeitstätern unter Geisteskranken untersuchen.

Studien zu einzelnen Sittlichkeitsdelikten und sexualpathologischen Verhaltensweisen werden im 19. Jahrhundert neben den übergreifenden Darstellungen von Kaan (1844), Tardieu (1857), Westphal (1870), Moreau (1880), Tarnowsky (1886), v. Krafft-Ebing (1886), Moll (1891) und Thoinot (1898) mehrfach veröffentlicht. Parent-Duchâtelets Pariser Prostitutionsuntersuchung (1836) wurde bereits erwähnt, ebenso Casper mit seiner gerichtsmedizinischen Arbeit über Notzucht und Päderastie (1852); weitere Studien zur Prostitution erscheinen im letzten Drittel des vorigen Jahrhunderts von Schrank (1886), Tarnowsky (1889), Hirsch (1897) und Ströhmberg (1899). Sittlichkeitsdelikte behandelt auch Casper in den ›Klinischen Novellen‹ (1863), die kein Werk der Belletristik darstellen. Falk diskutiert an einem konkreten Fall das Verhältnis von Geisteskrankheit und Inzest (1877); dieses Verhältnis analysiert auch Legrand du Saulle unter Einbeziehung anderer ›perversions génésiques‹ (1876). Lasègue führte den Begriff des Exhibitionismus (1877) ein; Kirn berichtet über Unzucht mit Kindern und Homosexualität (1882/83), Kleinwächter über ›Sexuelle Verirrungen als Folgen religiös-socialer Experimente‹ (1885), Binet über ›Le fétichisme dans l'amour‹ (1887); Lombroso erörtert die Beziehungen von Geschlechtstrieb und Verbrechen (1882), Durkheim geht der soziologischen Seite des Inzests nach (1896/97). Viele weitere Beiträge könnten angeführt werden.

Phänomenologie und unmittelbare Begleitumstände der Sittlichkeitsdelikte und sexualpathologischen Handlungen finden in der zweiten Hälfte des 19. Jahrhunderts intensive Beachtung. Bei Sittlichkeitsdelikten setzt die juristische Verurteilung auch spezifische Kenntnisse der Erscheinungen und

Hintergründe voraus. Viele Beobachtungen enthalten deshalb die gerichtsmedizinischen Schriften. Ein gutes Beispiel ist Friedreichs ›Handbuch der gerichtsärztlichen Praxis‹ (1843/44). Moralische Perspektive und tradierte Topoi bestimmen aber nicht selten noch den Blickwinkel dieser Beiträge. Der Verlaufscharakter der Kriminalität wird bereits im 19. Jahrhundert hervorgehoben, der Verlauf während des individuellen Lebens im Zusammenhang mit anderen Delikten, der Verlauf in Beziehung auf die Menschheitsgeschichte.[313] Die Verlaufsperspektive liegt vor allem bei der Sexualität nahe, deren Abhängigkeit vom Alter seit der Antike wiederholt beobachtet wurde.

Die Ursachen der Sittlichkeitsverbrechen werden für recht unterschiedlich gehalten; auch für dieselbe Deliktart stimmen die Auffassungen keineswegs überein. Schwerpunkte, Richtungswechsel und empirischer Wissensfortschritt lassen sich erkennen. Unter der schlichten Alternative von Anlage und Umwelt kann die historische Entwicklung der wissenschaftlichen Theorien zur Sexualpathologie nicht beschrieben werden. Die statistischen Beobachtungen des 19. Jahrhunderts berücksichtigen bereits Zusammenhänge zwischen Sittlichkeitsverbrechen und Jahreszeit, Alter, Geschlecht, Geographie, Rasse, Familienstand, wirtschaftlicher und sozialer Lage, Alkohol, Ausbildungs- und Berufssituation wie Religion. Die Ansätze jener Zeit werden von multifaktoriellem und weniger monokausalem Denken bestimmt. Neben der Vererbung werden auch soziale und kulturelle Faktoren berücksichtigt und für einflußreich gehalten. Abweichendes Sexualverhalten kann als angeboren oder erworben gelten, mittelbar oder unmittelbar können hygienische Bedingungen, Diätfehler, Kleidungssitten, falsche Erziehung und soziale Verhältnisse für die Sexualdevianz verantwortlich gemacht werden. Inzestscheu wird von manchen Forschern für angeboren gehalten, andere führen diese auf Erziehung und soziale Umstände zurück.

Veranlagung gilt im 19. Jahrhundert aber als eine wichtige Voraussetzung der Sittlichkeitsverbrechen. Geistige Erkrankung, Trunksucht, Epilepsie sollen wesentliche Ursachen sein. Die empirischen Beobachtungen werden wiederholt allerdings auch für noch recht unzulänglich erklärt. Lavaters Lehre der Physiognomien und Galls Phrenologie stehen hinter den biologisch-medizinischen Vorstellungen über Verbrechen und Sittlichkeitsdelikte. Bereits Gall hat Schädel von Verbrechern untersucht und anatomisch-physiologische Zusammenhänge zwischen Schädelform, Gehirn und Delinquenz nachzuweisen gesucht. Die Phrenologie beeinflußt die Psychiatrie der Zeit; nicht die

Genitalorgane, sondern das Gehirn soll Sitz sexualpathologischen Verhaltens sein.[314]

Zentral wird der Begriff der ›moral insanity‹; diesen Begriff entwickelt Prichard (1835), er hat aber bereits Vorläufer und Vorstufen, die über Pinel ins 18. Jahrhundert zurückreichen. Bei der ›moralischen Krankheit‹ oder ›folie morale‹ sollen Teile des Bewußtseins deformiert sein, nicht aber die Intelligenz. Verbrechen und lasterhafte Neigungen gelten als Ausdruck dieser psychischen Abnormität. Die partielle Störung läßt das Individuum für seine Handlungen verantwortlich sein. Externe Bedingungen sollen den Ausbruch dieser Krankheit verursacht haben können, ihre Prognose hält Prichard für ungünstig. Moralische Krankheit soll in der Anlage begründet sein, soll auch in der Oberschicht vorkommen und allgemein mit Kriminalität, vor allem aber mit Sittlichkeitsdelinquenz verbunden sein können. Moralischer Schwachsinn muß sich nach Auffassung der Zeit aber nicht unbedingt in Delikten äußern; v. Krafft-Ebing, der den Standpunkt der ausschließlich ethischen Anomalie nicht teilt, sondern immer auch andere psychische Einschränkungen vorliegen sieht, hält moralischen Schwachsinn für eine Verkümmerung der geistig-sittlichen Vermögen: »damit erhebt sich das Individuum nicht zur Höhe eines selbständigen Charakters mit klarer Einsicht in den Werth, die Bedeutung und Pflichten des individuellen Lebens in der Gemeinschaft«[315].

Der Begriff der ›moral insanity‹ wird mit dem Degenerationsgedanken der Zeit verbunden, einem weiteren wesentlichen Ansatz zur Interpretation der Sittlichkeitsdelikte, der vor allem auf Morel (1857) zurückgeht[316]. Maudsley spricht von ›moral degeneracy‹.[317] Krankheit und Entartung werden als Abfall von einem ›type primitif‹ verstanden, sie sollen die Voraussetzung von Sittlichkeitsdelikten und sexualpathologischem Verhalten sein können. Keineswegs wird Degeneration aber schlechthin mit Kriminalität identifiziert. Magnan und Legrain sehen in der Nachfolge Darwins die Möglichkeit der Höherentwicklung und zugleich in den ›perversions sexuelles‹ die Tatsache der Degeneration.[318] Krafft-Ebing verbindet ebenfalls physische wie psychische Krankheiten und Abweichungen mit Degeneration.

Die weitere Entwicklung läßt sich als kontinuierliche Einschränkung des Degenerationsgedankens bei gleichzeitiger Ausdehnung sozialer Gesichtspunkte interpretieren.[319] Krafft-Ebings ›Psychopathia sexualis‹ aus dem Jahre 1886 folgt der ›Psychopathia sexualis‹ von Kaan 1844; auch dieser Arbeit sind schon manche sexualpathologische Beobachtungen und theoreti-

sche Überlegungen vorausgegangen, Beiträge vor allem der romantischen Medizin. Die Zunahme der Sittlichkeitsdelikte in der Gegenwart hängt nach v. Krafft-Ebing mit der vermehrten Nervosität der Moderne zusammen, »insofern sie neuropathisch belastete Individuen züchtet, die sexuelle Sphäre erregt, zu sexuellem Mißbrauch antreibt und bei fortbestehender Lüsternheit oder herabgeminderter Potenz zu perversen sexuellen Akten führt«.[320] Nicht alle Sittlichkeitsdelikte seien aber auf Krankheit zurückzuführen. Eine pathologische Grundlage will auch Kirn den Sittlichkeitsdelikten nicht grundsätzlich zubilligen, das hieße »anerkannten strafrechtlichen Beobachtungen geradezu in das Angesicht schlagen«[321], dennoch müsse im Prinzip ein psychiatrisches Gutachten erstellt werden, um hier Klarheit zu schaffen. Vor allem Delikte auf der Basis perverser Sexualtriebe gelten als Symptom von Geisteskrankheiten oder psychopathischer Disposition. Besonders eng soll die Verbindung zur Epilepsie sein. Sodomie wird mit Schwachsinn in Zusammenhang gebracht. Psychische Anomalien sollen in Geisteskrankheiten übergehen oder auch aus ihnen entstehen können; zwischen ›moral insanity‹ und Geisteskrankheit werden fließende Übergänge angenommen. Delinquenz kann in den Bereich der Krankheit wie der Abnormität fallen. Nach Maudsley, für den sich eine scharfe Grenze zwischen Kriminalität und Krankheit nicht ziehen läßt, können Geisteskrankheit und moralische Krankheit im Verlauf von Generationen einander ersetzen: »As insanity in one generation may produce an absence of moral sense in the next, so, conversely, absence or destruction of the moral sense in one generation may be followed by insanity in the next«[322].
Sittlichkeitsdelikte und überhaupt Kriminalität werden auch auf sogenannte ›Monomanien‹ zurückgeführt, das heißt auf partielle Störungen, und zwar eher des Willens als des Verstandes und Gemüts. Dieser Ansatz wird von Esquirol (1838) formuliert. Exhibitionismus kann nach Lasègue (1877) eine ›aliénation partielle‹ sein. Die Nähe zur ›moral insanity‹ ist offensichtlich, bei der Monomanie soll die Zurechnungsfähigkeit aber ausgeschlossen sein. Die Diskussionen um diese Begriffe fallen engagiert aus und sind vielfältig. Krafft-Ebing erklärt den Begriff der Monomanie als isolierte Erkrankung für wissenschaftlich überholt, unter der Manie werden von ihm auch Erotomanie, Satyriasis und Nymphomanie behandelt.[323] Geisteskranke sollen an gesteigertem Geschlechtstrieb leiden. Die Verhältnisse gelten bei den verschiedenen Sittlichkeitsdelikten als recht unterschiedlich. Liegen Geisteskrankheit und Geistesschwäche nicht vor, kann auch eine transitorische Seelenstö-

rung oder transitorische Störung des Bewußtseins angenommen werden.[324] Sexualabnormes Verhalten wird ebenfalls für Delikte verantwortlich gemacht, die phänomenologisch nicht in den Bereich der Sittlichkeit fallen; Brandstiftung soll eine solche Ursache haben können.

Einen weitreichenden und bis in unsere Zeit immer wieder diskutierten Einfluß gewinnt die kriminalanthropologische Schule von Cesare Lombroso. Zentral sind neben einer Vielzahl von Artikeln seine Monographien ›L'uomo delinquente‹ (1876) und ›La donna delinquente‹ (1893), die er mit Ferrero zusammen verfaßt. In dieser Schule erfahren die verschiedenen anthropologischen und biologisch-psychiatrischen Ansätze des 19. Jahrhunderts ihren Höhepunkt und ihre Integration. Naturwissenschaften, Evolutionslehre, Psychologie und Psychiatrie gehen eine Verbindung ein, Metaphysik und absolute Willensfreiheit werden abgelehnt. Ein spezifischer Typ des Kriminellen – der geborene Verbrecher (il delinquente nato) – ist nach Lombroso nicht krank, sondern ein Relikt früherer Entwicklungszustände, stellt einen Atavismus dar. Etwa ein Drittel der Verbrecher gehöre diesem Typ an. Bereits im Pflanzenreich und dann vor allem bei den Tieren gebe es Kriminalität, ebenso seien wichtige Übereinstimmungen zwischen Phylogenie und Ontogenie zu erkennen – das Kind entbehre des moralischen Sinns, es entspreche dem, »was die Irrenärzte einen moralisch Irrsinnigen, wir aber einen geborenen Verbrecher nennen«[325]. Das Kind zeige perverse Neigungen, die sich in jugendlichen und erwachsenen Sittlichkeitsdelikten fortsetzen könnten. Die Frau ist nach Lombroso grundsätzlich hinsichtlich des Moralsinnes dem Manne unterlegen, das prädestiniere sie zur Prostitution; Prostitution sei wie die Kriminalität des ›geborenen Verbrechers‹ ein Atavismus, gehöre zur ›moral insanity‹, sei ein weibliches Äquivalent männlicher Delinquenz. Kriminalität ist für Lombroso unter bestimmten Umständen ein normales, biologisch bedingtes Verhalten, das allein unter den in der kulturellen Entwicklung entstandenen Normen zur Abweichung wird.

Lombroso leugnet keineswegs den Einfluß erworbener Eigenschaften und sozialer Verhältnisse, auch er denkt multifaktoriell.[326] Neben dem ›geborenen Verbrecher‹ gibt es ebenfalls nach ihm den Leidenschafts-, Gelegenheits- und Gewohnheitsverbrecher. Für den ›geborenen Verbrecher‹ sind die sozialen Umstände unwesentlich, zumindest für die Tat, wenn auch nicht für ihre juristische Verfolgung. Verabsolutierung wie grundsätzliche Verurteilung von Phrenologie und Physiognomik werden abgelehnt; das von Lombroso verbreitete Bild ist oft einseitig ausgefallen.

In Frankreich, Rußland und Deutschland gewinnt die kriminalanthropologische Schule von Lombroso zahlreiche Anhänger. Von den Nachfolgern werden soziale Momente stärker beachtet; so zum Beispiel von Ferri, der in seiner ›classification biosociologique‹ 5 Typen der Kriminalität unterscheidet: a) geborener Verbrecher, b) moralisch-geistesschwacher Verbrecher, c) Gewohnheits- und d) Gelegenheits- und e) Affekttäter.[327] Ferri sieht anthropologische, soziale und kosmische Einflüsse das Verbrechen hervorbringen, stets sei bei der Entstehung einer gesellschaftlichen Erscheinung, wie es auch das Delikt darstelle, »ein so bunter Komplex von ursächlichen Momenten im Spiele, daß ein einziges von ihnen dieselbe nie in völligem Maße zu erklären vermag«[328]. Sittlichkeitstäter gehören nach Ferri im allgemeinen zum Typ des geborenen Verbrechers, sie seien moralisch krank und in intellektueller Hinsicht nicht selten begabt.

Sittlichkeitsdelinquenz wird im 19. Jahrhundert von Forschern anderer Richtungen noch entschiedener auf soziale, wirtschaftliche und kulturgeschichtliche Einflüsse zurückgeführt; in Gegnerschaft zur anthropologischen Schule Lombrosos werden von der ›Französischen Schule‹ um Lacassagne (1881 u. 1891) und Tardieu (1886) kultureller Zustand, soziale Lage und delinquentes Milieu, Ausbildungsgrad, berufliche Situation und wirtschaftliche Not für die wesentlichen Bedingungen der Sittlichkeitsverbrechen erklärt. Der Prozeß der Zivilisation soll Kriminalität wie Degeneriertheit gefördert haben. Die Abhängigkeit von äußeren Bedingungen wird in der zweiten Hälfte des 19. Jahrhunderts stets anerkannt, Kriminalität kann aus Notstand wie Wohlstand entstehen. Notzucht und Päderastie kommen nach Casper besonders in Großstädten vor – sie seien »die Sitze der bittersten Armuth mit deren traurigen Consequenzen, die Sitze des verfeinertsten Luxus mit seinen widernatürlichsten Abirrungen«[329]. Päderastie zeigt sich nach Tardieu in »verdorbenen« Teilen der Gesellschaft,[330] besonders in der Form der Knabenprostitution in Großstädten. Hirsch (1897) hält Prostitution für eine soziale Krankheitserscheinung. Nach Lacassagne besitzt jede Gesellschaft die Verbrecher, die sie verdient.

Kriminalität über mehrere Generationen wird als Gewöhnung und Erziehung durch Familie und Milieu verstanden und weniger als Folge der Vererbung. Homosexualität wie auch Sodomie sollen Surrogathandlungen für normalgeschlechtliches Verhalten sein, durch äußere Umstände erzwungen wie etwa Kasernierung, Inhaftierung, Schiffsreisen, enges Zusammenleben von Mensch und Tier. Sighele (1893) untersucht die soziale Interaktion (suggestion) bei gemeinsam begangener Sittlichkeitsdelinquenz. Selbst die Literatur mit ihrer freieren Darstellung der Sexualität soll zu Sittlichkeitsverbrechen beigetragen haben, ihr wird zu einem Teil die allgemeine Sexualisierung der Wirklichkeit und die Höhe der Verbrechen gegen Geschlecht und Sitte angelastet. Die zeitgenössischen Prozesse gegen obszöne Werke können sich auf wissenschaftliche Publikationen stützen.

Sittlichkeitsdelinquenz und Sexualdeviation finden schließlich ebenfalls das Interesse in therapeutischer und sozialpolitischer Hinsicht. Das 19. Jahrhundert setzt hier Bemühungen der Aufklärung fort, durch Erziehung und Sozialreformen sittlichkeitsdelinquentes Verhalten zu überwinden oder zu vermindern. Chirurgische, diätetische, psychische, pädagogische und medikamentöse Verfahren werden gleichermaßen in Erwägung gezogen; beachtet wird auch die Prävention. Selbst für den degenerierten und geisteskranken Kriminellen soll es Möglichkeiten der Vorsorge und kurativen Hilfe geben. Lombrosos Schule hält Prävention für besonders wichtig; Erziehung und soziale Maßnahmen sollten dazu beitragen können, den Übergang der relativ normalen dissozialen Neigungen von Kindern in verbrecherisches Verhalten von Erwachsenen zu verhindern. Erfolgverheißend sind nach Lombroso vor allem therapeutische Interventionsversuche und sozialpolitische Maßnahmen bei den Delinquenten, die nicht zu den ›geborenen Verbrechern‹ gehören. Die theoretischen Vorschläge spezifischer Therapieverfahren und ihre tatsächliche Anwendung im Strafvollzug fallen im 19. Jahrhundert allerdings noch weiter auseinander als im 20. Jahrhundert.

## 7.2 Literarische Darstellung

> *Und dieser zügellose Hang, das Böse um des Bösen willen zu tun, spottet jeder Analyse, jeder Auflösung in tiefer liegende Elemente.*
>
> E. A. Poe, Der Alp der Perversheit, 1845

Die Literatur des 19. Jahrhunderts geht an den Erscheinungen der Sexualpathologie und Sittlichkeitsdelinquenz nicht vorüber. Realismus und Naturalismus bedeuten Aufnahme aller Bereiche der Wirklichkeit und damit auch dieser Erscheinungen. Romantische Literatur war bereits von einer essentiellen Affinität zur Sittlichkeitsdelinquenz und Sexualpathologie geprägt, eine Affinität, die vor allem bei Poe und Baudelaire sowie Schriftstellern des Sym-

bolismus, von Huysmans als ›spiritualistischer Naturalismus‹ bezeichnet, und der literarischen Dekadenz der Jahrhundertwende ihre Fortführung besitzt. Auch die Romantik hat bereits ihre Vorläufer; Sade gilt als ›graue Eminenz‹ der Romantik, besonders der schwarzen Romantik.[331]
Sittlichkeitsdelikte werden während des 19. Jahrhunderts zunehmend wie Sexualität überhaupt freier dargestellt und dies entgegen den ästhetischen Forderungen der Kunsttheorie. Die literarische Wiedergabe von Sexualität und Sexualdelikten wird selber zu einem Sittlichkeitsdelikt und führte zu den erwähnten Prozessen, die Öffentlichkeit, Justiz und Schriftsteller gleichermaßen bewegen. Gewollt obszöne und blasphemische Schilderungen sind aber keineswegs die Regel. In einer Verteidigung Maupassants, der wegen Verletzung der guten Sitten und der öffentlichen Moral angeklagt wurde, erklärt Flaubert (Gaulois, 21.2.1880) die Kunst sogar für grundsätzlich sittlich; wie die Sonne überziehe die Poesie jeden Mist mit Gold. Mit Ironie reagieren Schriftsteller auf die Erregungen, beispielhaft Twain mit ›1601‹ (1876). Schriftsteller des Realismus, Naturalismus und Symbolismus werden der Neigungen und Verhaltensweisen verdächtigt, die sie literarisch darstellen. Zola wird als ›Michelangelo des Schmutzes‹ (Michelange de la crotte) angegriffen. Der Schritt zum Vorwurf, für die tatsächlichen Verbrechen verantwortlich zu sein, bleibt nicht aus.
Schriftsteller bringen selbst Kunst und Verbrechen in eine innere Beziehung. Gegen Ende seines Lebens vergleicht sich Balzac resignierend mit einem hufkranken Pferd und hofft auf eine Art »geistiger Notzucht« als Ausweg. In ›Glanz und Elend der Kurtisanen‹ (1838/47) steht das Wort von der »Poesie des Bösen« (Luciens Abschiedsbrief an Abbé Herrera), in ›Vater Goriot‹ (1834/35) wird das große Verbrechen als ›ein Gedicht‹ bezeichnet (Vautrin). Schmuggler sind nach Dostoevskijs eigenen Erfahrungen im sibirischen Ostrog zum Teil Poeten; sie liebten ihr Handwerk um der Kunst und nicht um des Goldes willen (Aufzeichnungen aus dem Totenhaus, 1861/62). Hebbel erkennt in den Lügen grandioser Schwindler eine »Abart von Poesie,«[332] die Literarisierung von Mördern habe Shakespeare sogar vor dem Mord bewahrt.[333] Schreiben wird als Schutz vor dem Verbrechen bezeichnet. Wilde verfaßt eine Studie über die ›Schöne Kunst des Lügens‹ (1889).
Die Vielfalt sexualpathologischer und sittlichkeitsdelinquenter Erscheinungen wird literarisiert. Nur zu oft wird der Ehebruch dargestellt, als Sünde und juristisches Delikt wie aber auch als Normalverhalten gegenüber der Scheinmoral. Im Unterschied zum geltenden Strafrecht drückt Literatur

nicht selten verbreitetes Empfinden und Verhalten aus; Entfernung von der juristischen Welt und gelebten Wirklichkeit ist ebenso nicht selten. Klassische Ehebrecherinnen der literarischen Welt sind Flauberts ›Madame Bovary‹ (1857), Fontanes ›Effi Briest‹ (1894/95), Tolstojs ›Anna Karenina‹ (1875/77). Verbreitet ist auch die Prostitution in der Literatur – die schöne Esther Gobseck in Balzacs ›Glanz und Elend der Kurtisanen‹ (1838/47), Sonja in Dostoevskijs ›Schuld und Sühne‹ (1866), Zolas ›Nana‹ (1879/80). Fast alle Erzählungen und Romane von Maupassant, Tolstoj und Čechov kreisen um Ehebruch und Prostitution.

Das breite Spektrum der Sexualpathologie und Sittlichkeitsdelinquenz erscheint in Balzacs ›Comédie Humaine‹, in Zolas Romanzyklus der Familie Rougon-Macquart und in den Romanen von Dostoevskij. Weibliche und männliche Homoerotik bestimmen Werke von Melville, Whitman, Flaubert, Baudelaire, Zola, Swinburne, James, Wilde. Das Motiv des Inzests wird von Stendhal, Baudelaire, Flaubert, Meyer, Heyse, Zola, Maupassant, Wilde und d'Annunzio aufgegriffen, von Nekrophilie fühlen sich Poe, Baudelaire, Swinburne und Huysmans fasziniert. Zoophilie wird in Balzacs ›Eine Leidenschaft in der Wüste‹ (1830), in Flauberts ›Versuchung des heiligen Antonius‹ (1874), in Huysmans ›Tief unten‹ (1891) dargestellt. Sadismus, Masochismus, Fetischismus und andere sexualpathologische Verhaltensweisen werden immer wieder beschrieben; die Liebe zu Statuen kommt bei de Maistre, Eichendorff und Mérimée vor.

Die wissenschaftlichen Forschungen der Zeit beeinflussen ohne Zweifel die Aufnahme der Sexualpathologie und Sittlichkeitsdelinquenz in der Literatur; der Positivismus des 19. Jahrhunderts manifestiert sich auf den Gebieten der Wissenschaft wie der Literatur, zeigt sich in der übereinstimmenden Forderung nach Freiheit und Objektivität der Darstellung. Nicht nur Balzac und Zola informieren sich bei Naturforschern und Medizinern. Huysmans diskutiert die psychiatrischen Theorien seiner Zeit, Bourget verfaßt 1889 ein Vorwort zu Batailles ›Causes criminelles et mondaines‹. Realismus bedeutet aber nicht Kopie der Wirklichkeit und Bestätigung der Wissenschaft. Schriftsteller der zweiten Hälfte des 19. Jahrhunderts üben auch Kritik an der positivistischen Naturwissenschaft und Medizin; das gilt etwa für Dostoevskij und Tolstoj; selbst Zola demonstriert am Schicksal von Dr. Pascal im letzten Roman der Rougon-Macquart-Reihe Wissenschaftsskepsis und Fortschrittskritik. Der Naturwissenschaft und Medizin kann von Schriftstellern der sich ausbreitende Verfall der Moral vorgeworfen werden. Paul Bourgets ›Der

Schüler‹ (1889) entfacht eine Diskussion über den Zusammenhang von Wissenschaft und Kriminalität. Robert Greslou wird von Bourget als ein Mensch geschildert, der durch die Wissenschaft zum Verbrechen geleitet wird; seine ›expériences psychologiques d'amour‹ treiben das Opfer in den Selbstmord. Diese Vorwürfe werden von Wissenschaftlern zurückgewiesen, verteidigt wird die Freiheit der Wissenschaft; Wissenschaft soll Realität darstellen dürfen, ohne sich um Anwendung und Folgen kümmern zu müssen.[334]
Sexualdevianz erscheint in der Literatur als Handlung eines einzelnen Menschen, als Ausdruck einer bestimmten Persönlichkeit mit spezifischen Motiven, Empfindungen und Gedanken. Körperliches bleibt nicht unbeachtet. Der Verlaufscharakter des Verbrechens und die Entwicklung des individuellen Rechtsbrechers werden auch in der Literatur dargestellt. Soziale Hintergründe werden einbezogen, die familiäre Situation wird geschildert, das Verhältnis zu Verwandten und Freunden, zu geliebten und verhaßten Menschen, die Kontakte zu staatlichen Institutionen, zu Vertretern politischer Mächte, die Abhängigkeit von historischen Veränderungen. Sittlichkeitsverbrechen gilt als ein Moment der konkreten Wirklichkeit, der Wirklichkeit des Individuums wie der Umwelt.

In der Wiedergabe der Subjektivität des Verbrechens oder Persönlichkeit des Verbrechers macht Literatur auf Lücken der Forschung aufmerksam, die bis in die Gegenwart nicht geschlossen wurden. Tat und Täter werden in angemessener Realitätsbezogenheit beschrieben. Deskription geht in Ätiologie und Sinndeutung über, kausale und finale Begründungen schließen sich nicht aus; auch im naturalistischen Kunstwerk wird die Beschreibungsebene transzendiert – mehr in der Phänomenologie, weniger in der Therapie.

Unterschiedlich fällt die Ableitung der Sittlichkeitsdelinquenz in der Literatur aus. Als Voraussetzung des delinquenten Verhaltens können zunächst individuelle, seelisch-geistige Züge genannt werden, die selbst wieder auf soziale und kulturgeschichtliche Entwicklungen zurückgeführt werden. Die Ableitung kann ausgesprochen von der Perspektive der Biologie, Medizin und Psychiatrie der Zeit geprägt sein. Darwinismus und Degeneration werden aber zugleich mit Geschichte und sozialen Verhältnissen verbunden. Sittlichkeitsdelikte können als Folge von Ausnahmesituationen oder als Symptome tieferliegender Abnormität begriffen werden.

Die Ermordung und Entmannung des Bergwerksdirektors durch Arbeiterfrauen in Zolas ›Germinal‹ (1885) weist über die momentane Erregung hinaus auf allgemeine sexuelle Hintergründe hin. Jacques Lantier in Zolas ›Die

Bestie im Menschen‹ (1890) vermag von seinen Sexualmordwünschen Vergessen nur als Lokomotivführer auf der geliebten Lokomotive ›Lison‹ zu finden; von dieser Lokomotive wird er schließlich zermalmt; führerlos führt sie die französischen Soldaten in den beginnenden Krieg von 1870 mit Deutschland; das unsittliche Verhalten von ›Nana‹ (1879/80) ist Ausdruck nicht nur des Schicksals einer Familie, an ihrem Ende wie am Niedergang dieser Familie überhaupt soll auch das Schicksal von Frankreich aufleuchten.

Die Perspektive wissenschaftlicher Ableitungen wird in der Literatur auch im Bereich der Sexualpathologie und Sittlichkeitsdelinquenz verlassen. Das Verbrechen erhält einen Sinn, der in der Wissenschaft nicht oder nur am Rande beachtet wird, es wird zum Symbol und zur Manifestation grundsätzlicher Strukturen des Menschen und der Wirklichkeit. Verbrechen ziehen weitere Verbrechen nach sich, decken frühere Verbrechen auf und können zugleich Voraussetzung sittlicher Läuterung sein. Literatur kann die wissenschaftliche Forschung illustrieren, sie kann ihr voraus sein oder an Momente erinnern, die bleibende und kompensatorische Bedeutung besitzen; Literatur kann auch auf Aspekte des Verbrechens aufmerksam machen, die nicht in den Rahmen einer Spezialwissenschaft fallen, die zu einem genuinen und ganzheitlichen Verständnis der Wirklichkeit aber beitragen. Poe, Baudelaire, Dostoevskij und Huysmans erinnern an tiefe Wurzeln des Verbrechens: die Freude des Menschen an der Perversität, sein Hang zur Selbsterniedrigung und Fremdzerstörung. Die ›Psychologie‹ der Erzählungen und Romane dieser Schriftsteller wie insgesamt der Anhänger der ›Schwarzen Romantik‹ hebt die irrationale Natur des gesunden und erkrankenden Menschen hervor und relativiert jeden aufklärerisch-rationalistischen Standpunkt, stellt das Unbewußte gegen eine voluntaristische Psychologie. Das Bild der herrschenden Wissenschaft vom Menschen als eines sittlichen und bewußt handelnden Wesens erweist sich vor den Werken der Literatur als zu eng.

Die Wissenschaft hat nach Poe in der Erforschung der menschlichen Neigungen und Triebe einen Hang übersehen, der für das Verständnis des Menschen und seiner Handlungen zentral ist: die Perversität (imp of the perverse); ihr liege kein letztlich sinnvolles Motiv zugrunde, sie sei ein »mobile ohne Motiv«, sie widerspreche dem Selbsterhaltungstrieb, sie führe zur eigenen Vernichtung, sie dokumentiere die Macht des Bösen, jenen zügellosen »Hang, das Böse um des Bösen willen zu tun«, der »jeder Analyse, jeder Auflösung in tiefer liegende Elemente«[335] spotte.

Perversität ist ein Radikal des Menschen. Dostoevskij beschreibt wiederholt diesen Grundtrieb des Menschen, viele seiner Gestalten können ihm nicht widerstehen, führen bei klarem Bewußtsein den eigenen Untergang herbei und zerstören das Leben anderer Menschen. Wissenschaft scheitert nach Dostoevskij an einer vollkommenen Erklärung verbrecherischer Erscheinungen;[336] die gängige Psychologie und Psychiatrie wird von ihm kritisiert – sie gleiche einem »Stabe mit zwei Enden«[337], das Verbrechen lasse sich nicht nach festen Gesichtspunkten erfassen, »seine Philosophie dürfte etwas schwieriger sein, als allgemein angenommen wird«[338].

Für Huysmans können die Lehren von Lombroso und Maudsley die »einzigartigen Verfehlungen« des Gilles de Retz, der neben dem Marquis de Sade »nichts als ein schüchterner Bürger, ein ärmlicher Fantast«[339] gewesen sei, nicht verständlich machen. Diese Verbrechen ließen sich nicht auf Monomanie zurückführen, nicht auf eine Verletzung der Hirnrinde – zu vordergründig sei die Erklärung, »daß eine Störung der Hirnlappen Mörder und Schänder hervorbringt«[340]. Jenseits der Perspektive der Medizin gebe es zwei entgegengesetzte Pole der Seele – das Böse um des Bösen und das Gute um des Guten willen: »Es läßt sich ein Stolz denken, der im Verbrechen die gleiche Wertstärke erreichen will, die ein Heiliger in der Tugend gewinnt«[341]. Der Verbrecher Gilles de Retz und die Heilige Jeanne d'Arc sind für Huysmans historische Repräsentanten dieser beiden Pole. Literatur widersetzt sich hier wissenschaftlicher Erklärung; auf dem Gebiet der sündigen Krankheit »redet die Medizin Unsinn, und die Theologie schweigt«[342]. Hinter Homoerotik und Inzest steht für Balzac wie Musil der Gedanke der ›unio mystica‹; konstitutiv ist diese Auffassung für die Romane ›Seraphita‹ (1835) und ›Der Mann ohne Eigenschaften‹ (1930/43).

Sittlichkeitsdelinquenz wird von Schriftstellern auf Metaphysik und Religion bezogen. Stavrogins Verführung eines zwölfjährigen Mädchens in den ›Dämonen‹ (1871/72) gehört für Dostoevskij in eine spezifische welthistorische Zeit, die in Rußland in voller Schärfe zum Ausdruck gekommen ist; die Generation der liberalen Väter wird von der Generation der nihilistischen Söhne abgelöst, beiden Positionen steht Stavrogin fremd gegenüber. Bodenlosigkeit und Daseinsdistanz, Langeweile, Hochmut und emotionale Kälte führen Stavrogin zum Verbrechen, das von ihm in Analogie zur naturwissenschaftlichen Methodik als ein Experiment verstanden wird; de Sade hätte von ihm noch lernen können, meint er über sich selbst.[343] Entehrung und Selbstmord der kleinen Matrjoša wecken in Stavrogin weder Gefühle des Mitleids noch der Reue. Stavrogin gehört in die Familie der Valmont, Lovell, Childe Harold, Onegin, Pečorin, Des Esseintes, Dorian Gray. Dem Nihilisten und Revolutionär Verchovenskij in den ›Dämonen‹ sind Sittenverfall und Sittlichkeitsdelikte sogar notwendige Bedingungen und Begleiterscheinungen von Revolutionen.[344] Die Geschichte hat nach Dostoevskij einen neuen Verbrechertyp hervorgebracht: der Verbrecher der Moderne soll im Grunde nicht mehr wissen oder empfinden, daß er ein Verbrechen begeht; der Verlust des moralischen Empfindens ist die bedrückende Signatur der Zeit. Delinquentes Verhalten droht seinen verbrecherischen Charakter einzubüßen.

Sittlichkeitsverbrechen und Religiosität stehen auch nach Huysmans in einem tiefen Zusammenhang. Hintergrund dieser Verbrechen ist das Leiden am Verlust des Glaubens; Sittlichkeitsdelikte werden begangen, um Gott zu provozieren, sein Eingreifen und Erscheinen herbeizuführen, sie sind ein notwendiges Resultat des gänzlich auf sich gestellten, des von Gott verlassenen Menschen. Schwarze Messen werden zu Schauspielen vielgestaltiger Sexualpathologie, das Abendmahl wird durch Priester zu »göttlichem Sodomitismus«[345] pervertiert. Die Laster von Des Esseintes in Huysmans ›Gegen den Strich‹ sind die Konsequenz familiärer Degeneration und individuellen Verfalls, sie sind zugleich Ausdruck einer metaphysischen Einsamkeit, eines Weltekels, einer Lebensunlust und Verachtung des ›Amerikanismus‹ der Moderne. In dieser Tiefe wird Sexualdevianz von der zeitgenössischen Wissenschaft des 19. Jahrhunderts und auch später nicht analysiert.

Das Verhältnis von Phänomen und Sinn fällt bei den Schriftstellern des 19. Jahrhunderts recht unterschiedlich aus. Die romantischen Schriftsteller betonen die geheimnisvollen und transzendenten Dimensionen. Die bronzene Venusstatue aus Mérimées Novelle ›Die Venus von Ille‹ (1837), in deren Umarmung Alphonse de Peyrehorade in der Hochzeitsnacht stirbt, will seine in dieser Nacht in Wahnsinn verfallene Frau selbst gesehen haben: »In diesem Augenblick hob Madame Alphonse den Kopf und sah (wie sie angibt) ihren Mann neben dem Bette kauern, etwa in der Höhe des Kopfkissens, umschlungen und umklammert von den Armen eines dunkelgrün schimmernden Ungeheuers!«[346]

Der Realismus eines Balzac oder Dostoevskij übergeht bei aller Betonung der religiösen und metaphysischen Hintergründe der Kriminalität die Phänomenologie der Tat und die konkrete Ätiologie nicht; körperliche und psychische Zustände werden stets beachtet, auf sie soll das Delikt aber nicht allein zurückzuführen sein. Andere Realisten und vor allem Naturalisten wenden sich noch stärker der Faktizität zu und vernachlässigen eher religiöse und metaphysische Dimensionen. Aber auch sie beschränken sich nicht nur auf das Augenscheinliche, auch ihnen wird Sittlichkeitsdelinquenz zu einer vielsagenden Erscheinung; repräsentativ ist Zola mit seinen literarischen Verbrechern. Symbolisten und Schriftsteller der Dekadenz manifestieren ein Interesse an Tatbegehung und Täter wie an Voraussetzungen des Verbrechens, die Mystik, Religion und Philosophie einschließen; gültiges Beispiel ist Huysmans.

## 7.3 Das Urteil der Wissenschaft über die Literatur

*Alliance sympathique et féconde de l'art et de la science.*
E. Ferri, Les criminels dans l'art et la littérature, 1896

Das Verhältnis von kriminologischer Forschung und Literatur ist in der zweiten Hälfte des 19. Jahrhunderts besonders komplex und wird von beiden Seiten mehrfach erörtert. Auch Wissenschaftler stellen in ihren Werken die Beziehung zur Literatur her, immer wieder wird bereits damals in Forschungsberichten oder allgemeineren Darstellungen auf literarische Beschreibungen von Sittlichkeitsdelikten und sexualpathologischem Verhalten aufmerksam gemacht. Die Wiedergabe von Kriminalität in Literatur und Wissenschaft wird auch in spezifischen Studien behandelt, so von Lombroso, Héricourt, Lefort, Ferri, Sighele. Diese Untersuchungen werden zu Beginn des 20. Jahrhunderts fortgeführt; Rank publiziert ›Das Inzest-Motiv in Dichtung und Sage‹ (1912), Stümcke ›Das Sexualverbrechen in der dramatischen Dichtung‹ (1915), Wulffen ›Kunst und Verbrechen‹ (1925).
Sexualität und Sittlichkeitsdelikte werden der Literatur als essentielle Themen zugewiesen. Der Wert der Literatur zur Erhellung delinquenten Verhaltens wird anerkannt. Wechselbeziehungen von Kunst und Kriminalität sollen zentrale Einsichten in die Natur des Menschen und schöpferischer Individuen gewähren. ›Kunst‹ und verbrecherische ›Tat‹ werden in alter Tradition auch aufeinander bezogen; schon Varro leitet in der Antike ›obscoena‹ von ›scaena‹ (Schauplatz) ab. Sexualität und geistige Produktivität können zu Äquivalenten erklärt werden. Nach v. Krafft-Ebing können die poetischen Werke dem Wissenschaftler wichtige Aufschlüsse geben, Dichter seien auf dem Gebiete der Sexualität nicht selten bessere Psychologen als die Psychologen vom Fach;[347] Krafft-Ebing zitiert in seiner ›Psychopathia sexualis‹

## 7 Sexualpathologie

wiederholt Werke der Kunst. An Jago und Othello demonstriert Sighele seinen Ansatz der Verführung zu gemeinsam begangenen Verbrechen;[348] zahlreiche andere Literaturwerke werden von ihm ebenfalls berücksichtigt. Ferri verspricht sich von der »alliance sympathique et féconde de l'art et de la science ... une meilleure et plus complète connaissance de la vie«[349]. Bourgets ›André Cornélis‹ (1887) ist ihm ein gelungenes Dokument eines literarischen Niederschlags wissenschaftlicher Kenntnisse. Ferri setzte sich aber auch für die Differenz ein; Kunst sei nicht Photographie, zu ihr gehöre das Moment der Subjektivität, der Idealisierung;[350] Dostoevskij und Zola seien hierfür eindrucksvolle Beispiele: der Eigenständigkeit der Kunst verpflichtet und zugleich in Übereinstimmung mit der Wissenschaft. Die Wissenschaft könne mit großem Gewinn die literarischen Texte studieren. Dostoevskij sei ›le Dante de la psychologie criminelle‹,[351] da er jenseits der Normalpsychologie oder deskriptiven Psychologie die abnormen Gefühle und Gedanken von Verbrechern, und zwar im Sinne einer genetischen Psychologie, darzustellen gewußt habe – von den Regungen des Unbewußten bis hin zur delinquenten Tat. Dieser Entwicklungscharakter des Verbrechens sei ebenso wichtig wie die Vererbungsseite. Über die Kunst werde der Öffentlichkeit schließlich die Welt des Verbrechens nahegebracht. Zola habe mit seinem Œuvre eine große Aufklärungsleistung erbracht, so habe er mit dem ›Totschläger‹ (1877) die Folgen der Trunksucht allgemein bekanntgemacht, wie ebenfalls Ibsen mit den ›Gespenstern‹ (1882) das Erbschicksal Degenerierter. Die Kunst sei nicht selten bereits vor der Wissenschaft auf den einzelnen Menschen eingegangen, während die Wissenschaft das Verbrechen als objektive Erscheinung oder vielmehr nur seine juristische Oberfläche beachtet habe.[352]

Die Literatur wird von der Wissenschaft aber auch kritisiert. Schriftsteller haben nach Ferri die wissenschaftliche Typisierung des Verbrechens zu wenig rezipiert, ihr Interesse habe sich vor allem auf den Gelegenheits- und Affekttäter gerichtet und weniger auf geisteskranke Verbrecher und den Gewohnheitstäter. Auch andere und zum Teil grundsätzliche Unzulänglichkeiten müsse man der Literatur vorhalten. Wirklichkeitsfern sei es zum Beispiel, Verbrechern prinzipiell Gewissensbisse und Resozialisierungswünsche zuzuschreiben. Der Mangel vieler Literaten liege daran, sich zu sehr an die normale Psychologie und nicht die kriminologische Psychologie gehalten zu haben.[353] Mit Recht habe dagegen Baudelaire von einem ›héros criminel et content‹ gesprochen.[354] Unrealistisch oder untypisch sei auch Victor Hugos Beschreibung eines Verurteilten vor der Hinrichtung (Der letzte Tag eines zum Tode Verurteilten, 1829).³⁵⁵ In einer solchen Lage verhielten sich Verbrecher viel apathischer, ihre Apathie sei ein Zeichen ihrer physischen und moralischen Abnormität. Zolas ›Die Bestie im Menschen‹ (1890), nach Ferri »un document des plus modernes de la solidarité de l'art et de la science«³⁵⁶, wird auch von Lombroso (1890) und Héricourt (1890) analysiert. Lantier als ein geborener Verbrecher entspricht nach Lombroso in manchen Zügen allerdings nicht der Wirklichkeit: »Chez le criminel né, la jouissance charnelle exclut le meurtre de la femme: c'est du moins ce que nous avons souvent observé, M. Krafft-Ebing et moi«³⁵⁷. In anderer Hinsicht steht Zola für Lombroso aber auf der Höhe moderner Wissenschaft.

Die Darstellung der Sittlichkeitsdelinquenz in den Werken der Literatur des Naturalismus und vor allem des Symbolismus und der Dekadenz kann von Naturwissenschaftlern und Medizinern auch als Zeichen einer Entartung und Krankhaftigkeit der Kunst insgesamt beurteilt werden. In Schriftstellern werden verhinderte Kriminelle gesehen, sie sollen Neigungen zu Hochstapelei, Erotomanie und zum Transvestitismus besitzen. Entartung wird jedoch nicht immer schlechthin verworfen. Lombroso erkennt in ihr sogar eine Kulturentwicklung. Von Ferri werden Symbolismus und literarische Dekadenz dagegen engagiert verurteilt; Baudelaire, Verlaine, Maeterlinck, Oscar Wilde seien »demitalents, ces hommes moitié genies et moitié fous ou criminels«³⁵⁸, sie hätten aber noch nicht den Gipfel der Degeneriertheit erreicht, auf dem ihre Anhänger und Nachfolger nun angelangt seien.

Literatur wird, wie bereits erwähnt, von Wissenschaftlern auch unmittelbar für Verbrechen verantwortlich gemacht, zum Beispiel Zolas ›Die Bestie im Menschen‹ (1890) für Mord. Daguillon tritt dieser Auffassung 1894 mit dem Bericht über einen Juwelier entgegen, wonach dieser sich zwar mit Jacques Lantier konform erklärt, seinen Drang zur Ermordung seiner Frau aber bereits vor der Lektüre empfunden habe. Der Einfluß der Romane hängt nach Daguillon immer von der Persönlichkeit des Lesenden ab; durch Romane auf tiefreichende Weise emotional-intellektuell verändert und zur Delinquenz getrieben zu werden, komme wohl sehr selten vor.³⁵⁹

## 7.4 Perspektiven

*Wenn die Menschheit als Ganzes träumen könnte,
müßte Moosbrugger entstehen.*

R. Musil, Der Mann ohne Eigenschaften, 1930/43

In diesem Kapitel wurden in einigen Aspekten Sexualpathologie und Sittlichkeitsdelinquenz in Wissenschaft und Literatur des 19. Jahrhunderts und vor allem der zweiten Hälfte behandelt. In der Perspektive der literarischen Funktion der Medizin kann die Beachtung der Wissenschaft zur Lösung spezifischer literaturwissenschaftlicher Fragen beitragen, zur Frage der Bedeutung von Sexualpathologie und Sittlichkeitsdelinquenz im literarischen Werk, in seiner Thematik und Struktur, zur Frage ihrer unterschiedlichen Rezeption im Gedicht, Roman oder Drama und bei verschiedenen Autoren.

Eine Vielzahl von Wissenschaften setzt sich im 19. Jahrhundert mit Sittlichkeitsverbrechen auseinander, die Perspektiven sind entsprechend mannigfaltig; phänomenologische Beobachtungen werden gemacht, ätiologische Interpretationen und allgemeinere Theorien vorgetragen und therapeutische Ansätze entwickelt sowie sozialpolitische Forderungen erhoben. Im Verlauf des 19. Jahrhunderts läßt sich eine empirische Erweiterung des Wissens erkennen, damit verbunden eine Neutralisierung der wissenschaftlichen Untersuchung von Sexualpathologie und Sittlichkeitsverbrechen wie überhaupt der Sexualität gegenüber einer ausgesprochen affekt- und moralbestimmten Forschung in der Vergangenheit. Somatische, psychische und soziale Betrachtungsweisen stehen einander gegenüber oder werden auf unterschiedliche Weise miteinander verbunden.

Sexualdevianz wird von der Literatur häufig aufgegriffen. Die verschiedenen Deliktarten und sexualpathologischen Verhaltensweisen werden in ihrer konkreten Erscheinungsweise beschrieben; literarisiert werden die Empfindungen und Vorstellungen der Verbrecher wie auch die Gefühle und Reaktionen der Umwelt. Ebenso wird in der Literatur die Entstehung dieses Verhaltens beachtet, weniger werden dagegen Möglichkeiten der Therapie und Prävention beschrieben. Erkenntnisse der Wissenschaft werden in der Literatur rezipiert, vor allem naturalistische Werke zeigen diese Nähe zur Wissenschaft. Die Differenz von Wissenschaft und Literatur bleibt aber auch in diesem Bereich stets erhalten. In der integrierenden Darstellung, in der sozialphilosophischen, metaphysischen und religiösen Deutung übersteigt Literatur die Wissenschaft und läßt ein Bild des Menschen in einer Tiefe entstehen, das dem positivistischen Blick verborgen bleibt; hier liegt die ›medizinische‹ und ›genuine Funktion‹ der Literatur.

Der Vorwurf, Sittenverfall und Sittlichkeitsdelinquenz gefördert zu haben, wird auf beiden Seiten erhoben, findet aber keine ungeteilte Zustimmung. Literatur wie Wissenschaft sind Zeugnisse menschlichen Handelns und menschlicher Einstellung gegenüber Normalität und Abnormität, gegenüber Krankheit und Kriminalität; in ihnen manifestiert sich die Einstellung einer Epoche wie übergreifend aller Menschen: Neugier und Abwehr, Angst und Faszination, enttabuisierte oder neutrale Beschreibung und ein Bewußtsein bleibender Abgründe.

# 8 DAS KRANKE UND STERBENDE KIND BEI DICKENS, ZOLA UND DOSTOEVSKIJ

> *Es hat mich oft stutzig gemacht, wie schlecht Erwachsene Kinder verstehen, selbst Väter und Mütter ihre eigenen Kinder.*
>
> F. M. Dostoevskij, Der Idiot, 1868/69

Die Geschichte der Neuzeit ist auch die Geschichte der Entdeckung des Kindes; diese Entdeckung läßt sich in der Medizin und in der Literatur verfolgen. Den ersten wissenschaftlichen Publikationen über die Krankheiten des Kindes im ausgehenden 15. Jahrhundert folgen in den kommenden Jahrhunderten zahlreiche weitere Schriften. 1472 erscheinen von Paulus Bagellardus das erste Buch über Kinderkrankheiten (Libellus de aegritudinibus infantium), schon 1473 wird ein entsprechendes deutsches Werk des Bartholomeus Metlinger (Ein Regiment der jungen Kinder) gedruckt, 1485 schließt sich Cornelius Roclans von Mechlin mit einer weiteren Arbeit an (Opusculum egritudinum puerorum). Alle diese Studien sind im Geist der Vergangenheit verfaßt, stellen das Wissen der antiken und mittelalterlichen, besonders arabischen Autoren zusammen, gehen weniger neuen Perspektiven nach. In den Beiträgen des 16. und 17. Jahrhunderts werden dann zunehmend auch Krankheiten beschrieben, die den Medizinern jener früheren Epochen unbekannt geblieben sind.

Das eigentliche Jahrhundert eines Beginns der Pädiatrie ist dann – unter dem Einfluß auch der zeitgenössischen Philosophie – das 18. Jahrhundert. Die Fachbezeichnung ›Pädiatrie‹ taucht zum ersten Mal in Theodor Zwingers Werk ›Paedojatreja practica‹ aus dem Jahre 1722 auf. Die neuen Initiativen bleiben nicht auf die Theorie beschränkt, sondern erfolgen ebenfalls im praktischen Bereich, im Armen- und Findelwesen; die ersten Kinderkrankenhäuser entstehen, so 1787 in Wien und 1802 in Paris.

Auch in der Literatur gewinnt das Kind während dieser Zeit in dem ihm eigentümlichen Empfindungen und Vorstellungen, in seinem Kranksein und seinem Sterben die Beachtung der Schriftsteller. Erzählungen und Romane vor allem des 19. und 20. Jahrhunderts bieten eindrucksvolle Beispiele in der Literarisierung pädiatrischer Themen; von ihnen sei beispielhaft auf Werke von Dickens, Zola und Dostoevskij eingegangen.

## 8.1 Charles Dickens (1812–1870)

*Eine Höllensaat wurde hier großgezogen, in der
Mitgefühl und Liebe schon bei der Geburt erstickt und
jedes frische und jugendliche Denken durch Prügel
und Hunger ausgerottet wurde.*

C. Dickens, Nikolas Nickleby, 1838/39

Charles Dickens hat das kranke Kind vor allem in der sozialen wie humanen Perspektive dargestellt. In vielen Romanen dieses Autors spielen Kinder eine zentrale Rolle – Kinder, die leiden, die erkranken und die auch sterben: ›Bleakhaus‹ (1852) mit seinen Kindern, deren Los Krankheit und Tod ist; ›Unser gemeinsamer Freund‹ (1864/65) mit dem alkoholabhängigen Kind; ›Klein Dorrit‹ (1855/57) mit der geistig beschränkten Maggy; das blinde Mädchen Bertha in der Weihnachtserzählung ›Heimchen am Herde‹ (1846); der kleine Pip, der während seiner Krankheit aufopfernd von seinem Schwager Joe gepflegt wird in ›Große Erwartungen‹ (1860/61); in ›Barnaby Rudge‹ (1840) die Entwicklung eines kindlichen Idioten zu einem Revolutionär; in ›Nikolas Nickleby‹ (1838/39) die kranken Schüler eines verkommenen Internats; ›Oliver Twist‹ (1837/38) mit seiner Verwundung während eines Einbruchs; Pauls körperlich-seelischer Leidensweg in ›Dombey und Sohn‹ (1847/48).
Die Schüler, die Nikolas Nickleby (1838/39) im Internat ›Dotheboys Hall‹ (do the boys = schinde die Jungen) als Hilfslehrer zu sehen bekommt, sind eine Ansammlung von Krankheiten und Abnormitäten: »Bleiche, abgezehrte Gesichter, hagere Gerippe, Kinder mit den Zügen von Greisen, Mißgeburten mit eisernen Schienen an den Gliedern, Knaben, im Wachstum unterdrückt, und andere, deren lange, dünne Beinchen die gebeugten Körper kaum zu tragen vermochten, drängten sich vor seinen Blicken. Da gab es Triefaugen, Hasenscharten, Klumpfüße, kurz, jede erdenkliche Häßlichkeit und Entstellung, die auf eine unnatürliche Abneigung der Eltern oder auf ein Leben hindeuteten, das von frühester Kindheit an nur Grausamkeit und Vernachlässigung gekannt hatte«[360]. Die körperlichen Leiden haben soziales Elend zur Voraussetzung und verbrecherische Lebensläufe zur Folge: »Eine Höllensaat wurde hier großgezogen, in der Mitgefühl und Liebe schon bei der Geburt erstickt und jedes frische und jugendliche Denken durch Prügel und Hunger ausgerottet wurde und jede der Rachsucht entquellende Leidenschaft sich leise ihre Eitergänge bis in das Innerste eines zertretenen Herzens fraß«[361].

Verantwortlich für diese Zustände ist der grausame Leiter des Internats Wackford Squeers mit seiner ebenso verdorbenen Frau. Um Ausgaben für ärztliche Aufwendungen und die Beköstigung zu sparen, wird von ihnen für die Zöglinge von Zeit zu Zeit ein Schwefeltag eingelegt: »sie kriegen den Schwefel mit Sirup erstens einmal, weil sie, wenn man anders mit ihnen doktorte, immer etwas zu klagen hätten, so daß man gar nicht fertig würde; und dann, weil es ihnen die Freßlust nimmt und billiger zu stehen kommt als ein Frühstück und ein Mittagessen«[362]. Wenn die Familie Squeers selbst des Arztes bedarf, lassen sie die Kinder des Internats sich im Dorf mit Scharlach anstecken, um den Arzt dann nebenbei auch für sich in Anspruch nehmen zu können: »Wir machen es übrigens immer so. Als meine Gattin mit dem kleinen Wackford hier niedergekommen war, ließen wir ein halbes Dutzend Jungen den Keuchhusten kriegen und rechneten die Hebammenkosten und die Wärterin mit hinein – ha ha ha«[363].

Die Kinder werden von den Squeers in jeder nur denkbaren Hinsicht gequält, sie werden geschlagen, bekommen zu wenig zu essen, müssen frieren und werden auch geistig vernachlässigt; sie altern vorzeitig, erscheinen als Greise. Der Kontakt zu ihren Eltern wird ihnen erschwert und bewußt unmöglich gemacht, wenn es ihnen schlechtgeht, wenn ihr Leben bedroht ist. Der kleine Dorker muß ohne seine Eltern in Dotheboys Hall sterben, nur der behinderte Smike ist bei ihm; Dorker beginnt, »Gesichter um sich her zu sehen. Er sagte, sie lächelten ihm zu und sprächen mit ihm, und endlich richtete er den Kopf auf, um sie zu küssen, und starb«[364].

Dieser hinkende und geistig gestörte Smike, den Nickleby in dem Internat im Alter von etwa 18 Jahren, aber mit dem Verhalten und Bewußtsein eines Kindes kennenlernt, ist ebenfalls ein Opfer der Squeers, zu denen er mit fünf bis sechs Jahren gebracht wurde. Nickleby nimmt Smike dann auf seinem weiteren Weg, nachdem er das Internat unter Protest gegen die unwürdigen Umstände verlassen hat, mit sich und erzieht ihn mit Erfolg, verschärft aber gleichzeitig bei ihm das Bewußtsein seiner Verstandesschwäche: »Er empfindet es jetzt mehr und schmerzlicher und sieht ein, daß er oft die einfachsten Dinge nicht begreifen kann«[365]. Die Liebe, die im Verlauf dieses Bildungsprozesses in ihm für Nicklebys Schwester Kate entsteht, erhöht in ihrer Vergeblichkeit nur noch seine Leiden.

Smike ist nicht mehr zu retten, sein Organismus wird von einem inneren Zwiespalt zwischen seinem Körper und seinem Bewußtsein erschöpft, der seinen Freunden nicht entgeht, für den der zu Rate gezogene bedeutende

Londoner Arzt aber kein Auge hat, da sich offensichtliche Symptome nicht erkennen lassen: »Es gibt eine gewisse furchtbare Krankheit, die ihre Opfer sozusagen zu Tode schmückt, indem sie sie verschönt und dem Antlitz unheimliche Anzeichen dessen, was da kommen soll, aufdrückt, – eine schreckliche Krankheit, in der sich der Kampf zwischen Seele und Leib so allmählich, so ruhig, so feierlich und doch notwendigerweise so verheerend abspielt, daß der sterbliche Teil des Menschen mit jedem Tag mehr und mehr dahinsiecht, während der Geist im Vorgefühl einer höheren Freiheit und der Nähe der Unsterblichkeit ein neues irdisches Leben zu beginnen scheint, – eine Krankheit, in der Tod und Leben sich so seltsam mischen, daß der Tod die Folge des Lebens, das Leben aber die frühe Gestalt des Todes annimmt, – eine Krankheit, die noch nie ein Arzt heilte, gegen die weder Reichtum schützt noch Armut, die manchmal dahergebraust kommt auf Sturmesflügeln und dann wieder mit langsamen trägen Schritten einherschleicht, aber – ob jetzt langsam oder schnell – stets zu dem gleichen unabwendbaren Ziele führt«[366].

Smike verfällt zunehmend, auch der Arzt sieht endlich den Ernst der Lage ein und erwartet allein von einem Aufenthalt auf dem Lande noch eine Genesung, die aber nicht mehr möglich ist; eine galoppierende Schwindsucht läßt Smike in kurzer Zeit, stets umsorgt von Nickleby, sterben. Von Tag zu Tag wird er schwächer, kann sich nicht mehr erheben, auch die Ausflüge, in denen er von seinem Beschützer und Freund – beide wissen nicht, daß sie auch Vettern sind – herumgefahren wird, ermüden ihn, verursachen ihm durch die Erschütterung empfindliche Schmerzen, so daß auf sie verzichtet werden muß. In seinem Bett kann Smike an warmen Tagen noch im Garten sitzen, immer mehr erlischt sein Leben. Nach einem Gespräch, in dem er Nickleby – einer Beichte vergleichbar – die Liebe zu dessen Schwester gesteht, um nicht mit einem Geheimnis sterben zu müssen, geht sein Schlaf friedlich in den Tod über: »Er verfiel in einen leichten Schlaf, und als er erwachte, lächelte er abermals wie früher. Dann sprach er von schönen Gärten, die sich weit vor seinem Blicke ausdehnten, und von vielen Menschen, Männern, Frauen und Kindern, – alle mit leuchtendem Gesicht, und er nannte es das Paradies. Dann entschlummerte er sanft«[367].

Dem Treiben der Squeers wird gegen Ende des Romans ein Ende bereitet; das Internat löst sich in einem Aufstand der Kinder auf, diese kehren zu ihren Eltern zurück. Da viele von ihnen jedoch kein geordnetes Zuhause besitzen, muß ihr zukünftiges Schicksal mehr als offenbleiben, wird ihr Leben unausweichlich weiter von Krankheit, Elend und Verbrechen bestimmt sein. Dickens hat in der Schilderung des Internats eigene Beobachtungen literarisch umgesetzt, die er vor der Niederschrift des Romans gewinnen konnte. William Shaw, der Leiter einer von ihm besuchten Schule, fühlte sich durch den Roman in einer Weise dargestellt und kritisiert, daß er seinen Dienst aufgab und nach einer Erkrankung bald starb.

Der Leidensweg des Paul Dombey (1847/48) ist ebenfalls ein Beispiel der ganzheitlichen Natur des Krankseins in der Perspektive von Dickens; die anlagebedingte seelische Zartheit trägt und fördert seinen körperlichen Verfall, der von den Lebensbedingungen – nicht der Armut und Bosheit –, in denen Paul aufwächst und erzogen wird, noch gesteigert wird. Paul ist Sohn des wohlhabenden und steifkalten Handelshausbesitzers Dombey, seine Mutter verstarb unmittelbar nach seiner Geburt. Dombey vergöttert seinen Sohn als seinen Nachfolger in der Firma, empfindet dagegen keine Liebe zu seiner Tochter Florence, die sechs Jahre älter als ihr Bruder Paul ist und ihn immer wieder an die Sterbeszene seiner Frau in inniger Umarmung mit der Tochter denken läßt: »Sosehr er sich auch auf den Sohn eingestellt hatte, auf den er so große Hoffnungen setzte – diese Sterbeszene konnte er nicht vergessen; und er konnte auch nicht vergessen, daß auf dem klaren, tiefen Grunde ihrer Innigkeit und Wahrheit nur diese beiden Gestalten waren, die sich umschlungen hielten, während er selbst als bloßer Zuschauer über ihnen am Ufer stand, unbeteiligt und völlig ausgeschlossen!«[368]

Paul wird älter, kränkelt ständig und scheint »nur auf eine Gelegenheit zu warten, den Händen seiner Pflegerinnen zu entgleiten und seine verlorene Mutter suchen zu gehen«. Jede Kinderkrankheit wird zu einer Katastrophe für ihn; »im kalten Schatten seines Vaters«[369] kann er sich auch seelisch nicht zu einem fröhlichen Kind entwickeln, sein Gesicht trägt stets nachdenklich-schwermütige und ältliche Züge, oft ist er müde und schmerzen ihn seine Knochen, nachts wird er von sonderbaren Träumen bedrängt. Der freundliche Hausarzt Dr. Pilkins empfiehlt die Seeluft von Brighton zur Stärkung[370], die aber an dem Badeort nicht eintreten will; fern der spielenden Kinder, die ihn ermüden und langweilen, umsorgt von der geliebten Florence, sitzt Paul gerne am Strand und fragt sich, was die Wellen sagen, und blickt »in jenes unsichtbare Land – in weiter, weiter Ferne«[371].

In Brighton wird Paul in das Erziehungsinstitut des Dr. Blimber gegeben, dessen altphilologisches Engagement alle Zöglinge überfordert; Paul, nun auch noch getrennt von seiner Schwester, wird noch grüblerischer, hinfälli-

## 8.1 Charles Dickens (1812–1870)

ger und wunderlicher. Die Erzieher sind weniger unwillig als unfähig, auf die Bedürfnisse der ihnen anvertrauten Kinder einzugehen: »Der Doktor betrachtete die ›jungen Herren‹ in einer gewissen Ideenverwirrung so, als wären sie bereits junge Doktoren und schon erwachsen zur Welt gekommen«[372]. Paul erleidet einen Zusammenbruch, der in der subjektiven Sichtweise des sieben- bis achtjährigen Kindes wiedergegeben wird: »Doch auch mit dem Fußboden schien etwas nicht in Ordnung zu sein, denn er konnte nicht fest darauf stehen; ebenso mit den Wänden, denn sie hatten eine gewisse Neigung, sich rundum zu drehen, und er konnte sie nur zum Stillstehen zwingen, wenn er sie sehr fest anstarrte. Mr. Toots' Kopf sah aus, als wäre er viel größer, aber viel weiter weg, als dies natürlich war; und als er Paul auf seine Arme nahm, um ihn hinaufzutragen, sah das Kind mit Erstaunen, daß die Tür an einer ganz anderen Stelle war, als er erwartet hatte – ja, es sah fast aus, als wollte Mr. Toots direkt den Schornstein hinaufsteigen«[373]. Der herbeigerufene freundliche Arzt, zugleich Apotheker in Brighton, diagnostiziert konstitutionelle Schwäche und Mangel an vitaler Kraft[374], ist in der Therapie aber machtlos.

Paul wird nach London gebracht und von drei bedeutenden Stadtärzten behandelt, unter ihnen auch von Sir Parker Peps, der seiner Mutter bei seiner Geburt, an der sie verstarb, beigestanden hat, was das Vertrauen von Paul zu ihm erhöht: »Er hatte ihn lieb dafür. Er fürchtete sich nicht«[375]. Der bekümmerte Vater wird von ihm getröstet: »Du darfst meinetwegen nicht traurig sein, Papa! Ich bin ganz glücklich, wirklich!«[376] Als es zu Ende geht, verwirren sich seine Sinne, stets erkennt er aber noch seine geliebte Schwester Florence, ihr Gesicht scheint ihm in seinen Visionen dem Gesicht seiner Mutter ähnlich zu sein, in ihren Armen stirbt er: »›Nun legt mich hin‹, sagt er, ›und du ›Floy‹ du kommst ganz dicht zu mir, so daß ich dich ansehen kann‹. Schwester und Bruder legten die Arme umeinander, und das goldene Licht strömte herein und fiel auf die umschlungenen Geschwister. ›Wie schnell der Fluß jetzt dahinfließt – zwischen den grünen Ufern und den Binsen, Floy! Aber er ist schon nahe an der See! Ich höre die Wellen! Sie haben es immer gesagt‹«[377].

Im ›Heimchen am Herde‹ (1846) schildert Dickens die Sorge des Kaleb Plummer um seine blinde Tochter Bertha, der er in seiner Liebe die Wahrheit über die Wirklichkeit meint ersparen zu müssen, sie aber auf diesem Wege in eine neue Blindheit versetzt und sogar beinahe vernichtet: »Das blinde Mädchen erfuhr nie, daß die Decken verblaßt, die Wände fleckig und da und dort ohne Verputz, die langen, täglich größer werdenden Risse unverstopft und die Balken morsch und schräg geneigt waren. Es wußte nicht, daß Eisen rosten, Holz mürbe wird und Tapeten sich abschälen, daß sogar Umfang, Gestalt und Größenverhältnisse der Wohnung einschrumpfen konnten. Sie wußte nicht, daß häßliche Gestalten aus Porzellan und Ton auf dem Sims standen, daß Kummer und Kleinmut im Haus herrschten und daß Kalebs spärliche Haare vor ihren blicklosen Augen grauer und grauer wurden«[378]. Nicht allein das Sichtbare bleibt der Blinden verborgen, auch die erniedrigende Lebenssituation, die Ausbeutung ihres Vaters durch den Arbeitgeber Tackleton, für den sie beide Spielzeug herstellen und den sie zu lieben glaubt, entgeht ihr, so daß sie zu Tode bekümmert ist, als sie von dessen Heirat erfährt. »Habe ich sie von ihrer Wiege an täuschen müssen, nur um ihr endlich das Herz zu brechen!«[379], fragt sich ihr Vater. Durch die Enttäuschungen wird Bertha aber gerade für die Erkenntnis der Wahrheit vorbereitet, wird sehend für die Liebe und Güte ihres Vaters: »Nichts ist tot für mich. Die Seele vor allem, was mir am teuersten war, ist hier – hier in dem abgezehrten Antlitz und dem grauen Haupt. Und ich bin nicht länger blind, Vater«[380]. Der verwaiste Oliver Twist (1837/38) wächst unter Entbehrungen und Krankheiten in dem Armenhaus heran, in dem seine Mutter bei seiner Geburt verstorben ist; später gerät er in ein Arbeitshaus, unter dessen unmenschlichen Bedingungen viele Kinder sterben. Bei einem Einbruch, zu dem ihn eine Londoner Verbrecherbande zwingt, um ihn an sich zu binden, wird Oliver durch einen Schuß am Arm verwundet; er wird dann aber von dem ebenso fachkundigen und freundlichen Dr. Losberne behandelt und liebevoll von der Familie dieses Arztes aufgenommen, bei der der Einbruch geplant war: »Anfangs hatte Oliver nicht wenig zu leiden. Zu den Schmerzen seiner Wunde kam noch ein heftiges Fieber als Folge der Kälte und Nässe, der er in jener Nacht ausgesetzt gewesen. Viele Wochen mußte er im Bett liegen, aber allmählich genas er«[381]. Verbrechen und Humanität stoßen auch in diesem Roman von Dickens im einzelnen Menschen aufeinander und haben überdies ihre sozialen Voraussetzungen, gehören gemeinsam einer Welt an, die diese Extreme möglich macht und hervorbringt.

## 8.2 Emile Zola (1840–1902)

> *Es ist die Vererbung, es ist das Leben selbst, das Schwachsinnige, Verrückte, Verbrecher und große Menschen schafft.*
>
> E. Zola, Doktor Pascal, 1893

Kinder sind für den Ursprung und das Schicksal der Rougon-Macquart-Familie Emile Zolas zentral; Kinder erleben Krankheit und Tod, Kinder haben mit Ärzten und der Medizin zu tun, Kinder sind symbolische Signale. Der Autor läßt die Entwicklung seiner Romanfamilie von Bluts- und Nervenkrankheiten bestimmt sein; dieses Gesetz hat seine Gültigkeit auch für die Erkrankungen der Kinder.

Die Rougon-Macquart-Familie erfährt in einem Zweig ihr Ende mit dem Sterben des Bluters Charles (Doktor Pascal, 1893). Dieser verblutet in der Irrenanstalt ›Les Tulettes‹ vor den Augen seiner geisteskranken Ururgroßmutter Adelaide Fouque; ihr entstammt der legitime Zweig Rougon wie illegitime Zweig Macquart. Adelaide Fouque ist in ihrer Verwirrung nicht in der Lage, ihrem sterbenden Nachfahren Charles zu Hilfe zu kommen oder seine Not zu erkennen: »Doch sie schrie nicht, sie rief nicht. Verdorrt und knorrig saß sie reglos da, Glieder und Zunge von der Last ihrer hundert Jahre gelähmt, das Gehirn vom Wahnsinn versteinert, außerstande, zu wollen oder zu handeln, während ihre uralten, starren Augen zusahen, wie sich das Schicksal ihres Geschlechts erfüllt... Es war eine langsame, sehr sanfte Agonie, die noch lange Minuten dauerte. Charles war jetzt still geworden und schien wieder zu schlafen, während das letzte Blut beinahe geräuschlos seinen Adern entströmte. Die lilienweiße Farbe seines Gesichts verwandelte sich in Todesblässe. Die Lippen entfärbten sich, gingen in ein fahles Rosa über und wurden schließlich weiß. Ganz zum Schluß schlug er die großen Augen auf und richtete sie auf die Urahne, die darin den letzten Lebensfunken verglimmen sah«[382].

Charles ist das Kind von Maxime und einem Dienstmädchen, das dieser verführt hat und dessen überstandener Husten auf »alkoholsüchtige Vorfahren zurückgeführt werden mußte«[383]. Mit fünfzehn Jahren gleicht Charles körperlich einem zwölfjährigen und geistig einem fünfjährigen Kind, überdies ähnelt er mit seinen verwischten Kinderzügen auf erstaunliche Weise seiner Ururgroßmutter Adelaide und ihrem verwitterten Antlitz. Charles ist lasterhaft, ohne Herz und Verstand und gemahnt an das Ende eines alten Geschlechts: »Mit seiner schlanken, verfeinerten Grazie und seinen langen, hellen, seidenweichen Haaren glich er einem der ausgebluteten, kleinen Könige, mit denen ein altes Geschlecht endet. Seine großen, hellen Augen waren vollkommen leer, seine ganze beunruhigende Schönheit schien wie vom Tode beschattet«[384].

Aus den Internaten muß Charles mehrfach »wegen gewisser Laster, die man nicht laut zu nennen wagte«[385], entlassen werden. Er kann und will nichts lernen und lebt bald bei dem einen, bald bei dem anderen Mitglied der Familie. Selbst sein Großonkel Doktor Pascal hat es aufgegeben, ihn heilen zu wollen; die Injektion seiner Nervensubstanz verursacht durch den Einstich lebensgefährliche Blutungen, so daß er auf dieses Mittel verzichten muß. Nur eine geistig-anregende Umgebung könnte sich nach Pascal noch in begrenztem Maße positiv auf seine geistige Entwicklung auswirken. Schon die kleinsten Hautberührungen verursachen die lebensgefährlichen Blutungen: »Man konnte ihn nicht berühren, ohne daß rote Tropfen auf seiner Haut perlten. Es war ein Degenerationsmerkmal«[386]. Die Intelligenz trübt sich immer mehr, das Verhalten wird mit den Jahren zunehmend kindischer. Oft hält sich Charles bei seiner geisteskranken Ururgroßmutter auf, in ihrer Nähe fühlt er sich wohl, sie sitzt still und sanft in ihrem Lehnstuhl, während er Bilder ausschneidet, auch er »sanft, sehr sanft – und schön wie ein Engel«[387]. Zu einem Gespräch zwischen ihnen kommt es nicht, auch nicht zu einem Lächeln, allenfalls sehen sie sich »ernsthaft, mit dem Ausdruck tiefsinniger Stupidität an«[388].

Sein Stiefvater lehnt ihn ab; sein eigener Vater, Maxime, dessen Frau inzwischen verstorben ist, meint zunächst, ihn nicht bei sich aufnehmen zu können, da er, erschöpft von seinem ausschweifenden Leben, entschlossen ist, »allen Gefühlsregungen und Verantwortlichkeiten aus dem Wege zu gehen, um so lange wie möglich zu überdauern«[389]. Die Angst vor der Einsamkeit läßt ihn dann seinen Entschluß revidieren: »In seinem Egoismus sah er sich schon von diesem Sohn geliebt, zärtlich gepflegt und behütet«[390]. Aber auch Maxime kann Charles dann wegen seiner eigenen Krankheit und des Todes seines Kindes nicht mehr nach Paris holen.

Charles stirbt. Die große Familie der Rougon-Macquart ist insgesamt in ihrem Überleben gefährdet, ist doch auch Louiset, der Sohn Nanas, in der Wiege gestorben, während die anderen Angehörigen ebenfalls krank und tot oder so jung sind, daß ihr Schicksal noch offen bleibt. Doktor Pascal stellt selbst die Diagnose: »Der Wurm war in der Wurzel«; die Hoffnung möchte er aber nicht aufgeben: »Denn die Familien sind die einzige Zukunft. Sie reichen weit über den gemeinsamen Ahnherrn in die unerforschlichen Tiefen einstiger Geschlechter bis zum ersten Lebewesen hinab – und sie werden ewig wachsen und sich bis in die jenseitige Zukunft immer weiter ausbreiten und verzweigen«[391].

In ›Les Tulettes‹ hat auch die lungenkranke und nervenschwache Marthe Mouret (Rougon) ihren geisteskranken Mann und Cousin François Mouret (Macquart) besucht (Die Eroberung von Plassans, 1874), um eine erschreckende Übereinstimmung zwischen ihren nervösen Anfällen und seinem Wahnsinn erleben zu müssen: »Marthe war wie festgenagelt. Sie erkannte sich selber dort auf der Erde wieder; so warf sie sich im Zimmer auf den Fliesenboden, so zerkratzte sie sich, so schlug sie sich. Und sogar ihrer Stimme begegnete sie wieder; Mouret hatte genau dasselbe Röcheln wie sie«[392].

Neben den Blutskrankheiten stehen bei Zola die Nervenleiden; von ihnen bleiben auch die Kinder der Rougon-Macquart-Familie nicht verschont. Von übersteigerter Sensibilität ist Jeanne Grandjean befallen (Ein Blättlein Liebe, 1878). Die Überempfindlichkeit dieses nicht ganz zwölfjährigen Mädchens zeigt sich vor allem in einer krankhaften Eifersucht auf ihre verwitwete Mutter Hélène Grandjean, die mit einer inneren Folgerichtigkeit in einer akuten Schwindsucht mündet, an der Jeanne stirbt.

Die Leiden von Jeanne haben ihren Grund in einer zarten und nervösen Konstitution, die bei ihrem Eintritt in die Pubertät eine weitere physische wie psychische Schwächung erfährt; die Ursachen liegen aber im genetischen Erbe ihrer Vorfahren. Der Arzt Dr. Deberle diagnostiziert als direkte Ursache eine Form der anämischen Leiden, »die so ungreifbar sind und deren Komplikationen sich furchtbar auswirken in dem Alter, da sich die Frau im Kinde heranbildet«[393]. Dieser Arzt befürchtet einen Herzfehler wie eine beginnende Schwindsucht. Jeannes Körper ist schmal, ihr Gesicht ein längliches Oval, »das die Anmut und die Zartheit einer Antilope« hat, ihre Augen besitzen »breite bläuliche und durchsichtige Lider«[394], ihre Nase ist schmal und tintenschwarz ihr Haar.

Das Mädchen ist seit dem Tode des Vaters vollständig auf ihre Mutter fixiert, jede Spannung und jede Trennung erfüllen sie mit Zorn und Ängsten, die sich auch in körperliche Beschwerden und Krämpfe umsetzen. Worte wie Düfte können für Jeanne zu einer unerträglichen Belastung werden. Von den Stimmungsschwankungen der Tochter berichtet die Mutter dem Arzt: »Wegen

Kleinigkeiten kommt es bei ihr zu Freuden- und Traurigkeitsausbrüchen, die mich beunruhigen, so heftig sind sie ... Sie liebt mich mit einer Leidenschaft, einer Eifersucht, die sie zum Schluchzen bringt, wenn ich ein anderes Kind liebkose«[395]. Während Hélène Dr. Deberle zwar von dem Tod ihrer Mutter an Schwindsucht erzählt, verschweigt sie ihm zunächst, daß ihre Großmutter in eine Irrenanstalt eingeliefert wurde. Ihre Liebe zu ihrer Mutter ist ebenso total wie tyrannisch; sie verlangt umfassende Zuwendung, schränkt das Leben der Mutter ein, löst in ihr deshalb auch Gefühle des Ärgers, der Ablehnung aus. Andere Personen ihrer Umwelt sucht Jeanne ebenfalls mit ihrer Empfindlichkeit und ihren Anfällen zu beherrschen. »Am ganzen Leib zitternd, mit den Füßen stampfend, würgend, wiederholte sie: ›Ich will! – Ich will!‹ mit immer heiser und gebrochener klingender Stimme«[396]. Mit Strenge kann bei ihr nichts erreicht werden, allein wenn ihre Mutter Kummer und Schmerz zeigt, ist sie zum Einlenken bereit, dies aber nur, wenn sie ihren Willen auch durchgesetzt hat.

Schon in der frühen Kindheit wird Jeanne wiederholt von Krampfanfällen heimgesucht, die im Alter von sechs Jahren verschwinden und in der Pubertät wieder auftreten. So findet die Mutter sie eines Nachts, nachdem sie sich mehrere Tage unwohl fühlte, auch geistesabwesend war, in steifer Haltung, »mit hintenübergeworfenem Kopf, starren und harten Halsmuskeln«[397]. Ihre Gesichtszüge sind verzerrt, sie hat das Bewußtsein verloren, ist nicht ansprechbar, kann sich auch später an diesen Zustand nicht erinnern; nur in heftigen Zuckungen entspannen sich allmählich ihre Glieder. Therapeutische Möglichkeiten gibt es im Grunde kaum; Äther, den der in Vertretung des Hausarztes Dr. Bodin herbeigerufene Dr. Deberle geben will, verschlimmert sogar noch den Anfall. Mutter und Arzt können sich nur bemühen, Jeanne vor Selbstverletzungen zu bewahren: »Sie reichten beide kaum aus, um sie zu halten. Sie hatte heftige Zuckungen, stemmte sich auf Fersen und Nacken hoch, so daß ihr Körper einen stumpfen Winkel bildete. Dann fiel sie zurück, sie bewegte sich unruhig in einem Schaukeln, das sie von einer Seite des Bettes auf die andere warf. Ihre Fäuste waren geballt, die Daumen gegen die Handflächen gebogen; für Augenblicke öffnete sie die Fäuste, und mit auseinandergespreizten Fingern versuchte sie, im Leeren nach etwas zu greifen, das sie zusammendrehen konnte. Sie stieß auf das Umschlagetuch ihrer Mutter, sie krallte sich daran fest. Aber besonders quälte es die Mutter, wie sie sagte, daß sie ihre Tochter nicht mehr wiedererkannte. Ihr armer Engel mit so süßem Gesicht hatte völlig entstellte Züge, die Augen waren in ihren Höhlen versunken und ließen nur den bläulichen Perlmuttglanz des Augapfels sehen«[398].

Das Abklingen des Anfalles kann der Arzt unterstützen, indem er mit seinen Fingern »leichte Druckbewegungen am Halsansatz«[399] ausführt. Einen anderen lebensgefährlichen Anfall meint Dr. Deberle nur mit Blutegeln überwinden zu können. Zunächst fassen die Blutegel nicht, bis sie sich festsaugen und gierig aus dem wächsernen und lebensarmen Körper das Blut saugen und die von dem erfahrenen Praktiker erhoffte Wirkung hervorbringen: »Das Kind bewegte sich. Seine trägen Augenlider hoben sich, dann schloß es sie wieder, gleichsam verwundert und müde. Gleich einem Hauch lief ein leises Beben über sein Antlitz«[400]. Der Anfall ist überstanden.

Wenn Jeanne sich zwar an ihre Anfälle nicht erinnert, besitzt sie aber doch ein Bewußtsein über ihre Sensibilität und Kränklichkeit. Sie bezeichnet sich selbst ihrer Mutter gegenüber als »anfälliges Ding«[401]. Um diese zu beruhigen, täuscht sie auch Wohlbefinden und Appetit vor. Zugleich ist sie immer bereit, sich der Krankheit hinzugeben, wenn sie auf diesem Wege die Zuwendung ihrer Mutter erreichen kann. Subjektive Vorahnungen kündigen ihr einen bevorstehenden Anfall an: »Sie empfand eine schreckliche Müdigkeit, die ihr alle Kraft nahm. Ihre Beine kamen ihr wie abgestorben vor, eine Hand preßte ihre Schultern. Doch sie hielt sich tapfer, sie unterdrückte die leisen Schreie, die stechende Schmerzen im Hals ihr abzwangen. Einen Augenblick vergaß sie sich, weil ihr Kopf zu schwer war und sie zusammenschrumpfte unter dem Schmerz«[402].

Vor allem in Männern, die sich für ihre Mutter interessieren, sieht Jeanne eine existentielle Bedrohung. Die Möglichkeit einer Ehe zwischen dem befreundeten Herrn Rambaud und ihrer Mutter stößt bei ihr auf heftigsten Widerstand; ihre Arme werden steif, sie bricht in Schluchzen aus und droht mit ihrem Tod, nur die ausdrückliche Versicherung ihrer Mutter, daß sie Herrn Rambaud nicht heiraten werde, kann sie beruhigen: »Noch ein paar Minuten umschloß das stumme und leidenschaftliche Kind sie fest mit seinen Armen, als könne es sich nicht von ihr trennen und als verteidige es sie gegen jene, die sie ihm nehmen wollten. Endlich konnte Hélène Jeanne hinlegen; aber sie mußte einen Teil der Nacht bei ihr wachen. Ruckartige Stöße schüttelten sie in ihrem Schlaf, und alle halbe Stunden öffnete sie die Augen, vergewisserte sich, daß ihre Mutter da war, dann schlief sie wieder ein, den Mund auf ihre Hand pressend«[403].

Die Eifersucht Jeannes erreicht ihren Höhepunkt dann mit der Liebe zwischen ihrer Mutter und dem Arzt Dr. Deberle, der sie erfolgreich behandelt und auf diesem Weg Hélène Grandjean kennengelernt hat. Hellsichtig wird ihre zunehmende Vertrautheit von dem pubertären Mädchen bemerkt und zu hintertreiben versucht. Anfälle stellen sich nun immer wieder ein, wenn Dr. Deberle zu Besuch kommt; ihre Eifersucht wird ihr, auch wenn sie für ihre Bosheiten später um Verzeihung bittet, aber nicht wirklich bewußt: »Sie faßte einen Groll gegen den Doktor, einen Groll, der heimlich größer wurde und in Haß umschlug, je besser es ihr ging. Das schwelte in ihrem eigensinnigen Kopf, in ihrem kleinen argwöhnischen und stummen Wesen. Niemals willigte sie ein, sich darüber deutlich auszusprechen. Sie selber wußte es nicht«[404]. Ihre Reaktionen sind Wut und Schweigen, Ablehnung auch der Arznei, die Dr. Deberle ihr verordnet; immer wieder nimmt ihr Gesicht den Ausdruck »einer eifersüchtigen und boshaften Frau«[405] an.

Die beiden Ärzte Dr. Bodin und Dr. Deberle – ein überzeugendes literarisches Beispiel ärztlicher Kooperation und gegenseitiger Achtung – wissen keinen Ausweg, sie stehen hier vor einem Nervenleiden, »die eine Geschichte in den Familien haben und die Wissenschaft verwirren«; das einzige, was sie empfehlen, ist Schonung, die dieses anämische Leiden vielleicht lindern könne, von dem »die Entwicklung so vieler grausamer Krankheiten«[406] begünstigt werde.

Während Hélène gegen den Widerstand ihrer Tochter die Wohnung wegen einer Verabredung mit dem geliebten Arzt verlassen hat, sucht Jeanne in ihrer Verzweiflung, von der Mutter allein gelassen zu sein, nahezu selbstzerstörerisch eine Erkältung am offenen Fenster in der regnerisch-kalten Nacht: »Jeanne hustete am Fenster heftig, doch sie fühlte sich gleichsam gerächt, weil sie fror; sie hätte sich gern etwas weggeholt. Die Hände an die Brust gedrückt, fühlte sie, wie dort die Beklemmung zunahm. Es war ein Bangen, in dem sich ihr Körper hingab. Sie zitterte vor Angst und wagte nicht mehr, sich umzuwenden, fror am ganzen Leibe bei dem Gedanken, noch einmal in das Zimmer zu schauen. Wenn man klein ist, hat man keine Kraft. Was war es nur, dieses neue Übel, dessen Anfall sie mit Scham und bitterer Süße erfüllte?« Jeanne drängt dem Anfall nahezu entgegen, die Krankheit wird gleichsam zu ihrem ersten erotischen Erlebnis: »Und aus der Tiefe ihres Wesens, des in ihr erwachten Weibs, sprühte ein heftiger Schmerz auf, als hätte sie von weitem einen Schlag bekommen«[407]. Die Kälte wird von ihr psychisch und physisch zugleich wahrgenommen: »Wie man hustete, wie man fror, wenn man nicht geliebt wurde«[408].

Die Erkältung geht in eine akute Schwindsucht über, an der Jeanne innerhalb von drei Wochen während des Ausbruches des Deutsch-Französischen Krieges (1870) stirbt. Sie hat allen Lebenswillen verloren, scheint in Kürze gealtert zu sein, gleicht »einer kleinen Greisin mit den blassen Augen einer sehr alten Jungfer, die niemals mehr jemand lieben wird«[409]. Auf keinen Fall will sie sich von Dr. Deberle behandeln lassen, dessen ärztliche Zuwendung sie vielmehr als Vergewaltigung empfindet: »Als sie den Mann erkannte, der da war, ergriff sie Entsetzen. Sie sah sich nackt, sie schluchzte vor Scham und zog hastig das Bettuch wieder hoch. Es war, als sei sie in ihrem Todeskampf plötzlich um zehn Jahre gealtert und mit ihren zwölf Jahren in der Nähe des Todes reif genug, um zu begreifen, daß dieser Mann sie nicht anrühren und ihre Mutter nicht in ihr wiederfinden dürfe«[410].
Der Tod Jeannes ist nicht mehr aufzuhalten, das Sterben beginnt, die Ärzte können nur noch Opium zur Linderung geben. An einem sonnigen Nachmittag zu Anfang des April endet die »dumpfe Arbeit der Krankheit«[411], der Husten hört auf, die Stimme erlischt, im Gegenüber von Leben und Zivilisation vollzieht sich der Todeskampf ohne Erschütterung: »Jeanne schaute mit ihren großen leeren Augen auf Paris. Ihr Antilopengesicht war noch länger geworden, hatte strenge Züge und einen grauen Schatten, der sich von den gerunzelten Brauen herabgezogen hatte; und so hatte sie im Tode ihr bleiches Gesicht einer eifersüchtigen Frau«[412].
Charles und Jeanne sind zwei besonders markante kranke Kinder im Werke Zolas, die an ihren Leiden sterben, die eindrucksvolle Beispiele für psychiatrische wie psychoanalytische Interpretationen darstellen. Andere Kinder der Rougon-Macquart-Familie erkranken ebenfalls, sterben oder überstehen ihre Krankheit – mit Hilfe der Ärzte, die bei Zola überwiegend positiv geschildert werden, mit dem Beistand der Angehörigen, auf Grund ihrer Konstitution.
Désirée Mouret (Die Eroberung von Plassans, 1874) ist geistig retardiert, körperliche und seelische Entwicklung fallen bei ihr auseinander: »Sie war ein Kind von vierzehn Jahren, kräftig für ihr Alter und hatte das Lachen eines fünfjährigen Mädchens«[413]. Der vernachlässigte und geistig hirnkranke Jacques Lantier (Das Werk, 1886) stirbt mit zwölf Jahren; einen Arzt haben die Eltern nicht zu Rate gezogen: »Das arme Wesen, das da auf dem Rücken lag, mit dem zu dicken Kinderkopf eines Genies, der so übermäßig aufgetrieben war wie bei Blödsinnigen, schien sich seit gestern abend nicht gerührt zu haben; nur sein farbloser, breit aufklaffender Mund atmete nicht mehr, und

seine leeren Augen waren offen. Der Vater berührte ihn, er war eiskalt«[414]. Das Malen des verstorbenen Sohnes führt Claude Lantier aus seinem Kummer; mit dem Bild ›Das tote Kind‹ kann er die ersehnte Anerkennung beim Pariser Kunstpublikum allerdings nicht gewinnen. »War das nun ein Schädel, oder war das ein Bauch, dieser aufgequollene und ausgeblichene höchst sonderbare Kopf? Und diese armen verkrümmten Hände auf der Bettdecke, die wie die verdrehten Pfoten erfrorener Vögel aussahen! Und das Bett selber, diese Blässe der Laken unter der Blässe der Glieder, all dieses Weiß, das so traurig war, ein Zerreißen des Tons, das letzte Ende! Dann konnte man die hellen, starren Augen unterscheiden, man erkannte einen Kinderkopf, den tiefes und gräßliches Erbarmen auslösenden Fall irgendeiner Hirnkrankheit«[415].

Louiset, das uneheliche Kind der Dirne ›Nana‹ (1879/80), das sie mit sechzehn Jahren bekommt und zunächst einer Amme auf dem Lande übergibt, um es dann von ihrer Tante Lerat umsorgen zu lassen, so daß sie es jeden Tag sehen kann, ist kränklich, skrofulös und blutarm. Mit seinen drei Jahren zeigt Louiset zwar ein lustiges Naturell, siecht aber körperlich dahin: »Er hatte ein Ekzem im Nacken bekommen, und jetzt bildeten sich Eiteransammlungen in seinen Ohren, was Knochenfäule des Schädels befürchten ließ«[416]. Sein Fleisch ist schlaff und gelbfleckig, sein Aussehen sehr alt, »wie von traurigen Betrachtungen erfüllt, über das, was es sah«[417], in ihm nagt ein Übel, »irgendeine von einem unbekannten Vater vererbte Fäulnis«[418]. Louiset erkrankt an Blattern, stirbt und steckt auch noch seine Mutter an, die dann ebenfalls später dieser Krankheit erliegt – wiederum zu dem Zeitpunkt, an dem Frankreich in den Krieg gegen Deutschland aufbricht, der mit seiner Niederlage endet.

In Charles und Jeanne droht der Familie insgesamt das Ende und mit ihr symbolisch Frankreich, noch allgemeiner sogar der Menschheit. Aus der Verbindung von Pascal und seiner Nichte Clotilde wird aber ein Kind geboren, dessen Zukunft und damit das Schicksal der Rougon-Macquart-Familie von Zola offengelassen wird. Das Leben ist stärker als alle Wissenschaft, das Leben geht über nationales Unglück und familiäre Degeneration hinaus: »Auch auf die Gefahr hin, Ungeheuer zu erschaffen, muß es weitergehen, und trotz der Kranken und Irrsinnigen, die es mitunter hervorbringt, wird es des Zeugens nicht müde, weil es hofft, daß auch die Gesunden und die Weisen eines Tages erscheinen werden«[419]. Im Blick auf Frankreich äußert sich Doktor Pascal trotz des Untergangs des Kaiserreichs, des deutschen Sieges und vieler verdorbener Elemente hoffnungsvoll: »Frankreich hat ein zähes Leben, und ich finde, daß es jetzt gerade wieder die ganze Welt durch seine rasche Genesung in Staunen setzt«[420]. Das gemeinsame Kind wird für Clotilde zur Verheißung eines Messias, der in der Zukunft geboren wird, um die Menschen von ihrem Leiden zu befreien: »Und in der warmen, friedlichen Stille des einsamen Arbeitszimmers lächelte Clotilde dem Kind zu, das immer noch trank und dabei sein Ärmchen in die Luft reckte wie eine Fahne, die das Leben grüßt«[421].

## 8.3 Fëdor Michajlovič Dostoevskij (1821–1881)

*In ihrem Gesicht stand eine für ein Kind undenkbare Verzweiflung.*

F. M. Dostoevskij, Die Dämonen, 1871/72

Das Kind erhält auch im literarischen Werk Fëdor Michajlovič Dostoevskijs einen besonderen Wert oder eine besondere Funktion. In vielen Romanen des russischen Schriftstellers werden leidende, kranke und sterbende Kinder dargestellt. Gestalten wie Aljoša (Brüder Karamasov, 1879/80) und Fürst Myškin (Der Idiot, 1868/69) fühlen sich vor allem zu Kindern hingezogen, werden von der Umwelt selbst für Kinder gehalten. Von der Gesellschaft der Erwachsenen fühlt sich Myškin wenig angezogen: »es ist mir aus irgendeinem Grunde schwer zumut, und ich bin sehr froh, wenn ich zu meinen kleinen Freunden gehen kann, und das sind von jeher Kinder gewesen«[422]. Krankheit wird von den Kindern bei Dostoevskij in ihren physischen, psychischen, sozialen und geistigen Dimensionen erlebt, in ihrer Verbindung überdies mit Verbrechen und Selbstmord.

Matrjoša in den ›Dämonen‹ (1871/72), zwölfjährige Tochter russischer Kleinbürger, »äußerlich noch ganz Kind«[423], kann die Verführung durch Nikolaj Stavrogin ebensowenig verhindern wie verkraften und bringt sich um. Stavrogin, zentrale Gestalt dieses Romans, hat in Petersburg, um ein ausschweifendes Leben führen zu können, das ihm allerdings selbst kein wirkliches Vergnügen bereitet, mehrere Wohnungen gemietet, eine besteht aus dem Zimmer bei Matrjošas Eltern, die aus beruflichen Gründen den Tag über außer Haus sind. Stavrogin kann sich deshalb dem Mädchen ungestört nähern. Es gelingt ihm, sich Matrjoša ohne Widerstand, ja mit einer Art unwillentlicher Zustimmung, wie er in seiner »Beichte« berichtet, gefügig zu machen: »Ich küßte ihr wieder die Hand und nahm sie auf den Schoß. Sie stemmte sich gegen mich, wollte aufstehen und lächelte wie aus Scham, aber es war ein unaufrichtiges Lächeln. Das Gesicht war schamrot. Wie betrunken flüsterte ich dauernd etwas zu ihr hin. Schließlich geschah etwas Sonderbares, das ich niemals vergessen werde und das mich in Erstaunen setzte: das Mädchen umhalste mich auf einmal und gab mir leidenschaftliche Küsse«[424].

Wie bei seinen anderen Verbrechen hält Stavrogins Interesse auch nach dieser Untat nicht an: »Als alles zu Ende war, war sie verwirrt. Ich versuchte es nicht, sie zu täuschen, und liebkoste sie nicht mehr. Schüchtern lächelnd sah sie mich an. Ihr Gesicht erschien mir plötzlich dumm. Ihre Verwirrung stieg von Augenblick zu Augenblick. Schließlich bedeckte sie das Gesicht mit den Händen und stellte sich unbeweglich, mit dem Gesicht zur Wand, in eine Ecke«[425]. Stavrogin entfernt sich schweigend und ist sich zugleich bewußt, daß Matrjoša nach ihren eigenen Empfindungen und ihrem eigenen Urteil ein todeswürdiges Verbrechen begangen hat. Das Mädchen erkrankt, fiebert und phantasiert, daß sie »Gott getötet« habe. Stavrogin, der den Eltern, die von der Verführung nichts erfahren haben, vergeblich angeboten hat, einen Arzt zu besorgen, sucht sie noch einmal in ihrem Zimmer auf, ihr Gesicht ist welk, sie scheint sich im Delirium zu befinden, was aber offensichtlich nicht der Fall ist: »Auf einmal schüttelte sie den Kopf, wie man es sehr naiven und primitiven Menschen gegenüber zum Zeichen des Vorwurfes tut, und plötzlich erhob sie ihre kleine Faust gegen mich und drohte mir von dort aus«; in ihrem Gesicht steht »eine für ein Kind undenkbare Verzweiflung«[426], sie verläßt das Zimmer, verschwindet in einer Rumpelkammer und erhängt sich. Stavrogin wird bis zu seinem eigenen Selbstmord, ebenfalls durch Erhängen, das Bild dieses Kindes mit seinen drohenden Fäustchen und dem Kopfschütteln nicht wieder vergessen können: »So wird es bleiben bis zu meinem Wahnsinn«[427]. In ihrer Schicksalsergebenheit haben Matrjošas Eltern, die wenig Verständnis für die seelische Krise ihrer Tochter gezeigt haben, auf die Hilfe des Arztes verzichtet: »wenn Gott will, wird es auch so vorübergehen«[428].

An Schwindsucht erkrankt in den ›Brüdern Karamasov‹ (1879/80) der kleine Iljuša Snegirov, Sohn eines pensionierten Stabskapitäns. Der freundliche Arzt Dr. Herzenstube kann mit seiner Therapie wenig erreichen, »obgleich er ihn mit Arzneien geradezu vollstopft«[429]. Auch die Kapazität aus Moskau, ein Professor der Medizin, kann keine Hilfe bringen, in seiner vor-

nehmen Überheblichkeit ist er überdies unfähig, auf die ärmlichen Verhältnisse der Snegirovs menschlich zu reagieren: »Der Professor blickte sich noch einmal angeekelt in der Stube um und warf dann seinen Pelz ab. An seinem Halse blitzte ein bedeutender Orden, der allen sofort in die Augen stach«[430]. Das einzige, was dieser Mediziner vorzuschlagen weiß, ist für Iljuša ein unerschwinglicher Aufenthalt im warmen Klima des sizilischen Syrakus: »›Nach Sizilien! Um Gottes Willen, Euer Exzellenz‹, sagte ganz verloren der Hauptmann, ›Sie haben doch gesehen!‹ Er wies mit beiden Händen auf die Umgebung. ›Und Mamachen, und die Familie?‹«. Die Familie möchte der Professor allerdings nicht nach Sizilien schicken: »›Nein, die Familie nicht nach Sizilien, Ihre Familie muß in den Kaukasus, aber erst im Frühjahr ... Ihre Tochter muß in den Kaukasus, Ihre Gemahlin aber ... nachdem auch sie im Kaukasus eine Kur gegen ihren Rheumatismus durchgemacht ... müßte dann sofort nach Paris in die Irrenanstalt des Psychiaters Le Pelletier geschickt werden, ich könnte ihr ein Schreiben mitgeben, und da ... könnte sie ... vielleicht Besserung ...‹«. Auf die hilflose Verzweiflung des Vaters vermag dieser Arzt dann auch nur die Antwort zu geben: »Ja, wie gesagt. Ich – bin – kein – Gott«[431].
Iljuša muß sterben, er weiß um sein bevorstehendes Ende, und auch er sucht wie Paul Dombey bei Dickens seinen Vater über den bevorstehenden Verlust zu trösten: »Papa, wein' nicht ... wenn ich sterben werde, nimm dann einen guten Knaben zu dir, einen anderen ... wähle von ihnen allen den besten aus, nenne ihn Iljuscha und liebe ihn statt meiner«[432]. Auch die Schulkameraden bittet er, seinen Vater in seinem Kummer zu unterstützen. Sie versprechen es ihm, tragen ihn nach seinem Tod im Sarg zum Friedhof, begleiten seinen Vater wieder nach Hause, nehmen am Totenmahl teil und lassen sich von Aljoša erzählen, daß dieses Erlebnis der Krankheit und des Sterbens ihres Kameraden Iljuša sie ihr ganzes Leben begleiten und ihnen selbst Kraft geben werde: »Denn wißt, es gibt nichts, das höher, stärker, gesünder und nützlicher für das Leben wäre als eine gute Erinnerung aus der Kindheit«[433].
Eine zentrale Gestalt des Romans ›Die Erniedrigten und die Beleidigten‹ (1861) ist die frühreife und kranke Nelli, deren psychische Entwicklung zur Zeit der Pubertät und ihre Erkrankung dargestellt werden, der sie dann auch erliegt. Nelli ist Epileptikerin und hat zugleich ein organisches Herzleiden, überdies lebt sie in ungeordneten äußeren Verhältnissen; sie ist Waise, ihre Mutter hat mit ihr den Vater verlassen und ist inzwischen verstorben. Ihr

Vater hat sich nie um sie gekümmert, ist den Menschen, die für sie sorgen, auch bis zu ihrem Tod unbekannt, nur sie kennt ihre Herkunft aus fürstlichem Hause. Die psychischen Belastungen erhöhen sich mit dem Eintritt in die Pubertät; Nelli verliebt sich mit dreizehn Jahren in einen Schriftsteller, der sie bei sich aufgenommen und den Roman über sie auch verfaßt hat; seine Zuneigung zu ihr hat einen väterlichen Charakter, er leidet selbst an einer unerwiderten Liebe zu einer anderen Frau.

Die Anfälle von Nelli werden von Dostoevskij nicht nur in ihren äußeren körperlichen Dimensionen beschrieben, sondern zugleich immer auch in ihrer Abhängigkeit von sozialpsychologischen und ebenfalls physischen Hintergründen, wie zum Beispiel auch von Witterungseinflüssen. Betont werden der unnatürliche oder unmenschliche Schrei, das verzerrte Gesicht, das krampfhafte Umsichschlagen bei den epileptischen Anfällen.[434] Ebenso detailliert sind die Schilderungen der unterschiedlichen nervösen Leiden, der hysterischen Anfälle dieses frühreifen Mädchens.

Die Gestalt des deutschen Arztes fällt in diesem Roman – wie auch sonst häufig bei Dostoevskij – besonders positiv aus; geduldig und liebevoll zeigt er sich gegenüber Nelli, er ist der »gutmütigste von allen Petersburger Deutschen«[435], verhält sich überaus empfindsam, nimmt sympathetisch Anteil an dem Leiden seiner Patientin, kann, wenn sie weint, die eigenen Tränen kaum zurückhalten, empfiehlt – neben der Arznei – diätetische Maßnahmen: Vermeidung aller Aufregung, natürliches Leben, geordnete Verhältnisse. Diesen Arzt verbindet Freundschaft mit den Patienten.

Nellis ›Krankheit zum Tode‹ ist aber nicht mehr aufzuhalten. Nach dem letzten epileptischen Anfall beschleunigt sich das Ende. Herzanfälle kommen hinzu: »Sie war übrigens stets krank gewesen. Ihre Krankheit hatte auch früher ständig zugenommen, jetzt aber begann sie mit außerordentlicher Schnelligkeit heftiger zu werden. Ich weiß nicht, an welcher Krankheit sie litt, und kann es nicht mit Genauigkeit bestimmen. Ihre Anfälle kamen häufiger als früher. Aber hauptsächlich eine Erschöpfung, ein Schwinden aller Kräfte, ein ständiger Zustand fieberhafter Abgespanntheit hatten sie in den letzten Tagen dahin gebracht, daß sie gar nicht mehr aufstand«[436]. Je mehr Nelli von der Krankheit überwältigt wird, desto geläuterter, offener und freundlicher wird ihr Verhalten.

Wenn sie in der letzten Zeit unter den Menschen sitzt, die sie pflegen und lieben, schaut sie gleichzeitig auf den Garten mit seinem frischen Grün und dem blühenden Flieder. Der sterbende Organismus wird von der Natur auf-

## 8.4 Perspektiven

genommen, kehrt in sie wieder zurück. Ohnmachtsanfälle, Halluzinationen, Wahnvorstellungen, Sprachverlust leiten dann das Ende ein. Nelli träumt von ihrer Mutter und ihrem Großvater und verflucht ihren Vater, nimmt bewußt Abschied von der Umwelt und der Natur: »Drei Tage vor ihrem Tode, an einem schönen Sommerabend, bat sie, man möchte den Vorhang aufziehen und das Fenster öffnen. Das Fenster ging in den Garten; sie schaute lange in das grüne Dickicht und auf die untergehende Sonne«[437]. Viele andere Kinder erkranken bei Dostoevskij, finden Genesung oder sterben. Der Einfluß von Dickens ist unverkennbar. Viele Kinder sind aber auch gesund oder gewinnen durch ihr Leiden eine Stärke und ein Verständnis, die für ihr späteres Leben und ihre Beziehung zu anderen Menschen entscheidend sind.

### 8.4 Perspektiven

*Ganz allein und für sich ist man die Welt für dieses Kind, gerade wie das Kind die Welt für uns ist.*
H. de Balzac, Memoiren zweier Jungvermählter, 1841/42

Die Entdeckung des Kindes in der Literatur der Neuzeit vollzieht sich in unterschiedlicher Intensität und abweichender Blickrichtung. Der Gegensatz einer kindfremden und kindgemäßten Einstellung mit jeweils entsprechenden Verhaltensweisen kann geradezu das zentrale Thema eines literarischen Werkes ausmachen. Der Kosmos des Kindes wird aber auch in den Ebenen wiedergegeben, die der Schriftsteller allgemein für wichtig hält. Dostoevskij, Zola und Dickens repräsentieren im 19. Jahrhundert bei manchen Zügen der Nähe und Übereinstimmung drei unterschiedlich akzentuierte Dimensionen des Bildes vom kranken Kind: Metaphysik der russische, Biologie der französische und Gesellschaft der englische Schriftsteller. Hiermit sind Schwerpunkte genannt, die anderen Dimensionen werden nicht ausgelassen, stehen aber jeweils nicht im Vordergrund. Dostoevskij beachtet ebenfalls immer Biologie und Gesellschaft, wie Dickens und Zola auch die Religion. Gesellschaft meint Angehörige, soziale Gruppierungen und den Staat, Gesellschaft heißt bei Zola die Konfrontation von Inhumanität und Humanität einzelner Menschen und sozialer Verhältnisse. Naturalistik schließt bei Zola Symbolik keineswegs aus; in ihrer Fremdartigkeit scheint die leidende Jeanne erfüllt zu sein von »dem krankhaften Sehnen einer fernen Blüte, die von der Heimat träumt«[438], in ihrem erschöpften Zustand nach einem Anfall gleicht sie einem »kindlichen Christus«. Was die literarischen Personen vertreten, muß indessen nicht die Überzeugung der Autoren sein, kann vielmehr in ihren Augen falsches und krankhaftes oder die Krankheit begünstigendes Bewußtsein darstellen.

Die Kinder zeigen in ihrem Kranksein und Sterben Egoismus wie Aufopferung. Ihre Einstellung und ihr Verhalten können sehr differenziert ausfallen; Egoismus im Umgang mit der Krankheit kann ohne weiteres mit Freundlichkeit gegenüber den Angehörigen verbunden sein, wenn ihre Wünsche von diesen erfüllt werden. Kranke Kinder zeigen auch Tugenden in der Verleugnung des Leidens und der Schmerzen, können in der Sorge um die Eltern während der Krankheit und nach dem Tod die eigene Situation relativieren und über ihr eigenes Alter hinauswachsen. Coping (Umgang mit der Krankheit) und Compliance (Einhaltung der Therapie) wie medizinische Ethik finden in diesen literarischen Zeugnissen kranker und sterbender Kinder zahlreiche Beispiele und wichtige Anregungen.

Mit dem kranken Kind wird nachdrücklich auf den »Keim des Todes« (Hegel) schon zu Beginn des Lebens hingewiesen und ebenfalls auf die Abhängigkeit von der Umwelt. Das kranke Kind wird zu einer Metapher auch für den erwachsenen Menschen; die Liebe des Fürsten Myškin (Dostoevskij, Der Idiot, 1868/69) zur psychisch bis an den Rand des Wahnsinns leidenden Nastasja Filipovna besteht aus Mitleid oder einer »Anziehungskraft, wie sie von einem armseligen und kranken Kind ausgeht, das man schwer oder sogar unmöglich sich selbst überlassen kann«[439].

Mit Dickens, Zola und Dostoevskij wurden drei Autoren des 19. Jahrhunderts ausgewählt, in deren Schaffen das Kind einen wesentlichen Platz einnimmt, eine Schlüsselfunktion für das fiktionale Weltbild besitzt. Viele andere Schriftsteller mit ihren Schilderungen kranker Kinder aus der Zeit zuvor wie auch später verdienen ebenfalls Beachtung. Ausführlich und von zahlreichen Abschweifungen bereichert werden von Sterne Zeugung, Geburt und frühkindliche Entwicklung des Tristram Shandy (1759/67) mit seiner unfreiwilligen Beschneidung im Alter von 5 Jahren beschrieben. Charlottes und Eduards Kind Otto, das wider alle Gesetze der Vererbung im Aussehen den ›Wahlverwandten‹ Ottilie und dem Hauptmann ähnelt und durch einen Unfall im Wasser ertrinkt, kann von dem Chirurgen in Goethes ›Wahlverwandtschaften‹ (1809) nicht mehr gerettet werden. Die vorübergehenden Krämpfe des Armand de l'Estorade (Balzac, Memoiren zweier Jungvermählter, 1841/42) im Alter von etwas mehr als einem Jahr, die sich durch

8.4 Perspektiven

Stimmungsschwankungen ankündigen, werden von den aus Marseille herbeigerufenen Ärzten auf ein Gehirnfieber oder kinderübliche Fieberanfälle zurückgeführt und mit Blutegel, Eisbeutel sowie einer Salbe, die am Körper Wunden verursachen soll, zu heilen versucht: »Alle zehn Minuten, wie meine Geburtswehen, kamen die Krämpfe wieder, und der arme Kleine wand sich, bald blaß, bald violett. Wenn seine sonst so biegsamen Glieder zusammenstießen, gab es einen Ton, als seien sie von Holz«[440]. Den schwindsüchtigen und mädchenhaften Jacques in Balzacs ›Landarzt‹ (1833) kann die Medizin ebenfalls vor dem Tode nicht bewahren; seine Krankheit bringt eine wundervolle Stimme hervor, deren Erklingen – ein Schwanengesang – sein Ende nur noch beschleunigt. Sologub läßt den kleinen Volodja (Schatten, 1896) seine Mutter in die wahnsinnige Welt seiner Schattenspiele hineinziehen, in der beide versinken: »In ihren Augen leuchtet der Wahnsinn, der selige Wahnsinn ... Und über sie senkt sich die Nacht«[441]. Die kleine Flora in der ›Drehung der Schraube‹ (1898) von Henry James erkrankt durch eine neurotische Erzieherin und die belastende Erinnerung an frühere und inzwischen verstorbene Dienstpersonen an einem Nervenfieber, das bei ihr mit Erfolg behandelt werden kann, während ihr Bruder Miles in einer letzten Konfrontation mit diesen Gespenstern der Vergangenheit einem Herzschlag erliegt: »Wir waren mit dem ruhigen Tag allein, und sein kleines Herz, enteignet, stand still«[442].
Hanno stirbt bei Thomas Mann an Typhus, mit seinem Tod erlebt die Buddenbrookfamilie (1901) ihren Verfall; der Typhus ist »das Gewand des Todes selbst, der ebensogut in einer anderen Maske erscheinen könnte, und gegen den kein Kraut gewachsen ist«[443]. An Gehirnhautentzündung stirbt der Neffe Nepomuk von Adrian Leverkühn (Thomas Mann, Doktor Faustus, 1947) nach der Überwindung einer Masernerkrankung: »›Helft! Helft! O Hauptwehe! O Hauptwehe!‹ Dann riß ein neues wildes Erbrechen es auf, von dem es unter Zuckungen zurücksank«[444]. Einem Nervenleiden erliegt Hans Gübenrath in Hesses ›Unterm Rand‹ (1906); sein Vater, der Arzt und vor allem die Lehrer sind weder zum Verständnis noch zur Anteilnahme in der Lage: »Keiner, außer vielleicht jenem mitleidigen Repetenten, sah hinter dem hilflosen Lächeln des schmalen Knabengesichts eine untergehende Seele leiden und im Ertrinken angstvoll und verzweifelnd um sich blicken«[445]. Der kränkliche und frühreife Edgar (S. Zweig, Brennendes Geheimnis, 1911) ist zur Erholung in ein Hotel-Sanatorium auf dem Semmering gefahren und nimmt in dem aufrüttelnden Erlebnis der Zuneigung zwischen seiner Mutter

und dem jungen Baron von der Kindheit Abschied: »Er hatte alle Ungeduld vor dem Leben verloren, seit er wußte, wie reich es war«[446]. Empfindungen, Gedanken und die Sprache des schwachsinnigen Benjy Compson werden von Faulkner beschrieben (Schall und Wahn, 1929): »Ich versuchte es zu sagen, und ich faßte sie, versuchte es zu sagen, und die schrie und ich versuchte es zu sagen, und da blieben die hellen Konturen stehen, und ich versuchte hinauszukommen«[447]. Das liebevoll verstehende Mitgefühl der vierzehnjährigen Mary für ihren herzkranken elfjährigen Bruder Ted (S. Anderson, Bruder Tod, 1933) schafft eine Gemeinsamkeit, die beide zugleich von ihrer Familie trennt. Die elf Monate alte ›Jean Beicke‹ (W. C. Williams, 1938) muß in der Klinik sterben, da eine akute eitrige Mastoiditis vom Ohrenarzt übersehen wird. Die Krankheit des kleinen Sanyi (L. Németh, Maske der Trauer, 1935), wird von dem unfähigen Dorfarzt Dr. Zeiß nicht erkannt, wohl aber von dem jungen und wissenschaftlich fortschrittlichen Arzt aus der Stadt; für Hilfe ist es allerdings zu spät. Sanyis Tod treibt seine Mutter Zsofi weiter auf ihrem Weg in die Einsamkeit und an den Rand des Wahnsinns: »Der weiße Stein stand auf dem Grab wie eine entartete menschliche Gestalt, als stände sie selbst da und hütete, Stein geworden, das tote Kind«[448]. In der Verbundenheit des tumorkranken Aubert und seines Bruder gehen (J.-E. Hallier, Der zuerst schläft, weckt den anderen, 1977) Leben, Sterben und Kindheit eine innige und symbolische Verbindung ein: »Man muß sich selbst überleben. In allen Bereichen nimmt der Tote von Lebenden Besitz«[449].

## 9 DER ARZT UND SEINE THERAPIE

> ... da wird auf wunderbare Weise der Arzt zum
> Freunde, und der geheimnisvolle Zusammenhang
> zwischen Körper und Seele scheint auch in diesem
> Verhältnisse auffallend zu wirken.
>
> A. v. Arnim, Die Sängerin, 1827

Den klassischen Patienten der Weltliteratur stehen die klassischen Ärzte gegenüber: Apollo, Cheiron, Dr. Faustus, ›Der Arzt wider Willen‹, Dr. Katzenberger, Dr. Bianchon, Dr. Augustin, Dr. Pascal, Dr. Krokowski, Dr. Boulbon, Dr. Živago. In Dr. Jekyll und Mr. Hyde erscheinen Arzt und Patient in einer Gestalt und zugleich getrennt durch die krankhafte Bewußtseinsspaltung dieser Person; auch in Prometheus sind Arzt und Kranker verbunden. Noch tiefer gehen in Christus Leiden (Passio Christi) und Hilfe (Christus Medicus) ineinander über.

Die literarischen Texte der Neuzeit entwerfen insgesamt ein umfassendes Bild des Arztes: Persönlichkeit und Selbstverständnis, Herkunft, Ausbildung, praktisches Tun, Wissen und Überzeugungen, Beziehung zum Patienten, Stellung in der Gesellschaft, symbolischer oder idealler Sinn. Mit der sich entwickelnden Literatur verändern sich Form und Inhalt, werden jeweils andere Aspekte des Arztes besonders hervorgehoben.

Wie beim realen Arzt stellt sich beim literarischen Arzt das Problem der Typisierung, will man nicht in der Fülle der Details und Varianten versinken. Gute und schlechte, gebildete und ungebildete Ärzte wie Laienärzte und Selbsthilfe gibt es die gesamte Neuzeit hindurch, ebenso finden sich in allen neuzeitlichen Epochen der Arzt als Forscher und Praktiker wie auch als Land-, Stadt- und Hofarzt, um nur drei zentrale Unterscheidungen oder Alternativen zu erwähnen, an denen zugleich ein allgemeines Prinzip deutlich wird: die Typisierung des Arztes kann sich nach verschiedenen Gesichtspunkten richten, kann nach individualpsychologischen, fachspezifischen und sozialkulturellen Kriterien erfolgen. Das für eine literarische Epoche oder einen einzelnen Schriftsteller Spezifische kann sich in einzelnen Zügen dieser drei Ebenen, in ihrer Integration oder in der Art ihrer Wiedergabe – realistisch/surrealistisch, empirisch/metaphysisch, spezialisiert/verallgemeinert – ausdrücken. Im Verhältnis zur Wirklichkeit kann der literarische Arzt mit dem realen Arzt kongruieren oder in spezifischen Zügen von ihm abweichen, er kann zukünftige Entwicklungen vorwegnehmen oder an vergangene Zeiten erinnern. Die Epocheneinteilung hebt im übrigen, woran immer wieder zu erinnern ist, Überschneidungen nicht auf; Romane des Realismus können romantische Elemente besitzen, Erzählungen der Romantik die Vorliebe für Abenteuer und Personenverwechslung der Aufklärung und des Barock fortführen.

Besonders vielseitig ist das Bild des Arztes im Drama. Die großen Beispiele stammen von Shakespeare und Molière. Bei Shakespeare, in dessen Stücken Ärzte verschiedentlich auftreten, wenn auch keineswegs im Vordergrund stehen, fällt ihre Schilderung in auffallendem Unterschied zu zeitgenössischen anderen Dramatikern ausgewogen aus, häufiger ist sie sogar mehr ideal als kritisch. Der Arzt weiß um die Grenzen seines Faches und um die Notwendigkeit der Mitarbeit oder Selbstverantwortung des Kranken und vor allem um die Heilkraft der Natur und den Wert der Diätetik: Licht und Luft, Bewegung und Ruhe, Essen und Trinken, Schlafen und Wachen, Ausscheidungen und Affekte, das heißt auch Musik und Literatur in ihren therapeutischen Wirkungen. Shakespeare ist im übrigen reich an medizinischen Metaphern und Symbolen. Der Ratgeber Helikanus wird von Perikles als Arzt bezeichnet, der ihm Geduld in den politischen Unruhen nahelegt: »Thou speak'st like a physician« (1. Akt, 2. Szene). Kent nennt sich Lear gegenüber einen Arzt, der seinen Rat und damit ihn selbst aber verwirft: »Kill thy physician« (1. Akt, 1. Szene). Krankheit, therapeutische Mittel, Anatomie werden ebenfalls metaphorisch gedeutet. King Lear vergleicht seine Tochter Goneril mit einer Krankheit: »A disease that's in my flesh, which I must needs call mine; thou art a boil, a plague-sore, an embossed carbuncle in my corrupted blood« (2. Akt, 4. Szene). Seine Tochter Regan möchte Lear sezieren lassen, um die körperliche Ursache ihrer Grausamkeit zu entdecken: »Then let them anatomize Regan; see what breeds about her heart. Is there any cause in nature that make these hard hearts« (3. Akt, 6. Szene). In dieser Tragödie findet sich auch die in der Literatur immer wieder aufgegriffene Wendung von der Vernunft im Wahnsinn, von der »reason in madness« (4. Skt, 6. Szene). Das wissenschaftliche Experiment wird für bedenklich erklärt, Cervisan gilt dagegen als eine Person of »learned charity«. In Erinnerung an das berühmte Wort aus dem Corpus Hippocraticum vom ›iatrós filósofos isótheos‹, dem Arzt, der als Philosoph einem Gotte gleich werde, wird der Arzt auch bei Shakespeare den Göttern gleichgestellt: »The gods can have no mortal officer more like a god than you«, heißt es in ›Pericles‹

## 9 Der Arzt und seine Therapie

(5. Akt, 3. Szene). Wenn Ärzte an ihre Grenzen stoßen, können Laien, wissende Frauen vor allem, ihrerseits heilend tätig werden.

Die klassisch gewordene Arztsatire, in Fortführung auch der Commedia dell' Arte, findet sich im 17. Jahrhundert bei Molière. Die Ärzte halten sich in diesen Stücken strikt an Hippokrates und Galen, weichen nicht von den überlieferten Regeln ab, folgen nicht der Erfahrung, auch wenn die Patienten sterben, die selbst angeblich lieber an der überlieferten Therapie zugrunde gehen wollen, als mit einer neuen gesunden: »man kann sich wenigstens freuen, daß man nach allen Regeln der Kunst gestorben ist« (Pourceaugnac 1,6). Bei bescheidenen Anatomiekenntnissen hat die Pathologie ihr Fundament in der Säftelehre. Therapie heißt: zur Ader lassen und purgieren, der Tod tritt entsprechend recht schnell ein; ›lange‹ Agonien kommen bei Molières Ärzten nicht vor. In den Diagnosen sind die Ärzte voreingenommen und widersprüchlich, sie achten nicht auf die Realität, diagnostizieren auch Krankheiten an Gesunden, um zu einem Honorar zu kommen, lassen sich zu Komplotts und Intrigen herab, sind moralisch unzuverlässig; ihre Sprache ist ein seltsames Gemisch aus Latein und Muttersprache.

Die Welt akzeptiert bei Molière aber diese Ärzte, läßt sich von ihrer Leistung und ihrer Haltung nicht abschrecken: »Ob mans gut macht oder schlecht, bezahlt wird man in der gleichen Weise. Geht es schief, wird uns daraus kein Vorwurf gemacht, wir können mit unserem Material ganz nach Belieben umgehen. Ein Schuster kann kein Stückchen Leder verschneiden, ohne es berappen zu müssen; hier aber kann man einen Menschen umbringen, ohne daß es einen was kostet. Wir haben uns nie geirrt, die Schuld trägt immer der Verstorbene. Und das Beste an diesem Beruf ist eben, daß unter den Toten eine Diskretion, eine Ehrbarkeit herrscht wie sonst nirgends auf der Welt; noch nie hat sich einer über den Arzt beklagt, der ihn umgebracht hat« (Arzt wider Willen 3,1). Daß Laien die Ärzte ersetzen können, desavouiert einerseits den ganzen Stand; andererseits wird von dem Laienarzt Sganarell auch Sinnvolles über die Medizin und die Beziehung des Arztes zum Kranken gesagt, so etwa über die Freundlichkeit und die aufheiternde Wirkung, die vom Arzt ausgehen soll (Arzt wider Willen 2,6). Bemerkenswert ist in Molières Arztsatiren das Plädoyer für die Diätetik, für die Anwendung der Künste in der Heilung: Gespräche, Musik, Gesang und Tänze, auch die Farbe der Innenräume sollen den Kranken aufmuntern, sollen die Therapie unterstützen. Offensichtlich schwebt Molière neben der negativen auch eine positive Arztgestalt und Medizin vor.

## 9.1 Renaissance und Barock

> *Sorgfältig durchforsche die Schriften der griechischen,*
> *arabischen und lateinischen Ärzte und vernachlässige*
> *auch nicht die Talmudisten und Kabbalisten.*
> *Durch häufige Übungen in der Anatomie erwirb Dir*
> *eine umfassende Kenntnis der kleinen Welt,*
> *Mensch genannt.*
>
> F. Rabelais, Gargantua und Pantagruel, 1532/64

Die neuen Impulse zu Beginn der Neuzeit in den Natur- und Geisteswissenschaften wie auch der sozialen Wirklichkeit manifestieren sich ebenfalls im literarischen Bild des Arztes. Vergangene Traditionen behalten gleichwohl ihre Kraft, wirken mit ihren Topoi fort, greifen zugleich neue Anregungen der Zeit auf. Momenten des antiken und mittelalterlichen literarischen Arztbildes kann auch in der Belletristik der Neuzeit begegnet werden; die Kontinuität bezieht sich auf Persönlichkeitszüge des Arztes wie auf Dimensionen seiner Profession und gesellschaftlichen Stellung, die Veränderung steht mit den Fortschritten der Medizin wie dem Wandel der Literatur und allgemeiner der Kultur und des in ihr verbreiteten Menschenbildes im Zusammenhang.

Der Arzt wird in der Renaissance und im Barock, bei Boccaccio, Brant, Rabelais, Grimmelshausen, Montaigne überwiegend kritisch gesehen. Diese Schriftsteller stehen in antiker Tradition, setzen die griechischen Tragiker wie ebenfalls Aristophanes und Plautus fort mit ihren Komödien, sind aber nicht Antike, auch nicht Mittelalter, sondern Neuzeit, in der sie selbst schon wieder auf Vorläufer zurückschauen können.

Bereits Boccaccio, dessen Pestbeschreibung im ›Decamerone‹ (um 1350) nach jener des Thukydides im ›Krieg zwischen den Peleponnesiern und den Athenern‹ (ca. 400 v. Chr.) und vor der des Daniel Defoe (1722) für die Medizin und Sozialgeschichte besondere Bedeutung besitzt, berichtet in den Erzählungen der Edelleute, die sich im Sinne einer präventiven Selbsthilfe auf das Land zurückgezogen haben, um der Ansteckung zu entgehen, von der Unfähigkeit der Ärzte gegenüber der Pest und anderen Krankheiten, von ihren diagnostischen Schwächen, von ihren abergläubischen Mitteln, die von den antiken Medizinern nie erwähnt worden seien, von ihrem törichten Verhalten und ihrer geistig-moralischen Beschränktheit. Der Arzt Simone, ausgebildet an der berühmten Universität von Bologna, wird von zwei Malern verspottet und ausgenommen, scheut sich selbst aber auch keineswegs, andere Menschen hereinzulegen.⁴⁵⁰ Frauen und Männer treten bei Boccaccio als Ärzte auf, die nie studiert haben, sie werden von der Bevölkerung und dies vor allem in Notzeiten auch akzeptiert. Es gibt bei Boccaccio aber auch überzeugende Ärzte: der geistreiche und berühmte Alberto in Bologna;⁴⁵¹ ein wissenschaftlich wie psychologisch gebildeter junger Arzt, der bei einem Patienten mit Recht sofort enttäuschte Liebe als die wahre Ursache seiner Schwermut erkennt; der hervorragende Wundarzt Mazzeo della Montagna in Salerno; kenntnisreiche und integre Ärzte in Strafprozessen. Auch eine Ärztin wird im ›Decamerone‹ erwähnt: Giletta durfte zwar keine Universität besuchen, erwarb ihr Wissen aber bei ihrem Vater, dem bedeutenden Gerardo von Narbonne, und kann ihre Fähigkeiten auch therapeutisch anwenden; dem Adel sozial untergeordnet, wird Giletta zuletzt aber doch von dem von ihr geliebten Grafen Beltramo von Roussillon geheiratet.⁴⁵² In Shakespeares ›All's Well that Ends Well‹ (1623) tauchen Giletta und ihr Vater wieder auf, ebenfalls wird hier der Kontrast zwischen professioneller Anerkennung und sozialer Stellung des Arztes betont.

Wenige Jahrzehnte nach Boccaccios ›Decamerone‹ wird in Chaucers ›Canterbury Tales‹ (1385/1400) ein theoretisch gebildeter und praktisch erfahrener Arzt vorgestellt, der in Astrologie, Physik und Chirurgie bewandert ist, auf der Basis der antiken Säftelehre die Krankheiten interpretiert, ein Wissen auch der arabischen und modernen Medizinautoren besitzt, in einer wechselseitig lukrativen Freundschaft zu einem Apotheker steht und im übrigen großen Wert auf Diätetik legt: »In der Diät hielt er aufs rechte Maß, den Überfluß vermied er, doch besaß stets seine Nahrung Kraft und war verdaulich«⁴⁵³.

Zu den Narren des satirisch-pädagogischen ›Narrenschiffs‹ (1494) des Sebastian Brant, das in seiner Zeit auch als ›Spiegel des Heils‹ oder ›Heilsschiff‹ bezeichnet wurde, gehören ebenfalls Ärzte. Närrisch ist ihr Wissen, sie vertrauen den Büchern, achten die Erfahrung gering und folgen dem Aberglauben: »Viele maßen sich der Arztkunst an, von denen keiner etwas kann, als was das Kräuterbüchlein lehrt und man von alten Weibern hört«⁴⁵⁴. Närrisch ist auch ihr Verhalten gegenüber den Kranken, die von ihnen und von den Advokaten keinen wahren Rat erhalten, sondern durch ihre mangelnden Fähigkeiten nur zu oft verdorben werden. Närrisch ist ihre Therapie, die nicht differenziert, die keine Rücksicht auf Geschlecht, Alter und die besondere Krankheitsart nimmt, närrisch fällt schließlich auch ihre professionelle Hybris aus: »Wer der Arzneikunst sich nimmt an und doch kein Siechtum heilen

kann, der ist ein guter Gaukelmann«[455]. Daß Brant mit seinem Narrenbild den Arzt aber nicht grundsätzlich verurteilen und ablehnen will, läßt sein Bild des ebenfalls närrischen Kranken erkennen. Hier wird nämlich vom Arzt auch noch Beistand erwartet, wenn der Kranke schon im Sterben liegt – »Ein guter Arzt darum nicht flieht, wenn auch der Kranke halb hinzieht« –, wird Wahrhaftigkeit in der Arzt-Patient-Beziehung gefordert wie eine von Aberglauben freie Therapie, erhalten Kranker und Arzt ihr Fundament im Glauben: »Und ewige Krankheit zieht den an, der hier will zeitlicher entgahn. Viel sind verfault und längst schon tot, die besser vorher suchten Gott und seine Gnade, Hilf und Gunst, ehe sie suchten Ärztekunst«[456].
Sebastian Brant findet Nachahmer, die ihr Vorbild durch weitere Züge ergänzen. In Alexander Barclays ins Englische übertragener Fassung ›The Shyp of Folys of the World‹ (1509) werden neben den Ärzten als Quacksalber auch weibliche Ärzte als Hexen attackiert.
Ambivalent bis positiv fällt dagegen die Gestalt der Ärztin oder therapeutisch tätigen Angelika in Ariosts ›Orlando Furioso‹ (1516/32) aus. Angelika hat Medizin studiert und heilt mit Pflanzen und Medikamenten den verwundeten Medor: »Sie sucht die Heilkunst sich zunütz zu bringen, auf welche sie in Indien sich gelegt, wo diese Kunst, gleich adelwürd'gen Dingen (Wie man vernimmt), gerühmt wird und gepflegt, und wo, ohn' erst viel Bücher zu verschlingen, der Vater sie den Kindern überträgt. Mit Kräutersäften denkt sie zu verfahren, um ihn zu reiferm Leben zu bewahren«[457]. Aus Mitleid entsteht ihr therapeutisches Engagement, das selbst wieder im Verlauf der Therapie in Liebe übergeht; in dem Maße Medors Wunde geheilt wird, entwickelt sich Angelikas Herzensverwundung: »Ihr wird die Wunde weiter stets und schlimmer, wie ihm sich heilt und schließt der tiefe Spalt. Medor genest, sie aber schmachtet immer in neuem Fieber, glühend oder kalt«[458].
In den Novellensammlungen der Renaissance sind Krankheit und Heilung, Patient und Arzt ein beliebtes Thema. Zeitgenössische Verhältnisse werden in ihnen beschrieben und beurteilt. In der 10. Novelle von Anton Francesco Grazzini (Feuer auf dem Arno, nach 1540) läßt der Florentiner Herrscher Lorenzo il Magnifico den Arzt und Chirurg Manente, dessen Witz und Unhöflichkeit ihm lästig sind, entführen und streut das Gerücht aus, er wäre an Pest gestorben; erst nach einem Jahr wird es Manente gestattet, wieder nach Florenz und zu seiner ärztlichen Tätigkeit zurückzukehren. In der 1. Novelle verordnet der Arzt Mingo mit Erfolg der leidenden Salvestro Bisdomini sexuelle Kontakte, die er für alle Frauen zwischen dem sechzehnten und fünf-

zigsten Lebensjahr für geeignet erklärt, wenn andere Mittel nicht mehr helfen und sie von den Ärzten aufgegeben wurden.

Der Arzt der Barockliteratur wird oft kritisch geschildert. Quacksalber und Betrüger nutzen häufig das Bedürfnis des Menschen nach Gesundheit und Schönheit aus. Grimmelshausens ›Simplicissimus‹ (1669) versucht sich mit verschiedenen Salben und Säften als Arzt und Zahnarzt; aus dieser Quacksalbertätigkeit zieht er für sich den bezeichnenden Schluß: »Darum, liebe Bauern, glaubt den fremden Marktschreiern so leicht nit; ihr werdet sonst von ihnen betrogen, als welche nicht eure Gesundheit, sondern euer Geld suchen«[459].

Im literarischen Bild des Arztes im Zeitalter des Barock findet sich aber nicht nur der Arzt, der die Patienten ausnutzt, sondern auch der umgekehrte Fall, daß Ärzte von Patienten ausgenutzt werden. In dem satirischen, weniger bekannten und anonym erschienenen Roman ›Die politische Colica‹ (1680?) des Johannes Riemer, Autor auch der Schrift ›Der politische Maul-Affe‹ (1679), opfert sich der Arzt Eurilius, zugleich als Poet tätig, für seine Kranken auf. Eurilius erkrankt selbst an der ›politischen Kolik‹, akzeptiert auch, daß er seine persönlichen Probleme auf andere Weise, daß er »seine Politische Colica mit der Gedult curiren«[460] müsse. Diesem Arzt ist die Tugend in seinem Lebenswandel und seiner beruflichen Tätigkeit wichtiger als Rang und Geld; so dichtet Eurilius über sich selbst als Arzt:

>»Bin ich gleich nicht aus Geblüte
>Das mit Fahn und Lantzen spielt.
>Ey so lob ich das Gemüthe
>Welches nach der Tugend zielt.
>Besser ist ein mässig Mittel
>als der höchste Doctor Titel«[461].

Was die Diagnose der Krankheit betrifft, so soll der Arzt nach Riemer sich keineswegs nur nach seinem eigenen Augenschein, dem objektiven Befund richten, sondern vor allem nach der Aussage des Patienten, der subjektiven Befindlichkeit: »Die gröste Kunst bey einem Arzte ist die Krankheit erkennen oder derselben Ursache ergründen. Und dieses muß er von dem Patienten selbst erlernen als welcher am besten weiß wo es ihn kneipt oder sticht. Dieser muß vor allen Dingen sagen ob er innewendig Hitze oder Frost empfinde. Um welche Gegend des Leibes sich der Schmertz angesetzet: und woran es sonst fehle«[462].

Das Spektrum der Möglichkeiten, ein Bild des Arztes in individueller, professioneller und sozialer Hinsicht sowie im Übergang zum Laienarzt und zur Selbsthilfe des Patienten zu entwerfen, ist mit diesen Beispielen aus dem Beginn der Neuzeit bereits entfaltet.

## 9.2 Aufklärung

*Denn sicherlich sind die Herren von der äskulapischen Kunst im Recht, wenn sie uns raten, man solle in dem Augenblick, da die Krankheit zu einer Tür hereintritt, durch die andere alsbald den Arzt hereinrufen.*
H. Fielding, Tom Jones, 1749

Die Literatur der Aufklärung lenkt die Aufmerksamkeit nicht nur auf die Vernunft und das humane Verhalten des einzelnen Arztes, sondern immer auch auf die Gesellschaft, in der die Krankheiten entstehen, in der die Therapie stattfindet, in der Prävention wie Rehabilitation durchgeführt werden. Intensiv wird zugleich in diesem Jahrhundert von Medizinern, Philosophen und Theologen über die Tugenden und Pflichten des Arztes nachgedacht – im Verhältnis zum Kranken, zu den Kollegen, zur Gesellschaft; ein Interesse, dem in den belletristischen Texten ebenso begegnet werden kann wie dem sozialen Aufstieg des Arztes, der Aufwertung der Chirurgie, der Abwertung oder Verdrängung der Hebamme, der zunehmenden Verwissenschaftlichung der Medizin bei gleichzeitiger Ablösung von Theologie und Philosophie, dem Vergleich mit anderen Ländern, anderen Zeiten und anderen Kulturen. Der literarische Arzt in der Aufklärung wird von den Idealen dieser Epoche wie von der Einsicht in ihre Grenzen bestimmt, er ist auf den realen Arzt wie auf das Arztbild in deontologischen Texten und medizinethischen Programmschriften bezogen. Im Selbstverständnis der Aufklärung zeigt sich aber auch durchgängige Skepsis gegenüber dem Fortschrittsglauben und Wissenschaftspathos; das Bild der Medizin und des Arztes in der Literatur bleibt von diesen kritischen und warnenden Stimmen nicht unberührt.

Montesquieu beleuchtet in den ›Persischen Briefen‹ (1721) ebenso kritisch wie satirisch die Medizin in Europa mit vergleichenden Betrachtungen zur Situation in Persien. Medizin ist wie Jurisprudenz durch eine Fülle überlieferter Gesetze und Vorschriften nahezu erdrückt und ihrer ursprünglichen Aufgabe entfremdet; davon können sich auch die Ärzte kaum freimachen.

## 9.2 Aufklärung

»Es wäre schwer zu entscheiden, ob das Formenwesen mehr geschadet hat, als es sich in die Rechtswissenschaft einschlich oder als es sich bei der Heilkunde einbürgerte; ob es mehr Unheil stiftete unter dem Mantel des Rechtsgelehrten oder unter dem großen Doktorhute des Arztes; und ob es in dem einen Falle mehr Menschen zugrunde richtete, als es in dem andern ums Leben brachte«[463]. Die Einstellung der Bevölkerung den Ärzten gegenüber schwankt zwischen Extremen; sie werden wie die Priester »entweder zu hoch geschätzt, oder zu tief verachtet.« Zwischen beiden Berufen lassen sich aber auch Unterschiede feststellen: »Doch sollen die Erben sich besser mit den Ärzten als mit den Beichtvätern verstehen«[464]. Das therapeutische Spektrum ist weitgespannt. Neben der somatischen Behandlung wird Psychotherapie betrieben; enttäuscht von den Mitteln der Apotheker, wird mit Ironie und darin zugleich nicht ohne jegliche Zustimmung der Wert der Diätetik vertreten.

Die Institutionen sollen der Gesellschaft und dem einzelnen Menschen dienen, die Hospitäter sollen ihre Aufgabe nicht allein im Blick auf den Kranken, sondern auch den Gesunden erfüllen; ihre Funktion kann sich aber auch verkehren, sie können weniger den sozialen Frieden fördern als vielmehr Intoleranz und Ungerechtigkeit ausbreiten. Mit den Häusern für Geisteskranke, in die bezeichnenderweise nicht alle, sondern nur wenige Narren gesperrt werden, wird der Eindruck erweckt, »als wären die keine Narren, welche draußen sind«[465]. Der Arzt wird hier zum Instrument oder Verfechter der Normalität und Rationalität gegenüber Abweichung und Irrationalität. In den Augen der persischen Reisenden erscheinen die Europäer von vielen Vorurteilen belastet; an den schädlichen Folgen geistiger Getränke werde zum Beispiel gelitten, ihre heilsame Wirkung in Krankheit und Leid dagegen nicht genutzt: »Es ist die Weisheit der Morgenländer, Mittel wider die Traurigkeit ebenso sorgfältig aufzusuchen wie ein Mittel wider die gefährlichsten Krankheiten. Wenn einem Europäer ein Unglück zustößt, so hat er keine andere Zuflucht als die Lektüre eines Philosophen, welcher Seneca heißt; aber die Asiaten, welche in diesem Punkt klügere und bessere Ärzte sind, nehmen Getränke zu sich, welche imstande sind, den Menschen aufzuheitern und die Erinnerung an seine Schmerzen wie mit einem Zauberschlage zu verscheuchen«. Die übertriebene Orientierung in Europa an der Vernunft wird von den Persern ebenfalls kritisiert; wenig überzeugend erscheinen ihnen stoische wie christliche Tröstungen mit ihren vernunftbetonten Hinweisen auf die Vorsehung und die Nichtigkeit aller Existenz: »Es klingt wie ein

Spott, wenn man ein Übel durch die Erwägung, daß man zum Elend geboren sei, lindern will. Viel besser ist es doch, den Geist von solchen Betrachtungen abzulenken und den Menschen als ein Geschöpf zu behandeln, das sinnlichen Eindrücken zugänglich ist, anstatt immer an seinen Verstand zu appellieren«[466].

Erfährt sich Europa in den ›Persischen Briefen‹ (1721) in den Wahrnehmungen der persischen Fremden, so in Swifts ›Gullivers Reisen‹ (1726) über das Erlebnis der Fremde durch den reisenden Europäer. Gulliver ist überdies Chirurg, war vor seiner Reise als Chirurg auf dem Lande tätig, hat diesen Beruf aber aus Enttäuschung aufgegeben: »denn mein Gewissen erlaubt mir nicht, die üblen Praktiken nachzuahmen, die bei allzu vielen meiner Amtsbrüder üblich sind«[467]. Abschreckend erscheinen Gulliver auf seiner Reise die Wissenschaftler und gelehrten Akademien, töricht in den Forschungszielen, grausam in den Forschungsverfahren, wie zum Beispiel in den Tierexperimenten (Laputa). Krankheiten sind für Gulliver nur zu oft Phantasien, für die von den Ärzten dann illusionäre Therapien entwickelt würden: »Außer wirklichen Krankheiten sind wir aber noch vielen ausgesetzt, die nur eingebildet sind und für die Ärzte eingebildete Kuren erfunden haben; diese haben ihre besonderen Namen und ebenso die Arzneimittel, die für sie geeignet sind«[468].

Vom Geist der Aufklärung ist ebenfalls Voltaires Bild des Arztes und der Medizin im ›Candide‹ (1759) geprägt. Mönche und ältere Frauen wollen heilen, Ärzte bieten aus Geldgier ungebeten ihre Dienste an, ihre Behandlung ist oft schädlich: »Indessen wurde Candide vor lauter Tränklein und Aderlässen ernstlich krank«[469]. Ärzte schrecken auch vor Verbrechen nicht zurück; ein Arzt gab seiner Frau, deren zänkische Eifersucht er nicht mehr aushalten konnte, »zur Linderung eines unbedeutenden Schnupfens ein so wirksames Tränklein, daß sie nach nicht ganz zwei Stunden unter gräßlichen Krämpfen verschied«[470]. Pangloß wird bei lebendigem Leibe von einem Chirurg aus Versehen seziert, dessen Frau ihn dann wieder gesund pflegt[471]. Für alle Leiden und Ungerechtigkeiten wird als Ausweg – ein Symbol für die Hochschätzung der Diätetik – die Pflege des eigenen Gartens empfohlen, was auch auf die Anstrengungen der Medizin ein spezifisches Licht werfen soll.

In den Romanen von Tobias Smollett und Henry Fielding tauchen Ärzte wiederholt auf, der Chirurg wird keineswegs nur negativ geschildert, betrachtet wird auch das Verhältnis zum Apotheker, das vom Arzt und Dichter Samuel Garth bereits ebenfalls in seiner Dichtung ›The Dispensary‹ (1699)

behandelt wurde. Fieldings ›Tom Jones‹ (1749) begegnet erfolglosen wie erfolgreichen Ärzten. Dr. Blifil, vom eigenen Vater wider seinen Willen zu Medizin gezwungen, kann von diesem Beruf nicht leben, ist auf finanzielle Unterstützung angewiesen und stirbt später an gebrochenem Herzen – »Eine Krankheit, die mehr Menschen den Tod bringt, als man sich das im allgemeinen vorstellt, und die im Sterberegister einen beträchtlichen Rang einnähme, wenn sie sich nicht von allen anderen Krankheiten durch die Eigentümlichkeit unterschiede, daß kein Arzt sie zu heilen vermag«[472]. Allworthy wird von seinem Hausarzt über den Ernst seiner Erkrankung, über seinen möglichen Tod aufgeklärt, wofür er dankbar ist, da er nun noch einmal offen mit seinen Angehörigen und Freunden sprechen kann.[473] Den Tod seiner Schwester will ihm der Arzt in dieser Situation aber nicht mitteilen, was der philosophischen Auffassung und dem Glauben Allworthys jedoch widerspricht.[474] Auch Thomas Square wird von der Ärzten Dr. Harrington und Dr. Brewster über die tödliche Krankheit aufgeklärt.[475] Ärzte als »Freunde und Helfer des Todes« zu bezeichnen, wird in diesem Roman von Fielding für ungerecht erklärt, da immer noch mehr Patienten die medizinische Therapie überstünden als ihr erlägen; Ärzte seien sogar schon so vernünftig geworden, daß sie »von allen Methoden des Kurierens abstehen und nur solche Mittel verschreiben, die weder nützen noch schaden können.« Die notwendige Kooperation zwischen Arzt und Patient kann sich allerdings in eine Interaktion verkehren, die nicht mehr erkennen läßt, ob die Krankheit beim Patienten schon vorhanden war oder erst durch den Arzt hervorgebracht wurde: »Ob nun zuerst die Dame ihren Ärzten Glauben gemacht hatte, daß sie krank sei, und diese nun ihrerseits sie überredeten, sich krank zu glauben, will ich nicht entscheiden«[476].

Neben dem Aufstieg der Chirurgie und der professionellen Abstufung der Hebamme wird der ebenso verbreitete Konflikt mit den Quacksalbern immer wieder zum literarischen Thema gemacht, so zum Beispiel in Lesages Roman ›Die Geschichte des Gil Blas von Santillana‹ (1715–35). In ›The Parish Register‹ (1807) des George Crabbe, der selbst Arzt ist, wird diese Entwicklung in der Auseinandersetzung zwischen einem Arzt und einer Hebamme dargestellt, ein Thema, das Laurence Sterne in seinem ›Tristram Shandy‹ (1759–67) ebenfalls aufgreift. Von einem Arzt, der an Menschen Experimente unternimmt, berichtet Philip Freneau, der in einigen Oden kritisch auf Ärzte eingeht, in dem bitteren Versstück ›The British Prison-Ship‹ (1791). Benjamin Franklin läßt im ›Dialogue between the Gout and Mr.

Franklin‹ die Ärzte erklären, daß Gicht für ihn keine Krankheit, sondern ein Heilmittel sei.

Der Arzt der Aufklärung wird am Ende dieser Epoche noch einmal eindrucksvoll von Jean Paul in seinem Roman ›Dr. Katzenbergers Badereise‹ (1809) dargestellt; die Interpretation bleibt durch den satirisch-grotesken Stil, den der Dichter auch für dieses Werk gewählt hat, allerdings mehrdeutig. Katzenberger, der im Badeort Maulbronn auf seinen Gegner, den Brunnenarzt Dr. Strykius stößt, der ihn mit dem »wackern Doktor und Romancier Smollet in London«[477] vergleicht, ist ein leidenschaftlicher Forscher, die Patienten interessieren ihn weniger. Das Bild dieses Arztes ist bei allen bedenklichen Zügen aber nicht nur negativ; mit Recht urteilt der Dichter Theudobach über ihn: »Mich hindert seine satirische Enkaustik nicht, darhinter ein warmes Herz zu sehen. Recht geschliffenes Eis ist ein Brennglas«[478].

## 9.3 Klassik und Romantik

*Der allgemeinen Forderung der Vernunft zufolge
sollten alle Menschen Ärzte, Dichter und so fort sein.*
Novalis, Glauben und Liebe, 1798

In der Epoche der Klassik und Romantik erhalten Arzt wie Patient und Krankheit eine idealistische oder metaphysische Deutung. Vor allem die romantische Literatur steht unter dem Einfluß der zeitgenössischen Philosophie und Naturphilosophie. Kant und besonders Schelling regen mit ihren Interpretationen der Krankheit und Heilung die Mediziner und die Dichter der Zeit an. Medizin gilt Schelling als »Krone und Blüte aller Naturwissenschaften«; während der Naturforscher die Natur und ihre Kräfte interpretiere, bewahre der Arzt »das heilige Feuer im Mittelpunkt«[479]. Krankheiten seien Grundstörungen im Verhältnis der zentralen organischen Funktionen Sensibilität, Irritabilität und Reproduktion zueinander. Therapie überwinde diese Grundstörung; die nosologische Vielfalt ergebe sich aus den spezifischen Veränderungen der Reproduktionskraft, ihre Darstellung und Analyse im Detail sei aber Aufgabe der empirischen Medizin und nicht der spekulativen Naturphilosophie, die mit ihren Deduktionen mit der Erfahrung allerdings übereinstimmen müsse. Krankheit ist auch für Hegel eine Grundstörung des Organismus, »eine Disproportion seines Seins und seines

Selbsts«[480]. In der Heilung wird konsequent dieses Mißverhältnis, diese »besondere Erregung, in der die formelle Thätigkeit des Ganzen fixiert ist«[481], wieder aufgehoben. Therapie besitzt nach Hegel aber eine absolute Grenze, jeder Organismus muß sterben, trägt in sich den »Keim des Todes«[482]; aus der Endlichkeit des individuellen Lebens entsteht aber der Geist, aus dem natürlichen Tod die Zeitlosigkeit der Kultur.
Krankheit und Tod markieren in Hegels Philosophie den Übergang von der Natur in den Geist. Auf diese kardinale Stelle, diesen Wendepunkt ist auch der Arzt mit seinem Tun bezogen, auch er wirkt in beiden Bereichen, nimmt an der Welt der Natur wie des Geistes teil. Analog zu den körperlichen Krankheiten werden von Hegel ebenfalls die seelischen Krankheiten als Folgen einer Disproportion zwischen den verschiedenen Funktionen des Geistes und der Identität des Ich interpretiert. Auf Grund dieser philosophischen Deduktion, für die jede Geisteskrankheit nur eine Einschränkung und nicht einen totalen Verlust der Vernunft darstellt, ist der Arzt zu einer »menschlichen, d.i. ebenso wohlwollenden als vernünftigen Behandlung«[483] des psychisch Kranken aufgerufen, für die sich zur gleichen Zeit der Psychiater Philippe Pinel in Frankreich einsetzt.
Theologische und irrationale Strömungen wirken sich auf die Medizin dieser Epoche ebenfalls aus, die selbst zwar keineswegs die Empirie vernachlässigen, aber immer Physik und Metaphysik gleichermaßen beachten und miteinander verbinden will. Kerner (1786–1862), Schubert (1780–1860), Carus (1779–1868), Windischmann (1775–1839), Kieser (1779–1862) und Ringseis (1785–1880) sind reale Ärzte jener Zeit, die im Geist der Romantik ihre medizinischen Konzepte entwerfen, zum Teil selbst auch belletristische Texte verfassen und therapeutisch tätig sind, unter ihnen als Leibärzte Carus am sächsischen, Ringseis am bayerischen und Windischmann am fürstlich Aschaffenburgischen Hof. Der klassische Arzt der Klassik ist dagegen Christoph Wilhelm Hufeland (1762–1836), Autor einer Makrobiotik, einer ›Kunst, das menschliche Leben zu verlängern‹ (1796), praktischer Arzt in Weimar zur Zeit der Herder, Goethe und Schiller, später Medizinprofessor in Jena und dann in Berlin, dort ebenfalls Leibarzt der preußischen Königin Louise und skeptisch gegenüber aller Metaphysik in der Medizin. Bedeutende Ärzte der späten Aufklärung in ihrem Übergang vom 18. in das 19. Jahrhundert sind Ernst Ludwig Heim (1747–1834), Arzt für Arme wie Reiche in Berlin, Leibarzt auch er für Mitglieder des preußischen Königshauses, und Melchior Adam Weikard (1742–1803), Brunnen- und Hofarzt,

## 9 Der Arzt und seine Therapie

Leibarzt der russischen Kaiserin Katharina, Verfasser medizintheoretischer Schriften, in denen die Philosophie Kants und vor allem die Naturphilosophie Schellings scharf kritisiert werden.

Ausgewogen, aber auch nicht ohne ironische Einschränkungen fällt das Bild des Arztes bei Goethe aus. Bemerkenswert ist das positive Bild des Chirurgen; Wilhelm Meister wählt am Ende seiner Lehr- und Wanderjahre den chirurgischen Beruf. In der Idee des »plastischen Anatomen« verbinden sich für Wilhelm Meister Medizin und Kunst. Zugleich findet sich bei Goethe wie bei Herder die Warnung vor einer unbegrenzten Medikalisierung der Wirklichkeit. Goethe kann die von der Aufklärung erhofften Fortschritte nicht rückhaltlos bejahen, da mit der Ausbreitung der Humanität, wie er am 8.6. 1787 aus Italien an Frau von Stein schreibt, zu »gleicher Zeit die Welt ein großes Hospital und einer des anderen Krankenwärter«[484] zu werden drohe. Im romantischen ›Werther‹ (1774) der Sturm- und Drangperiode spielt der Arzt keine überzeugende Rolle, er ist eine »dogmatische Drahtpuppe«, ungeschickt in seinem Auftreten, da er »unterm Reden seine Manschetten in Falten legt und einen Kräusel ohne Ende herauszupft«[485] und mit seinen Vernünfteleien für Werthers Spielen mit den Kindern wenig Verständnis zeigt. Lotte ist dagegen in diesem Roman erfolgreich als Laie in der Pflege tätig, sie ist den Kranken und auch den Sterbenden eine Hilfe: »Sie wird einige Tage in der Stadt bei einer rechtschaffnen Frau zubringen, die sich nach der Aussage der Ärzte ihrem Ende naht und in diesen letzten Augenblicken Lotten um sich haben will«[486]. Laien engagieren sich bei Goethe aber keineswegs immer so wohltuend oder erfolgreich in der Therapie oder Begleitung des Kranken, als Voraussetzung gilt eine entsprechende Persönlichkeit; diese fehlt Luciane in den ›Wahlverwandtschaften‹ (1809), geht sie in ihrer Wohltätigkeit doch nur von sich aus und zeigt sich »grausam« unbeirrbar in ihrem Engagement.[487] Bei einer »Seelenkranken« scheitert sie in einem Grade, daß diese in eine öffentliche Anstalt gebracht werden muß, sehr zur Trauer von Ottilie, die überzeugt ist, »daß bei einer konsequenten Behandlung die Kranke gewiß herzustellen gewesen wäre«[488].

Der Erfolg medizinischer Tätigkeit wird bei Goethe von soliden anatomischen Kenntnissen abhängig gemacht: »Jeder Arzt, er mag mit Heilmitteln oder mit der Hand zu Werke gehen, ist nichts ohne die genauste Kenntnis der äußern und innern Glieder des Menschen«[489]. Wenn dem Arzt zwar, was die Verlängerung des Lebens betrifft, Grenzen gesetzt sind, kann er doch wohltuend auf die Umstände des Endes einwirken: »Wir leben, so lange es

## 9.3 Klassik und Romantik

Gott bestimmt hat; aber es ist ein großer Unterschied, ob wir jämmerlich wie arme Hunde leben oder wohl und frisch, und darauf vermag ein kluger Arzt viel«[490]. Zur Aufklärung des Kranken und Sterbenden findet sich im ›West-Östlichen Divan‹ die bekannte und einschränkende Wendung: »Wofür ich Allah höchlich danke? Daß er Leiden und Wissen getrennt. Verzweifeln müßte jeder Kranke, das Übel kennend, wie der Arzt es kennt«[491]. Ein Stück mit dem Titel ›Euthanasia‹ verfaßt 1805 Wieland; hier wird im Sinne der Antike unter diesem Ausdruck die seelische Vorbereitung auf den Tod verstanden: »im Bewußtseyn eines wohlgeführten Lebens« nämlich »mit Ruhe und frohem Muthe an den Tod«[492] zu denken: »Eine solche Seele senkt sich, wie ein Kind in den Busen der Mutter, mit voller Zuversicht in den Schooß des Unendlichen, und schlummert unvermerkt aus einem Leben hinaus, worin sie nie wieder erwachen wird. Dieß, liebe Blandine, ist, nach meiner Überzeugung, im reinsten Sinne des Wortes, was meine alten Griechen *Euthanasia* nannten, die schönste und beste Art zu sterben«[493].
Beispielhaft für das Arztbild der romantischen Epoche in Deutschland sind die Dichter Novalis, Ludwig Tieck, Achim von Arnim, Heinrich von Kleist und E. T. A. Hoffmann, die sich selbst intensiv mit der Medizin, Naturforschung und Naturphilosophie ihrer Zeit beschäftigt haben. Krankheit wird bei diesen Dichtern keineswegs nur negativ beurteilt, sie erhält einen metaphysisch-religiösen Sinn; Krankheit kann zu einer besonderen Art von Gesundheit werden, normale Gesundheit dagegen als krank erscheinen. Spezifisches Gewicht wird auf die Beziehung zwischen Arzt und Patient als tiefe Sympathie gelegt. Das Bild des Arztes wird in den guten wie schlechten Möglichkeiten gesteigert; auf der negativen Seite gibt sich der Arzt nicht nur als Scharlatan oder Sonderling, sondern kann sogar von dämonischer Bösheit getrieben sein.
Krankheiten und vor allem chronische Krankheiten sind für Novalis »Lehrjahre der Lebenskunst und der Gemütsbildung«[494], sie sind Mittel zu höheren Synthesen; vollkommene Gesundheit enthält »auch die Sfären der Krankheit«[495]. Der Arzt wird philosophisch und ästhetisch gedeutet, umgekehrt erhält auch die Dichtung einen medizinischen Sinn; Medizin soll »historisch und poetisch«[496] sein, Poesie die »große Kunst der Konstruktion der transzendentalen Gesundheit«, entsprechend wird der Poet zum »transzendentalen Arzt«[497] erklärt. Arzt soll aber jeder Mensch sein können, der Umgang mit Krankheiten wird zu einer Frage der Allgemeinbildung, Heilkunde sollte »Elementarwissenschaft eines jeden Menschen«[498] werden. Das Tun des Arz-

tes wird vor allem auf die Diätetik bezogen, Medizin erscheint als allgemeine Lebenskunstlehre, Lebenskunst heißt auch in der Romantik Krankheitskunst und Sterbekunst. Metaphysisch und ganzheitlich gibt sich der Arzt in Novalis' ›Heinrich von Ofterdingen‹ (1802), hierin manifestiert sich die in jener Epoche gesuchte Verbindung von Arzt, Dichter, Philosoph, Priester und Gesetzgeber, die zu Beginn der Menschheitsgeschichte bereits Wirklichkeit gewesen und in der Gegenwart wieder erreichbar geworden sein soll.

E. T. A. Hoffmann ist der romantische Dichter des Mesmerismus. Angeregt haben ihn die Schriften Mesmers wie ebenfalls die Werke der Mediziner Schubert, Röschlaub und Marcus. In den mesmeristischen Erzählungen ›Der Magnetiseur‹ (1813), ›Der unheimliche Gast‹ (1820), ›Ignaz Denner‹ (1816), deren Tradition von Edgar Allan Poe in einigen Erzählungen (In den Rauhen Bergen, 1844, Mesmerische Offenbarung, 1844, Tatsachen im Falle Valdemar, 1845) fortgeführt wird, zeichnet Hoffmann die Gestalt des dämonischen Arztes, dem die Patienten verfallen, der aber selbst an seiner Macht scheitert, da es ihm nicht um den Kranken, sondern nur um sich selbst geht. Alban (Der Magnetiseur) kann sich mit der Behandlung banaler Krankheiten wie »Zahnweh oder Kopfschmerz«[499] nicht begnügen, er möchte die Kranken der eigenen Herrschaft unterwerfen: »Marien ganz in mein Selbst zu ziehen, ihre ganze Existenz, ihr Sein so in dem meinigen zu verweben, daß die Trennung davon sie vernichten muß, das war der Gedanke, der, mich hoch beseligen, nur die Erfüllung dessen aussprach, was die Natur wollte«[500]. In Übereinstimmung mit Mesmers Auffassung wird dagegen vom wahren Arzt hohe Sittlichkeit erwartet.[501] Tugend und reiner Lebenswandel bewahren auch nach Auffassung des Leibarztes Pankratius in Ludwig Tiecks Märchen-Novelle ›Die Vogelscheuche‹ (1835) den Arzt vor unmoralischer und gefährlicher Anwendung des magnetischen Talents; auf äußere Anerkennung für die Rettung der englischen Regierung auf mesmeristischem Wege verzichtet Pankratius in diesem Stück, das Mesmers Lehre ironisiert. »Man wollte mir den Bath-Orden geben, da ich aber lieber als Kosmopolit und unbekannter Wohltäter der Menschheit lebe, so schlug ich alles aus und begnügte mich mit dem Bewußtsein meiner Tat«[502].

Auch in Achim v. Arnims Erzählung ›Armut, Reichtum, Schuld und Buße der Gräfin Dolores‹ (1810) wird der Heilauftrag pervertiert, bedient sich der Marchese D. des Mesmerismus, um die Gräfin zu verderben: »Der Marchese hatte sich alle Geheimnisse der Rosenkreuzer angeeignet, um sie, vermischt mit dem Mesmerschen Magnetismus als eine furchtbare Geisterhand in das

## 9.3 Klassik und Romantik

Innerste der Gemüter auszustrecken«[503]. In Jean Pauls unvollendeten Roman ›Selina oder Über die Unsterblichkeit der Seele‹ kann sich Selina selbst in den magnetischen Zustand versetzen, läßt aber den »Selbmagnetismus« an sich auch durch den »Kunstmagnetismus« ergänzen: »Der Selbmagnetismus brauchte bloß vom Kunstmagnetismus erzogen zu werden, damit der neue Zustand zugleich Heilmittel werde und Heilmittel ansage«[504]. Hier findet sich in poetischen Worten die Überzeugung der idealistischen Philosophen von der nie vollständig zerstörten Vernunft in der Geisteskrankheit: »Auch der Wahnsinn muß der Seele eine uneroberte heilige Nervenstelle lassen, wie die vernünftigen Träume und vernünftigen Sterbeaugenblicke der Wahnsinnigen beweisen«[505]. In E. A. F. Klingemanns ›Nachtwachen. Von Bonaventura‹ (1804) fragt ebenfalls der eingesperrte Nachtwächter den Arzt Dr. Öhlmann: »Ja, wer entscheidet es zuletzt, ob wir Narren hier in dem Irrhause meisterhafter irren, oder die Fakultisten in den Hörsälen? Ob vielleicht nicht gar Irrtum Wahrheit; Narrheit, Weisheit; Tod, Leben ist«[506].
Die romantische Literatur kennt überzeugende Ärzte und gelingende Therapie. Der Student Balthasar in Hoffmanns ›Klein Zaches genannt Zinnober‹ (1819) wird aufgrund seiner poetisch-philosophischen Begeisterung zum Arzt der an der Flachheit der Aufklärung erkrankten Gesellschaft. Ebenso heilt der Sänger Halbgott als Laie in Achim v. Arnims Erzählung ›Fürst Ganzgott und Sänger Halbgott‹ (1818) den Fürsten und seinen Staat im Sinne einer Befreiung aus Langeweile und Konvention. Positiv ist das Bild des Arztes in Hauffs romantischer Erzählung ›Die Sängerin‹ (1827). Der Medizinalrat Lange mit ausgedehnter Praxis und psychologischen Fähigkeiten wird in der erfolgreichen Behandlung der verwundeten Sängerin Fiametti zu ihrem Freund, nimmt an ihrem Schicksal tiefen Anteil, hilft ihr seelisch: »wenn man so allein bei einem Kranken sitzt, wenn man den inneren Puls der Seele unruhig pochen hört, wenn man Wunden verbinden möchte, die niemand sieht, da wird auf wunderbare Weise der Arzt zum Freunde, und der geheimnisvolle Zusammenhang zwischen Körper und Seele scheint auch in diesem Verhältnisse auffallend zu wirken«[507]. Die Beziehung zwischen Arzt und Patient beruht auf Sympathie, ist eine Wechselbeziehung, die wohltuende Kraft des Arztes entfaltet sich nur bei einem entsprechend eingestellten Kranken; an dem bösen Gegenspieler, der die Sängerin lebensgefährlich verletzt und sich selbst eine identische Wunde beigebracht hat, versagt die Kunst des Arztes.
Das Arztbild der deutschen Romantik findet sich auch in der romantischen

Literatur anderer Länder. Als negativ erscheint der Arzt in Prosper Mérimées Novelle ›Don Juan und das Fegefeuer‹ (1834), da er die Krankheit Don Juans nur überwindet, um diesem die Fortführung seines unmoralischen Lebens zu ermöglichen; auch die Krankheit bringt bei diesem Menschen »keine innere Einkehr«[508] hervor. Die Amoralisierung oder Demoralisierung durch die Krankheit (Schwindsucht) wird André Gide zum zentralen Thema seines Romans ›Der Immoralist‹ (1902) machen.

In Odoevskijs ›Russischen Nächten‹ (1844), die zunächst den Titel ›Das Irrenhaus‹ erhalten sollten, werden die Grenzen und Gefahren der Wissenschaft in der Medizin betont[509]. Dr. Segeliel wirkt durch sein Verhalten und seine Wunderkuren abschreckend und unheimlich; dieser Arzt nimmt kein Honorar, verlangt statt der Bezahlung aber seltsame und verwerfliche Dinge: »ihm einen Respekt erweisen, der fast an völlige abscheulichste Erniedrigung grenzte; eine widerwärtige Handlung tun; eine bedeutende Geldsumme ins Meer werfen, das eigene Haus zerstören, die Heimat verlassen und dergleichen mehr; es ging sogar ein Gerücht, daß er manchmal eine Zahlung verlange, eine Zahlung, von der ... von der die keusche Überlieferung uns keinerlei Nachricht hinterlassen hat«[510]. Wer den Vorschlägen dieses Arztes nicht folgt, stirbt. Die Kollegen und Apotheker bringt er mit seinen seltsamen Mitteln gegen sich auf; seine Gegner verfolgt er unerbittlich – auch durch Krankheiten, die sie dahinraffen. Polizeiliche Untersuchungen werden eingestellt. Die Natur selbst scheint Segeliel für sich und seine Bösheit einsetzen zu können; dieser Arzt ist ein Teufel. Zerstörerisch ist auch die gleichsam wissenschaftliche Fähigkeit, alles wissen, sehen und erfassen zu können, die er dem Poet Cyprian als Ausweg aus seiner Verzweiflung verleiht: »Alles in der Natur zerlegte sich vor seinen Augen, in seiner Seele aber wollte sich nichts vereinigen: *er sah alles und erfaßte alles*, aber zwischen ihm und den Menschen, zwischen ihm und der Natur gähnte ein ewiger Abgrund; es gab nichts in der Welt, das ihm teilnehmend gesinnt war«[511]. Cyprian endet als Narr. Die Darstellung der Wissenschaft, der Medizin und auch des Wahnsinns wird in diesem spätromantischen Werk von der Auseinandersetzung – in den Augen Odoevskijs – zwischen dem materialistischen Westen und ganzheitlichen Osten bestimmt –, von der romantischen Hoffnung auf eine Wissenschaft, »die nicht die auseinandergerissenen Glieder der Natur, sondern alle ihre Teile in ihrer Gesamtheit erforscht und harmonisch alle die verschiedenartigsten Kenntnisse in sich vereinigt. Dann werdet ihr eurer dunklen Hoffnung auf *Lebensfülle* Glauben schenken«[512].

## 9.4 Realismus

> *Der Arzt strebt zum Guten wie der Künstler zum*
> *Schönen; beide werden durch ein wunderbares*
> *Gefühl angetrieben, das wir die Tugend nennen.*
>
> H. de Balzac, Pierrette, 1840

In den zwanziger und dreißiger Jahren des 19. Jahrhunderts kommt es in der deutschsprachigen Medizin und den Naturwissenschaften zu einer entschiedenen Abkehr von allen metaphysischen und religiösen Orientierungen, die in anderen Ländern ohnehin kaum bestanden hatten. Die Mediziner der neuen Ära setzen sich für die naturwissenschaftliche Methode, die kausale Therapie und das soziale Engagement ein; Objektivität tritt an die Stelle der Subjektivität und dies auch in der Arzt-Patienten-Beziehung. Rudolf Virchow beklagt in seinen programmatischen Reden um die Jahrhundertmitte den immer noch unzulänglichen Zustand der Medizin angesichts dieser notwendigen Forderungen, das ungünstige Bild des Arztes bei Laien und in der Literatur sei die nur zu verständliche Folge: »Die Unsicherheit der Arzneimittel und der Unglaube an die ärztliche Geschicklichkeit sind so gangbare Phrasen, daß kaum noch ein Roman geschrieben zu werden scheint, in dem nicht ein Arzt eine klägliche Rolle spielt«[513].

In den literarischen Werken des Realismus wie Naturalismus werden Ärzte häufig als Thema gewählt und detailliert beschrieben. Auch in dieser Epoche finden sich negative neben positiven Ärzten, die Differenz zwischen Forscher und Praktiker verschärft sich, der Arzt steigt in seiner sozialen Stellung, die neuen Verfahren in Diagnose und Therapie werden in der Literatur rezipiert, vor allem nimmt der Realitätsgehalt gegenüber der Vergangenheit zu, tritt die metaphysische und religiöse Dimension zurück, zeigen sich Skepsis und Ablehnung gegenüber Kirche und Glaube, wird die soziale Aufgabe des Arztes betont; weiterhin ist auch in dieser Epoche der literarische Arzt aber keineswegs nur ein Spiegel der Realität, von der Literatur werden auch Gegenbilder entworfen, wird der Fortschritt relativiert, werden die Grenzen der Wissenschaft hervorgehoben. Das Bild des Arztes ist nicht einheitlich, Ärzte sind nicht immer Atheisten, Versager oder Verbrecher; Virchows bedauernde Feststellung von 1849 über das einseitig negative Bild der Ärzte entspricht nicht den literarischen Beispielen aus der zweiten Hälfte des 19. Jahrhunderts.

Die unterschiedlichen wissenschaftlichen Positionen erscheinen auch im Me-

9 Der Arzt und seine Therapie

dium der Literatur. Balzac, in dessen ›Comédie Humaine‹ ein breites Spektrum von Arztgestalten, Patiententypen und Krankheitsarten Beachtung findet, schildert in ›Das Chagrinleder‹ (1831) mit den vier Ärzten, die sich um den schwindsüchtigen Raphaël bemühen, zugleich vier wesentliche Positionen der zeitgenössischen Medizin: der analytische Physiologe Dr. Brisset steht für die medikamentöse Therapie, der spiritualistische Vitalist Dr. Cameriste für die Psychotherapie, der eklektische Skeptiker Dr. Maugredie für die Chirurgie, der hippokratische Dr. Bianchon für die Diätetik.

Die Schriftsteller des Realismus und Naturalismus zeigen sich besonders fasziniert vom Arzt als Forscher; ebenso werden in jener Zeit Gegenbilder entworfen, wie zum Beispiel mit dem Landarzt bei Balzac, Stifter und Trollope. In psychologischer wie moralischer Hinsicht ist das literarische Bild des Arztes im 19. Jahrhundert nuanciert und vielfältig. Neben Ärzten, für die sich immer wieder reale Vorbilder aus der Gegenwart ausfindig machen lassen, treten in Romanen und Erzählungen auch historische Ärzte auf. Über Paracelsus verfaßt Robert Browning ein Poem (1835).

Naturforscher und Mediziner, die ihre Grenzen nicht beachten und die Forscherneugier verabsolutieren, die künstliche Menschen schaffen, Menschen in Tiere und Tiere in Menschen verwandeln, werden in den literarischen Werken jener Zeit wiederholt thematisiert; der Bogen spannt sich von Mary Shelleys romantischer Erzählung ›Frankenstein oder Der moderne Prometheus‹ (1818) zu H. G. Wells' Roman ›Dr. Moreaus Insel‹ (1896). In diesen Bogen gehört auch Joseph Sheridan Le Fanus Roman ›Das Haus beim Kirchhof‹ (1863), in dem der Mörder Paul Langerfield an seinem Zeugen, dem Arzt Black Dillon, eine Trepanation durchführen lassen will, die nach seinem Wunsch, um diesen Zeugen aus der Welt zu schaffen, mißglücken soll; der Versuch führt wegen Trunkenheit des Arztes aber nicht zum Erfolg. Die Operationsgeräte ähneln Folterinstrumenten, das Trepanationsmesser selbst ist unheimlich und »von mörderischer Eleganz«[514]. Immer wieder ist der Arzt vom Verlust der Moralität bedroht, verhält er sich unmoralisch oder verbrecherisch. Dr. Firmin in Thackerays ›Die Abenteuer Philips‹ (1862) ist Betrüger und Bigamist. Pervertierungen des Arztseins, wie sie in der Medizin des Nationalsozialismus partiell bedrückende Wirklichkeit werden, hat die Literatur mehrfach vorweggenommen. Die Übergänge von Desinteresse und Unfreundlichkeit zu Grausamkeit und Kriminalität sind fließend; technische Möglichkeiten, persönlicher Ehrgeiz und ökonomische Interessen

sind die Quellen der Gefährdung, wenn nicht staatliche Diktatur oder Geisteskrankheit den Verfall bedingen und zwingend machen.
Erscheinen die Landärzte von Balzac (Der Landarzt, 1833), Stifter (Mappe meines Urgroßvaters, 1841/42), Trollope (Doktor Thorne, 1858), Jane Austen (Emma, 1816) und Elizabeth Gaskell (Frauen und Töchter, 1866) als Vorbilder in ihrer Lebensentwicklung und ihrem beruflichen Verhalten, wird Charles Bovary (1857) von Flaubert als ein mittelmäßiger Landarzt geschildert, wenig engagiert, weder an den Patienten noch an der Wissenschaft sonderlich interessiert, in seiner Mittelmäßigkeit nicht ganz unschuldig überdies am Selbstmord seiner Frau Emma; nach ihrem Tod gelingt ihm allerdings noch ein großes Wort, »das einzige, das er je gesprochen hat: ›Es ist die Schuld des Schicksals‹« (C'est la faute de la fatalité)[515]. Jean Amery wird mit seinem Roman ›Charles Bovary‹ (1978) die angeblich ungerechte Darstellung durch Flaubert zu korrigieren versuchen.
Treu und sanft ist der Apotheker Clump in Thackerays ›Jahrmarkt der Eitelkeit‹ (1847/48), er versteht sich auch als Arzt und kommt mit dem Arzt Dr. Squills gut aus; die »reizendsten Heilmittel der Pharmakologie«[516] sind ihm Abwechslung, frische Luft und Fröhlichkeit. Positiv ist auch die Gestalt des Arztes in Jeremias Gotthelfs Roman ›Wie Anne Bäbi Jowäger haushaltet und wie es mit dem Doktorn geht‹ (1843/44) gezeichnet, zugleich fehlt ihm noch jene geistige Orientierung, die über medizinische Wissenschaft und therapeutische Technik hinausgeht und erst das wahre Fundament abgibt; von seinem Onkel, der Pfarrer ist, wird er auf die Sympathie zum Kranken und den Glauben an die Allmacht Gottes hingelenkt. »Die Teilnahme am Menschen selbst und das Leben in deiner Kunst werden dir ihre Grenzen immer fühlbarer machen, immer peinlicher, deine Selbstanklagen werden immer häufiger werden, Beruf und Leben dir immer mehr erleiden. Beugst du dich aber demütig unter die höhere Macht, erkennst ihr Wirken über deinem, fassest so recht die Grenzen des menschlichen Wissens und Könnens, so fallen die Selbstpeinigungen über Dinge, welche nicht in dieser Gewalt standen, weg«[517]. Überzeugend ist ebenfalls Dr. Lydgate in George Eliots ›Middlemarch‹ (1871/72), der seine Therapie auf dem modernen Stand des Wissens zu halten versucht und sich auch nicht scheut, bei seinen Kollegen etablierte Verfahren zu kritisieren, die er für sinnlos oder gefährlich hält. Conan Doyle, selbst Mediziner, läßt Dr. Watson seinem Freund Holmes an Scharfsinn stets unterlegen sein; so wird auch dieser und nicht er wiederholt den Medizinstudenten als Vorbild empfohlen. Zur Gestalt des

## 9 Der Arzt und seine Therapie

Holmes hat sich Doyle wiederum von seinem Lehrer, dem schottischen Mediziner Joseph Bell (1837–1911) anregen lassen, wie er diesem 1892 in einem Brief schreibt.

Höchst unterschiedlich fallen die Ärzte bei Charles Dickens aus. Die Medizinstudenten Benjamin Allen und Bob Sawyer in den ›Pickwickier‹ (1837) werden als »Knochensäger« (sawbones) bezeichnet, die mit Medikamentensendungen Reklame für sich machen, indem sie diese absichtlich in verschiedenen Häusern abgeben und sie dann wieder unter Entschuldigungen für den Irrtum mit Angabe ihres Namens und ihrer Adresse abholen lassen. Skrupellos verhält sich der Vertrauensarzt einer betrügerischen Versicherungsgesellschaft Dr. Jobling (Martin Chuzzlewit, 1844). »Er war aber viel zu gescheit, um sich mit ihr weiter zu identifizieren, als daß er als ihr bezahlter, ärztlicher Beistand galt, oder um sein Verhältnis zu ihr von andern mißverstehen zu lassen, wenn er es verhindern konnte«[518]. Eingebildet ist der Spezialist und »court physician« Dr. Parker Peps, dem der Hausarzt Mr. Pilkins (Dombey und Sohn, 1847/48) voller Anerkennung und unterwürfig begegnet; »Doktor Parker Peps, einer der Hofärzte, erfreute sich wegen seiner geschickten Hilfe beim Familienzuwachs großer Häuser eines glänzenden Rufes. Jetzt eben ging er, die Hände auf dem Rücken, im Salon auf und ab, unaussprechlich bewundert von dem Hausarzt, der den Fall schon seit sechs Wochen bei all seinen Patienten, Freunden und Bekannten ausposaunt und erzählt hatte, er müsse Tag und stündlich gewärtig sein, zusammen mit Dr. Peps zu Mrs. Dombey gerufen zu werden«[519]. Der Geburtshelfer Dr. Chillip (David Copperfield, 1849/50) nimmt dagegen durch seine Freundlichkeit und Sanftheit für sich ein. »Er war so bescheiden in seinem ganzen Wesen, daß er selbst die Zeitung um Verzeihung zu bitten schien, als er sie las«[520].

Lev Nikolaevič Tolstoj zeichnet wiederholt negative Ärzte; sie stellen oft falsche Diagnosen, weichen der Aufklärung aus, sind mehr am Honorar als an der Heilung ihrer Patienten interessiert, wollen ihre Unfähigkeit oder die Grenzen der Medizin nicht zugeben. Ärzte werden von Tolstoj – ein verbreiteter Topos – mit Richtern verglichen, ihre Untersuchung ähnelt einem Gerichtsprozeß, der Kranke wird zum Angeklagten, die Diagnose zur Verurteilung. Neben vielen Kranken und Leidenden stellt auch Dostoevskij mehrfach Ärzte mit positiven Zügen dar – Dr. Rutenspitz im ›Doppelgänger‹ (1845/46), Dr. Herzenstube in den ›Brüdern Karamasov‹ (1879/80), die Ärzte im sibirischen Straflager (Aufzeichnungen aus dem Totenhaus, 1861/62). Die Ärzte der russischen Literatur sind historisch zutreffend meist deut-

sche Ärzte; sie reichen von Anton von Ehrenstein aus dem 16. und den Blumentrosts aus dem 17. Jahrhundert, aufgegriffen etwa in Ivan Ivanovič Lažečnikovs Romanen ›Der Fremde‹ (1838) und ›Eroberung Livlands‹ (1833), bis zu den Ärzten des 19. Jahrhunderts Dr. Fëdor Petrovič Haass, erwähnt bei Alexander von Herzen (Memoiren, 12. Kapitel) und Dostoevskij (Notizbücher, Entwürfe zu ›Schuld und Sühne‹, ›Idiot‹), und Dr. Hindenberg aus Minsk, von dem ebenfalls Dostoevskij berichtet (Tagebuch eines Schriftstellers, 3. Kapitel).
Immer wieder läßt der Arztschriftsteller Anton Pavlovič Čechov Ärzte in seinen Romanen und Erzählungen vorkommen. Die Beschreibung der medizinischen Welt ist nach Čechovs Auffassung vor allem eine Aufgabe für Mediziner, die zugleich Schriftsteller sind, das gilt insbesondere auch für Krankheiten: »Um Fragen nach Degeneration, Psychosen und so weiter lösen zu können, muß man sie wissenschaftlich erfassen«[521]. Ein bedeutender Professor der Medizin und selbst Patient ist der Held der ›Langweiligen Geschichte‹ (1889). Im Alter von 62 Jahren wird dieser Arzt mit der Tatsache konfrontiert, daß seine Sklerose ihm noch ein halbes Jahr zu leben erlaubt. Der Landarzt in der Erzählung ›Ionyč‹ (1898) steht für die Entwicklung von einem idealistischen zu einem immer bequemen, mehr nur an Besitz interessierten Arzt. Durch einen Arzt erleidet in ›Der Flüchtling‹ (1887) das Kind Paska im Krankenhaus ein psychisches Trauma. Der Feldscher Kurjatin versagt in ›Chirurgie‹ (1884) bei einer Zahnextraktion. Der Psychiater Ragin in dem Roman ›Krankenzimmer Nr. 6‹ (1892) verfällt selbst dem Wahnsinn.
Das 19. Jahrhundert bringt mit den naturwissenschaftlichen Fortschritten eine Fülle ethischer Probleme mit sich; die Antworten der zurückliegenden Zeit scheinen an Überzeugungskraft verloren zu haben oder können offensichtlich nicht mehr genügen. Der Umgang mit dem beginnenden und endenden Leben ist von dieser Entwicklung ebenso betroffen wie das Verhältnis zum Kranken, seine Aufklärung oder seine Begleitung in chronischen Erkrankungen und vor allem im Sterben. Der drohenden Aufforderung des Marquis St. Evrémonde, Schweigen über das Verbrechen seines Bruders an dem leibeigenen Geschwisterpaar zu bewahren, entgegnet der Chirurg und Psychiater Dr. Alexander Manette (Dickens, Eine Geschichte aus zwei Städten, 1859), der sich noch vergeblich um das Mädchen und den Jungen bemüht: »In meinem Berufe werden die Mitteilungen von Patienten stets als Vertrauenssache behandelt«[522]. Das Verbrechen des Adligen vollständig zu verschweigen, kann sich Dr. Manette aber nicht entschließen; Schweige-

pflicht hat auch ihre Grenzen. Die Übergabe eines Berichtes über die Vorfälle an den Minister hat für den Arzt allerdings die ungesetzliche und geheime Einkehrung in der Bastille zur Folge. Ist aktive Euthanasie während des 19. Jahrhunderts unter den Medizinern der Realität stets ausgeschlossen, finden sich in der Literatur seit der zweiten Hälfte wiederholt Darstellungen, die zumindest eine eindeutige Ablehnung fraglich werden lassen; hingewiesen sei auf literarische Texte von Dickinson (1862), Maupassant (1886), Ibsen (1881), Heyse (1885), Storm (1888), Čechov (1891), Herrick (1900), Söderberg (1905).

In Storms Erzählung ›Ein Bekenntnis‹ (1888) tötet der Arzt Dr. Franz Jebe seine ihn wiederholt darum bittende Frau Elsi, um sie von ihrem ausweglosen und unerträglichen Krebsleiden zu erlösen. Lange widersteht Jebe diesem Wunsch, bis seine Frau in einem letzten Aufschrei ihn noch einmal um diesen Akt des Mitleids bittet: »Dann versagte ihr die Stimme, selbst der erlösende Schrei zerbrach vor den zusammengebissenen Zähnen. Da warf sie mit Gewalt ihr Haupt empor – ich habe nirgend sonst, nie ein so von Qual verzerrtes Menschenantlitz gesehen; nur aus den Augen, und flüchtig wie ein schießender Stern, traf jetzt ein Blick noch in die meinen – ein Blick zum Rande voll von Verzweiflung und heißer verlangender Bitte«[523]. Dr. Jebe muß dann aber später von einem Mittel erfahren, das Elsi vielleicht hätte retten können. In dem professionellen Versagen geht diesem Arzt die »Heiligkeit des Lebens« auf, die der Medizin und ganz allgemein nach ihm jedem Eingreifen in das Leben unüberschreitbare Grenzen setzt: »Nach dem Mysterium soll kein Mensch, kein Mann der Wissenschaft seine Hand ausstrecken, wenn er's nur tut im Dienst des Todes, denn sie wird ruchlos gleich der des Mörders«[524]. Jebe verläßt die Heimat, um im Kampf gegen die Seuchen in Ostafrika seine wissenschaftliche Verfehlung und persönliche Schuld zu sühnen. In thematischer Nähe zu dieser Erzählung steht Paul Heyses Novelle ›Auf Tod und Leben‹ (1885). Beide Autoren haben über die literarische Darstellbarkeit des Euthanasiethemas auch Briefe gewechselt. Söderbergs ›Doktor Glas‹ (1905) wird von »Eigeninteresse« und »Respekt vor der Polizei« davor zurückgehalten, Leidenden aus »Barmherzigkeit« tödliche Pillen zu geben; »warum soll ich mich zum Märtyrer einer Ansicht machen, die früher oder später Gemeingut aller zivilisierter Menschen werden wird, heute aber noch als verbrecherisch gilt«[525]. Wenn diese Zeit gekommen sein wird, wird jeder unheilbar Kranke und ebenfalls jeder Verbrecher »ein Anrecht auf die Hilfe des Arztes haben, sofern er die Befreiung wünscht«[526]. Literatur kann kommende Entwicklungen antizipieren, kann wie ein Seismograph auf bevorstehende Veränderungen reagieren. Der medizinische Fortschritt verlangt stets von neuem nach ethischen Antworten, nach einer sittlichen Haltung beim Arzt, beim Patienten, bei den Angehörigen.

## 9.5 Perspektiven

*In seiner höchsten Form kann er dem Künstler ebenbürtig sein; aber nicht wie dieser darf er die Stunde der Eingebung abwarten oder seine Gegenstände wählen, sondern diese wählen ihn, und seine Stunde ist immer.*

H. Carossa, Der Arzt Gion, 1931

Vielfältig ist die Schilderung des Arztes in der Literatur des 20. Jahrhunderts; die folgenden Kapitel geben zahlreiche Beispiele dieser Zeit, anziehender wie abstoßender Art, abhängig von der literarischen Richtung, von den sozialkulturellen Verhältnissen der unterschiedlichen Länder und den Fortschritten der Medizin. Detailliert wird über das Medizinstudium in S. Maughams ›Der Menschen Hörigkeit‹ (1915) und in Romanen von Cronin und in ›Dr. med. Arrowsmith‹ (1925) von S. Lewis berichtet, mit dem Schwanken auch zwischen Forschung und Praxis, Landarzt und Facharzt. Der Wert der anatomischen Terminologie wird von den Studenten in ›Dr. med. Arrowsmith‹ nicht selten bezweifelt: »Aber wie immer sie über diesen Punkt dachten, alle büffelten im Schweiß ihres Angesichts, um sich die lange Liste von Namen einzuprägen, ohne die es dem Menschen unmöglich ist, die Prüfungen auch nur mit Ach und Krach zu bestehen«[527]. Söhne von Ärzten werden, wie es in ›Der Menschen Hörigkeit‹ beobachtet wird, oft ebenfalls Ärzte; die Sozialisation des Arztes wird auf diesem Wege homogener und erleichtert; »viele sind Söhne von Ärzten und bringen bereits etwas vom Gehabe eines Arztes mit; ihre Karriere ist vorgezeichnet«[528]. Wissenschaft und Kunst stoßen in der Medizin und bei Ärzten wiederholt zusammen. Interessen und Fähigkeiten von Dr. Jurij Andreevič Živago (Pasternak, 1957) entfalten sich auf medizinischem wie zugleich künstlerischem Gebiet: »Dieses Interesse für die Physiologie des Sehens offenbarte eine andere Seite seiner Natur – seine schöpferischen Anlagen und seine Gedanken über das Wesen des Kunstwerkes und über den Aufbau einer logischen Idee«[529]. Der Arzt ist weiterhin moralisch gefährdet. Mit Fehldiagnosen (Grüner Star) verschafft sich Dr. Wassory in Gustav Meyrinks ›Der Golem‹ (1915) Patienten und über die Operation dann das Honorar. In Theodore Dreisers Erzählung ›Dr. Maupassant junior‹ (1901) führt ein Arzt durch die unangebrachte Prognose des baldigen Endes bei einem Patienten dieses Ende tatsächlich herbei. Als Zyniker und Verführer von Dienstmädchen gibt sich der Arzt Dr. Schiltkamp in Simon Vestdijks Roman ›Der Doktor und das leichte Mädchen‹ (1951). In den Kriegen stellen sich immer wieder ethische Herausforderungen: Während ein Leutnant einen rettungslos Verwundeten zu erschießen bereit ist – »Ich bin ein humaner Mensch. Ich lasse ihn nicht weiter leiden« –, weigert sich der Stabsarzt in Hemingways Erzählung ›Eine Naturgeschichte der Toten‹ (1925), das erlösende Morphium zu geben: »meine Aufgabe ist, den Verwundeten zu helfen, nicht sie zu töten. Das ist was für die Herren von der Artillerie«[530]. Auf Krankheit und Leiden in der Welt Süditaliens stößt der 1935 in das Dorf bei Gagliano bei Salerno verbannte Arzt und Schriftsteller Carlo Levi (Christus kam nur bis Eboli, 1945). Erstarrt in den politischen Verhältnissen der DDR erscheint die Ärztin in Christoph Heins Novelle ›Drachenblut‹ (1983). Die Grenzen der Medizin müssen immer wieder von neuem bewältigt werden. Das Sterben des zweijährigen Mädchens Hequet läßt den hilflosen Dr. Antoine Thibault an Wissenschaft und Leben zweifeln: »Das Geheimnisvolle, nicht zu Erfassende, das in jeder Agonie eines menschlichen Wesens liegt, verursachte ihm in diesem Augenblick, wie jemandem, der dergleichen zum erstenmal erlebt, eine unüberwindliche Angst. Er fühlte, wie etwas an das Grundfeste seines Wesens rüttelte: an seinem Selbstvertrauen, seinem Vertrauen auf die Tat, auf die Wissenschaft, auf das Leben«[531].

Das Bild des Arztes in der Literatur zeigt im Verlauf der verschiedenen Epochen von der Renaissance bis in die Gegenwart Dauer wie Wandel. Individuelle, professionelle und soziale Dimensionen werden gleichermaßen beachtet, positive und negative Ärzte werden in allen Epochen dargestellt, auch die Alternativen von Praktiker und Theoretiker, von Land- und Hofarzt von ausgebildetem Arzt und Laienarzt durchziehen die Zeiten. Unterschiede und Wandlungen sind ebenso zu beobachten.

Literatur erinnert nicht nur an zeit- und ortlose Ideale oder auch mystische Züge des Arztseins, Literatur stellt ebenfalls den unvereinbaren Zusammenstoß verschiedener Kulturen dar. In John Steinbecks ›Die Perle‹ (1945) wenden sich Keno und Juana, als ihr Sohn Coyotito von einem Skorpion gesto-

## 9.5 Perspektiven

chen wird, an einen Arzt, der einer Rasse angehört, die ihre mexikanische Rasse vor 400 Jahren unterdrückt hat, der selbst aber auch ihnen fremde Vorstellungen über Krankheit und Heilung besitzt. Dieser Arzt in La Paz hängt mit seinen Gedanken an der Ausbildung und dem Leben in Frankreich und verachtet die Indianer: »Habe ich nichts anderes zu tun, als kleine Indianer zu heilen? Ich bin doch kein Tierarzt«[532]. Die Behandlung macht er von der Höhe der Bezahlung abhängig; als er erfährt, daß Keno eine kostbare Perle gefunden hat, will er die zuvor abgelehnte Therapie nur zu gerne übernehmen.

Die gesellschaftliche Stellung des Arztes verbessert sich in der Literatur und Realität, der Chirurg erlebt einen Aufstieg, Ärztinnen finden sich bereits zu Beginn der Neuzeit dargestellt, der Scharlatan verliert seinerseits mit dem Übergang ins 19. Jahrhundert an Interesse. Die Romantik ist noch einmal – in der Kunst wie in der Medizin – eine Epoche der metaphysisch-religiösen Vertiefung des Arztseins, nach der ethischen Orientierung im Jahrhundert der Aufklärung, die selbst wieder als Reaktion auf das satirische Bild in Renaissance und Barock zu verstehen ist. Die ideelle wie individuelle Akzentuierung in der Literatur der Klassik und Romantik erfährt im Realismus und Naturalismus des 19. Jahrhunderts eine Ergänzung oder besser Verlagerung hin zum Sozialen und zu den Naturwissenschaften; Anästhesie, Antisepsis und Bakteriologie eröffnen ein neues Zeitalter der Therapie. Zugleich gibt es in den literarischen Arztbildern dieser Zeit auch zahlreiche Beispiele, die sich den herrschenden Tendenzen entgegenstellen, in denen die Grenzen der Wissenschaft und des Fortschritts betont, auf die Problematik der Unterscheidung von Normalität und Abweichung hingewiesen und an die Wichtigkeit der Arzt-Patienten-Beziehung erinnert wird.

# 10 DER HOF- UND LEIBARZT VOM 18. BIS ZUM 20. JAHRHUNDERT

*Die Kräfte der Natur sind niemals böse in gerechter Hand.*

T. Storm, Der Spiegel des Cyprianus, 1864

Der Hof- und Leibarzt tritt in der Literatur vor allem früherer Jahrhunderte und recht häufig auch im Drama auf – in Stücken von Shakespeare, John Lyly (Midas, 1592), Thomas Shadwell (Epsom-Wells, 1672), George Chapman (The Gentleman Usher, 1601), John Webster (Duchess of Malfi, 1623), Johann Riemer (Von der erlösten Germania, 1681; Von hohen Vermählungen, 1681). In Thomas Manns Schauspiel ›Fiorenza‹ (1905) spielt Lorenzo il Magnificos berühmter Leibarzt Pierleone eine bedeutende Rolle; dieser Arzt steht zwischen Mittelalter und Neuzeit, für die Therapie berechnet er sorgfältig »die Gunst der Sternenstunde«, einen Tag nach dem Tode seines Herrn wird er selbst tot aufgefunden. Einmal mehr zeigt sich beim Hof- und Leibarzt die Notwendigkeit einer komparativen Betrachtung der Medizin in den verschiedenen Kunstarten, einer Analyse spezifischer Affinitäten der literarischen Gattungen Lyrik, Drama und Prosa zu den medizinischen Themen Patient, Krankheit, Arzt, Theorie, Therapie und Krankenhaus.

Hof- und Leibärzte lenken über die Therapie hinaus in besonderem Maße die Aufmerksamkeit auf die soziale Stellung des Arztes und ihren historischen Wandel. Mit dieser Arztgestalt wird die Verbindung von ärztlichem Handeln und politischem Engagement thematisiert, die auf ihre Weise auch für den Landarzt Geltung besitzt. Ärztliche Diagnose und Therapie erhalten durch Ansehen und Macht des Patienten weitere Dimensionen; nie bleiben sie auf die medizinische Ebene beschränkt.

## 10.1 Sozialkultureller Hintergrund

*Er breitete die Arme über das Bett aus.*
*›Diese Lagerstatt und der König gehören mir‹.*

H. de Balzac, Katharina von Medici, 1837/46

Die unterschiedlichen Arten der ärztlichen Profession und des Arztseins tauchen in der Literatur in abweichender Intensität und Akzentuierung auf. Diese Differenzen gehen auf Veränderungen der Literatur, aber ebenso auf den Wandel der Medizin und nicht zuletzt der sozialen Wirklichkeit zurück. Hof- und Leibarzt, Landarzt, Hausarzt, Militärarzt, die Ärzte der spezialisierten Fachrichtungen der Medizin repräsentieren unterschiedliche Epochen wie zugleich unterschiedliche Gesellschaftszustände.

›Leibarzt‹ besaß in der Geschichte eine abweichende Bedeutung. Unter ›Leibarzt‹ wurde nicht nur der Arzt für eine bestimmte Person, meist höheren Ranges verstanden, mit dem ›Leibarzt‹ konnte auch der Gegensatz zum ›Seelenarzt‹ gemeint sein; in Grimmelshausens ›Simplicissimus‹ (1669), der wichtige Aufschlüsse zur sozialen Stellung des Arztes enthält, heißt es: »sahe ich um mich und wurde gewahr, dasz keine oder doch sehr wenig würgende soldaten mehr, sondern beides, seelen- und leibärzt, auf der walstatt, ich solte sagen, ein priester und etliche feldscherer oder barbierer vorhanden waren, davon jener die abscheidende seelen der sterbenden, diese aber die wunden der beschädigten leiber zu curiren und zu verbinden sich bearbeiteten«[533]. Ebenso konnte mit dem ›Leibarzt‹ der Arzt für innere Krankheiten dem Chirurgen oder Wundarzt gegenübergestellt werden; bündig konstatiert Goethe in ›Wilhelm Meisters Wanderjahren‹ (1821) in diesem Sinn: »Leibärzte braucht man nur selten, Wundärzte jeden Augenblick«[534].

In der Literatur gibt es Leib- und Hofärzte bereits in Texten der Renaissance. Gerard von Narbonne, Leibarzt in Boccaccios ›Decamerone‹ (1349/53) des Herzogs von Roussillon, taucht 250 Jahre später bei Shakespeare in ›Ende gut, alles gut‹ (1602/04) erneut wieder auf. Leib- und Hofärzte finden sich auch in der Literatur des 18. und 19. Jahrhunderts. Zum Beispiel bei Jean Paul (Hesperus, 1795), E.T.A. Hoffmann (Die Elixiere des Teufels, 1815/16, Klein Zaches, 1819), J. Morier (Die Abenteuer des Hadji Baba von Isfahan, 1824), L. Tieck (Die Vogelscheuche, 1835), H. de Balzac (Katharina von Medici, 1831/41), J. J. Lažečnikov (Die Eroberung Livlands, 1833; Der Fremde 1838), Ch. Dickens (Dombey und Sohn, 1846/47), L. N. Tolstoj

(Krieg und Frieden, 1868/69), C.F. Meyer (Die Versuchung des Pescara, 1887), A.P. Čechov (Die Fürstin, 1889).
In der Literatur des 20. Jahrhunderts kommen Hof- und Leibärzte dagegen seltener vor. Kulturelle und soziale Veränderungen wirken sich aus, Unterschiede zeigen sich zugleich in den Literaturen der verschiedenen Länder. Historische Romane und Erzählungen lassen naturgemäß weiterhin Hof- und Leibärzte lebendig werden; in Heinrich Manns Roman über den französischen König Heinrich IV. (1938) wie Thomas Manns Roman ›Königliche Hoheit‹ (1909) aus der Zeit des wilhelminischen Kaiserreiches spielen Hof- und Leibärzte eine Rolle.

## 10.2 Ärztliches Handeln

*Hält die Ohnmacht an, so müssen seiner Herrlichkeit die kleinen Finger und Zehen festgehalten werden, indes ich ihm die Pulse und das Herz mit dem Öle salbe, das ich hier in Bereitschaft habe.*

T. Mann, Fiorenza, 1906

Die ärztlichen Aufgaben des Hof- und Leibarztes sind ebenso vielseitig wie das Spektrum seines Könnens und Verhaltens. Medizinische, psychologische und soziale oder politische Aspekte verbinden sich, positive Charaktere stehen auch bei diesem Arzttyp negativen gegenüber.
Rückschrittlich und selbstsüchtig erscheint der Hofarzt Mirzah Ahmaq in dem Roman ›Die Abenteuer des Hadji Baba von Isfahan‹ (1824), geschrieben von dem englischen Diplomaten und Persienkenner James Morier, der Goethe 1831 besucht und mit seinem Roman nachweislich erfreut hat. Zugleich wird in diesem Werk – einer Fortführung bei umgekehrter Perspektive der ›Persischen Briefe‹ von Montesquieu aus dem Jahre 1721 – vom Zustand der Medizin in Persien berichtet, von Barbieren, Badern, Hufschmieden, Derwischen und weisen Frauen, die therapeutisch tätig sind. Hadji Baba, Sohn eines Barbiers und in den verschiedenartigsten Heilverfahren bewandert, tritt in Teheran in den Dienst des Leibarztes des Königs und wird von diesem ›Hakim Baschi‹ in Medizin unterrichtet, später ist er als Scharfrichter tätig – »Denn am Ende ist wenig Unterschied, ob ein Mann nach und nach an einer Pille stirbt, oder auf einmal durch den Streich eines Schwertes«[535]. Der königliche Hof- und Leibarzt Mirzah Ahmaq verurteilt die neuen Therapien der europäischen Medizin, so zum Beispiel die Blatternimpfung, und hin-

tertreibt die Anwendung vielversprechender Arzneimittel in Persien, um seine eigene Position zu erhalten und nicht seine Unwissenheit zugeben zu müssen: »Was kümmern wir uns um seine neuen Entdeckungen? Was unsere Väter taten, wollen wir auch tun; die Verordnung, welche unsere Vorfahren heilte, soll uns heilen, und was Loqman und Abu Avicenna verordneten, damit begnügen wir uns, es nach ihnen zu verordnen«[536].

Als Leibchirurg des französischen Königshauses ist der berühmte Chirurg Ambroise Paré in Balzacs historischem Roman ›Katharina von Medici‹ (1831/41) tätig. Die Operation des Herzogs von Guise nach einer lebensgefährlichen Kriegsverwundung während der Belagerung von Calais glückt und sichert seinen Aufstieg. Zur Schädeltrepanation des Königs Franz II. kommt es dagegen aus politischen Gründen nicht. Nach Parés Überzeugung könnte allein dieser gewagte Eingriff das Leben des Königs retten. Der König »hat üble Säfte, die ihm auf das Gehirn drücken, die es ausfüllen wollen, und die Krise steht unmittelbar bevor; aber wenn ich ihm den Schädel durchbohre, rechne ich damit, daß die Säfte abfließen und ihm den Kopf freimachen. Ich habe diese Operation schon dreimal durchgeführt; sie ist von einem Piemontesen erfunden worden, und ich habe das Glück gehabt, sie zu vervollkommnen«[537].

Von Viktors unterschiedlichen medizinischen Aufgaben als Leibarzt am Hofe des Fürsten in Jean Pauls ›Hesperus‹ (1795) wird weniger berichtet als von seinem persönlichen Schicksal, seinen theoretischen Vorstellungen und seinen Erlebnissen am Hof. Viktors »Aufsatz über das Verhältnis des Ich zu den Organen« ist auf die zeitgenössischen naturphilosophischen und medizinischen Diskussionen bezogen, in inhaltlicher, theoretischer wie methodischer Hinsicht: »Viktor befruchtete seine Seele vorher durch die große Natur oder durch Dichter und dann erst erwartete er das Aufgehen eines Systems. Er fand (nicht erfand) die Wahrheit durch Aufflug, Umherschauen und Überschauen, nicht durch Eindringen, mikroskopisches Besichtigen und syllogistisches Herumkriechen von einer Silbe des Buches der Natur zur andern, wodurch man zwar dessen Wörter, aber nicht dessen Sinn derselben beköommt«[538]. Was die Verbindung von Leib und Seele betrifft, so werden von diesem philosophischen Arzt dem menschlichen Verstand deutliche Grenzen gezogen: »Wir fassen keine Einwirkung weder von Körpern auf Körper noch von Monaden auf Monaden; mithin eine von Organen auf das Ich noch minder«[539]. Diese Grenzziehung schließt empirische Beobachtungen von Zusammenhängen oder Korrelationen aber nicht aus; im tiefen

Schlaf sei die Verbindung von Leib und Seele zum Beispiel nicht so eng wie im Traum: »Daher zehren Träume die Nerven aus, zu deren innern Überspannungen jene noch äußern Eindrücke gesellen. Daher verleiht der Morgen dem Gehirn und dem Traum gleiche Bedeutung. Daher geht dem schlafenden Tiere – ausgenommen dem weichlichen zahmen Hund – das ungesunde Träumen ab. Daher gibt schon Aristoteles ungewöhnliche Träume für Vorläufer des Krankenwärters aus«[540].

Geistreich ist der Leibarzt des Fürsten Barsanuph in E. T. A. Hoffmanns ›Klein Zaches‹ (1819); er kann den in seinem Nachttopf ertrunkenen Zaches oder Minister Zinnober zwar nicht mehr zum Leben erwecken, findet aber eine Erklärung für dessen Tod: »Sollte ich mich begnügen auf der Oberfläche zu schwimmen, ich könnte sagen, der Minister sei an dem gänzlichen Ausbleiben des Atems gestorben, dies Ausbleiben des Atems sei bewirkt durch die Unmöglichkeit Atem zu schöpfen, und diese Unmöglichkeit wieder nur herbeigeführt durch das Element, durch den Humor, in den der Minister stürzte. Ich könnte sagen, der Minister sei auf diese Weise einen humoristischen Tod gestorben, aber fern von mir sei diese Seichtigkeit, fern von mir die Sucht alles aus schnöden physischen Prinzipien erklären zu wollen, was nur im Gebiet des rein Psychischen seinen natürlichen unumstößlichen Grund findet«[541]. Das ärztliche Handeln im Dualismus von Leib und Seele wird von diesem Leibarzt in Kategorien politischer Herrschaft beschrieben: »›Ich meine‹, sprach der Doktor, ›ich meine, Durchlauchtiger, daß das Physische sich bloß auf das rein vegetative Leben ohne Denkkraft, wie es in Pflanzen stattfindet, das Psychische aber auf die Denkkraft beziehet. Da diese nun im menschlichen Organism vorwaltet, so muß der Arzt immer bei der Denkkraft, bei dem Geist anfangen und den Leib nur als Vasallen des Geistes betrachten, der sich fügen muß, sobald der Gebieter es will«. Der Fürst kann diesem psychosomatischen Konzept der Therapie aber nicht zustimmen und möchte das Handeln des Arztes auf das Physische beschränkt sehen: »Kurieren Sie meinen Leib, und lassen Sie meinen Geist ungeschoren, von dem habe ich noch niemals Inkommoditäten verspürt«[542].

Positive Züge gibt Lev Nikolaevič Tolstoj den Leibärzten in ›Krieg und Frieden‹ (1868/69). Der Leibarzt Villiers des Zaren Alexander wird in Wischau mehrfach zu diesem gerufen, um ihm in seiner Appetit- und Schlaflosigkeit zu helfen: »Der Grund war der starke Eindruck, den der Anblick der Verwundeten und Getöteten auf die empfindliche Seele des Kaisers gemacht hatte«[543]. Napoleon bittet in diesem Roman seinen Leibarzt Dr. Larrey, sich um die russischen verwundeten Offiziere, unter ihnen auch Fürst André Bolkonskij, zu kümmern: »Man sorge, daß diese Herren gut gepflegt und in mein Biwak gebracht werden. Mein Arzt Larrey soll ihre Wunden untersuchen«[544]. Der Kaiser hat selbst unter Schnupfen zu leiden, von dem ihn die Ärzte nicht zu befreien vermögen: »Er spöttelte über die Wissenschaft, die nicht mal einen Schnupfen heilen kann«[545].

Die Herzogin von Montpensier in Heinrich Manns ›Die Vollendung des Königs Henri Quatre‹ (1938) ruft in ihrer Verwirrung nach dem bereits seit längerer Zeit verstorbenen Ambroise Paré. »Er hatte sie einst zur Ader gelassen, als sie drei Stunden ohnmächtig lag«[546]. Heinrich IV. wird in diesem Roman ebenfalls mehrfach von Ärzten behandelt. Bei einer fiebrigen Erkrankung verrichten die Ärzte an ihm, »was sein mußte, wodurch die gesteigerte Erregbarkeit umgewandelt wurde in Teilnahmslosigkeit«[547]. Nach einem mißglückten Attentat muß die Lippe des Königs vom Chirurgen genäht werden. »Er hätte die Nadel noch mehrmals hindurchgezogen, nur daß der König den Schmerz nicht länger ertrug. Darum ist nachher sein Mund merklich verkrümmt geblieben – man versäumte nicht, zu sagen, weil er unaufrichtig wäre«[548]. Der Leibarzt oder Erste Arzt Heinrichs IV. La Rivière behandelt nicht nur den König, sondern auch seine Geliebte Gabrielle d'Estrées nach der Vergiftung, die sie als Schwangere erleidet und die ihn als Arzt vor die bittere und unlösbare Entscheidung stellt, zwischen ihr und dem Ungeborenen zu wählen: »Was ich tu oder lasse, immer bin ich schuldig, vor der Natur, die gütig wäre, nur ich genüge ihr nicht – und schuldig vor den Menschen, sie warten darauf, mich zu verderben«[549].

## 10.3 Politischer Einfluß

*Ärzte und Beichtväter sind regierende Herren-Herrscher*
*über Leib und Seele, mithin allemal von gutem Adel.*
E. T. A. Hoffmann, Die Elixiere des Teufels, 1815/16

Der Hof- und Leibarzt geht – wie der Landarzt meist ebenfalls – in der ärztlichen Tätigkeit nicht auf, er ist bis in das 20. Jahrhundert hinein immer zugleich und vor allem eine politische Figur.
Ambroise Paré (Balzac, Katharina von Medici, 1831/41) steht als Leibchirurg zwischen den rivalisierenden Parteien und ist überdies wegen seines Übertritts zur reformierten Religion besonders gefährdet; »allein die

Freundschaft der Guisen und des Königs von Frankreich bewahrte ihn vor allem Unheil, von dem die Reformierten betroffen wurden. Der Herzog, der sich Ambroise Paré gegenüber verpflichtet fühlte, da er ihm ja doch sein Leben verdankte, hatte ihm vor ein paar Tagen zum Ersten Wundarzt des Königs ernennen lassen«[550]. Die lebensnotwendige Schädelöffnung bei Franz II. kann Ambroise Paré wegen des Widerstandes der politischen Feinde des Königs und Einsprüche der Ärzte nicht durchführen; die Auswirkungen sind weitreichend: der König stirbt, Maria Stuart muß nach Schottland zurückkehren, Karl IX. wird Nachfolger, Katharina von Medici übernimmt die Regentschaft.

Der mesmeristisch agierende Leibarzt Pankratius (Tieck, Die Vogelscheuche, 1835) will in die politischen Ereignisse seiner Zeit mit seiner Therapie und seiner Position eingewirkt haben. Eine Verschwörung gegen die Regierung in England soll durch ihn vereitelt wie die Juli-Revolution in Frankreich gefördert worden sein. Pankratius rühmt sich, dem regierenden Minister Polignac allen »Verstand aus seinem Kopfe herauspraktiziert«[551] zu haben. Der Arzt Numa Dati vermag in C.F. Meyers Erzählung ›Die Versuchung des Pescara‹ (1887) die Verwundung des Feldherrn in der Schlacht von Pavia zwar nicht mehr zu heilen, durch seine Verschwiegenheit spielt er aber eine entscheidende politische Rolle; wider seine eigene Hoffnung auf die politische Einigung Italiens darf er den aussichtslosen Zustand des Feldherrn Pescara den Gegnern nicht verraten. Pescara möchte dem Kaiser Karl V., der zugleich spanischer König ist, treu bleiben; er gibt sich über seinen Zustand keinen Täuschungen hin, vom Arzt und seiner Therapie erhofft er sich nur einige Monate und bittet diesen besonders um Verschwiegenheit: »Es ist umsonst, sagte ich ihm, die Lunge ist durchbohrt und das Herz leidet. Friste mich, Numa! Ziehe mich hinaus, in den Sommer, in den Herbst, bis zu den ersten Flocken! Soviel Zeit brauche ich, meinen Sieg zu vollenden. Und vor allem, sagte ich ihm, halte reinen Mund! Niemand erfahre unser Geheimnis! Es würde die Kräfte des Feindes verdreifachen und mich und mein Heer verderben«[552]. Eher politische Gründe und soziale Abhängigkeit denn ärztliche Schweigepflicht verschließen Numa den Mund; dem Kanzler von Mailand gibt er verschlüsselt einen Wink, den dieser jedoch nicht begreift: »Ist nicht aller sterbliche Wandel in Zeit und Raum? Beide aber versagen diesem«[553].

Politisch Mächtige müssen sich vor der Macht ihrer Leibärzte schützen. Wie viele andere Herrscher läßt sich auch Herzog Karl der Kühne in Werner Bergengruens gleichnamigem Roman (1930) aus dem Burgund des 15. Jahrhun-

## 10.3 Politischer Einfluß

derts von dieser Einsicht leiten: »Seine Ärzte pflegte Karl ebenso häufig zu wechseln wie seine Beichtväter. Er beschränkte sie streng auf einzelne Vorkommnisse, auf Erkältungen und Verletzungen, auf Aderlässe, deren Zeitpunkt und Art er der eigenen Wahl vorbehielt, und gab nie seine Gesamtheit preis. Er ließ sie nichts erfahren von seinen stechenden Magenschmerzen, von den Durchfällen, die ihm die geringste Erregung verursachte und denen zum Trotz er nie seine Ernährung änderte. Seine Furcht, von den Ärzten überschaut zu werden, in Abhängigkeit zu geraten oder etwa auf Margaretes Antreiben Liebestränke zu erhalten, barg er hinter Zweifeln an ärztlicher Kunst überhaupt«[554].

Leib- und Hofärzte sind deshalb wegen ihres Einflusses und ihres Wissens selbst gefährdet. Über diese Gefährdung bemerkt der Großtyrann in Werner Bergengruens ›Der Großtyrann und das Gericht‹ (1935): »Es wird ja auch von Königen berichtet, die ihren Leibärzten den Kopf nehmen lassen, wenn sie nicht imstande sind, eine offenbare Krankheit zu beheben oder aber – und dies liegt uns näher – eine verborgene Krankheit aufzudecken«[555].

Wenn Generalarzt und Leibarzt Eschrich dem Großherzog in Thomas Manns ›Königliche Hoheit‹ (1909) Bericht über den verkrüppelten Arm seines gerade geborenen ersten Sohnes erstatten muß, hat diese Mitteilung für den Großherzog zugleich politische Bedeutung. Der Leibarzt gibt als Ursache der Behinderung ungünstige Umstände während der Schwangerschaft an und bezieht in die Verantwortung den Gynäkologen Geheimrat Grasanger ein. Der Großherzog kann den Ausführungen seines Leibarztes allerdings nicht zustimmen: »›Ich erlaube mir, Sie verantwortlich zu machen ... Sie stehen mir ein ... Sie haben die Schwangerschaft überwacht, die Entbindung geleitet. Ich habe auf die Kenntnisse gebaut, die Ihrem Range entsprechen, Herr Generalarzt, ich habe in Ihre Erfahrung Vertrauen gesetzt. Ich bin schwer getäuscht, schwer enttäuscht. Der Erfolg Ihrer Gewissenhaftigkeit besteht darin, daß ein ... krüppelhaftes Kind ins Leben tritt ...‹ ›Wollen Königliche Hoheit allergnädigst erwägen ...‹ ›Ich habe erwogen. Ich habe gewogen und zu leicht befunden. Ich danke!‹«[556]

Behinderungen hängen vom sozialen Kontex ab; was in dem einen Bereich eine geringere Störung ist, kann sich in einem anderen Bereich als eine gravierende Belastung herausstellen. Den Großherzog in der ›Königlichen Hoheit‹ bewegt beunruhigend die Frage, ob die Hand seines Sohnes für die Aufgaben gebrauchsfähig sein werde, die seiner Stellung entsprechen, zum Beispiel »zum Halten des Zügels oder zu Handbewegungen, wie man sie macht«[557].

Der verkrüppelte Säugling läßt ihn mit Sorge in die Zukunft schauen, soll doch der Anblick eines Fürsten bei »seinem Volke andere Empfindungen erwecken, als Mitleid«[558].

Politische Macht und soziales Prestige gefährden Charakter und Moralität des Arztes. »Ist der Leibmedikus nicht der größte Schmeichler des Hofs«, fragt rhetorisch Jean Pauls Dr. Katzenberger (1809); zu den Auswirkungen auf den Kollegenkontakt meint dieser Arzt: »Seine Zunge gleicht der Bienenzunge, welche einem Fuchsschwanz ähnlich ist und die für sich Honig saugt, und für andere Gift«[559]. Wie sehr äußere Verhältnisse und individuelle Anlage sich ergänzen können, läßt Tiecks Leibarzt Pankratius (Die Vogelscheuche) in seinem Geständnis erkennen, »daß in der Ausübung der Bosheit eine Wollust, eine Seligkeit liegt, die über uns tief gesunkene Sterbliche, eine unendliche Zauberkraft übt. Es ist anfangs nicht so eigentlich die Lust, Schaden zu stiften, es ist vielmehr eine reine Freude in der Bosheit selbst: Unwahrheit, Lüge zu sprechen, Menschen an einander zu hetzen, Freunde zu verfeinden, die Besten zu verleumden, den Schwachen Lästerungen zuzutragen«[560].

Als Hofarzt wird Sir Parker Peps von Dickens (Dombey und Sohn, 1847/48) bezeichnet, weil er in höheren Kreisen und besonders bei Geburten zu Rate gezogen wird. Aus diesen Kontakten hat es sich Dr. Peps zur Angewohnheit werden lassen, auch seine bürgerlichen Patienten mit Adelsnamen zu versehen oder sie mit Adligen zu verwechseln. Der Kontakt zu einfachen Hausärzten ist nicht unproblematisch; Dr. Peps erwartet, als fachliche Kapazität und gesellschaftliche Autorität anerkannt und entsprechend behandelt zu werden.

Das historische Ende des Hof- und Leibarztes läßt sich auch in der Literatur verfolgen. Vom sozialen Wandel ist der Leib- und Hofarzt betroffen, zugleich bleiben im Wechsel der Zeiten Formen und Funktionen der Vergangenheit erhalten. Wenn in Thomas Manns ›Königliche Hoheit‹ Dr. Watercloose, der den Amerikaner Spoelmann begleitende Arzt, Fräulein von Isenschnibbe als Leibarzt bezeichnet wird, wehrt sich die Schwester des Fürsten: »›Du sagst immer ›Leibarzt‹, Jettchen, das ärgert mich. Und dann die Journalisten. Und obendrein die Fürstenzimmer. Er ist doch kein König‹«[561]. Ironisch stellt sich Dr. Opispo, Hausarzt des amerikanischen Millionärs Stoyt, dem englischen Gelehrten Jeremy in Huxleys Roman ›Nach vielen Sommern‹ (1929) als »Leibarzt Seiner Majestät König Stoyts des Ersten – und hoffentlich Letzten«[562] vor.

Der literarische Abtritt des Hof- und Leibarztes aus der Sicht des Arztes signalisiert Doktor Michail Ivanovič mit seiner Kritik an der Fürstin Vera Gavrilovna in Čechovs Erzählung ›Die Fürstin‹ (1889). Zehn Jahre habe er als Arzt ihrem Vater und dann auch ihr selbst gedient und sei dann ohne Gründe aus dem Dienst entlassen worden. Das philanthropische Engagement der Fürstin sei doch nur Komödie, »ein Spiel mit der Nächstenliebe, ein sehr offenkundiges Spiel, das sogar Kinder und dumme Weiber verstanden haben«[563]. Das von ihr eingerichtete Heim für alleinstehende alte Frauen, in dem er eine Art Chefarzt hätte werden müssen, sei eine unsinnige und betrügerische Einrichtung gewesen, ihre Köche seien zur gleichen Zeit von der Ofenglut der Küche erblindet. »Alles, was es auf den Zehntausenden Desjatinen Ihres Besitzes an Gesundem, Kraftvollem und Schönem gibt, das ist von Ihnen und Ihren Schmarotzern zu Heiducken, Lakaien und Kutschern gemacht worden. Dieses ganze zweibeinige lebende Inventar ist zur Kriecherei erzogen, verfressen, verroht und hat Gestalt und Menschenähnlichkeit verloren, mit einem Wort ... Junge Mediziner, Agronomen, Lehrer, überhaupt die arbeitende Intelligenz, mein Gott, sie wird von der Tat, von ehrlicher Arbeit losgerissen, man nötigt sie, für ihr Stückchen Brot an allerlei Puppenkomödien teilzunehmen, deren sich jeder anständige Mensch schämen muß!«[564] Die Zeit ist für einen Wandel der Verhältnisse in dieser Erzählung von Čechov aber noch nicht reif. Am nächsten Morgen bittet der Arzt die Fürstin um Vergebung für seine Kritik, die ihm auch gewährt wird: »›Ein ungutes, rachsüchtiges Gefühl hat mich gestern fortgerissen, und ich habe Ihnen Dummheiten gesagt. Mit einem Wort – ich bitte um Vergebung.‹ Die Fürstin lächelte freundlich und streckte seinen Lippen ihre Hand entgegen. Er küßte sie und errötete«[565].

## 10.4 Perspektiven

*Der Arzt ist der Beichtvater von heute.*

J.-A. Barbey d'Aurevilly, Die Teuflischen, 1874

Die große Zeit des Hof- und Leibarztes in der Literatur der Neuzeit endet mit dem 19. Jahrhundert; allein in historischen Romanen und Erzählungen kann diesem Arzttyp später noch begegnet werden. Dezsö Kosztolányis ›Nero‹ (1921) wird von seinem Hofarzt Andromachus, einem Anhänger der Methodiker, vor allem diätetisch behandelt; ebenfalls wird in diesem Roman der von einem Sklavenarzt unterstützte Selbstmord Senecas wiedergegeben. Die Gewandtheit des gepflegten Charondas, Hofarzt bei Augustus, ist dem sterbenden Vergil unangenehm (H. Broch, Der Tod des Vergil, 1945), ihm wäre ein einfacher Landbader lieber; der Arzt scheint sich dagegen über das Zusammentreffen mit einem Dichter zu freuen, stammten doch auch Hippokrates und Theokritos von der Insel Kos. Marguerite Yourcenar läßt in ihren fiktiven ›Erinnerungen des Kaisers Hadrian‹ (1951) den Kaiser auch von seinem Leib- und Hofarzt Hermogenes berichten, von der Behandlung seiner Herzwassersucht, von den Schwierigkeiten, vor dem Arzt die Menschenwürde zu bewahren und Kaiser zu bleiben, von dem vergeblichen Versuch, von dem jungen alexandrinischen Arzt Jollas eine tödliche Droge zu erhalten; unter Berufung auf den hippokratischen Eid lehnt dieser Arzt die aktive Euthanasie ab und bereitet aus Verzweiflung über den ethischen Konflikt selbst seinem Leben ein Ende.

Die soziale Realität führt mit ihrem Wandel auch in der Literatur und ihren Gestalten oder Themen zu Veränderungen. Mit dem Untergang der Monarchie und Aristokratie geht der Leib- und Hofarzt unter; eine gewisse Fortführung findet er im Hausarzt, der zunehmend aber ebenfalls die Nähe zu seinem Patienten und dessen Umwelt verliert, wie schließlich in den Ärzten hoher Politiker und reicher Personen.

# 11 DER CHIRURG DES 18. UND 19. JAHRHUNDERTS

*Leibärzte braucht man nur selten, Wundärzte jeden Augenblick.*

J. W. v. Goethe, Wilhelm Meisters Wanderjahre, 1821

Mit dem 18. und 19. Jahrhundert ist der soziale und professionelle Aufstieg des Chirurgen verbunden; im Zeitalter der Aufklärung wird die Chirurgie zunehmend in die akademische Medizin eingegliedert, nun beginnt sich die Kluft zwischen Chirurg und Arzt zu schließen. Stehende Heere haben ihrerseits zur Verbesserung der chirurgischen Ausbildung beigetragen. Die Französische Revolution hat mit der Neuordnung der universitären Ausbildung diese Entwicklung mit einer entsprechenden Festlegung entscheidend gefördert. Im 17. Jahrhundert werden chirurgische Universitätskliniken eingerichtet, chirurgische Zeitschriften werden gegründet, es kommt zu chirurgischen Kollegien und Gesellschaften. Die identische Ausbildung für Chirurgen und Ärzte in Frankreich seit 1794 ist in Europa noch für längere Zeit einmalig. Das wissenschaftliche Studium ist aber während des 18. und noch im folgenden 19. Jahrhundert keineswegs die Regel für die Barbierchirurgen oder die verschiedenen Personen, die chirurgisch tätig sind; das Spektrum ist groß, es reicht vom ungebildeten Feldscher bis zum wissenschaftlich unterrichteten Wundarzt. Handwerk und Kunst bleiben noch lange die gültigen Stichworte, sie sind es in gewisser Weise auch heute noch, nun aber verbunden mit der Wissenschaft und keineswegs nur in einem abwertenden Sinn. Die Möglichkeiten der Chirurgie sind bis weit in das 19. Jahrhundert sehr bescheiden; Amputationen verlangen hohes Können, heute zählen sie zur sogenannten ›Kleinen Chirurgie‹. Die eingreifenden Neuerungen und spektakulären Möglichkeiten hängen mit der Anästhesie, Asepsis, der Schockbehandlung zusammen; alle drei großen Körperhöhlen können nun zum Nutzen des Menschen von der Medizin erobert werden.

Die Literatur des 18. und 19. Jahrhunderts läßt diesen Wandel verfolgen, gibt die neuen Tendenzen wieder, belegt auch die Abweichungen in den verschiedenen Ländern Europas. Das Theater hat bereits im 17. Jahrhundert den Chirurgen häufig auftreten lassen; von englischen Stücken seien nur erwähnt: ›A Fair Quarrel‹ (1613, Thomas Middleton), ›The Bridge‹ (1638,

Thomas Nabbes), ›The White Devil‹ (1612, John Webster), ›The Recruiting Officer‹ (1706, George Farquhar), ›The Lover's Melancholy‹ (1628, John Ford). Deutsche und französische Dramen ließen sich ebenfalls anführen. Neben dem ›Chirurgen‹ wird in der deutschen Literatur auch vom ›Wundarzt‹ gesprochen; diese Bezeichnung ist seit dem 14. Jahrhundert belegt, mit dem 19. Jahrhundert ist zunehmend nur noch vom ›Chirurgen‹ die Rede. Seltener kann der Wendung ›Handarzt‹ begegnet werden; Paracelsus fordert in der Perspektive dieser Unterscheidung: »nicht Wundarzt, sondern Handarzt sollen wir sein«[566].

## 11.1 Ausbildung und Stellung

*... gleich einem Chirurgen bei einen sterbenden Freund.*
H. de Balzac, Madame Firmiani, 1832

Die literarischen Texte geben Aufschluß über Herkunft und Ausbildung des Chirurgen in der Vergangenheit. In Tobias George Smolletts ›Abenteuer Roderick Randoms‹ (1748) werden die Aufnahmebedingungen eines Barbier-Chirurgen vor der Mitte des 18. Jahrhunderts in England satirisch geschildert. Die Prüfer halten Randoms Lehrzeit von drei Jahren in Schottland für vollkommen ungenügend, »da jeder Beflissene der Wundarzneikunst in England wenigstens sieben Jahre lernen muß«[567]. Die Bedingungen einer Operation mit dem Trepan weiß Random aber zur Zufriedenheit der Examinatoren zu beschreiben; ihm wird nach der ausschließlich theoretischen Prüfung auch das Attest für fünf Schillinge ausgehändigt, obwohl er keineswegs alle Fragen beantworten konnte. Die folgende Szene soll für die gesamte Prüfung kennzeichnend sein: »›Wie aber, wenn man Ihnen in einem Seegefecht einen Mann brächte, dem eine Kanonenkugel den Kopf weggenommen hätte, was würden Sie da machen?‹ Nach einigen Stocken erwiderte ich, so ein Fall sei mir noch nicht vorgekommen und ich erinnere mich nicht, eine Kurmethode für so etwas in irgendeinem Lehrbuch gefunden zu haben ... Dieser fragte mich hochmütig, welcher Methode ich mich bedienen würde, um Wunden in den Eingeweiden zu kurieren; Ich gab ihm umständlich alle die Methoden an, welche die besten chirurgischen Schriftsteller anzeigen. Nachdem er dies bis zu Ende angehört hatte, erklärte er, daß alle Wunden in den Eingeweiden, große wie kleine, tödlich seien«[568].

## 11.1 Ausbildung und Stellung

Die Bildung des Wundarztes wird in der Literatur des 18. Jahrhunderts oft als gering bezeichnet; entsprechend niedrig ist die gesellschaftliche Anerkennung. In Henry Fieldings ›Amelia‹ (1751) benutzt ein Wundarzt eine Menge von Ausdrücken, die selbst von dem gelehrten Theologen nicht verstanden werden: »Um die Wahrheit zu sagen, viele von ihnen waren in keinem Wörterbuch oder Lexikon zu finden«[569]. Der Wundarzt ist seinerseits überaus empfindlich, was seine soziale Einschätzung durch Dritte betrifft. Die Bitte des Theologen, ihm einen Rechtsanwalt zu besorgen, weist er schroff zurück: »Halten Sie mich für einen Lakaien oder Botengänger? Ich weiß nicht, wer Sie sind; aber ich glaube, Sie sind genauso geeignet, einen solchen Gang zu machen wie ich«[570].

Der sich mit dem ausgehenden 18. und beginnenden 19. Jahrhundert verbessernden sozialen und fachlichen Stellung der Chirurgie entspricht Wilhelm Meisters (Goethe, Wanderjahre, 1821) Entschluß, Chirurg zu werden; programmatisch ist das bereits diesem Kapitel vorangestellte Motto: »Leibärzte braucht man nur selten, Wundärzte jeden Augenblick«[571]. Dieser Unterschied wird von Wilhelms pädagogischen Freund an anderer Stelle des Romans erneut aufgegriffen: »Es sei nichts mehr der Mühe wert, schloß er endlich, zu lernen und zu leisten, als dem Gesunden zu helfen, wenn er durch irgendeinen Zufall verletzt sei: durch einsichtige Behandlung stelle sich die Natur leicht wieder her; die Kranken müsse man den Ärzten überlassen, niemand aber bedürfe eines Wundarztes mehr als der Gesunde. In der Stille des Landlebens, im engsten Kreis der Familie sei er ebenso willkommen als in und nach dem Getümmel der Schlacht«[572]. Ein Bader, der chirurgisch tätig ist, taucht ebenfalls auf, er gilt als »ein derber Wundarzt, der in bedenklichen Fällen, wo Entschluß und körperliche Kraft gefordert wird, seinem Meister trefflich an der Seite zu stehen bereit ist«[573]. Barbiere sind nicht nur Bartkünstler, sie haben auch Redetalent; in ›Wilhelm Meisters Wanderjahren‹ erzählt dieser der abendlichen Runde das Märchen ›Die neue Melusine‹, in dem selbst wieder ein Chirurg vorkommt, der den bei einer Streiterei verletzten Barbier versorgt.

Ein Badeunfall, bei dem die ertrunkenen Knaben durch einen Chirurgen vielleicht hätten gerettet werden können, hat bei Wilhelm Meister die Neigung zur Chirurgie ausgelöst. Die Anatomie wird als wesentliche Grundlage der Ausbildung und Tätigkeit des Chirurgen bezeichnet, dies aber in einem spezifischen Sinn: entscheidend sei die Verbindung zur Kunst und sogar zur Religion oder Naturphilosophie. Die Schauspielerlaufbahn mit ihrem Umgang mit dem menschlichen Körper hat Wilhelm Meister für den anatomischen Unterricht bereits gut vorbereitet. Während der Ausbildung selbst stößt er auf einen Künstler, dessen Schüler er wird; dieser Künstler setzt sich für die Herstellung anatomischer Präparate ein, die er dem üblichen Zergliedern der Medizin entgegenhält und als Ideal für den Chirurgen wie jeden Arzt bezeichnet: »Der Chirurg besonders, wenn er sich zum plastischen Begriff erhebt, wird der ewig fortbildenden Natur bei jeder Verletzung gewiß am besten zu Hülfe kommen; den Arzt selbst würde ein solcher Begriff bei seinen Funktionen erheben. Doch lassen Sie uns nicht viel Worte machen! Sie sollen in kurzem erfahren, daß Aufbauen mehr belehrt als Einreißen, Verbinden mehr als Trennen, Totes beleben mehr als das Getötete noch weiter töten«[574]. An verschiedenen anderen Orten des Auslands (wohl Wien oder Florenz) gebe es bereits entsprechende Kabinette oder Museen, der wahre Chirurg sei plastischer Anatom, dieser komme dem Bildhauer nahe, der selbst wieder »unmittelbar an der Seite der Elohim« stehe, die »den unförmlichen, widerwärtigen Ton zu dem herrlichsten Gebilde umzuschaffen wußten«[575]. Obwohl an Leichen für die Anatomie Mangel herrsche, soll von den Universitäten bei dieser wünschenswerten Reform wenig zu erwarten sein, »weil die Meister der Kunst wohl Prosektoren, aber keine Proplastiker zu bilden«[576] wüßten. Der Gedanke der plastischen Chirurgie oder plastischen Anatomie wird auch später in der Literatur aufgegriffen. Auch Philip Carey in Maughams ›Der Menschen Hörigkeit‹ (1915) kann während der ihn langweilenden Sektionen nicht verstehen, »warum man sich so viel Mühe geben mußte, Nerven bloßzulegen, wenn man an Zeichnungen oder an Präparaten im pathologischen Museum um so viel einfacher sehen konnte, wo sie lagen«[577].

In Goethes ›Wahlverwandtschaften‹ (1809) wird der Chirurg ebenfalls als positiv geschildert, er gilt als »erfahren, kunstreich, klug«. Den Leichnam des ertrunkenen Kindes von Charlotte und Eduard behandelt er »stufenweise nach gewohnter Art«, Ottiliens verzweifelt hoffnungsvolle Fragen beantwortet er »erst schweigend, dann mit einem leisen Nein«. Mit Verständnis und Einfühlungsvermögen bereitet er Charlotte auf den Tod ihres Kindes vor: »Der ärztliche Freund geht ab und zu; er scheint sich um das Kind zu bemühen, er bemüht sich um die Frauen«[578]. Später kann sich Charlotte den Tod nicht mehr verbergen und verlangt ihr Kind zu sehen: »Man hat es in warme wollne Tücher reinlich eingehüllt, in einen Korb gelegt, den man neben sie auf den Sofa setzt; nur das Gesichtchen ist frei; ruhig und schön liegt es da«⁵⁷⁹. Dieser Chirurg ist wie der Chirurg in ›Wilhelm Meisters Wanderjahren‹ als Hausarzt immer zugleich »Hausfreund«, sein ärzliches Handeln schließt stets soziale und psychische Dimensionen mit ein.

Der Marinechirurg Cadwallader Cuticle in Herman Melvilles Roman ›Weißjacke‹ (1850) ist Ehrenmitglied der berühmtesten Ärztekollegien in Europa und Amerika, besitzt ein großes Wissen und ist ein ebenso guter Praktiker, seine Vorliebe gilt der pathologischen Anatomie, seine Sammlung enthält Mißbildungen organischer wie krankhafter Herkunft. »Vor allen Dingen war da ein Modell, das man oft in den anatomischen Museen Europas antrifft und das ohne Zweifel eine getreue Kopie eines echten Urbildes war. Es war der Kopf einer älteren Frau, die seltsam sanft und demütig dreinschaute, gleichzeitig aber einen wundervollen Ausdruck nagenden, unheilbaren Kummers trug«⁵⁸⁰. Der Chirurg hat diese Figur an der Wand gegenüber seinem Bett aufgehängt, so daß sein Blick beim Erwachen zuerst auf ihren Anblick fällt.

Ein besonders überzeugendes Beispiel der Emanzipation der Chirurgie um 1800 ist die Gestalt des Dr. Desplein in Balzacs ›Comédie Humaine‹. Dieser Arzt taucht in vielen Romanen Balzacs auf; von ihm werden behandelt: Monsieur Chardon (Verlorene Illusionen, 1837/43), Baron de Nucingen (Glanz und Elend der Kurtisanen, 1838/47), Madame Desmorets (Ferragus, 1833), Pierrette Lorrain (Pierrette, 1840), Flore Bridau (Die Fischerin im Trüben, 1842), Wanda de Mergi (Die Kehrseite der Zeitgeschichte, 1842/44), Madame de Sérisy (Vautrins letztes Abenteuer, 1847), Madame de Bauvan (Honorine, 1843), Madame Mignon (Modeste Mignon, 1844), Lydie de la Peyrade (Was alte Herren sich die Liebe kosten lassen, 1843/44). In ›Vetter Pons‹ (1847) wird von einem anderen Arzt ein besonderes Verfahren von Desplein aufgegriffen, um eine simulierende Patientin mit einem Scheinerfolg zu heilen. In der Erzählung ›Messe des Gottesleugners‹ (1836) ist Desplein die Hauptperson.

Desplein gilt als Arzt, »der wie ein Meteor die Wissenschaft durchzog«⁵⁸¹, dessen Genie allerdings »nur vom Stamm der Gelehrten und von der Medizinischen Fakultät richtig gewürdigt werden konnte«⁵⁸². Bei ihm studiert auch Horace Bianchon, bevor er sich der Physiologie zuwendet und als Arzt tätig wird; oft werden beide zur Therapie herangezogen. Desplein wird mit den größten Genies der Kunst verglichen: er »besaß einen göttlichen Blick; er durchdrang den Kranken und seine Krankheit vermöge einer erworbenen oder angeborenen Intuition, die es ihm ermöglichte, seine Diagnose den Besonderheiten des Individuums anzupassen, den genauen Augenblick, die Stunde, die Minute zu bestimmen, in denen operiert werden mußte, weil er die atmosphärischen Gegebenheiten und die Eigentümlichkeiten des Gemütszustands berücksichtigte«[583]. Der Dichter Canalis in ›Modeste Mignon‹ (1844) unterscheidet Desplein von den Forschern Linné, Geoffroy Saint-Hilaire und Cuvier wie ebenfalls von Hippokrates, der die ärztliche Wissenschaft begründet, und Galen, Broussais oder Rasori, von denen medizinische Systeme entwickelt worden seien: »Desplein nun aber ist ein Mensch, dessen riesiges Talent darin besteht, schon gefundene Gesetze anzuwenden, mittels einer angeborenen Begabung, die Ausmündungen jedes Temperaments und die von der Natur festgesetzte Stunde für die Durchführung einer Operation zu beobachten«[584].

In seinem Auftreten gibt sich Desplein, dessen reales Vorbild Balzac vor allem in dem Pariser Chirurgen Guillaume Dupuytren (1778–1835) gesehen hat, exzentrisch, launisch und misanthropisch, hat er die Menschen doch in den »feierlichsten und erbärmlichsten Handlungen ihres Daseins«[585] nur zu genau beobachten können. Er ist Atheist, aber von einer Reinheit und Offenheit, die Gläubige bei einem Atheisten nie vermuten würden. Zugleich respektiert er die Menschen in ihren Auffassungen und auch in ihrem Glauben; für einen Patienten, der ihn darum gebeten hat, läßt er nach seinem Tode Messen lesen. Sein therapeutisches Engagement hat »die Bekundungen der Selbstsucht zerstört«[586], seine klare und rasche Urteilsfähigkeit und Ausdrucksweise wie seine Umgangsformen kennzeichnen ihn als einen genialen Menschen: »Der geniale Mensch hat im Bewußtsein seiner Begabung und im Gefestigtsein seines Ruhms etwas wie einen in sich abgeschlossenen Bereich, in dem sein berechtigter Stolz sich ergeht und frische Luft schöpft, ohne jemanden zu behelligen. Ferner läßt ihm sein beständiger Kampf mit den Menschen und Dingen keine Zeit, sich den Koketterien hinzugeben, die sich die gerade in Mode befindlichen Helden herausnehmen«[587]. Despleins Stellung ist auch in der höheren Gesellschaft anerkannt; zusammen mit dem Herzog von Hérouville ist er Trauzeuge der Modeste Mignon bei ihrer Eheschließung mit Ernest Vicomte da Bastie-La Brière[588].

## 11.2 Therapeutisches Handeln

*Ärzte sollten sehr behutsam ihre Messer heben!*
*Unter ihren feinen Schnitten zuckt der Sünder Leben.*
E. Dickinson, Gedicht, 1859

Die Aufgaben und Möglichkeiten der Chirurgen sind bis weit in das 19. Jahrhundert noch bescheiden, verglichen mit den Möglichkeiten der modernen Chirurgie. Zukunftsperspektiven für die Chirurgie werden in der Literatur bereits in der Renaissance entworfen. In dem Roman ›Gargantua und Pantagruel‹ (1532–64) von Rabelais verliert Epistemon in einer Schlacht seinen Kopf; er wird ihm von Panurg kunstgerecht und erfolgreich wieder angenäht: »Ader an Ader, Nerv an Nerven, Wirbel an Wirbel. Die Operation verläuft erfolgreich, Epistemon blieb nur »noch etwa drei Wochen lang etwas heiser und litt an einem trockenen Husten«[589].

Die unterschiedlichsten Verwundungen werden dem Chirurgen anvertraut, Amputationen stellen eine große Herausforderung dar; das gilt zum Beispiel auch für Brustamputationen. Anästhesie und Antisepsis stehen erst nach der Mitte des 19. Jahrhunderts zur Verfügung. Die Subjektivität des Patienten und die Haltung der Umwelt werden in der Literatur mit dem medizinischen Eingriff stets in eine Verbindung gebracht. Das Verhältnis zum Patienten wird unterschiedlich beurteilt. Im Blick auf das unmittelbare Handeln heißt es bei Jean Paul (Hesperus, 1795): »Ohne Sympathie kann wohl die Chirurgie bestehen, aber nicht die Freundschaft«[590].

Der Chirurg taucht in der Literatur jener Zeit mehrfach als Metapher auf. In Theodor Gottlieb von Hippels ›Lebensläufen‹ (1778) ist der Soldat »des Staats Wundarzt; der Civilist sein Medicus«[591]; an anderer Stelle (Über die Ehe, 1774) heißt es bei diesem Schriftsteller: »ein Jurist ... unterscheidet sich vom Moralisten, so wie ein Wundarzt von einem Mediziner«[592]. In Ludwig Tiecks ›William Lovell‹ (1795/96) wird die Eitelkeit als »Wundarzt in der Welt des Menschen« bezeichnet; »der Mensch leidet gewiß am meisten, wenn dieser sein Chirurgus krank darniederliegt; wenn ihn die Eitelkeit verläßt, oder er seine Eitelkeit verachtet, so durchlebt er die unglücklichsten Stunden seiner Existenz«[593].

Der bedeutende Chirurg Ambroise Paré (1510–1590), der ebenfalls von Laurence Sterne in ›Tristram Shandy‹ (1759–67) erwähnt wird, betreut in Balzacs historischem Roman ›Katharina von Medici‹ (1831/41) auch die Mitglieder des französischen Königshauses. Der während der Belagerung

## 11 Der Chirurg des 18. und 19. Jahrhunderts

von Calais lebensgefährlich verwundete Herzog von Guise wird durch das ebenso kühne wie kühle Eingreifen des Chirurgen gerettet. Eine Lanze hatte das Gesicht des Herzogs vom rechten Auge bis zum linken Ohr durchbohrt, der eiserne Stumpf der Lanze war im Kopf steckengeblieben.«›Der Herzog ist nicht tot, Ihr Herren‹, sagte Ambroise und blickte die Umstehenden an, die in Tränen zerschmolzen. ›Aber er wird bald sterben‹, sagte er und nahm sich zusammen, ›wenn ich es nicht wagte, ihn zu behandeln wie diesen und jenen, und dessen will ich mich erkühnen, im vollen Bewußtsein dessen, was mir widerfahren könnte. Seht her!‹ Er stellte den linken Fuß auf die Brust des Herzogs, packte das Holz der Lanze mit den Fingernägeln, rüttelte es immer mehr und zog das Eisen schließlich aus dem Kopf, als hätte es sich um ein Ding und nicht um einen Menschen gehandelt. Zwar heilte er den Fürsten durch eine so kühne Behandlung, aber konnte nicht verhindern, daß ihm im Antlitz jene schreckliche Narbe verblieb, von der sein Spitzname herrührte«[594].

Amelia (Fielding, 1751) wird die Nase durch einen Unfall verletzt, sie begibt sich, nachdem die Chirurgen sie operiert haben, mit einer Maske in die Gesellschaft; mehr als an der Verunstaltung leidet sie an den »grausamen Verhöhnungen, die sie von einigen ihrer nächsten Bekannten« ertragen muß. Wie Amelia dennoch nicht verzweifelt und auch die notwendigen medizinischen Eingriffe aushält, erfüllt Captain Booth, ihren späteren Mann, mit tiefer Bewunderung: »Was für ein Herz muß das sein, das es ertragen kann, all dessen in einem Augenblick und durch einen unglücklichen geringfügigen Unfall beraubt zu werden; das all dieses aushalten konnte, zusammen mit der ausgesuchtesten körperlichen Pein, und das sich mit Würde und Ergebung, ohne Klagen und fast ohne eine Träne den schmerzlichsten und schrecklichsten Operationen der Chirurgie in einer solchen Lage unterziehen konnte«[595]. Captain Booth wird selbst auf einem Kriegszug in Gibraltar am linken Bein durch einen Musketenschuß verwundet; die Wundschmerzen lassen den Feldscher das Schlimmste befürchten, da die melancholischen Gedanken an die geliebte Amelia das körperliche Leiden noch steigern; ein befreundeter Offizier »blieb während meiner Krankheit bei mir und bewahrte mich dadurch, daß er meine Hoffnungen stärkte und meinen Mut aufrichtete vor dem Verderben«[596]. Booth überwindet seine Krankheit, während der Genesungszeit verordnet der Arzt ihm strengste Einsamkeit[597].

Der Chirurg Dr. Diggs versorgt zu Beginn von Richardsons Roman ›Clarissa Harlowe‹ (1747/48) erfolgreich die Wunde von James Harlowe aus seinem

## 11.2 Therapeutisches Handeln

Duell mit Robert Lovelace; der Roman endet ebenfalls mit einem Duell, das für Lovelace tödlich ausgeht, er verblutet an den Wunden, der Wundarzt kann ihm nicht helfen. Die zahlreichen Duelle in der Literatur und Realität des 18. und 19. Jahrhunderts machen dieses ärztliche Engagement immer wieder notwendig, das allerdings oft auch von anderen Ärzten und Nichtmedizinern übernommen wird.

Kriegsverwundungen auf der See werden von dem Marinechirurgen Cuticle (Melville, Weißjacke) versorgt; er übt seinen Beruf mit großer Leidenschaft und Kaltblütigkeit aus: »Inmitten von Stöhnen und Schreien, von verzerrten Gesichtern, den Wirkungen seiner Arbeit, bewahrte er eine fast überirdisch ruhige Fassung«[598]. Seine Kaltblütigkeit ist aber allein wissenschaftlich-praktisch bedingt, Cuticle ist nicht hartherzig. »Es war so ganz unvorstellbar, daß Cuticle einer Fliege etwas zuleide getan hätte, es sei denn, daß ihm ein Mikroskop zur Verfügung stünde, das stark genug vergrößerte, um ihm zu gestatten, seine Versuche an den winzigen Lebensorganen des Geschöpfs zu machen«[599]. Eine besondere Vorliebe besitzt Cuticle für Amputationen, die er in unwahrscheinlicher Schnelligkeit durchführt. »Dann faßte er den Patienten am Handgelenk: ›Macht euch bereit jetzt, ihr Messekameraden; packt seine Arme an; haltet ihn gut nieder! Steward, legen Sie Ihre Hand auf die Schlagader! Ich beginne, sobald der Puls anfängt zu ... jetzt, jetzt!‹ Er ließ das Handgelenk fahren, betastete den Schenkel sorgfältig, beugte sich einen Augenblick darüber und dann zog er die Klinge sicher durch das Fleisch. Sowie sie den Körperteil berührte, senkte die ganze Reihe der Ärzte gleichzeitig ihre Augen auf die Uhr in ihrer Hand, während der Patient mit vor Schreck weit aufgerissenen Augen dalag wie in wachem Trancezustand. Kein Atemzug war hörbar. Als aber das zitternde Fleisch in einer langen, klaffenden Wunde sich auftat, da quoll ein blutiger Springbrunnen zwischen den lebenden Wänden der Wunde hervor, und zwei dicke Ströme schossen in entgegengesetzter Richtung das Bein hinunter. Sofort wurden die Schwämme in das purpurne Blut getaucht, die Gesichter aller Umstehenden waren aufs höchste gespannt und verzerrt; das Körperglied krümmte sich; der Mann schrie laut auf; seine Tischgefährten hielten ihn wie in einem Schraubstock fest, während rund um das Bein der unbarmherzige Schnitt ging. ›Die Säge!‹ sagte Cuticle. Schon lag sie in seiner Hand«[600].

Hatte der Tod des ertrunkenen Knaben wegen eines mangelnden Wundarztes Goethes Wilhelm Meister zum Studium der Chirurgie bewegt, kann er gegen

Ende dieses Romans auf Grund seines Studiums den eigenen Sohn Felix, der ins Wasser gestürzt ist, durch einen Eingriff retten: »Wilhelm griff sogleich nach der Lanzette, die Ader des Arms zu öffnen; das Blut sprang reichlich hervor, und mit der schlängelnd anspielenden Welle vermischt, folgte es gekreiseltem Strome nach. Das Leben kehrte wieder; kaum hatte der liebevolle Wundarzt nur Zeit die Binde zu befestigen, als der Jüngling sich schon mutvoll auf seine Füße stellte«[601].

Desplein ist ein repräsentatives Beispiel für die Palette der Aufgaben eines Chirurgen in der ersten Häfte des 19. Jahrhunderts – in der poetischen Perspektive eines Balzac. Der am Star erblindeten Madame Mignon gibt Desplein durch eine Operation ihr Augenlicht wieder zurück (Modeste Mignon, 1844). Die Tochter Modeste ist beeindruckt von dem berühmten Chirurgen, in dem sie den genialen Menschen erkennt, »bei dem die Gewohnheit, sich mit physischen Leiden zu befassen, die Bekundung der Selbstsucht zerstört hatte«[602]. Desplein operiert Pierrette Lorrain (Pierrette, 1840) an einer Kopfverwundung, kann aber das schwindsüchtige Mädchen, das durch grausame Behandlung bei ihren Verwandten tödlich erkrankt ist, nicht mehr retten. Nachdem der Provinzarzt Martener in verzweifeltem Kampf versucht hat, »dem Tod seine Beute streitig zu machen«[603], entscheidet sich Desplein – »dieser schreckliche Opferschauer« – zur Operation als letzter Möglichkeit, muß aber angesichts des bereits eingetretenen Knochenfraßes resignieren. Die von seinem Kollegen in dieser aussichtslosen Situation vorgeschlagene »Operation nach der Art der Blasensteinzerreibung« wagt er nicht mehr durchzuführen: »sie sollte darin bestehen, daß in den Kopf ein hohles Instrument eingeführt wurde, mit Hilfe dessen ein stark wirkendes Heilmittel eingeträufelt werden könnte, das das Fortschreiten des Knochenfraßes hemmte«[604].

Vergeblich bemüht Desplein sich auch mit einem »der kühnsten Versuche der modernen Chirurgie«[605] um die geschlechtskranke Alkoholikerin Flore Brazier und spätere Madame Bridau (Fischerin im Trüben, 1842), die an einer Krankheit leidet, »die es gar nicht mehr zu geben schien«[606] und »vor der selbst die Ärzte schaudern«[607]; die Operation gelingt zwar, die Patientin stirbt aber infolge ihres außerordentlichen Schwächezustandes. In diesem Roman wird die Überzeugung ausgesprochen, daß es eine Furchtsamkeit auf einer organisch-seelischen Voraussetzung gebe, »die ein bedeutender Erzieher oder ein Chirurg wie Desplein«[608] hätte überwinden können. Ebenfalls übersteht Désiré Minoret (Ursule Mirouët, 1841) nicht die Operation, die

## 11.2 Therapeutisches Handeln

Desplein nach einem Unfall – das Hinterrad eines Pferdewagens war über seinen Körper hinweggegangen – bei ihm durchführt: »das Fieber und die Stauung der Säfte, die die Folge einer solchen Operation ist, rafften ihn hin«[609]. Der Kummer über den Tod ihres Sohnes läßt Madame Minoret irrsinnig werden, sie wird von ihrem Mann in die berühmte Anstalt von R. Esprit Blanche (1796–1852) gebracht, in der später auch Guy de Maupassant Patient sein wird.

Desplein behandelt in Monsieur Chardon (Verlorene Illusionen, 1837/43), Vater von Lucien de Rubempré, einen Kollegen, nämlich einen ehemaligen Wundarzt der republikanischen Armee und zugleich Apotheker und Chemiker, der wegen Verwundung den Dienst hat aufgeben müssen und sich wissenschaftlich mit der Gicht und ihrer Heilung beschäftigte. Vor dem Erreichen seines Ziels erkrankt Chardon lebensgefährlich, Desplein kann ihn nicht mehr heilen, er muß »ihn unter Wutkrämpfen sterben«[610] sehen. Der an Lähmungserscheinungen, Starrsucht und anderen ungewöhnlichen Leiden erkrankten Wanda de Mergi (Die Kehrseite der Zeitgeschichte, 1842/44) sucht Desplein zusammen mit anderen berühmten Ärzten beizustehen. Zunächst scheint ihnen die Patientin zu übertreiben, dann weckt die Krankheit ihr wissenschaftliches Interesse, schließlich raten sie, auf alle Medikamente zu verzichten, da wohl eine Nervenerkrankung vorliege; erst der jüdische polnische Arzt Halpersohn, auch als Chirurg tätig und zugleich Anhänger der Homöopathie, stellt mit ›Weichselzopf‹ (Plica polonica) die richtige Diagnose und kann die Patientin in seiner Privatklinik heilen: »Sie ist seit siebzehn Jahren Opfer eines Urübels des polnischen Weichselzopfes, der alle diese Verheerungen hervorbringt. Ich habe noch weit schrecklichere Beispiele davon erlebt. Nun aber weiß einzig und allein ich heutzutage, wie der Weichselzopf so ausgetrieben werden muß, daß er geheilt werden kann, denn er wird nicht immer geheilt«[611].

Die Grenzen zur Inneren Medizin und Psychosomatik werden vom Chirurgen Desplein wiederholt überschritten. Honorine (Honorine, 1843), die ihren Mann verehren, aber nicht lieben kann, geht an ihrem psychischen Kummer zugrunde; Desplein gibt ihrem Mann vor, daß sie an Knochenerweichung gestorben sei, um diesen sich nicht schuldig am Tode der eigenen Frau fühlen zu lassen. Dem an Liebeskummer erkrankten Baron de Nucingen (Glanz und Elend der Kurtisanen, 1838/47) rät der Chirurg, für die Eroberung der Geliebten keine Kosten zu scheuen, da in seinem Alter »eine Leidenschaft, die keine Nahrung erhält, gefährlich«[612] sei, man an ihr sogar sterben könne. Der vor Schmerz über den Selbstmord des geliebten Lucien de Rubempré fast irrsinnig gewordenen Madame de Sérisy (Vautrins letztes Abenteuer, 1847) steht Desplein mit Bianchon und zwei Krankenpflegerinnen bei. Der Chirurg wird an das Krankenlager der Clemence Desmorets (Ferragus, 1833) gerufen, die von der Furcht zerstört wird, ihr Mann könne sie nicht mehr uneingeschränkt lieben, nachdem er von der gesellschaftlich geächteten Stellung ihres Vaters erfahren hat; Desplein hält sich mit seiner Diagnose zunächst zurück, erläßt dagegen einige therapeutische Anordnungen, die allerdings nicht befolgt werden, da »die Angelegenheiten des Herzens alle körperliche Pflege in Vergessenheit geraten«[613] lassen. Desplein wird auch beim Tode von Monsieur de la Peyrade und der Vergewaltigung von dessen Tochter Lydie zu Rate gezogen (Was alte Herren sich die Liebe kosten lassen, 1843/44). Als Todesursache denkt der Chirurg zunächst an Schlagfluß und der ebenfalls hinzugezogene Bianchon an das Erschrecken über den Unfall der Tochter; der von dem Freunde Peyrades hartnäckig vorgebrachte Mordverdacht führt dann zu einem Gift vom javanischen Archipel, das aus »noch wenig bekannten Sträuchern« gewonnen wird, die der »Gattung der Strychnos verwandt«[614] ist. Als Therapie für die Tochter schlagen Desplein und Bianchon die Überführung in eine Heilanstalt vor: »Wenn sie ihre Vernunft nicht bei der Niederkunft zurückerlangt, falls sie überhaupt schwanger werden sollte, so wird sie ihr Leben als schwermütige Geisteskranke beschließen. Für die Heilung gibt es kein anderes Mittel als das Muttergefühl – sofern es bei ihr erwacht«[615]. Tatsächlich gesundet Lydie de la Peyrade durch die Heirat mit ihrem Vetter Théodore de la Peyrade.

Die Trennung von Chirurgie und Medizin wird auch bei anderen Autoren durchbrochen. Der junge Arzt und Chirurg Sosimoff in Dostoevskijs ›Rodion Raskolnikov‹ (1866) wendet sich, was von der Umwelt auch mit Ironie bemerkt wird, mit besonderem Interesse der Psychiatrie seiner Zeit zu. Bei Rodion Raskolnikov läge zwar keine Geistesstörung vor, offensichtlich sei aber, »daß man bei dem Kranken wohl eine fixe Idee, etwas, das auf Monomanie deute, konstatieren könne – er, Sosimoff, verfolge jetzt besonders diesen äußerst interessanten Zweig der Medizin«[616]. Sein Patient Raskolnikov gleicht dagegen in der Genesungsphase eher einem Verwundeten: »Es fehlte bloß die Binde um den Arm oder ein Verband um einen Finger mit einem Überzeug aus schwarzem Taft, um die Ähnlichkeit mit einem Verletzten zu vollenden«[617]. Krankheit hat für Dostoevskij immer physische und psychische Dimensionen.

## 11.2 Therapeutisches Handeln

Skurrile und fragwürdige Züge werden in der Literatur wiederholt mit dem Chirurgen verbunden. Mit seinen gelehrten Ausführungen über Anatomie und unterschiedliche Brucharten zieht der Chirurg in Fieldings ›Tom Jones‹ (1749) die Operation in die Länge und erhöht die Schmerzen des Patienten; er zeigte den Anwesenden den gebrochenen Arm von Tom Jones »und begann dabei eine lange, überaus gelehrte anatomische Vorlesung, in der er die einfachen und doppelten Knochenbrüche sowie die verschiedenen Brucharten der Betrachtung unterzog; auch Anmerkungen wurden gegeben, die darstellen sollten, wie viele von diesen besser oder schlimmer gewesen seien als der vorliegende Fall«[618]. Dr. Barnaby Sturk in Le Fanus ›Das Haus beim Kirchhof‹ (1863) verstrickt sich in verbrecherische Aktivitäten. Hinzu kommt die Beziehung des Chirurgen zum Quacksalber und schließlich auch zu Frauen mit ihren Hausmitteln, mit Salben und Kräutern. Quacksalber werden an Benjamin alias Partridge in Henry Fieldings ›Tom Jones‹ (1749) oder Doktor Pillsbury – Professor des tierischen Magnetismus – in Edward Bellamys utopischem Roman ›Ein Rückblick aus dem Jahre 2000 auf das Jahr 1887‹ (1888) illustriert.

Demgegenüber steht die Konkurrenz zwischen Barbier und Chirurg, deren Professionen sich mit der Verwissenschaftlichung der Chirurgie zu trennen beginnen. Ein Barbier, der Tom Jones (Fielding, 1749) versorgt, nachdem er von dem Wundarzt verlassen wurde, wird von diesem mit der Anrede begrüßt: »Herr Barbier oder Herr Wundarzt oder Herr Barbier-Chirurg«, worauf dieser betrübt erwidert: »Sie rufen mir eine grausame Spaltung der vereinigten Brüderschaft von der Seele, die beiden Körperschaften so sehr zum Nachteil gereicht wie alle Spaltungen, gemäß dem alten Spruch: Vis unita fortior, den vielleicht unter den beiderlei Berufsgenossen der eine oder der andere noch richtig zu deuten vermag. Welch ein Schlag war diese Trennung für mich, der ich beides in einer Person vereinige«[619].

Chirurgische Eingriffe können schließlich in bestimmten Ländern noch längere Zeit vom Allgemeinarzt oder Landarzt vorgenommen werden. In Čechovs Erzählung ›Chirurgie‹ (1884) konstatiert der Heilgehilfe des Arztes eines Landkrankenhauses, obwohl ihm die Zahnextraktion mißlingt, die er in Vertretung des abwesenden Arztes durchführt, mit selbstgefälliger Entschiedenheit: »Die Chirurgie ist eine Kleinigkeit ... Das ist alles Gewohnheit, und eine sichere Hand«[620].

Die anthropologische Verarmung oder Begrenzung steht als Gefahr bleibend über dem Bild des Chirurgen in der Literatur des 19. Jahrhunderts. Goethes

Wilhelm Meister und Balzacs Desplein sind positive Gegenbilder. Robert Herrick zeichnet in seinem Roman ›The Web of Life‹ (1900) an der Schwelle zum 20. Jahrhundert die Gestalt eines Chirurgen, der sich auf den operativen Eingriff beschränken will und in der Anteilnahme an der Patientin an sich selbst die Unmöglichkeit dieser Reduktion erlebt.

## 11.3 Perspektiven

*A surgeon must have an eagle's eye,
a lion's heart, and a lady's hand.*

Englisches Sprichwort

Die literarische Wiedergabe des Chirurgen spiegelt seinen wissenschaftlichen und sozialen Aufstieg in der Realität des 18. und 19. Jahrhunderts wider. Dieser Aufstieg des Chirurgen kann im übrigen auch im Drama verfolgt werden; spezifische Akzente kommen mit dieser literarischen Gattung hinzu. Unterschiede hängen aber auch von den einzelnen Dichtern ab; der ›physician‹ wird bei Shakespeare mit Anerkennung geschildert, nicht jedoch der ›surgeon‹.

Der Wandel der Chirurgie läßt sich noch detaillierter nachvollziehen, wenn weitere entsprechende Texte der Neuzeit, aus der Renaissance (Cervantes, ›Don Quixote‹, 1605/15; Rabelais ›Gargantua und Pantagruel‹, 1532/64; Montaigne, ›Essais‹, 1580/95, Grimmelshausen ›Simplicissimus‹, 1669) und vor allem aus dem 19. und 20. Jahrhundert berücksichtigt werden. Samuel Beckett (Yellow), Pearl S. Buck (The Enemy), Julio Cortázar (Nurse Cora), A. J. Cronin (The Citadel), Lloyd C. Douglas (The Magnificent Obsession), A. C. Doyle (The First Operation), Georges Duhamel (Le Miracle), F. S. Fitzgerald (One Interne), Rudyard Kipling (The Tender Achilles), Joyce Carol Oates (Wonderland), Ernst Weiß (Herznaht), H. G. Wells (Under the Knife), William Carlos Williams (Der alte Doc Rivers) sind einige besonders markante Beispiele aus dem 20. Jahrhundert.

Bei aller Hochschätzung enthält das literarische Urteil ambivalente Züge. Daß Patienten die chirurgische Hilfe zugleich als Eroberung ihres Körpers durch die Ärzte empfinden können, wird von Frederic Henry (Hemingway, In einem andern Land, 1929), der nach seiner Verwundung an einem Knie operiert wird, mit den folgenden Worten ausgedrückt: »Mein Knie war steif, aber es hatte sich bewährt. Valentini hatte ein Meisterstück geliefert. Ich hatte den halben Rückzug zu Fuß gemacht und war mit seinem Knie ein Stück des Tagliamento entlanggeschwommen. Es war tatsächlich sein Knie. Das andere Knie war meins. Ärzte machten was an Dir, und es war nicht mehr dein eigener Körper«[621].

Fähigkeit und Neigung können einander widersprechen. Mit »seiner festen vollen männlichen weiblichen passiven aktiven Hand« ist Bloom (Joyce, Ulysses, 1922) für den chirurgischen Beruf besonders begabt; sein Widerwille »gegen die Vergießung menschlichen Blutes, selbst wenn der Zweck die Mittel heiligte«, stand der beruflichen Umsetzung aus dieser Begabung allerdings entgegen, »weshalb er auch in ihrer natürlichen Reihenfolge der Heliotherapie, der Psychophysikertherapeutik und der osteopathischen Chirurgie den Vorzug gab.«[622].

Die Veränderung während des 19. und 20. Jahrhunderts kommt nahezu einer Umkehrung der Einschätzung gleich. Der Chirurg erobert die Spitze der Ärztehierarchie, er wird zu einer positiven Metapher, zu einem Symbol des medizinischen Fortschritts. Nach einer besonderen psychologischen Leistung liegt auf dem Gesicht der Anna Michailovna in Tolstojs ›Krieg und Frieden‹ (1868/69) »der stolze Ausdruck eines Chirurgen, der eine schwere Amputation beendet hat«[623]. Martin Arrowsmith (Lewis, 1925) stimmt seinem Kollegen Angus Duer in der Feststellung vollkommen zu, »daß der Operateur der Löwe, der Adler, der standhafte Soldat unter den Ärzten sei«[624].

Der literarische entspricht dem realen Aufstieg. Das Fremd- und Selbstbild des Chirurgen findet sich in zahlreichen realen Zeugnissen der Vergangenheit und Gegenwart, die Veränderung kann für sich analysiert oder mit dem wissenschaftlichen Progreß und der Entwicklung der Literatur verglichen werden. Terminologische und begriffliche Besonderheiten müssen dabei beachtet werden. Wenn Goethe in ›Wilhelm Meisters Wanderjahren‹ die Chirurgie preist und in den ›Wahlverwandtschaften‹ einen Chirurgen überzeugend handeln läßt, so trennt ihn zugleich das kosmologisch-anthropologische Interesse von dem modernen Verständnis des Chirurgen; ebenso trägt Balzacs Chirurg Desplein eher Züge einer idealen Gegenfigur als eines Modells für die reale Entwicklung im 19. und dann im 20. Jahrhundert.

Der Chirurg der Literatur steht aber nicht nur in einer Beziehung zum Chirurgen der Realität; er besitzt – wie die anderen Ärzte und die Kranken mit ihren Krankheiten ebenfalls – eine spezifische Funktion im literarischen Text und erhält eine metaphorische und symbolische Bedeutung, die sich auf seinen Patienten und dessen Umwelt wie ebenfalls seine Kollegen aus anderen Fachrichtungen auswirkt. In den literarischen Texten wird immer wieder darauf hingewiesen, daß auch der chirurgische Patient noch ein leidender Mensch mit Bewußtsein, Sprache und sozialen Beziehungen, daß Humanitas auch mit der Anästhesie nicht aufgehoben sei, daß der Chirurg selbst sich nicht nur auf die Operation begrenzen könne.

## 12 DER LANDARZT BEI BALZAC, STIFTER UND TROLLOPE

> *Ein Arzt, der einen Schaden vorbeugt, ist theurer und werther, als einer, der ihn heilt.*
>
> T. G. v. Hippel, Lebensläufe, 1778

Der naturwissenschaftlichen Grundlegung der Medizin im 19. Jahrhundert stellt die Literatur Arztbilder gegenüber, die anderen Orientierungen folgen; insbesondere der Landarzt ist ein Beispiel für diese kontrastierenden oder kompensierenden Tendenzen. Neben Balzac mit Dr. Bénassis (Der Landarzt, 1833) haben im 19. Jahrhundert vor allem Stifter mit Doktor Augustin in der ›Mappe meines Urgroßvaters‹ (1841) und Trollope mit Doktor Thorne in dem gleichnamigen Roman (1858) überzeugende Landarztgestalten geschaffen. Diese Romane zeigen im übrigen, daß Literatur keineswegs nur negative Bilder der Medizin oder von Ärzten entwirft, die es vom Landarzt allerdings auch gibt.

Der Landarzt ist aber nicht erst von der Literatur des Realismus aufgegriffen worden. Frühere literarische Texte, in denen er auftaucht, stammen aus der Renaissance, dem 18. Jahrhundert, der Klassik und Romantik. Als Hauptperson findet sich der Landarzt aber erst bei realistischen Schriftstellern; die Autoren Balzac, Stifter und Trollope mögen das Bild dieses Arztes in der Weite und den Details seines Handelns und Denkens im literarischen Medium des 19. Jahrhunderts illustrieren.

### 12.1 Honoré de Balzac (1799–1850)

> *…habe ich lange geschwankt, ob ich Pfarrer, Landarzt oder Friedensrichter werden sollte.*
>
> H. de Balzac, Der Landarzt, 1833

Balzacs Roman ›Der Landarzt‹ entsteht 1832/33, als sich Balzac zur Kur in Aix-les-Bains aufhält. 1833 erscheint die erste Ausgabe, weitere Auflagen folgen in den kommenden Jahren; 1846 erhält dieses ausgesprochen didaktische und sozialtheoretische Werk als Teil der ›Szenen aus dem Landleben‹ seinen Platz in der ›Comédie Humaine‹. Die von Balzac erhoffte Resonanz stellt sich allerdings nicht ein, auch wenn der Autor, wie er an seinen Verleger mitteilt, ebenso für die Portiersfrau wie die gebildete Dame schreiben wollte. Zu einem gewissen Erfolg verhilft diesem Roman die in ihm enthaltene biographische Skizze Napoleons, die von einem Soldaten in Bewunderung und Trauer über den Untergang des großen Kaisers vorgetragen wird.

Der ›Landarzt‹ spielt um 1830 in Savoyen, in einem Alpendorf in der Nähe von Grenoble. Hier lebt und wirkt Dr. Bénassis – als Arzt, als Bürgermeister, als Sozialreformer. Medizin heißt für Bénassis nicht nur Überwindung der Krankheit am einzelnen Kranken, sondern auch und besonders Veränderung der menschlichen Lebensbedingungen, um es zu Erkrankungen überhaupt erst nicht kommen zu lassen. Längere Zeit habe er zwischen den Berufen des Pfarrers, Landarztes und Friedensrichters geschwankt: »Nicht ohne Grund werden im Sprichwort die drei Schwarzröcke zusammen genannt, der Priester, der Mann des Gesetzes und der Arzt: Der eine legt den Wunden der Seele Pflaster auf, der andere denen des Geldbeutels, der dritte denen des Leibes; sie repräsentieren die Gesellschaft in ihren Hauptdaseinsbedingungen: im Gewissen, im Besitz und in der Gesundheit«[625].

Bénassis beschränkt sein sozialpolitisches Engagement aber auf sein Dorf, er möchte nicht Politiker für das ganze Land werden. Sein politisches Credo gilt der konstitutionellen Monarchie; ohne Zweifel spiegelt sich hierin auch sein patriarchalisches Verhältnis zu seinen Kranken und überhaupt sein Verhältnis als Bürgermeister zu den Bauern seines Dorfes wider. Auf der einen Seite steht das selbstlose Handeln für die arme und leidende Bevölkerung, auf der anderen Seite vertritt er die »Bevormundung der Massen«, die ihm »als etwas Gerechtes und Notwendiges für die Stützung der Gesellschaft«[626] erscheint; zugleich darf nach Bénassis die Gefahr des Mißbrauchs, die sich aus der Bindung an die Religion ergeben kann, nicht aus den Augen verloren werden.

Die Krankheiten und Krisen, mit denen Bénassis zu tun hat, entsprechen den Gegebenheiten der ländlichen Region: Verletzungen, auch psychische Störungen, Schwindsucht und natürlich Schwangerschaft, Geburt und Tod. Die Therapie ist naturgemäß ebenfalls weitgespannt: diätetische Maßnahmen, Arzneimittel, chirurgische Eingriffe, immer wieder Aderlässe. Die Diagnostik beruht auf dem Augenschein, auf dem Pulsmessen, der Palpation. Auch vor ungewöhnlichen Verfahren schreckt Bénassis nicht zurück. Wenn er seine Möglichkeiten aber erschöpft sieht, läßt er die Betroffenen ins Krankenhaus nach Grenoble bringen; Eitelkeit ist Bénassis fremd.

Wer Therapievorschlägen nicht folgt, wird von Bénassis offen kritisiert; auf ›Non-Compliance‹ droht dieser Arzt mit dem Abbruch seiner ärztlichen Hilfe: »Wenn Sie ihn jetzt was anderes zu sich nehmen lassen als seinen Queckenaufguß, dann betrete ich Ihr Haus nicht wieder, und Sie können sich einen Arzt herholen, wo Sie wollen«[627], fährt Bénassis eine Bäuerin an, die ihrem Mann entgegen seiner Anweisung Brot zu essen gegeben hat, weil sie sich nicht vorstellen kann, daß ein Mensch mehrere Tage ohne Essen auszukommen vermag. Bénassis nimmt von seinen Patienten kein Honorar, wenn sie arm sind; zugleich weist er auf den Wert der Heilmittel hin und läßt sich auch in Naturalien bezahlen.

Bénassis bleibt bei der kurativen Medizin nicht stehen, er bietet den Kranken auch seelischen Beistand an und begleitet die Sterbenden; dieser Arzt ist ein Zeuge der kleinen und großen Szenen des Lebens, wovon der Arzt der Goethezeit Hufeland als den ärztlichen Aufgaben gesprochen hat. Während die Ärzte, wie Bénassis weiß, »nur sehr ungern ihren vorgeblichen Opfern von Angesicht zu Angesicht gegenübertreten«[628], besucht er auch die Familien der Verstorbenen und erlebt, wie unterschiedlich die Menschen des Flachlands gegenüber den Gebirgsbewohnern auf den Tod reagieren: in der Ebene nüchtern, beherrscht und ohne besondere Riten, in der Höhe voller Gefühle, in sozialer Verbundenheit und gehalten durch tradierte Formen.

Eine entscheidende Reform zur Hebung des allgemeinen Lebensstandards und der Gesundheitssituation besteht für Bénassis darin, den Kretinismus in seinem Distrikt zu überwinden – auch durch die Verlegung der Kretins gegen den Widerstand der Bevölkerung in wohltuenden Gegenden und hilfreiche Anstalten. Beim Sterben des letzten Kretins, der sich im Dorf noch aufhält, ist Bénassis anwesend und dokumentiert gerade in dieser Situation seine Menschlichkeit im Umgang mit dem Kranken und Sterbenden. Ein weiteres Beispiel des Sterbens ist in diesem Roman der Tod von Bénassis selbst, der von ihm in Klarheit und Gelassenheit erlebt wird.

Bénassis hat sein Medizinstudium in Paris an der École de Médecins absolviert. Über die Lehrer, den Inhalt der Vorlesungen und äußeren Studienbedingungen wird in dem Roman allerdings nichts berichtet, wohl aber von der Lebensweise, die er damals führte und die ihn auch in seiner Entscheidung, Landarzt zu werden, beeinflußt hat. Das einschneidende Ereignis seiner Lebensgeschichte, wie er in der ›Beichte des Landarztes‹ dem Rittmeister Genestas gesteht, ist eine persönliche Schuld, die er als Student auf sich geladen hat, als er ein junges Mädchen mit einem Kind verlassen hat. Den Tod dieser

Frau muß er sich sein Leben hindurch vorwerfen, an ihrem Sterbebett kommt es zu einer »Wende«; Bénassis begreift den Wert von Liebe und Treue und gewinnt das menschliche Fundament seines Arzttums. »Die Überlegungen, die ich später über jene Tage des Irrens anstelle, haben mir mehrere Abgründe des Herzens enthüllt. Ja, glauben Sie mir, die Leute, die ihr Lot am tiefsten in die Laster und Tugenden der menschlichen Natur hinabgesenkt haben, sind diejenigen, die sich in sich selbst gutgläubig erkundeten. Der Ansatzpunkt ist unser Gewissen. Von uns aus gelangen wir zu den Menschen, niemals von den Menschen zu uns.«[629] Das gemeinsame Kind stirbt ebenfalls; Bénassis wird später vor allem an den Krankheiten und dem Sterben der Kinder zu leiden haben. Eine weitere Liebe scheitert, als sein früheres Verhältnis der Braut und ihren Eltern bekannt wird. Bénassis denkt an Selbstmord, die stoische Philosophie bietet ihm eine Rechtfertigung; daß auch Krankheit nach stoischer Auffassung den Suizid legitimiert, wird von ihm ausdrücklich erwähnt. In der Hinwendung zum christlichen Glauben begreift Bénassis aber, daß es angesichts des Kreuzestodes, den Christus erleiden mußte, keinen Grund geben kann, das eigene Leben zu beenden; er entschließt sich zur Existenz eines Arztes in dem entlegenen Alpendorf. Schuld und Reue haben ihn zum Arzt und Wohltäter werden lassen. »Ich habe einen Weg der Stille und der Resignation eingeschlagen. Das ›Fuge, late, tace‹ des Kartäusers ist hier meine Devise; meine Arbeit ist tätiges Gebet«[630].
Bénassis macht mit seinem Engagement und seinem Erfolg deutlich, daß weniger die gleiche Krankheit eine tiefe Verbundenheit zwischen Arzt und Patient herstellt, als vielmehr die Tatsache, ebenfalls Schmerzen erlebt und an Enttäuschungen gelitten zu haben. Das Interesse, mit dem Bénassis dem kranken »Gräbermädchen«, der Tochter eines Friedhofsgräbers, begegnet, die von krankhafter Sensibilität, von ständigen Leiden als einer Vorwegnahme von Sterben und Tod schon im Jugendalter geplagt wird, entspringt eben dieser Art von Gemeinsamkeit: »Ihr Schicksal ähnelt dem meinen: Wir haben unsere Berufung verfehlt; das Gefühl, das ich ihr entgegenbringe, und die Rührung, die ich empfinde, wenn ich sie erblicke, entspringen der Gleichheit unserer Lage«[631]. Sollte Bénassis seine Berufung überhaupt verfehlt haben, so fand er auf diese Weise doch seinen Beruf. Das »Gräbermädchen« erfaßt feinfühlig diese Übereinstimmung: »Aber er, der die andern heilt, hat etwas, das durch nichts geheilt werden kann«[632].

## 12.2 Adalbert Stifter (1805–1868)

> ... da willst du wirken, unter diesen Leuten, die nicht einmal wissen, was ein Arzt ist, geschweige ein Doktor mit der geregelten Einübung der Heilkunde?
>
> A. Stifter, Die Mappe meines Urgroßvaters, 1870

Adalbert Stifters Roman eines Landarztes ist ›Die Mappe meines Urgroßvaters‹, der zu seinen Lieblingswerken zählte und seit der ersten Fassung von 1841/42 von dem Dichter mehrfach überarbeitet wurde und in den letzten Versionen unvollendet blieb.

Der Landarzt Augustin ist ein Arzt des 18. Jahrhunderts in der Sicht des 19. Jahrhunderts. Nach Studienjahren in Prag nimmt Augustin seine Heiltätigkeit in seiner Heimat Thal ob Pirling auf. In dieser waldigen Gegend in der Nähe von Budweis und Linz sind Arzt und Medizin zu jener Zeit noch unbekannt: »Haben sie nicht bisher nur von Weibern, die erfahren zu sein glaubten, Mittel gegen Schäden genommen? Oder von einem Bauern oder einem Bürger, der ein Gewerbe trieb und heilen zu können versprach? Und ist nicht manches Mal mit einer Tragbahre ein Tiroler gekommen, der Fläschchen mit Dingen und Säften hatte?«[633]

Der junge Arzt beginnt sein Wirken mit Büchern und Instrumenten, mit Heilmitteln, die er sich aus Prag schicken läßt oder aus Pflanzen selbst bereitet. Die Kranken lassen aber zunächst auf sich warten; der erste Patient ist nach beklemmenden Monaten der Ungewißheit bezeichnenderweise ein Bettler, der den guten Ruf des Arztes dann unter den Menschen der Umgebung ausbreitet. Allmählich wächst die Zahl der Kranken, die Augustin aufsuchen oder zu denen er nach Hause gerufen wird, in der ersten Zeit leider besonders bei unheilbaren Erkrankungen: »Ich geriet in einen Wirrsal von Hoffnungslosigkeit und wußte nicht, was nun zu beginnen sei«[634].

Erkältungen und Fieber unterschiedlichster Art, Verletzungen, Seuchen, körperliche Behinderungen und seelische Leiden stellen sich Augustin als tägliche Aufgaben. Medikamente, auch chirurgische Eingriffe gehören zur Therapie, einfache Mittel stehen aber im Vordergrund: die Elemente der Natur, das Wasser, die Luft. Diätetik bestimmt wesentlich das Vorgehen des Landarztes. Erfolge und Mißerfolge werden in Krankengeschichten dokumentiert, »damit, wenn die Menge etwa groß würde, ich einen schnellen Überblick hätte und nicht Wirrungen machte«[635].

Medizin ist für Augustin stets mehr als Heilung von Krankheit, sie zielt auf

Bewahrung von Gesundheit, auf das Leben in Übereinstimmung mit den Gesetzen der Natur, mit den Tages- und Jahreszeiten, dem Boden und Klima: »Und würde der Arzt außer dem Heilen nicht noch nützlicher wirken, wenn er zeigte, was zu entfernen ist, daß Krankheiten nicht entstehen?«[636] Augustin geht auf den kranken Menschen umfassend ein, in der Einheit von Körper und Geist und nicht in einer Reduktion auf erkrankte Körperorgane oder erkrankte Seelenbereiche. Das Honorar macht Augustin von der eigenen Belastung und den Möglichkeiten des Kranken abhängig und legt es nicht schematisch fest: »Von denen die arm waren, nahm ich auch fürder nichts«[637]. Zu den Reichen und Adligen wird Augustin ebenfalls gerufen. Seine gesellschaftliche Stellung ist anerkannt. In der Familie des Freiherrn von Tannberg verkehrt er als Arzt und als Nachbar.

Wie in den literarischen Darstellungen des Landarztes bei Balzac und Trollope, bei George Eliot, Turgenev und Čechov bleibt auch das Tun des Arztes Augustin bei Stifter nicht auf die Medizin begrenzt, sondern bezieht sich zugleich auf die soziale Welt, umgreift sogar die Natur. Gerade aus diesem weitgespannten Engagement erwächst dem Handeln des Arztes wesentliche Kraft; Konflikte und Krisen werden am Individuum, in der Gesellschaft, in der Natur zu überwinden gesucht. »So hatte ich jetzt doch die drei Verpflichtungen, die ich damals, als mir der Vater das Haus hatte übergeben wollen, abzulehnen gesucht hatte: meinen ärztlichen Beruf, den Hausbesitz, das Gemeindeamt«[638].

Beruf und privates Schicksal hängen zutiefst miteinander zusammen. Arzt wie Kranker müssen lernen, müssen mit ihrer Situation und ihrer Beziehung vertraut werden. Der Arzt muß die Grenzen der Medizin und die Macht des Todes anerkennen, muß zu einer Menschlichkeit finden, die sein Tun zu einer Wohltat für die Kranken werden läßt. In die Therapie sind Kranker und Arzt als Menschen, als Personen miteinander verbunden. Das Heilen nutzt nicht nur dem Kranken, sondern ebenso dem Arzt und seiner personalen Entwicklung. Stifters ›Mappe‹ ist der Bildungsroman eines Arztes. Augustin erreicht seine humane Haltung gegenüber dem Kranken erst durch Bewährung in zahlreichen eigenen Krisen – in der Treue zu dem verschollenen Studienfreund Eustachius, in der Betroffenheit über den Tod seiner von der Seuche hingerafften Angehörigen, in der unerschütterlichen Liebe zu dem Mädchen Margarita. An allen Krisen trägt Augustin selbst ebenfalls Schuld. Auch er denkt wie Bénassis aus Verzweiflung an Selbstmord. Versagen und Scheitern werden aber zugleich zu Quellen der Reifung und Festigung, der läuternden Selbstprüfung: »Wer bin ich bisher gewesen? Bin ich ein rechter Mensch gewesen oder ein rechter Arzt? Wer bin ich als Mensch gewesen?«[639] Aus der Überwindung der persönlichen Schwächen und Irrtümer gewinnt Stifters Augustin – hierin Balzacs Bénassis ganz ähnlich – die überzeugende Integration von Medizin und Humanität, die Basis seines ärztlichen Handelns.

## 12.3 Anthony Trollope (1815–1882)

*Sie behauptet, in einer Ortschaft ist der bedeutendste Mann der Doktor, und ich behaupte natürlich, es ist der Pfarrer.*
A. Trollope, Doktor Thorne, 1858

Mit ›Doktor Thorne‹ läßt auch Trollope 1858 den Roman eines Landarztes erscheinen; in anderen Romanen des englischen Schriftstellers kann diesem Arzt ebenfalls begegnet werden. Die drei oberen Fakultäten finden sich bei seinem Vater, seinem Bruder und ihm vereint: sein Vater ist kirchlicher Würdenträger, sein jüngerer Bruder studiert, wenn auch erfolglos, Jurisprudenz, er selbst wird Mediziner. Der Beginn nach dem Studium in einem Bauernhaus am Rande der Stadt fällt bescheiden aus, da die väterliche Erbschaft überaus kümmerlich ist; bald kann er in einem anderen Ort aber eine ansehnlichere Wohnung beziehen und entsprechende Praxis eröffnen. Dr. Thorne ist längere Zeit nicht verheiratet; nach einer enttäuschenden Beziehung bewirbt er sich zunächst um keine Frau mehr; etwa zwölf Jahre lebt er allein, später nimmt er seine Nichte Mary bei sich auf. Im Roman ›Das Pfarrhaus Framley‹ (1861) läßt Trollope Dr. Thorne dann die begüterte und selbstbewußte Miss Dunstable heiraten; die Aufgaben und Herrschaftsbereiche werden überzeugend zwischen den beiden Ehepersonen verteilt: »Dem von dem Doctor und seiner Gattin entworfenen Lebensplane zufolge sollte sie ihr Haus in London behalten, dort während der Saison so lange bleiben, als es ihr beliebte, und ihn empfangen, wenn es ihm angemessen erscheinen würde, sie zu besuchen. Auf dem Lande aber sollte er Herr sein«[640].
Dr. Thorne ist Landarzt in der englischen Grafschaft Barsetshire, »wie damals bei vielen Landärzten üblich, betätigte er sich auch als Apotheker«[641]. Diese Doppeltätigkeit belastet aber das Verhältnis zu seinen Kollegen wie ebenfalls seine »demokratische« Handhabung des Honorars und seine Lust am Kampfe, an Auseinandersetzung und Kritik. Mit Dr. Fillgrave kommt es

zu einem andauernden Briefduell, das im ›Barsetshire Conservative Standard‹ abgedruckt wird.

Thornes Patienten stammen aus allen Schichten, gehören zu den Armen wie den Reichen, sind Bauern, Bürger und Aristokraten. Am Beginn seiner Laufbahn fühlen sich seine Patienten von seiner Direktheit, seinem Selbstbewußtsein und seiner Ironie belastet: »Er war schroff, herrisch, zu Widerspruch geneigt, äußerlich ungepflegt, wenn auch nie schmutzig, und erging sich gerne in einer kühlen Spöttelei, für die nicht jedermann das volle Verständnis aufbrachte. Die Leute wußten nicht immer sicher, ob er sie an- oder auslache, und es gab deren wohl auch manche, die der Ansicht waren, ein Arzt solle überhaupt nicht lachen, wenn man ihn zu ärztlicher Tätigkeit berufe.« Als Nachteil erweist sich auch sein Junggesellentum, vor allen Frauen bedauern dies. Mit der Zeit werden aber seine Kenntnisse, Fähigkeiten und die »gewaltigen Ausmaße dieses liebe- und vertrauensvollen Herzens« erkannt und bewundert, sein männliches, ja eher fast weibliches Zartgefühl«[642]; mit Kindern versteht er sich besonders gut.

Die Krankheiten, mit denen Dr. Thorne zu tun hat, stimmen ebenfalls mit der ländlichen Gegend überein wie ihrerseits die therapeutischen Maßnahmen. Thorne behandelt Bagatellkrankheiten, eingebildete und wirkliche Leiden bei beiden Geschlechtern wie in allen Lebensphasen, Magenbeschwerden, die üblichen Kinderinfektionen, auch Wachstumsschmerzen, landwirtschaftliche Verletzungen, Schlaganfälle, er ist bei der Geburt und beim Sterben anwesend. Besonders intensiv bemüht er sich, den Gewohnheitstrinker Roger Scatcherd vor dem ihm drohenden Schicksal zu bewahren; das schließt die ungeschminkte Aufklärung des Patienten wie auch seiner Frau ein, während sein Kollege Dr. Rerechild eher dazu neigt, falsche Hoffnungen zu wecken. »›Lady Scatcherd‹, sagte er in seinem weichsten Tonfall – und Dr. Thorne vermochte seiner Stimme einen sehr weichen Klang zu verleihen, wenn es ihm darauf ankam – ›Lady Scatcherd, machen Sie sich keine Hoffnung, das dürfen Sie nicht. Es wäre grausam, Sie dazu zu veranlassen.‹«[643]. Dr. Thorne – Hausarzt und Hausfreund – begleitet Scatcherd auch im Sterben, er wohnt die letzten Tage in seinem Hause, nimmt an seinen Ängsten Anteil, gibt menschlichen Rat, ist einfach da, gesteht dem Sterbenden sogar den Genuß von Branntwein zu, da er sich und ihm keine Hoffnung mehr machen kann. Ebenfalls vergeblich bemüht sich Dr. Thorne um Louis Scatcherd, ein Trinker wie sein Vater, wenn auch verfeinert, weniger vital: »Der Vater hatte sich mit Branntwein unter die Erde gebracht, der Sohn, von gehobenerem Geschmack, tat mittels Curaçao, Maraschino und Kirsch desgleichen«[644].

Das Tun dieses Arztes bleibt ebenfalls nicht auf die medizinische Therapie begrenzt; Dr. Thorne ist Berater und Freund der Kranken und Leidenden, er ist aber kein Politiker, kein Sozialreformer. In privaten und beruflichen Sorgen wird er zu Rate gezogen, ihm selbst wird dagegen weniger Verständnis und Mitgefühl von seiner Umwelt entgegengebracht.

Hat eine persönliche Schuld Thorne zwar nicht – im Unterschied zu Bénassis und Augustin – zu seinem ärztlichen Engagement geführt, so ist doch auch seine Existenz mit Schuld verknüpft. Das Mädchen Mary, das von ihm als Nichte in sein Haus aufgenommen wird, ist das uneheliche Kind seines Bruders, der ein Mädchen verführt hat und von dessen Bruder getötet wurde. Dr. Thorne hat sich Marys angenommen, sorgt für das Mädchen in materieller und geistiger Hinsicht und trägt entscheidend dazu bei, daß ihr Schicksal einen glücklichen Verlauf nimmt. Dr. Thorne besitzt selbst keinen fehlerlosen Charakter, er kann zornig werden, Haß empfinden und neigt zu Stolz: »In ihm saß ein starrsinniger, selbstgerechter Stolz, der ihn zu dem Glauben verführte, er sei etwas Besseres, etwas Höheres als die Menschen um ihn herum«[645]. Die adlige Verwandtschaft ist wesentlicher Hintergrund dieses stolzen Bewußtseins, das er weit eher auf seine Begabung und Aktivität hätte gründen können. In der ländlichen Realität besteht im übrigen kein Zweifel an dem sozialen Unterschied zwischen einem Gutsherrn und einem Landarzt. Dr. Thorne wird von Trollope nicht als eine Idealgestalt, sondern als reale Figur geschildert, als ein Arzt mit menschlichen Zügen – in seiner Konkurrenz mit anderen Ärzten, in seiner sozialen Stellung, in seinem Umgang mit Patienten, in seinem privaten Verhalten.

## 12.4 Perspektiven

*Die Ärzte sind die natürlichen Anwälte der Armen und die soziale Frage fällt zu einem erheblichen Teil in ihre Jurisdiktion.*
R. Virchow, Die medizinische Reform, 10.7.1848

Mit dem Landarzt entwerfen Schriftsteller des 19. Jahrhunderts eine positive Gegenfigur zur Spezialisierung und Technisierung der Medizin, die von ihnen in jener Zeit bereits für eine bedrohliche Entwicklung gehalten werden. Zugleich greift die literarische Gestaltung des Landarztes die Möglichkeiten des Fortschritts auf, wenn sie für sinnvoll gehalten werden; der Fortschritt wird nicht total abgelehnt. Eine ähnliche Funktion des Kontrastes oder der Kompensation übernimmt das literarische Bild des Hausarztes in Erzählungen und Romanen des 19. und 20. Jahrhunderts.

Der Landarzt fühlt sich einer anthropologischen Orientierung verpflichtet, er versteht Gesundheit und Krankheit in der Perspektive der Einheit von Leib und Seele, von Mikrokosmos (Mensch) und Makrokosmos (Natur) und zugleich immer von Natur und Kultur. Der Kranke ist ihm eine Person mit Sprache, Bewußtsein und sozialen Lebensbedingungen. In den Romanen von Trollope, Stifter und Balzac ist der Landarzt Menschenfreund und Sozialpolitiker; er entspricht Rudolf Virchows berühmter Formel aus dem Jahre 1848 vom Arzt als dem »natürlichen Anwalt der Armen«.

Mit Balzac, Stifter und Trollope wurden nur drei Beispiele aus einer Fülle literarischer Darstellungen aufgegriffen. Neben übereinstimmenden Zügen verleihen diese Autoren dem Landarzt jeweils spezifische Charakteristika; sie selbst haben auch in ihren anderen Romanen und Erzählungen Landärzte geschildert. Landärzte finden sich ebenfalls in zeitgenössischen Erzählungen und Romanen anderer Autoren wie auch in der Literatur des 20. Jahrhunderts; erinnert sei nur: an Gideon Grey, Arzt im schottischen Dorf Middlemas in Walter Scotts ›Chronik von Canongate‹ (1827); an den beschränkten Charles Bovary in Flauberts ›Madame Bovary‹ (1857), zu dessen Ehrenrettung Jean Améry einen Roman unter dem Titel ›Charles Bovary, Landarzt. Porträt eines einfachen Mannes‹ verfaßte (1978); an den Arzt in Jeremias Gotthelfs Roman ›Wie Anne Bäbi Jowäger haushaltet und wie es mit dem Doktorn geht‹ (1843/44), der an seinem Beruf verzweifelt und stirbt; an Čechovs Dr. Dmitrij Jonyč Starzev (1898), der mit dem äußeren Erfolg seine Ideale und Liebesfähigkeit verliert; an den ›Country Doctor‹ (1901) von Theodore Dreiser; an Kafkas ›Landarzt‹ (1919), der in stürmischer Nacht zu einem kranken Jungen gerufen wird, dessen »schöne Wunde« er nicht zu heilen vermag, da er ebenfalls an dieser Wunde leidet; an den Landarzt in ›A Voyage to Pagany‹ (1928) von W. C. Williams; an Dr. Peabody in Faulkners ›Als ich im Sterben lag‹ (1930); an Michel Dontreral, der sich in dem Roman ›Leib und Seele‹ (1943) von Maxence van der Meersch zum Beruf eines Landarztes oder Vorstadtarztes entscheidet.

# 13 GEBURTSHELFER UND FRAUENARZT IM 19. JAHRHUNDERT

*Die Welten müssen sich an Gott klammern, wie ein Kind sich mit allen Fibern an seine Mutter klammert.*

H. de Balzac, Memoiren zweier Jungvermählter, 1841/42

Zu den wesentlichen Differenzierungen des medizinischen Berufes gehört ohne Zweifel die Herausbildung des Frauenarztes. In der Literatur läßt sich diese Entwicklung an dem Verhältnis des Gynäkologen zur Hebamme und zum unspezialisierten Praktiker wie Chirurgen verfolgen. Geburtshelfer und Frauenarzt haben mit einer Vielfalt weiblicher Leiden und Krankheiten zu tun. Das 19. Jahrhundert bietet zahlreiche Beispiele, eindrucksvoll im Verhältnis zur Literatur der zurückliegenden Zeit in der konkreten Beschreibung vor allem der Schwangerschaft und Geburt, in der Darstellung aber auch von Frauenkrankheiten, in den Hinweisen zugleich auf die Fortwirkung älterer Formen der Therapie. Aber auch in literarischen Texten der Jahrhunderte zuvor finden Frauenkrankheiten, Schwangerschaft und Geburt Beachtung. Komplex ist der Zusammenhang der Literaturgeschichte mit der Geschichte der wissenschaftlichen Auseinandersetzungen und den historischen Veränderungen der Lebenswelt.

Seit der Renaissance entwickelt sich allmählich ein neues theoretisches und praktisches Interesse der Medizin an der Schwangerschaft und Geburt. Vor 1500 erscheint das anonyme, vielleicht von Ortolff von Bayerland stammende ›Frauenbüchlein‹: »Diß biechlein sagt wie sich schwangere frawen halten sullen vor der Gepurt in der Gepurt und nach der Gepurt.« Das erste Hebammenbuch stammt dann von Eucharius Rösslin aus dem Jahre 1513: ›Der swangeren frawen und hebammen roßgarten‹. Dieser Rosengarten des »Hebammenlehrers Europas« gewinnt große Resonanz, wird in verschiedene Sprachen übersetzt. Viele Werke folgen in dieser Tradition, sie sind oft noch Kompilationen und weniger aus eigener Erfahrung geschöpft, in ihnen werden Schwangerschaft, Geburt wie Kinderkrankheiten und Frauenleiden behandelt, sie geben Anleitungen für Hebammen und auch die betroffenen Frauen selbst, sind Mischungen von Empirie und Aberglaube.

Die weitere Entwicklung bringt nicht nur beständig wissenschaftliche Werke hervor, sondern führt auch zu einer Verwissenschaftlichung der Hebam-

## 13 Geburtshelfer und Frauenarzt im 19. Jahrhundert

mentätigkeit; bis in das 19. Jahrhundert bleibt die Geburt aber noch weitgehend die Domäne der Frauen. Die Hebammenordnungen der Neuzeit sind ein Reflex dieser Situation, sie machen zugleich auf die Gefährdungen aufmerksam, die mit diesem Beruf offensichtlich auch verbunden sind: Geldgier, moralischer Verfall, Abtreibung. Die Hebammen ziehen in Deutschland mit ihrem Gebärstuhl, ihren Instrumenten und nicht selten einem Öfchen für die Füße der Kreißenden von Haus zu Haus; in Frankreich erfolgt die Geburt dagegen meist in der horizontalen Lage. Noch im 16. Jahrhundert dürfen Kaiserschnitte von Hebammen durchgeführt werden, wenn Wundärzte nicht erreichbar sind; später wird ihnen ausdrücklich dieser Eingriff untersagt, der für Mutter und Kind damals und auch noch später meist tödlich ausgeht. Gebäranstalten gibt es seit dem 17. Jahrhundert; an der im Pariser Hôtel-Dieu 1630 eingerichteten Gebärabteilung werden auch Hebammen unterrichtet; Ärzten ist der Zutritt zu den Gebärabteilungen in jener Zeit nicht gestattet.

Mit dem 18. Jahrhundert vollzieht sich eine wichtige Wende. Neben die weibliche Hebammenkunst tritt die männliche Geburtshilfe; neue Erkenntnisse und Techniken – Einführung der Zange – verbessern die Möglichkeiten medizinischer Unterstützung. Geburtshilfe wird Unterrichtsfach an den Universitäten und steht immer in Verbindung zur Anatomie und Chirurgie. Die fachspezifische Spezialisierung der Geburtshilfe und Gynäkologie ist das Ergebnis der folgenden Jahrzehnte im Übergang vom 18. in das 19. Jahrhundert. Die älteste deutsche Frauenklinik – neben der Straßburger Gründung – sind die für den Unterricht von Studenten und Hebammen 1751 eingerichteten Gebäranstalten in Göttingen und Berlin. Weitere Universitätsgründungen folgen in den kommenden Jahren. Hausentbindungen sind aber immer noch die Regel. Erst nach der Mitte des 19. Jahrhunderts, mit der Überwindung auch des Kindbettfiebers (Semmelweis) und der Einführung der sozialen Krankenversicherung, wird das Krankenhaus für Frauen aller Stände der Ort, an dem sie ihre Kinder zur Welt bringen.

## 13.1 Schwangerschaft und Geburt

> *Auf jeder Gebärenden liegt der Glanz
> der Einsamkeit, des Verlassenseins.*
>
> B. Pasternak, Doktor Živago, 1957

Die Romane und Erzählungen des 19. Jahrhunderts sind auf diese historischen Hintergründe bezogen, besitzen aber zugleich ihre eigene Perspektive und literarische Tradition (Rabelais, Sterne). Neben der Geburt werden auch die Monate der Schwangerschaft, die Zeit nach der Geburt und unterschiedliche Frauenleiden dargestellt – in den körperlichen und seelisch-geistigen Veränderungen, in den Kontakten zum Arzt und zur Hebamme, in den sozialen Beziehungen, in ihrer Symbolik. Die Ärzte, die sich mit Schwangerschaft und Geburt sowie den Krankheiten der Frauen beschäftigen, sind Praktiker, Chirurgen oder speziell Frauenärzte; sie verfügen über das therapeutische Spektrum der Zeit und setzen das diagnostische Instrumentarium ein. Balzacs Chirurg Dr. Desplein ist mit den Frauen und ihren Leiden bestens vertraut, hat er sie doch wiederholt »mit der Lupe und dem Skalpell untersucht«[646].

Wenn sich die gewünschte Schwangerschaft nicht einstellt, werden Kuren empfohlen. Mutter und Schwiegermutter von Käthe von Rienäcker haben in Fontanes Roman ›Irrungen Wirrungen‹ (1888) »nicht aufgehört, auf einen Spezialarzt zu dringen, mit dessen Hilfe, nach beiläufig sehr kostspieligen gynäkologischen Untersuchungen, auf eine vierwöchentliche Schlangenbader Kur als vorläufig festgesetzt worden war«[647]. Auch Effi Briest (Fontane, 1894/95) begibt sich auf Anraten von Dr. Rummschüttel nach Bad Schwalbach, als es nach der Geburt einer Tochter nicht zu einer erneuten Schwangerschaft kommen will: »Weil aber Effi seit letztem Winter auch an katarrhalischen Affektionen litt und ein paar Mal sogar auf Lunge hin behorcht worden war, so hieß es abschließend: ›Also zunächst Schwalbach, meine Gnädigste, sagen wir drei Wochen und dann ebenso lange Ems‹«[648].

Eindringlich beschreibt Renée de l'Estorade in Balzacs Briefroman ›Memoiren zweier Jungvermählter‹ (1841/42) den Verlauf der Schwangerschaft von den ersten Bewegungen des Kindes in ihrem Leib bis zur Geburt und ebenfalls die sich anschließende Zeit. Der Beginn des neuen Lebens ist ihr ein körperliches und zugleich seelisches Erlebnis: »Dieses dumpfe Gefühl, das zugleich eine Nachricht, eine Lust, ein Schmerz, eine Verheißung, eine

Wirklichkeit ist«[649]. Ihr wird nun auch zutiefst bewußt, daß sie zur Mutter geboren ist, während ihre Freundin Louise de Macumer davon überzeugt ist, zur Geliebten geschaffen zu sein: »Wie instinktiv sicher hast Du Deine Berufung erraten! Denn Du scheinst mir dazu geboren, mehr Mutter als Geliebte zu sein, gerade wie ich mehr für die Liebe als für die Mutterschaft geboren bin.« Louise de Macumer weiß allerdings auch, daß es Frauen gibt, für die diese Alternative nicht gültig ist: »Gewisse Frauen können weder Mutter noch Geliebte sein; sie sind entweder zu häßlich oder zu dumm«[650]. Sie selbst wird jedoch später ebenfalls von dem Wunsch nach Kindern erfüllt sein und in Gebeten, Heilbädern und ärztlichen Konsultationen Hilfe und Wege zur Erfüllung dieses Wunsches suchen.[651]

Die Übelkeiten in der ersten Zeit der Schwangerschaft scheinen für die Gräfin de l'Estorade die Aufgabe zu haben, sie an spätere Leiden des Lebens zu gewöhnen. In die vage Unruhe, die sie empfindet, mischen sich überdies Ekelgefühle – »die Verwirrungen, die seltsamen Gelüste der Schwangerschaft«. Sie erfreut sich an schlechten, fast fauligen Orangen: »ihr bläulicher oder grünlicher Schimmel schimmert für meine Augen wie Diamanten: ich erblicke darin Blumen, ich bin mir ihres Kadavergeruchs nicht bewußt und finde ihren Saft aufreizend; er ist von einer weinigen Wärme, ein köstlicher Geschmack«[652]. Diese verwesten Früchte, deren Gestank ihren Mann Louis abschreckt, scheinen ihr aus dem Paradies zu kommen und erinnern sie an die düstere Wendung aus dem Roman ›Obermann‹ (1804) von Pivert de Sénancourt: »Die Wurzeln trinken aus stinkenden Wassern.« Der perverse Hang muß nach ihr einen Sinn haben, »da er der Natur entspringt und da die Hälfte aller Frauen bisweilen solche ungeheurliche Gelüste verspürt«[653]. Im übrigen möchte sich die Gräfin in ihrem Zustand in der Öffentlichkeit nicht mehr zeigen und hat Ängste vor möglichen furchtbaren Schmerzen während der Geburt. In der letzten Zeit der Schwangerschaft ist sie von Melancholie befallen und wird bei den Regungen des Kindes in ihrem Leib mehr von Verwunderung erfüllt als von Lustgefühlen.

Die Niederkunft erlebt Renée de l'Estorade als eine traumhafte Tortur, die von ihr aber bewußt wahrgenommen und bewundernswert ertragen wird: »Ich habe mich als in zwei Bestandteile zerlegt gefühlt: eine mit Zangen gepeinigte, zerrissene, gefolterte Hülle und eine willfährige Seele. In diesem absonderlichen Zustand hat der Schmerz über meinem Kopf geblüht wie ein Kranz. Mir war, als entwachse meinem Schädel eine riesige Rose, werde immer größer und hülle mich ein. Der rote Farbton dieser blutigen Blume war in der Luft. Ich sah alles rot. So gelangte ich zu dem Punkt, wo die Trennung zwischen Leib und Seele sich vollziehen zu wollen schien, und da brach ein Schmerz aus, der mich an den unmittelbar bevorstehenden Tod glauben ließ. Ich habe grausige Schmerzen ausgestoßen und habe neue Kräfte gegen die Schmerzen gebraucht. Dieses furchtbare Konzert von Klagerufen ist in meinem Inneren plötzlich von dem köstlichen Gesang silbrigen Wimmerns des kleinen Wesens überdeckt worden. Nein, nichts vermag Dir diesen Augenblick zu schildern: mir war als schreie die ganze Welt mit mir, als sei alles Schmerz und Klageruf, und als sei das alles darin ausgelöscht worden durch den schwachen Schrei des Kindes«[654].

Von einem Arzt wird bei dieser Geburt nicht berichtet, nur von liebevollen Angehörigen und einer freundlichen Pflegerin; dennoch werden Ärzte Schwangerschaft, Geburt und Wochenbett beaufsichtigt haben, wie sich aus der zweiten Niederkunft der Gräfin schließen läßt, bei der ihr eine Ruhezeit von über 40 Tagen nach der Entbindung von den Ärzten verordnet wird.[655] Die zunächst schmerzhaft vermißten Muttergefühle stellen sich bald nach der Geburt ein, als der Säugling an ihrer Brust zu trinken beginnt. Keine Liebesempfindung kann für sie diesem Lustgefühl gleichkommen: »Zeugung ist nichts; aber Nähren ist stündliche Zeugung«[656]. Das Säugen wird ihr zu einem Gleichnis der Beziehung der Welt zu Gott; die Welt hänge an Gott wie der Säugling an ihr und werde von ihm erfüllt wie der Mund des Säuglings von ihrer Milch. Die Realität läßt sie die Grenzen dieser Analogie aber nicht vergessen; sie hat an einer Brustentzündung zu leiden, die sich bei ihrer zarten Haut einstellt: »Jene Wunde, die sich unter den rosigen Lippen immer von neuem öffnet, die so schwer heilt und die Qualen zum Wahnsinnigwerden verursachen könnte, hätte man nicht die Freude, den kleinen, milchbeschmutzten Kindermund zu sehen«[657]. Kinderkrankheiten folgen, eigene Leiden kommen hinzu; zutiefst empfindet sie aber gerade in der Mutterliebe die Verbindung von Natur und Gesellschaft: »Eine Frau, die nicht Mutter ist, ist ein unvollkommenes und verfehltes Wesen«[658].

In sozial weniger ansprechenden Verhältnissen erblicken Kinder bei Charles Dickens oft das Licht der Welt. Oliver Twist (1837/38) wird in einem Arbeitshaus unter der glücklicherweise recht nachlässigen Aufsicht des Kirchspitalarztes und einer alten Frau, die infolge ihres Bierkonsums sich in einem angeheiterten Zustand befindet, zur Welt gebracht: »Wäre Oliver in diesem kritischen Zeitabschnitt von besorgten Großmüttern, ängstlichen Tanten, erfahrenen Ammen und Ärzten voll tiefer Weisheit umgeben gewesen, er hätte selbstverständlich nicht überlebt«[659]. Seine entkräftete Mutter übersteht die Geburt allerdings nicht, auch der freundliche Zuspruch des Arztes und die Aufmunterung der alten Frau können ihr nicht mehr helfen: »Die Wöchnerin schüttelte den Kopf und streckte nur stumm ihre Arme nach dem Kind aus. Der Arzt reichte es ihr, sie preßte ihre kalten blutleeren Lippen heftig auf die Stirn des Kindes, fuhr sich mit der Hand über das Gesicht, blickte wild umher, schauderte zusammen, sank zurück – und starb. Sie rieben ihr Brust, Hände und Schläfen, aber das Herz hatte für immer zu schlagen aufgehört«[660]. Die nächsten acht bis zehn Monate wird Oliver – »Opfer systematischer Säuglingsfürsorge«[661] – mit der Flasche ernährt, kommt dann in ein Armenhaus, deren Leiterin das Kostgeld der Waisen zum größten Teil für sich selbst verwendet, so daß nicht wenige der Kleinen »entweder vor Kälte oder Hunger, oder weil sie sich tödlich verletzten oder verbrannten, frühzeitig starben und zu ihren Vätern, die sie nie gekannt, versammelt wurden«[662].

Die Geburt von Dorrit (Dickens, 1855/57) im Gefängnis unterstützt der sehr alkoholfreudige, schmutzige und spielsüchtige ehemalige Schiffsarzt Dr. Haggage, assistiert von der Tagelöhnerin und Botenfrau Mrs. Baugham, die der Leidenden zuspricht und die Fliegen mit Salbenbüchsen und Essig und Zucker zu fangen und von ihr abzuhalten sucht. Während sich Arzt und Helferin mit Branntwein kräftigen, bringt die Schwangere, die ihren Mann in das Schuldgefängnis begleitet hat, das Kind zur Welt: »Drei oder vier Stunden verflossen so; die Fliegen fielen zu Hunderten in die Fallen, und endlich erschien zwischen dem Massentod geringerer Lebewesen ein kleines Leben, das kaum stärker war als das ihre«[663].

Unter der Aufsicht des vornehmen Arztes Peps und des Hausarztes Pilkins wird dagegen Paul Dombey (Dickens, 1847/48) im Hause des wohlhabenden Handelshausbesitzers Dombey geboren: »Doktor Parker Peps, einer der Hofärzte, erfreute sich wegen seiner geschickten Hilfe beim Familienzuwachs großer Häuser eines glänzenden Rufes. Jetzt eben ging er, die Hände auf dem Rücken, im Salon auf und ab, unaussprechlich bewundert von dem Hausarzt, der den Fall schon seit sechs Wochen bei all seinen Patienten, Freunden und Bekannten ausposaunt und erzählt hatte, er müsse Tag und Nacht stündlich gewärtig sein, zusammen mit Dr. Peps zu Mrs. Dombey gerufen zu werden«[664]. Der Hausarzt der Familie begegnet dem Kollegen mit der notwendigen Hochachtung, so daß dieser auf die Kooperation mit ihm einzugehen bereit ist und sein Vertrautsein mit den Lebensumständen, der

Persönlichkeit und Konstitution der Wöchnerin sogar anerkennt. David Copperfield (Dickens, 1849/50) wird von einem freundlichen Geburtshelfer zur Welt gebracht.

Weniger vornehm und poetisch geht es bei den von Zola geschilderten Geburten zu, bei der Niederkunft von Adèle ohne ärztlichen Beistand (Ein feines Haus, 1882) und noch eindrucksvoller bei der Niederkunft von Lise Fouan (Die Erde, 1887). Die Bäuerin und die Kuh Coliche kommen gleichzeitig nieder. Während der zu spät gerufene Tierarzt Patoir das Kalb in der Kuh zerstückeln muß, um diese zu retten, setzt bei Lise Fouan die Geburt unter dem Beistand einer Nachbarin ein. »Schon hatte die Frimat das Schmerzenslager nach ländlichem Brauch hergerichtet: ein einfaches, über ein Bund Stroh geworfenes Laken und drei umgekippte Stühle in der Mitte der Stube. Lise hockte sich nieder, spreizte die Beine, lehnte den Rücken gegen einen der Stühle, stemmte das rechte Bein gegen den zweiten und das linke gegen den dritten. Sie hatte sich nicht einmal ausgezogen, ihre Füße krümmten sich in den Holzschuhen, ihre blauen Strümpfe reichten bis zu den Knien hoch; und ihr auf den Busen zurückgeschlagener Rock entblößte ihren unförmigen Bauch, ihre üppigen, sehr weißen Schenkel, die so breit auseinander klafften, daß man ihr bis ins Herz sah«[665]. Nachdem der Tierarzt ein unerwartetes zweites Kalb ohne Komplikationen zur Welt befördert, bekommt auch die Bäuerin ihr Kind: »Das klaffende Loch rundete sich noch mehr, daß man glauben konnte, die immer noch davor kniende Frimat werde gleich darin verschwinden; und auf einmal schoß wie aus einer Kanone ganz rot das Kind hervor mit seinen glitschigen und bleifahlen Gliedmaßen. Man hörte nur das Glucksen eines riesigen Flaschenhalses, der sich entleerte. Dann quäkte das Kleine, während die Mutter, ausgeschüttelt wie ein schlaff gewordener Weinschlauch, noch lauter lachte. An dem einen Ende schrie es, am anderen Ende lachte es«[666].

In vielen Romanen des 19. Jahrhunderts überleben die Frauen die Geburt nicht; das entspricht der historischen Realität. Bei Dostoevskij sterben die Mütter von Aljosa und Smerdjakov bei der Geburt (Brüder Karamasov, 1879/80). In Tolstojs ›Krieg und Frieden‹ (1868/69) stirbt die Fürstin Liza Bolkonskaja bei der Geburt. Dem Kindbettfieber erliegt die Fürstin Zinaida Sasekina in Turgenevs ›Erste Liebe‹ (1860). Dr. Peps und Dr. Pilkins können der zarten und geschwächten Mrs. Dombey nach der Geburt ihres Sohnes Paul ebenfalls nicht helfen; der Versuch, mit einem anregend-provokativen Mittel noch eine Wende herbeizuführen, kommt zu spät (Dickens, Dombey,

1847/48). In den Armen ihrer sechsjährigen Tochter, die sieben Jahre später auch ihren Bruder Paul bei seinem Sterben in den Armen halten wird, stirbt Mrs. Dombey: »Und fest an den schwachen Halt in ihren Armen geklammert, trieb die Mutter hinaus in das dunkle, unbekannte Meer, das die ganze Welt umschließt«[667].

Auffallend häufig sind bei der Wiedergabe von Geburten in der russischen Literatur keine Ärzte anwesend. In den ›Dämonen‹ (1871/72) von Dostoevskij bekommt Šatovs Frau Maria ihr Kind, das von Stavrogin stammt, ohne ärztliche Unterstützung, aber mit dem Beistand der fähigen Hebamme Arina Prochorovna: »In Arina Prochorovnas Händen schrie und bewegte sich mit winzigen Händchen und Füßchen ein kleines, rotes, runzliges Wesen, das erschreckend hilflos und wie ein Stäubchen vom erstbesten Windstoß abhängig war, aber doch schrie und sich kundgab, als hätte es gleichfalls irgend ein ganz großes Recht auf das Leben«[668]. Aber auch in westeuropäischen Romanen müssen Frauen – besonders aus ärmeren Schichten – Geburt und Schwangerschaft häufig ohne ärztlichen Beistand überstehen. Für die Konkurrenz zwischen Hebamme und Arzt in der Literatur des 18. Jahrhunderts ist Sternes ›Tristram Shandy‹ (1759/67) ein gutes Beispiel. Germinie Lacerteux (Brüder Goncourt, 1864) bringt ihr Kind in einer Entbindungsanstalt für arme Frauen zur Welt, die von der Epidemie des Kindbettfiebers befallen ist: »Die Luft war wie vergiftet, die jungen Mütter starben reihenweise, es war, als ginge die Pest um, eine Pest, die die Jüngsten und Gesündesten binnen einer Stunde dahinraffte, eine Pest, die aus den Wiegen der Neugeborenen aufstieg und sich an dem Trieb der Fortpflanzung rächte«[669].

Auch Kinder sterben oder kommen tot zur Welt. Bei Olga Michajlovna (Čechov, Der Namenstag, 1888) setzen die Wehen verfrüht ein. Die Schmerzen, das Stöhnen und Schreien haben sie abgestumpft, gleichgültig gemacht und ihr auch jeglichen Zeitsinn geraubt. »Am Abend nahmen zwei Ärzte an Olga Michajlovna eine Operation vor; der eine war knochig, kahlköpfig und trug einen breiten roten Bart, der andere war brünett, sah jüdisch aus und trug eine billige Brille. Zu der Tatsache, daß fremde Männer ihren Körper berührten, verhielt sie sich völlig gleichgültig. Sie hatte kein Schamgefühl und keinen Willen mehr, und jeder konnte mit ihr machen, was er wollte. Hätte sich in diesem Augenblick jemand mit einem Messer auf sie gestürzt, Pëtr Dmitrič beleidigt oder ihr das Recht auf das kleine Menschlein entzogen – sie hätte kein einziges Wort gesagt«[670]. Die Operation wird mit Chloroform durchge-

## 13.1 Schwangerschaft und Geburt

führt, ihr Kind kommt tot zur Welt, sie selbst kann den Verlust in dieser Situation noch nicht begreifen: »Jene stumpfe Gleichgültigkeit dem Leben gegenüber, die sie empfand, als die beiden Ärzte sie operierten, hatte sie immer noch nicht verlassen«[671].

Lebensgefährlich erkrankt an Kindbettfieber ›Anna Karenina‹ (Tolstoj, 1875/77) nach der Geburt ihres illegitimen Kindes: »Der behandelnde Arzt hatte gleich dem zum Konsilium berufenen Kollegen die Diagnose auf Kindbettfieber gestellt, das unter hundert Fällen neunundneunzigmal mit dem Tod endet. Den ganzen Tag war die Kranke in Fieberglut, in wilden Phantasien und Bewußtlosigkeit. Gegen Mitternacht lag sie völlig ohne Bewußtsein und fast ohne Puls da. Jeden Augenblick wurde das Ende erwartet«[672]. Fieberphantasien und Wahnreden vermischen sich mit zeitweiliger klarer Aufnahme der Umwelt und verständigem Sprechen. In dieser Situation begegnen sich ihr Mann Karenin und ihr Geliebter Vronskij; Karenin vergibt ihr wie auch Vronskij. Geburt, Krankheit und Tod können Konvention und Egoismus durchbrechen. Vronskij begreift zwar nicht, was in der Seele des verzeihenden Karenin vorgeht, »soviel jedoch empfand er, daß es etwas Höheres, seiner eigenen Auffassung Überlegenes und ihm Unerreichbares war«[673]. Die emotionale Entspannung und geistig-religiöse Versöhnung hat die körperliche Genesung Annas zur Folge: »Gegen Morgen trat wieder ein Zustand lebhafter Erregung, verbunden mit rascher Gedankenarbeit und hastigem Sprechen ein, worauf wiederum Bewußtlosigkeit folgte. Am dritten Tag zeigten sich dieselben Erscheinungen, und die Ärzte sagten, es sei Hoffnung vorhanden«[674]. Anna Karenina erholt sich tatsächlich, der seelisch-soziale Konflikt bleibt allerdings ungelöst und führt letztlich zu ihrem Selbstmord. Mit dem Fortschritt der Medizin verliert das Kindbettfieber zunehmend seine innerfiktionale Funktion und symbolische Bedeutung.

Den Kaiserschnitt überleben weder Catherine Barkley noch ihr Kind in Hemingways Kriegsroman ›In einem andern Land‹ (1929). Der Krieg läßt Liebe und Geburt nicht zu oder verschärft nur die grundsätzliche Endlichkeit der individuellen Existenz. Nachdem die Wehen sich von drei Uhr morgens bis in den Abend hingezogen haben, sieht der Arzt angesichts des zunehmenden Kräfteverlustes der Schwangeren nur noch zwei Möglichkeiten: »Es gibt zwei Dinge. Entweder eine hohe Zangengeburt, die reißen und ziemlich gefährlich sein kann, außerdem möglicherweise schlecht für das Kind ist, und einen Kaiserschnitt.« Der Arzt rät zum Kaiserschnitt: »Wenn es meine Frau wäre, würde ich einen Kaiserschnitt machen«[675]; die Infektionsgefahr sei gering, es bliebe nur eine Narbe. Catherine Barkley und Frederic Henry entscheiden sich für den Kaiserschnitt. Aufklärung und Einwilligung (informed consent) sind erfolgt und werden durch den Ratschlag des Arztes überzeugend ergänzt, was er selbst in einer solchen Situation tun würde. Der Unruhe und den Ängsten der Betroffenen steht das professionelle Interesse der Ärzte und auch der Pflegepersonen gegenüber: »Zwei Schwestern eilten dem Eingang der Galerie zu. ›Es ist ein Kaiserschnitt‹, sagte die eine. ›Sie machen einen Kaiserschnitt‹. Die andere lachte. ›Wir kommen gerade zur Zeit. Was wir für Glück haben‹«[676]. Das Kind kommt tot zur Welt, die Nabelschnur hat sich um seinen Hals gelegt. Catherine Barkley stirbt an inneren Blutungen, vor denen die Ärzte machtlos sind. Ohnmacht kennzeichnet auch das Gespräch zwischen Arzt und Frederic Henry: »Ich weiß, man kann nichts sagen. Ich kann Ihnen nichts sagen …‹ ›Nein‹, sagte ich. ›Man kann nichts sagen‹«[677].

Die literarischen Darstellungen des 19. Jahrhunderts zeigen den Arzt nicht nur in Konkurrenz zur Hebamme oder zu Laien oder in Verbindung mit ihnen, in diesen Darstellungen werden auch immer die sozialkulturellen Unterschiede der Länder sichtbar, in denen diese Romane und Erzählungen spielen und die sich auf die Medizin, auf das Kranksein, therapeutische Handeln, die Subjektivität der Frauen und die Reaktion der Umwelt auswirken.

Zur Niederkunft der Fürstin Liza Bolkonskaja in Tolstojs ›Krieg und Frieden‹ (1868/69) wird neben der Hebamme Marja Bogdanova, die sich schon seit einer Woche um die Schwangere sorgt und meint, auf den Arzt verzichten zu können, ein deutscher Arzt aus Moskau gerufen. Im Hause bemühen sich alle um ein Verhalten, als wüßten sie nichts von dem bevorstehenden Ereignis: »Dem Aberglauben nach ist es besser, daß möglichst wenig Menschen von den Leiden der Gebärerin wissen; dadurch wird der Armen viel Schmerz erspart«[678]. Auch die alte Küchenfrau der Bolkonskijs taucht auf und erzählt, wie die verstorbene Fürstin die Prinzessin Marja, Lizas Schwägerin, zur Welt gebracht habe – nur unter dem Beistand einer Bäuerin und nicht einmal einer Hebamme: »Gott ist gnädig; wir brauchen keine Ärzte«[679]. Der deutsche Geburtshelfer, der die russische Sprache nicht versteht, erscheint, als die Wehen einsetzen. Fürst Andrej bleibt bei der Geburt nicht dabei, die für seine Frau tödlich ausgeht, während das Kind am Leben bleibt: »Der Arzt, der mit hochgestreiften Hemdärmeln aus dem Zimmer heraustrat, war blaß und zitterte. Der Fürst sah ihn an; aber er ging geistesabwesend an ihm vorbei und sprach kein Wort. Andrej ging in das Zimmer seiner Frau hinein; sie lag tot da, in derselben Haltung, in der er sie vor fünf Minuten gesehen hatte, und mit demselben Gesichtsausdruck. Trotz der toten Augen lag auf dem blassen Gesicht immer noch der Ausdruck der Schönheit«[680].

In Hemingways ›Indianerlager‹ (1924, Stories) kann dagegen der Arzt eine Indianerin und ihr Kind durch einen Kaiserschnitt retten: »Seit zwei Tagen versuchte sie ihr Kind zu bekommen. Alle alten Frauen aus dem Lager hatten ihr geholfen. Die Männer hatten sich auf der Straße außer Hörweite gebracht und saßen rauchend im Dunkeln«[681]. Der Bruder George des Arztes und drei Indianerinnen assistieren bei der Operation, die lange dauert und erfolgreich verläuft: »›Das ist was fürs medizinische Journal, George‹, sagte er, ›ein Kaiserschnitt mit dem Jagdmesser und eine Naht mit einem neun Fuß langen gedrehten Darm‹«. Der Mann der Indianerin, der sich mit einer Axt in den Fuß gehackt hat und in der Bettkoje über seiner Frau liegt, kann ihre Schmerzen allerdings nicht aushalten und bringt sich selbst während der Operation um: »Der Indianer lag mit dem Gesicht zur Wand. Sein Hals war durchschnitten, von einem Ohr zum andern«[682].

## 13.2 Krankheiten und Therapie

*Die Ärzte waren nicht auf der Welt, den Tod herbeizuführen, sondern das Leben um jeden Preis zu erhalten.*

T. Mann, Die Buddenbrooks, 1901

In den literarischen Texten des 19. Jahrhunderts wird auch von Frauenkrankheiten oder Krankheiten der Frauen berichtet, zu denen aber keineswegs immer ein besonderer Frauenarzt hinzugezogen wird. Die Leiden sind körperlicher und seelischer Natur, stehen mit den Altersphasen und Lebensbedingungen in einem Zusammenhang. Die alternde und sterbende Frau ist ebenfalls wiederholt ein Thema der Literatur.

Balzacs Louise Gaston, vormals de Macumer, schreibt ihrer Freundin Renée de l'Estorade: »Ich bin bald dreißig, und in diesem Alter setzen für eine Frau die entsetzlichen inneren Klagen ein«[683]. Ihre Freundin, glückliche Mutter, setzt dagegen einen anderen Akzent: »Ich bin dreißig Jahre alt, jetzt ist die ärgste Tageshitze vorüber, der schwierigste Teil des Weges liegt hinter mir. In ein paar Jahren bin ich eine alte Frau, daher schöpfe ich ungeheure Kraft aus dem Gefühl erfüllter Pflichten«[684]. In diesem Alter leiden beide Freundinnen an ihren Krankheiten, erlebt Renée ihre Geburten, setzt sich Louise bewußt einer Erkältung aus, an der sie auch stirbt.

Zu den typischen Frauenleiden der Literatur gehören Überempfindlichkeit, Nervosität, Hysterie. Mrs. Wititterly (Dickens, Nickleby, 1838/39) ist »äußerst reizbarer Natur, ungemein nervös und zart – eine Treibhauspflanze, eine exotische Blume«. Ihr Arzt Sir Tumley Snuffin weiß um den Wert dieses Leidens auch für ihren Mann und gibt zugleich Hinweise auf die Ursachen: »Halten Sie sie hoch in Ehren; sie ist eine Zierde für die fashionable Welt und für Sie. Ihre ganze Krankheit wurzelt in ihrem hochfliegenden Geist. Er schwillt, er dehnt sich aus, er entfaltet seine Schwingen, – das Blut entzündet sich, die Pulse fliegen rascher, die Erregung steigert sich‹«[685]. Die Gesellschaft und ihr Mann bewundern diese Nervosität auch, die sich in verschiedenen körperlichen Gebrechen äußert, sie fördern sie auf diese Weise zugleich. Die Ärzte finden oder zeigen keinen Ausweg. Die Spannungen zwischen Körper und Seele, an denen Mrs. Wititterly leidet, entsprechen dem Zwiespalt zwischen Banalität und Idealität, zwischen Materialität und Geistigkeit ihrer Umwelt. Mrs. Wititterly zieht selbst Nutzen aus ihrer, offensichtlich zum Teil auch simulierten Empfindlichkeit und ist in ihrem Autismus zugleich unfähig, das Leiden anderer Menschen zu ertragen oder nachzuvollziehen.

Zolas Dirne Nana (1879/80) ist von einer »Nervenstörung ihres weiblichen Geschlechts«[686] betroffen, die allerdings selbst wieder ihre genetische Voraussetzung in der Trunksucht ihrer Vorfahren besitzt. Die »goldene Fliege« Nana ist nymphoman, narzisstisch in sich verliebt und auch lesbisch, hat mit dem aus den Liebesverhältnissen aufgenommenen Krankheitskeim die Männer, mit denen sie Kontakt hat, vergiftet und zugrunde gerichtet – der Krankheitskeim schlägt mit Blattern, an denen sie selbst erkrankt und 1870 zu Beginn des Deutsch-Französischen Krieges stirbt, auf ihren Körper selbst wieder zurück und läßt diesen verfaulen und untergehen; allein das Haar bleibt in seiner ursprünglichen Schönheit erhalten: »Es war ein Beinhaus, ein Haufen von Säften und Blut, eine Schaufel voll verdorbenen Fleisches, das dort auf ein Kissen hingeworfen war. Die Blattern hatten das ganze Gesicht überschwemmt, und eine Pustel berührte die andere; welk, verfallen, von schmutziggrauem Aussehen, ähnelten sie bereits dem Schimmel der Erde auf diesem unförmigen Brei, auf dem die Gesichtszüge nicht mehr wiederzufinden waren. Ein Auge, und zwar das linke, war völlig im gärenden Eiter eingesunken; das andere, das halb offen war, bohrte sich ein wie ein schwarzes und zersetztes Loch. Von einer Wange ging eine ganze rötliche Kruste aus und überwucherte den Mund, den sie zu einem scheußlichen Lachen verzerrte. Und über diese entsetzliche Maske des Nichts floß in goldenem Geriesel das Haar, das schöne Haar, das seinen flammenden Sonnenglanz bewahrt hatte. Venus verweste«[687].

Dr. Bieber (H. Mann, Doktor Biebers Versuchung, 1898) besitzt eine besondere Stärke oder Schwäche für Hypnose und nervöse Frauenleiden. »Doktor Bieber erteilt keiner Dame den einfachsten ärztlichen Ratschlag, ohne sie eine Welt tiefer Gründe ahnen zu lassen, aus der gerade dieser Ratschlag hervorgehen mußte.« Diese tiefen Gründe entsprechen aber nur zu sehr den Neigungen dieser nervösen Frauen: »Mit Doktor Bieber gerät man unfehlbar in das Gebiet des Geheimnisvollen, des Vagen, des Halben, des nicht Auszudrückenden, kurz dessen, was für die Nerven unserer Damen ganz schauerlich reizvoll ist«[688].

Spezifische Frauenleiden können auch in allgemeine, nicht geschlechtstypische Erkrankungen übergehen oder aus ihnen entstehen. Die weibliche Situation oder Rolle kann das Vortäuschen einer Krankheit nahelegen. Die Marquise de Merteuil verliert am Ende der ›Gefährlichen Liebschaften‹ (Choderlos de Laclos, 1782), in denen der Vicomte de Valmont und sie ihre Umwelt beherrschen und zugrunde richten, ihre Schönheit wie Zolas Nana durch die Blattern: »Sie ist wieder genesen, das wohl, aber sie ist grauenhaft entstellt, und vor allem hat sie dabei ein Auge eingebüßt«; ein boshafter Bekannter meint, »die Krankheit habe sie umgestülpt, und jetzt trage sie ihre Seele im Gesicht«[689]. Mme. de Tourvel ist eine der weiblichen Opfer des Vicomte de Valmont, sie verfällt in Delirien und stirbt nach mehreren Schwächeanfällen.

An Scharlach erkrankt Dr. Gräslers (Schnitzler, Dr. Gräsler, Badearzt, 1917) Geliebte Katharina; der Arzt muß sich selbst für diese Erkrankung mitschuldig halten, da er sie im Zusammenhang mit der Behandlung eines scharlachkranken Kindes angesteckt hat. Seine Worte der Liebe und seine therapeutischen Bemühungen sind machtlos: »Aber während er sie noch befriedigt lächeln sah, merkte er schon, daß alle seine Worte den Weg ins Tiefste ihrer Seele nicht mehr fanden, daß sie nur mehr als schwankende Schatten erfaßte, was ringsum sich bewegte, daß sie am Beginn von Tagen stand, in denen jede Stunde erfüllt sein sollte von der grauenhaften Angst um etwas Geliebtes, das einem unsichtbar nahenden Feind verfallen ist; und daß er sich zu einem verzweifelten Ringen rüsten mußte –, das er doch schon in diesem Augenblick als nutzlos erkannte«[690].

›Louise‹ (Maugham, 1925) leidet in der Folge ebenfalls einer Scharlacherkrankung als Kind an einem schwachen Herzen, mit dem sie allerdings eine Reihe kräftiger Männer, die sie heiratet, überlebt; ihre Tochter läßt sich von der Gefahr eines Herzanfalls, mit dem ihre Mutter im Blick auf die Ehe droht, die sie eingehen möchte, nicht abschrecken. In der Nacht nach der Hochzeit stirbt die Mutter dann tatsächlich.

Sterben und Tod in Verbindung mit pflegerischem und ärztlichem Engagement schildert Thomas Mann in den ›Buddenbrooks‹ (1901). Dr. Grabow und Dr. Langhals können sich nach ihrer Untersuchung der Konsulin zu einer klaren Aussage gegenüber dem Senator Buddenbrook nicht durchringen: »Für irgendwelche ernstliche Beunruhigung ist natürlich fürs erste platterdings keine Ursache vorhanden«, heißt es einerseits, andererseits muß von ihnen doch eingeräumt werden: »Allerdings, eine kleine, rechtsseitige Lungenentzündung«[691]. Im übrigen müsse abgewartet werden. Die Konsulin wird von den Ärzten nicht aufgeklärt, auch ihr Sohn kann sich zu einer Mitteilung der Wahrheit nicht durchringen: »›Es ist nicht gerade Lungenentzündung‹, sagte er, da er sah, daß ihr Blick noch eindringlicher wurde ..., ›obgleich ja auch das noch nicht das Ende aller Dinge wäre, ach, da gibt es Schlimmeres‹. Kurz, die Lunge ist etwas gereizt, sagen die beiden, und damit mögen sie wohl recht haben«[692]. Die Pflege ist nicht einfach, das Interesse der Konsulin konzentriert sich immer ausschließlicher auf ihren eigenen Zustand: »Je mehr sich ihr Zustand verschlimmerte, desto mehr wandte sich ihr ganzes Denken, ihr ganzes Interesse ihrer Krankheit zu, die sie mit Furcht und einem offenkundigen, naiven Haß beobachtete«[693]. Eine »seelische Vorarbeit« hat sie nicht geleistet, sie ist zum Sterben noch nicht bereit. Ihre ganze Aufmerksamkeit gilt der Therapie und den Kontakten mit den Ärzten, auf Verwandte und Freunde kann sie sich kaum noch einlassen. Zugleich kommt es zu weiterem Kräfteverfall, am Körper bilden sich durch das Liegen Wunden, während die Organe noch funktionieren; nach einem kurzen Aufflakkern tritt dann das Ende ein. Die Ärzte können den Ernst der Situation nun nicht mehr ableugnen, der Bitte um ein linderndes Mittel wollen sie aber nicht entsprechen, passive Euthanasie ist ihnen nicht möglich: »Aber die Ärzte kannten ihre Pflicht. Es galt unter allen Umständen, dieses Leben den Angehörigen so lange wie nur irgend möglich zu erhalten, während ein Be-

## 13.2 Krankheiten und Therapie

täubungsmittel sofort ein widerstandloses Aufgeben des Geistes bewirkt haben würde. Ärzte waren nicht auf der Welt, den Tod herbeizuführen, sondern das Leben um jeden Preis zu konservieren. Dafür sprachen außerdem gewisse religiöse und moralische Gründe, von denen sie auf der Universität sehr wohl gehört hatten, wenn sie ihnen im Augenblick auch nicht gegenwärtig waren«[694]. In den letzten Augenblicken sind Angehörige, Ärzte und Pflegerin anwesend. Die Konsulin stirbt mit dem Satz: »Hier bin ich«, zugleich geht »über ihre gealterten und vom Leiden zerrissenen Züge ein Zucken, eine jähe, entsetzte Freude, eine tiefe, schauernde, furchtsame Zärtlichkeit«[695].
Zur Anwendung kommen in den literarischen Texten körperliche und psychische Therapieformen. Diätetische Vorschläge werden wiederholt gemacht. Diätetik, Medikament und Operation haben auch eine jeweils geschlechtspezifische Affinität. Das Flimmern im Auge der Mutter von Effi Briest führt der Augenarzt Dr. Schweigger auf einen »Blutandrang nach dem Gehirn« zurück und empfiehlt als Diät: »Bier, Kaffee, Tee – alles gestrichen und gelegentlich eine lokale Blutentziehung«[696]. Dr. Schweigger ist ein Spezialist, für die angeblichen rheumatischen Beschwerden der Tochter Effi kommt er deshalb nicht in Frage, »er könnte es am Ende übelnehmen, in so etwas anderem zu Rate gezogen zu werden«[697].
Wie alle anderen medizinischen Fachrichtungen setzt auch die Gynäkologie bestimmte individuelle Fähigkeiten und Neigungen voraus. Frau von Briest schlägt ihrer Tochter Effi für ihre Leiden Geheimrat Dr. Rummschüttel vor, den sie selbst vor zwanzig Jahren bereits konsultiert hat: »Er war ein Damenmann, aber in den richtigen Grenzen. Ärzte, die das vergessen, gehen unter, und es kann auch nicht anders sein; unsere Frauen, wenigstens die aus der Gesellschaft, haben immer noch einen guten Fond.« Auch das Alter spielt beim Frauenarzt eine Rolle: »Ein junger Doktor ist immer genant, und wenn er es nicht ist, desto schlimmer«[698]. Die erotischen Gefährdungen des Frauenarztes sind ein beliebtes Thema der Literatur.
Wenn Dr. Rummschüttel in Fontanes ›Effi Briest‹ (1894/95) als ›Damendoktor‹ von seinen Gegnern und Neidern bezeichnet wird, so sieht Effi Briest, wie sie an ihren Mann Instetten schreibt, hierin keineswegs nur etwas Negatives: »Aber dies Wort umschließt doch auch ein Lob; es kann eben nicht jeder mit uns umgehen«[699]. Dr. Rummschüttel glänzt weniger in der Wissenschaft als im Umgang mit seinen Patientinnen. Seine Lebenserfahrung läßt ihn die Komödie hinnehmen, die Effi ihrem Mann mit einem rheumatischen Anfall vorspielt; ebenso ist er aber auch bereit, die üblichen Grenzen

seiner Profession zu überschreiten, als er den Eindruck gewonnen hat, daß das Leiden von Effi Briest nach der Trennung von Mann und Kind mit einem Kuraufenthalt nicht mehr zu überwinden ist, eine Hilfe vielmehr, die, wie er der Mutter Briest eindringlich ans Herz legt, nur noch das Elternhaus zu bieten vermag: »Eine Disposition zu Phtisis war immer da, weshalb ich schon vor Jahren Ems verordnete; zu diesem alten Übel hat sich nun ein neues gesellt: ihre Nerven zehren sich auf. Dem Einhalt zu tun, ist ein Luftwechsel nötig. Aber wohin? Es würde nicht schwer sein, in den schlesischen Bädern eine Auswahl zu treffen, Salzbrunn gut, und Reinerz, wegen der Nervenkomplikation, noch besser. Aber es darf nur Hohen-Cremmen sein. Denn, meine gnädigste Frau, was Ihrer Frau Tochter Genesung bringen kann, ist nicht Luft allein; sie siecht hin, weil sie nichts hat als Roswitha. Dienertreue ist schön, aber Elternliebe ist besser«[700]. Das Leiden ist aber nicht mehr aufzuhalten, die Krankheitstage zu Hause werden Effi noch einmal zu den fast schönsten Tagen ihres Lebens, Effi stirbt in Frieden: »Ein Gefühl der Befreiung überkam sie. ›Ruhe, Ruhe‹«[701].

Frauenärzte können in der Literatur auch auf spezifische Kritik stoßen, die sich weniger auf sie als Person, sondern mehr als Vertreter eines Berufsstandes bezieht. In der ›Kreutzersonate‹ (1889) greift L. N. Tolstoj vor allem die Ärzte in ihrem Umgang mit Schwangerschaft, Geburt und Frauenleiden an, um mit der Medizin insgesamt abzurechnen. Hysterie, Epilepsie, psychotische Krankheiten seien die Folgen unkontrollierter Sexualität, die von der modernen Medizin möglich gemacht und nahegelegt werde. Frauenärzte sind nach Tolstoj Zyniker und Lüstlinge. Dr. Ivan Sacharyč wird von dieser Kritik nicht ausgenommen, er steht der Frau von Posdnysev bei den Geburten und Krankheiten bei und versucht sie vergeblich zu retten, als ihr Mann ihr aus Eifersucht eine tödliche Verletzung mit einem Dolch zugefügt hat. Ausschlaggebend ist der Verlust an Ethik in der Medizin. »Die Wissenschaft hat es so weit gebracht, daß sie irgendwelche Leukozyten entdeckt hat, die sich im Blute tummeln, wie auch sonstige spaßige Albernheiten, aber den Sinn der Enthaltsamkeit vermochte sie nicht zu begreifen«[702].

## 13.3 Perspektiven

> *Da sollten sie wirklich mal was erfinden, daß das ein Ende nimmt. Diese ewigen Wehen: Lebenslänglich mit Zwangsarbeit.*
>
> J. Joyce, Ulysses, 1922

Schwangerschaft, Geburt und Frauenkrankheiten werden in der Epoche des Realismus zu Themen in der Literatur, die in umfassender Detailliertheit dargestellt werden. Damit findet der Frauenarzt als Helfer und Begleiter der medizinischen Wirklichkeit jener Zeit entsprechende Aufnahme. Nur zu oft wird die Geburt aber noch nicht von ihm, sondern vom Praktiker betreut oder findet auch ganz ohne die Hilfe eines Arztes oder einer Hebamme statt.
Meist fällt das Bild des Frauenarztes und Geburtshelfers im 19. Jahrhundert positiv aus; negative Beispiele fehlen aber nicht, im selbstsüchtigen Verhalten, in der Geldgier, in mangelnder Sorgfalt. Wie die Hebamme kann sich auch der Arzt zur Abtreibung bereit finden, die in der Literatur allgemein – wie ebenfalls in der Realität – für ein Verbrechen gehalten wird. Soziokulturelle Hintergründe wirken sich auf die literarischen Darstellungen von Schwangerschaft, Geburt und Frauenkrankheiten ebenso aus wie die Herausbildung des Frauenarztes als einer selbständigen Berufsrichtung, wozu auch die Loslösung vom Chirurgen und Allgemeinpraktiker und die Neuordnung der Beziehung zur Hebamme gehören.
Mit dem Übergang in das 20. Jahrhundert verliert der Frauenarzt nicht das Interesse der Literatur. Bis in die Gegenwart hat diese Arztgestalt immer wieder Eingang in Erzählungen und Romanen gefunden. Unter dem Beistand von Frauenärzten werden Kinder bei James Joyce (Ulysses, 1922), Hans Carossa (Der Arzt Gion, 1931), Maxence van der Meersch (Leib und Seele, 1943), Joyce Carol Oates (Wonderland, 1971) zur Welt gebracht. Sinclair Lewis (Dr. med. Arrowsmith, 1925) läßt die Anteilnahme des Arztes Fatty Pfaff an den Frauen während der Geburt recht weit gehen: »Fatty besaß die Seele einer Hebamme; er fühlte und litt mit den Frauen während ihrer keuchenden Qual, litt ehrlich und fast bis zu Tränen«[703]. Von keinem Arzt, sondern von ihrem Mann Jaakob wird Rahel im Alter von zweiunddreißig Jahren bei der schweren Geburt ihres ersten Sohnes Joseph unterstützt (T. Mann, Die Geschichten Jaakobs, 1933); bei der Geburt Benjamins, neun Jahre später, stirbt sie; ihr Mann und eine Wehmutter können ihr nicht helfen. Rahels letzte Worte gelten dem geliebten Mann: »Jaakob, mein Mann,

verzeihe, daß ich dir unfruchtbar war und brachte dir nur zwei Söhne, aber die zwei doch, Jehosiph, den Gesegneten, und Todessöhnchen, das Kleine, ach, ich geh schwer, Jaakob, Geliebter, denn wir waren einander die Rechten. Ohne Rahel muß du's nun sinnend ausmachen, wer Gott ist. Mache es aus und lebe wohl – und verzeih auch‹, hauchte sie schließlich, ›daß ich die Teraphim stahl‹. Da ging der Tod über ihr Antlitz und löschte es aus«[704].
Frauenleiden und ihre Therapie durch Gynäkologen sind ebenfalls Stoff zahlreicher Texte der Schönen Literatur dieses Jahrhunderts wie auch Krankheiten, die nicht geschlechtsspezifisch sind. An Schwindsucht erkrankt Marceline in Gides ›Der Immoralist‹ (1902); während ihr Mann Michel sich von diesem Leiden befreien kann, erliegt Marceline der Schwindsucht und symbolisiert mit ihrem Tod den Sieg über die Moral. Das Sterben einer alten Frau, die in ihrem Leben bereits gestorben ist, beschreibt Claude Simon in dem Roman ›Das Gras‹ (1958). Mädchen und Frauen, die an Krebs erkrankt sind, schildert Solženicyn in der ›Krebsstation‹ (1968). Unterleibskrebs wie körperlich-psychische Belastungen während der Menstruation und zu Beginn des Klimakteriums sind das Thema von Thomas Manns Erzählung ›Die Betrogene‹ (1953). Eine der großen leidenden Frauen der Literatur ist ›Tante Léonie‹ in Prousts ›Auf der Suche nach der verlorenen Zeit‹ (1913/27); »sie ›stand nicht mehr auf‹, sondern lag immer in einem zwischen Kummer, physischer Hinfälligkeit, Krankheit, fixer Idee und Frömmigkeit schwankenden Zustand hingestreckt da«[705].
In der neueren wie in der älteren Literatur werden weibliches Geschlecht und bestimmte Krankheiten wiederholt in eine spezifische Verbindung gebracht. An Hysterie sollen auch bei den Schriftstellern des 18. Jahrhunderts vor allem Frauen leiden; Terminologie und Ätiologie entsprechen dem medizinischen Wissen jener Zeit. Amelia (Fielding, 1752), wird durch die Sorge um ihren verwundeten Mann in eine der schlimmsten Krankheiten geworfen, »die wahrscheinlich ein Frauenzimmer heimsuchen können; eine Krankheit, die bei unseren Damen sehr häufig ist und über deren Bezeichnung sich unsere Ärzte noch nicht einig geworden sind. Einige nennen es das Fieber an den Lebensgeistern, einige Nervenfieber, einige die Hypochondrie und andere die Hysterie«[706]. Amelias nervöses Leiden wird für eine »Art Komplikation von allen Krankheiten«[707] gehalten und geht beinahe in Wahnsinn über. Die Hypochondrie der Frau wird auch für die Umwelt zu einer großen Belastung: »Es ist immer noch besser für einen Mann, von allen Plagen Ägyptens als von einem hypochondrischen Weibe gequält zu werden«[708].

## 13.3 Perspektiven

Das Verhältnis von Wissenschaft, Literatur und Wirklichkeit erhält bei dem Thema Schwangerschaft und Geburt eine geschlechtsspezifische Brisanz; werden in der Gegenwart wissenschaftliche Analysen und die Wissenschaft schlechthin kritisch geprüft, ob sie der weiblichen Wirklichkeit zu entsprechen vermögen oder nicht zu sehr männlichem Denken entspringen, scheinen literarische Darstellungen – damals wie heute – durch ihre anthropologische Weite und Sensibilität der Autoren eher überzeugen zu können. Beeindruckt Dostoevskij mit seinen Kindergestalten, so Balzac, Maupassant, Proust durch ihre Wiedergabe weiblicher Gefühle und Gedanken. Angesichts von Schwangerschaft und Geburt stellt sich in besonderem Maße die Frage nach den Möglichkeiten dichterischer Motivierung und Einbildungskraft oder nach der Notwendigkeit, Situationen selbst erlebt haben zu müssen, um sie literarisch angemessen beschreiben zu können. Diese Frage gilt allerdings auch für weibliche Autoren, die Schwangerschaft und Geburt nicht erlebt haben oder die ihrerseits männliche Leiden und Krankheiten schildern.

## 14 DER ZAHNARZT

> *Kaum fühlt man das bekannte Bohren, das Rucken, Zucken und Rumoren – und aus ist's mit der Weltgeschichte, vergessen sind die Kursberichte.*
>
> W. Busch, Balduin Bählamm, 1883

Zähne und Zahnschmerzen sind in der Kunst und Literatur ein durchgehendes Thema. Der Zahnschmerz ist ein vitaler Schmerz, an Zahnschmerzen haben die Menschen seit Beginn ihrer Geschichte gelitten. Selbst die Philosophie hat den Zahn und den Zahnschmerz aufgegriffen. Vom Zahnausziehen hat nach Hegel jeder Mensch die unmittelbarste Anschauung; Klauen und Zähne seien instinktiv richtig zu Unterscheidungsmerkmalen der Lebewesen gemacht worden, »denn sie sind es, wodurch das Tier selbst sich gegen die anderen als ein Fürsichseiendes setzt und erhält, d.i. sich selbst unterscheidet«[709]. Freud interpretiert wiederholt Zahnarztträume. Von Klußmann wird 1960 eine Interpretation des Gebisses in der Perspektive der Philosophie von Heidegger vorgelegt.[710]

Zähne tauchen in zahlreichen Sprichwörtern und Redewendungen auf. Wer Drachenzähne sät, soll nichts Erfreuliches ernten; an den Zähnen soll man die Pferde erkennen können; zwischen Zahn und Hand geht viel zu Schand; wer keine Hände hat, hilft sich mit den Zähnen; ein böser Zahn ist ein böser Gast; man kann bis an die Zähne bewaffnet sein oder auch Haare auf den Zähnen haben; es kann einem auf den Zahn gefühlt werden. Vom Wolfszahn ist die Rede wie auch vom Zahn der Zeit; biblisch sind die Wendungen vom »Heulen und Zähneknirschen« und »Auge um Auge, Zahn um Zahn«; letztere Formel ist zugleich ein Hinweis auf die Bedeutung, die im jüdischen Kulturraum den Zähnen zugemessen wird. Viele Zähne sollen dem Tier ein langes Leben versprechen; Zähne besitzen aber nicht nur Tier und Mensch, Zähne kommen an Bergen, Pflanzen und bekanntlich auch Werkzeugen vor. Zähne markieren die Entwicklungsphasen des Menschen. Unterschieden werden Farbe, Form, Größe, Stellung, Regelmäßigkeit; vielfältig ist ihr Gebrauch: Zähne dienen der Aufnahme fester und flüssiger Stoffe, mit den Zähnen wird gelacht, geknirscht und gedroht. Zähne haben eine biologische, soziale und geistige Dimension.

Bis 1700 ist der Zahnarzt keine für sich stehende Arztgestalt in der Literatur.

Seit dem vierzehnten Jahrhundert gibt es den Brauch, die Heilige Apollonia um Linderung der Zahnschmerzen zu bitten; diese Heilige hat im dritten Jahrhundert unter dem Kaiser Decius den Märtyrertod erlitten, zuvor waren ihr die Kinnlade zertrümmert und die Zähne herausgebrochen worden; viele Abbildungen der Kunst erinnern an sie.
Der Beginn der wissenschaftlichen und selbständigen Zahnheilkunde, unabhängig von der Chirurgie und dem niederen Handwerk, fällt in das 18. Jahrhundert; das erste Standardwerk des Faches stammt von dem französischen Zahnarzt Pierre Fauchard aus dem Jahr 1728: ›Le chirurgien dentiste‹ (dt. 1733). Die therapeutischen Möglichkeiten beschränken sich über lange Zeit auf Entfernung der schmerzenden Zähne, zu Zahnersatz kommt es seltener, dieser hält meist nicht lange, dient oft auch mehr ästhetischen Zwecken. Die Entfernung des Zahnes ist eine Aufgabe des Baders, die er im allgemeinen mit der Hand durchführt, Medikamente unterstützen ihn durch Lockerung des Zahnes. Ketten mit extrahierten Backenzähnen demonstrieren fachliches Können. Pulpaüberkappung und Wachsabdruck des Kiefers, um die Form mit Gips auszufüllen, werden ebenfalls im 18. Jahrhundert eingeführt, neue Extraktionszangen (1841), Fußbohrmaschine (1871) und Lokalanästhesie entwickelt das 19. Jahrhundert.

## 14.1 Patient und Schmerz

*Übrigens beeinflußten diese Zahnbeschwerden nicht nur seine Gemütsstimmung, sondern die Funktionen einzelner Organe.*
T. Mann, Buddenbrooks, 1901

Zähne werden in der Literatur mit Gesundheit und Krankheit, mit Alter und Jugend in eine Verbindung gebracht, Zähne bestimmen die Beziehung des Menschen zur Natur, zu seinem eigenen Körper und auch zur sozialen Umwelt. Weiße Zähne stehen für Jugend, Schönheit und Gesundheit, Zerstörung und Verlust der Zähne für Krankheit, Einsamkeit und Alter. An Zahnschmerzen leidet auch der literarische Held.
Übliche Zusammenhänge von äußerer Erscheinung und Körperteil können verkehrt werden. In Georg Philipp Harsdoerffers ›Frauenzimmer-Gesprechsspielen‹ (1641/49) haben bei den Göttinnen die Farben des Körpers und Gesichts ihre übliche Position ausgetauscht: »Die Röthe der Wangen

war in die Augen geraten, die schneeweiße Leibesfarbe auf die Lippen, die Schwärtze der Augenbrämen auf das Zahnfleisch«[711]. Ein Wunder darf Fibel bei Jean Paul (Leben Fibels, 1812) im Alter von 100 Jahren noch einmal erleben: »Er mochte etwa erst hundert Jahr alt sein, als er in einer sein Leben wiedergebärenden Nacht von neuem zahnte und unter Schmerzen wilde Entwicklungs-Träume durchlebte.« Mit den neuen Zähnen kommt es auch zur geistigen Erneuerung: »Er stieg aus dem Bette nicht nur mit nahen neuen Zähnen, sondern mit neuen Ideen«[712].

Dentale Mißbildungen müssen aber nicht immer abstoßen, sondern können Zuneigung gerade hervorrufen. George Harrington verliebt sich in die Raffzähne von Daisy in Louis Bromfields Erzählung ›Wahre Liebe‹ (1931). Georges Mutter hatte bereits ebenfalls vorstehende Zähne, der Vater starb, als George drei Jahre alt war; die Mutter blieb das prägende, psychoanalytisch interpretierbare Vorbild. Daisy, die von den Mädchen »Hasenmaul« genannt wird, unterzieht sich um ihrer Laufbahn willen einer Operation, die ihr regelmäßige Zähne verschafft, enttäuscht damit aber George, der eine Stelle als Beleuchter bei der Wanderbühne besitzt, an der auch sie tätig ist: »Du siehst ja aus wie jede andere Wurzen. Wenn du wieder wie ein Mensch aussiehst, laß es mich wissen«[713]. Daisy gelingt mit ihren neuen Zähnen eine Karriere, sie heiratet sogar einen Millionär; die Ehe scheitert allerdings, die Zähne fallen ihr wieder heraus, ein Gebiß muß eingesetzt werden. »Und damit begann das ganze Ungemach wieder von vorne, weil Daisy ein Gebiß der Lillian La Verne wünschte – mit schönen, regelmäßigen Perlzähnen. Aber das wollte nicht geraten, weil der Herrgott Daisys Mund für Hasenzähne geschaffen hatte, und nur ein Gebiß mit Hasenzähnen paßte in ihren Mund und blieb darin«[714]. Daisy trifft ihren George wieder, der sie nun heiratet; bei den Kindern entscheiden sich die Eltern allerdings für Zahnspangen.

Der Verlust der Zähne wirkt im allgemeinen jedoch eher abstoßend und wird von den Betroffenen zu kaschieren gesucht. Zu den Mitteln, jung und schön zu erscheinen, gehört für die zweiundachtzigjährige Eugénie Lalande (Poe, Die Brille, 1844) auch das falsche Gebiß: »Mit der zusätzlichen Hilfe von Perlweiß, Rouge, falschem Haar, falschen Zähnen und falscher tournure, wie auch der geschicktesten Modisten von Paris, brachte sie es zuwege, unter den *beautés un peu passées* der französischen Metropole einen beachtlichen Platz zu behaupten«[715]. Die spanische Königin María Luisa in Feuchtwangers biographischem Roman ›Goya‹ (1951) weiß den Mangel an jugendlicher Schönheit durch Verstand und durch Kunst auszugleichen: »Wie Sie wissen, habe ich einige meiner Zähne durch diamantene ersetzen müssen, um packen und festhalten zu können«[716]. Die Königin will diese Beißfähigkeit durchaus auch im übertragend drohenden Sinne verstanden wissen. Nicht »Philosophie noch Poesie«, sondern Biologie weist Goethes ›Mann von fünfzig Jahren‹ (Wilhelm Meisters Wanderjahre, 1821) auf den trennenden Altersunterschied zur jungen Hilarie hin: »Dem Major war vor kurzem ein Vorderzahn ausgefallen, und er fürchtete, den zweiten zu verlieren. An eine künstliche scheinbare Wiederherstellung war bei seinen Gesinnungen nicht zu denken, und mit diesem Mangel um eine junge Geliebte zu werben, fing an, ihm ganz erniedrigend zu scheinen«[717]. Biologisches Altern kann von Technik aufgehalten oder verdeckt werden, geistige Einstellung kann umgekehrt auf diesen Ausweg verzichten lassen.

Zähne und ihre Veränderung bestimmen das Ende der epileptisch erkrankten ›Berenice‹ (Poe, 1835). Ihrem psychisch gestörten Cousin Egäus erscheint Berenice am Tag der gemeinsamen Hochzeit als eine bereits Sterbende, zu einem Skelet abgemagert und ohne Leben: »In einem Lächeln von absonderlicher Bedeutsamkeit enthüllten sich *die Zähne* der veränderten Berenice langsam vor meinen Blicken«[718]. Eine nervöse monomanische Interessenanspannung lassen Egäus aber in den Zähnen mehr als eine bloße physische Erscheinung sehen, sie sind für ihn Ideen, sie üben eine faszinierende Anziehung aus, sie bewegen ihn zur Leichenschändung seiner Verlobten, die nach einem epileptischen Anfall verstorben ist; Egäus bricht Berenice die Zähne heraus und bringt sie in einem Etui in das Haus zurück: »Aber mir mangelt die Kraft, es zu öffnen; auch zitterte ich so, daß es mir aus der Hand glitt, und schwer zu Boden fiel, und in Stücke ging; und heraus rollten, es klapperte beträchtlich, diverse zahnärztliche Instrumente, vermischt mit 32 kleinen, weißen, wie Elfenbein wirkenden Stückchen, die sich übers Parkett weg zerstreuten«[719].

Zähne und Krankheiten hängen zusammen. Das Zahnen galt schon immer in der Geschichte der Medizin als mögliche Ursache von verschiedenen Erkrankungen. Die Literatur hat diese Ansicht aufgegriffen. Bei Karl von Holtei (Charpie, 1866) heißt es: »Excellenz sind's gewesen, der vor fünfzig Jahren einer lebendigen Maus den Kopf abgebissen haben, den Julie G. im ledernen Säckel am Halse tragen sollte, damit sie leichter ›zahnen‹ möchte«[720]. Zähne und Organismus werden in den ›Buddenbrooks‹ (1901) von Thomas Mann in enge Verbindung gebracht. Bei Hanno Buddenbrook wirkt sich der Zu-

stand der Zähne auf das Gemüt und den körperlichen Zustand aus. »Hanno's Gesundheit war immer sehr zart gewesen. Besonders seine Zähne hatten von jeher die Ursache von mancherlei schmerzhaften Störungen und Beschwerden ausgemacht.« Bereits das Zahnen hat zu lebensgefährlichen Krämpfen geführt; sein Zahnfleisch neigt zu Entzündungen und zur Bildung von Geschwüren. Äußeres und Inneres der Zähne stehen hei Hanno im Kontrast: »Die Zähne, die äußerlich so schön und weiß wie die seiner Mutter, dabei aber außerordentlich weich und verletzlich waren, wuchsen falsch, sie bedrängten einander«[721]. Die Zahnbeschwerden dämpfen die Gemütsstimmung, beeinflussen die Funktion einzelner Organe, verursachen einen unregelmäßigen Herzschlag mit Schwindelgefühlen und prägen auch die geistige Entwicklung: »Die Hemmungen, denen Hanno's Körper unterworfen wurde, die Schmerzen, die er erlitt, verfehlten nicht, in ihm jenes ernsthafte Gefühl vorzeitiger Erfahrenheit hervorzurufen, das man Altklugheit nennt«[722]. Hannos Erkrankung an Typhus wirkt sich auch auf die Zähne aus; allgemein heißt es über den Typhuspatienten bei Thomas Mann in dieser Beziehung: »Seine schlaffe Hilflosigkeit hat sich bis zum Unreinlichen und Widerwärtigen gesteigert. Auch sind sein Zahnfleisch, seine Zähne und seine Zunge mit einer schwärzlichen Masse bedeckt, die den Atem verpestet«[723].
Zahnschmerzen haben vielfältige Ursachen. Einer der Pilger, die der Riese Gargantua (Rabelais, 1532/64) in seinem Munde aufgenommen hatte, »stieß unglücklicherweise in einen hohlen Zahn und traf den Nerv des Kiefers; dies verursachte Gargantua einen solchen Schmerz, daß er furchtbar zu schreien anfing«[724]. Schlechte Zähne können von Eß- und Trinkgewohnheiten herrühren: »Da noch die liebe Mäßigkeit in Speiß und Tranck gewest ..., hat man gar wenig gewust um die Zähneschmertzen«[725], weiß Abraham a Santa Clara (1644-1709) zu berichten. Die Ursache von Zahnschmerzen kann nach Willibald Alexis (Isegrimm, 1854) auch in der äußeren Temperatur liegen: »Sie hatte von der Zugluft zwischen den Seen Zahnschmerzen bekommen«[726]. Nach Jean Paul lösen psychische Erregungen ebenfalls Zahnfleischbluten aus: »Freuden von ausnehmendem Geschmack wie Ananas haben das Schlimme, daß sie wie Ananas das Zahnfleisch bluten machen«[727]. Liebe verursacht bei Heinrich Zschokke (1771-1848) dagegen Zahnschmerzen; nicht nur zieht sich das Innerste der Brust zusammen: »Ein liebliches Weh davon mir in die Zahnnerven dringt«[728].
Der Zahnschmerz besitzt aber noch weitere und selbst geschichtsphilosophische Dimensionen. Hans Christian Andersen läßt in dem Märchen ›Tante

Zahnweh‹ (1872) einen Poeten an Zahnschmerzen leiden. Seine Tante erzählt ihm seine Lebensgeschichte in der Perspektive seiner Zähne, vom ersten Zahn, von den weiteren Zähnen, von den Weisheitszähnen – »unter Schmerzen und großen Beschwerden« – und entwirft auch die Zukunft bis hin zum letzten Zahn: »das ist kein Festtag, das ist ein Tag der Wehmut«[729]. In der Nacht erscheint ihm im Traum diese Tante noch einmal: »Frau Zahnweh! Ihre Entsetzlichkeit satania infernalis, Gott befreie und bewahre uns vor ihrem Besuch«[730]. Der Dichter wird von ihr gefoltert, das Niveau seiner Schmerzen soll dem Niveau des Künstlers entsprechen: »Ein großer Dichter muß großes Zahnweh haben, ein kleiner Dichter kleines Zahnweh!« Die Personifizierung der Zahnschmerzen hält sich für mächtiger als Philosophie, Mathematik, Poesie und Musik, ihre Macht soll zeitlos sein, war schon zu Anfang der Menschheitsgeschichte gegeben: »Ich brachte Eva dahin, sich in dem kalten Wetter anzukleiden, und Adam auch. Du kannst mir glauben, es lag Kraft in dem ersten Zahnweh!«[731]

## 14.2 Arzt und Therapie

*Ob er vielleicht in der verbleibenden Wurzel wie auch im Backenzahn und im Eckzahn Ansatzpunkte bohren konnte, um so, teils durch eine Brücke, teils durch eine Krone, die Lücke auszufüllen?*

F. Norris, Heilloses Gold, 1899

Der Zahnarzt ist ein beliebtes Thema der Literatur, nur zu oft wird er auch in der Karikatur aufgegriffen. In früheren Zeiten kann der Zahnarzt Zahnbrecher genannt werden, eine Bezeichnung, die schon bald einen verächtlichen Sinn erhält; ebenso wird von Zahnkünstlern oder Zahnschreiern gesprochen. Die Literatur folgt der Entwicklung der neuen zahnärztlichen Disziplin und greift die therapeutischen Fortschritte auf oder reagiert auf diese Möglichkeiten der Reinigung und Entfernung, der Füllung, des Ersatzes, der differenzierten und diffizilen Operationen. Zugleich wird das Spektrum menschlicher Verhaltensweisen in den unterschiedlichen Zahnarzttypen in den literarischen Texten entfaltet.
In Boccaccios Novellenzyklus ›Decamerone‹ (1349/53) aus der Renaissance betätigt sich eine Frau als Zahnarzt. Die junge Lydia zieht ihrem älteren Mann Nicostrat einen gesunden Zahn, um den sie der schöne Pirrus als Un-

terpfand ihrer Liebe gebeten hat. Lydia bewegt Nicostrat zu dem Eingriff mit dem Argument angeblichen Mundgeruchs und vermeidet die Hinziehung eines Zahnarztes, indem sie auf dessen übliche Grausamkeit hinweist: »›Dann gehn auch diese Meister dabei so roh um, daß ich's nicht übers Herz brächte, dich in den Händen eines von ihnen zu sehn oder zu wissen; ich will's also auf jeden Fall selber tun; ich werde wenigstens, wenn es dir zu weh tun sollte, augenblicklich aufhören, was der Meister nicht täte.‹ Sie ließ also die nötigen Werkzeuge bringen und schickte alle, Lusca ausgenommen, die sie bei sich behielt, aus dem Gemache; dann schlossen sie es ab und hießen Nicostratus, sich auf einer Bank auszustrecken, und nun fuhr ihm die eine, während ihn die andere festhielt, mit der Zange in den Mund, faßte einen von seinen Zähnen und riß ihm ihn, obwohl er vor Schmerz laut schrie, mit einem kräftigen Ruck heraus; den versteckten sie rasch und nahmen einen andern, einen garstig angefaulten, den Lydia in Bereitschaft gehalten hatte, und zeigten ihn dem gepeinigten und halbtoten Manne«[732].

Swifts Gulliver (1726) kommt auf seinen Reisen auch mit Zahnärzten zusammen. Im Lande der Riesen werden Zähne von Wundärzten gezogen. Gulliver hat sich einen mitnehmen können, den er auf der Rückreise nach England dem ungläubigen Kapitän Thomas Wilcocks als Beweis für seine Erlebnisse zeigen kann und anschließend schenkt: »Der Zahn war einem von Glumdalclitchs Dienern, der an Zahnweh litt, von einem ungeschickten Wundarzt aus Versehen gezogen worden, der Zahn war aber so gesund wie nur irgendein anderer in seinem Mund. Ich ließ ihn putzen und legte ihn in meinen Schrank. Er war etwa einen Fuß lang und vier Zoll im Durchmesser«[733]. Nicht nur im Lande der Menschen begehen Ärzte und Wundärzte Fehler und Irrtümer.

Das existentielle Bedürfnis nach Linderung der Zahnschmerzen, nach weißen Zähnen oder neuen Zähnen läßt es auch unter Zahnärzten oder zahnärztlich tätigen Ärzten und Chirurgen zu Schwindlern kommen oder läßt Schwindler sich als Zahnärzte ausgeben. Grimmelshausens ›Simplicissimus‹ (1669) empfiehlt während seiner Zeit als Quacksalber seinen Kunden, »Aus Galmei, Kieselsteinen, Krebsaugen, Schmirgel und Trippel ein Pulver, weiße Zähne damit zu machen«[734]. Wer seine »Zahnlucken mit helffenbeinernen Commissariis ersetzt« wird nach Abraham a Santa Claras ›Etwas für Alle‹ (1699/1711) »mit einem zahnlucketen Maulkorb ... auferstehen«[735]. In Hebels ›Schatzkästlein‹ (1811) wird das Bild des betrügerischen Arztes Stranzius Rapunzius von Trafalger und seines Freundes entworfen, der vor frem-

## 14.2 Arzt und Therapie

den Menschen vorgibt, an Zahnschmerzen zu leiden, um sich dann von Rapunzius heilen zu lassen. Die gepriesenen Pillen sind jedoch wirkungslos, sie bestehen aus rotgefärbtem Brot und werden vom Arzt das Päckchen für 24 Kreuzer verkauft: »Aber der Geldverlust war nicht einmal das Schlimmste. Denn die Weichbrotkügelein wurden natürlich mit der Zeit steinhart. Wenn nun so ein armer Betrogener nach Jahr und Tag Zahnweh bekam, und in gutem Vertrauen mit dem kranken Zahn ein Mal und zwei Mal darauf biß, da denke man an den entsetzlichen Schmerz, den er statt geheilt zu werden, sich selbst für 24 Kreuzer aus der eigenen Tasche machte«[736]. In Rabelais' ›Gargantua und Pantagruel‹ (1532/64) kommen ebenfalls Zahnbrecher als Betrüger und Landstreicher vor. Unter denen, die vergeblich die Hilfe der Medizin bei Zahnschmerzen aufgesucht haben, sollen einige kein wirksameres Mittel gefunden haben, »als daß sie unsere Chronik in zwei saubere, gewärmte Tücher wickelten, sie mit etwas Güldenkrautpulver bestreuten und auf die schmerzende Stelle legten«[737]. Bibliotherapie hat auch in der Zahnheilkunde Anwendung gefunden.

In Claude Tilliers historisch-humoristischen Roman ›Mein Onkel Benjamin‹ (1843) engagiert sich im 18. Jahrhundert der Wundarzt Benjamin Rathery, dessen Kollege Dr. Minxist auch als Zahnarzt noch der Harndiagnostik anhängt. Einem Bauern, der sich beim Aufknacken von Nüssen mit den Zähnen den Kiefer ausgerenkt hat, kann Rathery Hilfe geben: »Er ließ sich einen Blechlöffel bringen und umwickelte den Stiel mit mehreren Schichten feiner Leinwand. Dann führte er dieses behelfsmäßige Instrument in den Mund des Patienten ein, hob damit den Oberkiefer, der aus dem Unterkiefer ausgeschnappt war, in die Höhe und renkte ihn wieder ein, wie sich's gehörte. Denn der Bauer hatte sich bloß den Kiefer ausgerenkt; sonst fehlte ihm nichts weiter, und das hatte mein Onkel mit seinen scharfen grauen Augen, die einer spitzen Nadel gleich in alle Dinge eindrangen, augenblicklich erkannt«[738]. Naturalistisch und satirisch überspitzt schildert Joris-Karl Huysmans Zahnschmerzen und Zahnextraktion durch einen Arzt in seinem Roman ›Gegen den Strich‹ (1884). Furchtbare Zahnschmerzen in einem bereits plombierten Backenzahn lassen den dekadenten oder übersensiblen Des Esseintes, der auf einen Termin bei seinem eigenen Zahnarzt nicht mehr warten kann, einen Mechanikus aufsuchen, der sich Volkszahnarzt nennt und zunächst einen Teil des Zahnes abbricht, dann aber doch noch den restlichen Teil zu ziehen vermag: »Die große Szene hatte begonnen. Des Esseintes, der sich an den Lehnen des Sessels festkrallte, hatte etwas Kaltes an der Wange gespürt, dann sprühten Funken vor seinen Augen und schließlich hatte er unter unerträglichen Schmerzen mit den Füßen gestrampelt und gebrüllt wie ein Tier, das man tötet. Dann hörte man ein Krachen, der Zahn war abgebrochen; ihm hatte es geschienen, als risse man ihm den Kopf ab, als zerschmettere man seinen Schädel, er hatte den Verstand verloren, hatte aus Leibeskräften geheult und sich wütend gegen den Mann gewehrt, der sich von neuem auf ihn stürzte, als wolle er ihm seinen Arm durch den Bauch bohren, plötzlich einen Schritt zurücktrat, den Körper, der am Kiefer hing, anhob und dann rücksichtslos in den Sessel zurückfallen ließ, während er, das Fenster ausfüllend, stoßweise atmete und am Ende seiner Zange einen blauen Zahn schwenkte, an dem etwas Rotes hing!« Die Operation glückt letztlich, Des Esseintes bezahlt zwei Francs und fühlt sich nach Verlassen der Zahnarztpraxis um »zehn Jahre jünger, voller Anteilnahme an den kleinsten Dingen«[739]. Die Zahnarztszene wird ihn aber später weiter verfolgen; Gerüche, die an Karbolgeschmack erinnern, lassen dieses Erlebnis immer wieder von neuem bedrängend auftauchen.

In Čechovs ›Allgemeinbildung‹ (1885) erläutert dem ängstlichen, skrupelhaften und bescheidenen Pëtr Iljič der wohlgenährte und dümmliche Deutsche Osip Francyc, wie man als Zahnarzt erfolgreich sein kann: aufwendige Reklame, geschickte Psychologie, furchterregende Instrumente, vielversprechende Heilmittel und vor allem ein sichereres Auftreten und Allgemeinbildung: »ohne sicheres Auftreten geht es nicht. Ein gebildeter Mensch muß sich auch gebildet benehmen. Die Leute begreifen doch nicht, daß wir nicht auf der Universität waren«[740].

Ein Zahnarzt als Hauptgestalt findet sich in dem Roman ›Heilloses Gold‹ (1899) von Frank Norris. Der kräftige McTeague hat ohne Studium eine Zahnarztpraxis eröffnet; er besitzt praktische Kenntnisse und Fähigkeiten – die Jahrgänge der ›Amerikanischen Zahnheilkunde‹ bleiben dagegen ungelesen –, kann einen Zahn mit der bloßen Hand ziehen, gerät in sinnliche Versuchung bei der Patientin Trina Sieppe, die er im Ätherrausch behandelt und später heiratet. »Da, in dieser schäbigen zahnärztlichen Praxis kam es zu einem gefürchteten Kampf, der so alt war wie die Welt und ebenso verbreitet – das plötzliche Zuspringen des Raubtiers, mit gebleckten Zähnen, unmenschlich und unwiderstehlich, und das gleichzeitige Aufspringen des andern Selbst, das mit dem Ruf ›kusch dich‹, ohne zu wissen warum, dem Raubtier an die Gurgel springt, um es niederzukämpfen«[741]. McTeague scheitert aber beruflich wie privat; wegen des fehlenden Diploms muß er die

## 14.2 Arzt und Therapie

Praxis aufgeben, er ist unfähig zu einem Berufswechsel, die Streitigkeiten mit seiner Frau enden damit, daß er sie umbringt, er selbst geht ebenfalls auf der Flucht vor der Polizei zugrunde.

Nicht nur Zähne und Liebe, auch Zahnarzt und Liebe oder Sexualität geraten in Erzählungen und Romanen in nahe Verbindung. Der Zahnarzt Dr. Shadow bedrängt und erobert seine weiblichen Patienten, zwischen ihm und seiner Sprechstundenhilfe ›Purzelchen‹ (Hermann Sudermann, 1928) kommt es ebenfalls zu einem Verhältnis. Die finanziell ruinierte Lebedame Vanda in Čechovs Erzählung ›Ihr Bekannter‹ (1886) versucht als Patientin dagegen den konvertierten jüdischen Zahnarzt Finkel für sich zu gewinnen. Der Versuch mißlingt jedoch, ein Backenzahn wird ihr gezogen, sie muß den Eingriff mit dem letzten Rubel bezahlen, der ihr noch geblieben ist. Claudine in Musils ›Die Vollendung der Liebe‹ (1911) gibt sich während der Behandlung einem Zahnarzt hin: »Sie hatte damals vergeblich auf den Besuch eines Freundes gewartet, dessen Eintreffen sich über alle Geduld hinaus verzögerte, und in einer eigentümlichen Trunkenheit von Ärger, Schmerzen, Äther und dem runden weißen Gesicht des Dentisten, das sie durch Tage beständig über dem ihren schweben sah, war es geschehen«[742].

Einen empfindsamen Zahnarzt hat Thomas Mann mit Dr. Brecht in den »Buddenbrooks« (1901) geschaffen. Der Name mag die Assoziation ›Brecht – Zahnbrecher‹ nahelegen wollen. Die notwendigen Eingriffe dieses Zahnarztes gehen nicht nur seinen Patienten, sondern auch ihm selbst nahe; Dr. Brecht ist nervös, schwitzt, er muß sich nach der Behandlung erholen, muß »einen Augenblick irgendwo Platz nehmen, sich die Stirn trocknen und ein wenig Wasser trinken«[743]. Zahnextraktionen sind das Mittel der Wahl, geschwürige Veränderungen und Verletzungen von Schleimhaut werden mit einem desinfizierenden Mittel bepinselt. Dr. Brecht behandelt 1875 Hanno Buddenbrook und nimmt beim Senator Thomas Buddenbrook eine Zahnextraktion vor, die allerdings mißlingt. Dr. Brecht versucht vergeblich, einen unteren linken Backenzahn zu ziehen: »Es dauerte drei oder vier Sekunden. Herrn Brechts bebende Kraftanstrengung teilte sich Thomas Buddenbrooks ganzem Körper mit, er wurde ein wenig auf seinem Sitz hochgezogen und hörte ein leise piepsendes Geräusch in der Kehle des Zahnarztes … Plötzlich gab es einen furchtbaren Stoß, eine Erschütterung, als würde ihm das Genick gebrochen, begleitet von einem kurzen Knacken und Krachen«[744]. Die Krone ist abgebrochen, vier Wurzeln müssen jeweils einzeln entfernt werden. Dem Senator reicht es für diese Sitzung, er will ein anderes Mal zurückkehren; Herrn Brecht ist diese Verschiebung ebenfalls recht: »Ich muß gestehen, ich selbst ...«[745]. Zur Fortsetzung der Behandlung kommt es aber nicht mehr, auf dem Heimweg bricht der Senator zusammen und wird nach Hause getragen; kurze Zeit später stirbt er. Lübeck ist erstaunt: »An einem Zahne ... Senator Buddenbrook war an einem Zahne gestorben, hieß es in der Stadt. Aber, zum Donnerwetter, daran starb man doch nicht«[746].

Dr. Wohlgemut in Feuchtwangers Roman ›Exil‹ (1940) ist in Paris Spezialist für kosmetische Zahnoperationen. Dieser Arzt ist ein aus Berlin emigrierter Jude, der vor allem bei weiblichen Patienten beliebt ist: »Ein Strom von Sicherheit und Sachkenntnis ging von ihm aus, die Patienten fanden den langen Herrn bezaubernd.« Die Sprechstundenhilfe Anna Trautwein ist dagegen kritischer: »Seine laute, muntere Selbstsicherheit geht ihr auf die Nerven, sie findet ihn eitel«[747]. Sie wird ihm aber ihrerseits nicht gerecht: »Die Freude am eigenen Erfolg machte ihn hilfsbereit für weniger Begünstigte, er gab gern, viel und von Herzen«[748]. Neben der Praxis führt Dr. Wohlgemut Demonstrationen an der Hochschule durch. Dem Verfall des Gebisses des Barons von Gehrke kann Dr. Wohlgemut nur durch einen kosmetischen Eingriff entgegenwirken: »Die obern Zähne abschleifen. Wurzelbehandlung, Schienung«[749]. Der Baron wehrt sich zunächst wegen der Kosten, empfindet als Nazianhänger auch Unbehagen gegenüber dem jüdischen Arzt, läßt den Eingriff dann aber doch durchführen und ist mit dem Ergebnis überaus zufrieden. Stolz fühlt sich auch Dr. Wohlgemut – über die Höhe des erzielten Honorars, über den Witz, mit dem er dem germanischen Baron zu begegnen wußte. Vor den Nazis emigriert Dr. Wohlgemut nach London; hier sucht ihn nach einer Schußverletzung, die ihm das Gebiß zerstörte, Herr von Gehrke erneut auf. »Zwar gab das Grinsende, Verborgene dem Antlitz Herrn von Gehrkes zumindest für jene, die sein Schicksal kannten, etwas überlegen Skeptisches, Spitzi sah jetzt zweifellos bedeutender aus; aber er hätte es vorgezogen, mit dem Schicksal des heutigen das Aussehen des früheren Spitzi zu verbinden«[750]. Wohlgemut lehnt nun eine Behandlung allerdings ab: »Ich rühre keinen Finger mehr für Ihre geschätzte Visage«[751].

Clara Spencer (Shirley Jackson, Der Zahn, 1949) muß sich mit einem schmerzenden Zahn nach New York begeben. Die Busfahrt wird wegen des konsumierten Whiskys und der eingenommenen Schmerzmittel und Schlaftabletten zu einer traumhaften Reise; ein seltsamer Mann begleitet sie, besorgt ihr Kaffee und spricht in eigenartigen, poetischen Wendungen zu ihr: »Der Sand ist so weiß, er sieht aus wie Schnee, aber er ist heiß, sogar nachts ist er heiß unter den Füßen«[752]. Auf ihre Frage, ob der Eingriff schmerzen werde, erhält sie vom Kieferchirurgen die beruhigende Antwort: »›Aber nicht doch‹, sagte er fröhlich, ›wir müßten den Beruf wechseln, wenn wir den Leuten weh tun würden.‹ Während er sprach, hantierte er mit metallenen Instrumenten, die unter einem Handtuch versteckt waren, und große Geräte wurden nahezu geräuschlos hinter ihrem Rücken hereingerollt. ›Wir müßten auf jeden Fall den Beruf wechseln‹, sagte er. ›Das einzige, was Sie zu befürchten haben, ist, daß Sie uns im Schlafe alle Ihre Geheimnisse verraten‹«[753].

Auch Günter Grass zeigt sich wiederholt von Zähnen fasziniert, von Zahnanomalien, Zahnschmerzen, Zahnärzten und Zahnoperationen (Zweiunddreißig Zähne, Hörspiel, 1959; Großmäulchen, Einakter, 1964; Hundejahre, 1963; örtlich betäubt, 1969). Der Roman ›örtlich betäubt‹ ist ein Zahnarztroman und zugleich ein Roman über den Schmerz, über Krankheit und Gesundheit in allgemeiner Hinsicht. Der Studienrat Dr. Eberhard Starusch begibt sich zu einem Zahnarzt, der ihm als »zurückhaltend, behutsam und auch bestimmt«[754] empfohlen wurde. Zahnkorrekturen hält dieser Arzt nicht nur aus medizinischen, sondern ebenso aus psychosozialen Gründen für notwendig: »Sie haben, frei heraus gesagt, einen Hackbiß. Der gibt Ihnen, bei vorgeschobenem Unterkiefer, ein übertrieben markantes Aussehen. Brutalität wird vermutet. Hemmungen suchen Ausgleich. Deshalb sei Ihnen zu Degudentbrücken geraten. Anruf genügt«[755]. Dieser Zahnarzt berichtet während der Behandlung aus der Geschichte der Zahnheilkunde, hat zur Ablenkung einen Fernsehapparat für seine Patienten aufgestellt, erläutert ihnen die Details der Behandlung, ist angetan von dem Interesse des Studienrats Starusch für »die Ursachen und den Weg der Schmerzen«[756] und zeigt sich fasziniert von dem Fortschritt der Technik: »Nur muß ich Sie bitten, mit mir an meine Ritterbohrmaschine mit ihren Schnellaufhandgelenken zu glauben – und an die dreihundertfünfundzwanzigtausend Umdrehungen pro Minute, die der Turbinenkopf meiner Airmatik bei abgeschwächtem Geräusch garantiert«[757]. Der medizinische Prozeß kann mit dem politischen Fortschritt zu einer »Weltkrankenfürsorge« führen, kann die ganze Welt nach Grass, was bereits Goethe und Herder im ausgehenden 18. Jahrhundert befürchtet haben, zu einem Krankenhaus werden lassen, »in dem es keinen Gesunden mehr gibt und keinen Zwang zur Gesundheit«[758].

## 14.3 Perspektiven

> ...sie war nur ein unfreiwilliges Vehikel, und nur als solches war sie von Interesse für den Zahnarzt und die Schwester, nur als Besitzerin des Zahns war sie ihre sofortige und geübte Aufmerksamkeit wert.
> S. Jackson, Der Zahn, 1949

Zähne, Zahnschmerzen und Zahnarzt durchziehen die neuzeitliche Literatur, Zähne gehören als zentraler Teil des menschlichen Gesichts und wesentliches Instrument der Speiseaufnahme zu den immer wieder auftauchenden Themen der Literatur. Selbst der Zahnstocher und die Zahnseide wurden nicht übersehen, real und als Metapher. Balzac (Chagrinleder, 1831) läßt einen republikanischen Anhänger drastischer Maßnahmen in der Politik sagen: »Ihr seid unvernünftige Tiere! Ihr wollt eine Nation mit dem Zahnstocher reinigen‹«[759]. Zahnseide wird in James Joyce' ›Ulysses‹ (1922) als ›Äolsharfe‹ apostrophiert; Bloom bedient sich ihrer: »Er zog eine Rolle Zahnseide aus seiner Westentasche, riß einen Faden ab und ließ ihn geschickt zwischen zwei- und zweien seiner widerklingenden ungeputzten Zähne sirren«[760]. Zähne und Zahnärzte kommen im Gedicht und Drama vor, sind ein beliebtes Thema der Karikatur. Von Wilhelm Busch stammt die Satire ›Der hohle Zahn‹; berühmt wurde Balduin Bählamms (1883) Leiden an einem erkrankten Backenzahn: »Das Zahnweh, subjektiv genommen, ist ohne Zweifel unwillkommen; doch hat's die gute Eigenschaft, daß sich dabei die Lebenskraft, die man nach außen oft verschwendet, auf einen Punkt nach innen wendet«[761]. Im 18. Jahrhundert publiziert Barthold Hinrich Brockes das Gedicht ›Der Zahn‹: Je mehr ich nun auf unsre Zähne merke, je mehr find' ich in ihnen Wunder-Werke«[762]. In Christopher Hamptons Schauspiel »Geschichten aus Hollywood« (1988) wird eine Verbindung zwischen dem Schriftsteller Brecht und Zahnarzt Brecht hergestellt; Thomas Mann meint hier gegenüber Horváth: »Ich verstehe diesen Brecht nicht, Sie etwa? Nun ja, in meinen Buddenbrooks kommt, wie Sie wissen, dieser Zahnarzt vor, der Herr Brecht heißt, deshalb war ich nie in der Lage, ihn ganz ernst zu nehmen, sein Name hat bei mir einfach nicht die richtige Resonanz«[763]. Der Zahnarzt hat auch den Kriminalroman erobert; Lord Peter Wimsey muß seine Zahnschmerzen bei Dr. Lamplough behandeln lassen, der ihm wichtige Hinweise zur Aufklärung eines Falles gibt, in dem Zähne und Zahnfüllungen eine Rolle spielen (D. Sayers, Im Zahn ist Wahrheit, 1939). Der Zahnarzt in dem Ro-

man ›örtlich betäubt‹ (1969) von Günter Grass kennt offensichtlich die Weltliteratur nicht sehr gut, wenn er bemerkt: »Zahnärzte kommen in der Literatur kaum, nicht einmal in Lustspielen vor«[764].
Zahlreich sind die Abbildungen von Zahnärzten in der Malerei, sie spiegeln auf ihre Weise die historische Realität des Patienten, des Arztes und seiner Therapie wider, sie sind aber ebenso ein eigenständiger Ausdruck der Kunst; der Bogen spannt sich von der Renaissance bis zur Gegenwart: von einer Federzeichnung aus dem 15. Jahrhundert (Zahnextraktion, 1467) über Lucas van Leyden (Der Zahnarzt, 1523), Theodor Rombouts (Der Zahnarzt, um 1530), Jan Steen (Der Zahnarzt, 1561), Andries Both (Der Zahnarzt, um 1640), Pietro Longhi (Der Apotheker, der Spezialist, 1746), Francisco de Goya (Der Kurpfuscher als Zahnarzt, 1797), Honoré Daumier (Loquetterie, um 1840) zu Frank Leissring (Zahnstein, 1983) im 20. Jahrhundert. Die Darstellung der Zähne und des Zahnarztes in der Literatur lenken ebenfalls den Blick immer wieder auf die anderen Künste und lassen nach Übereinstimmung und Differenz wie insgesamt nach dem Verhältnis der Literatur zur Realität und zur Wissenschaft fragen.

## 15 DER ARZT ALS FORSCHER IM 19. JAHRHUNDERT

> *Ich glaube, die Zukunft der Menschheit*
> *liegt im Fortschritt der Vernunft, den wir*
> *der Wissenschaft danken.*
>
> E. Zola, Doktor Pascal, 1893

Die Spannung zwischen Theorie und Praxis ist auch für die Medizin alt; seit der Antike wird über die Stellung der Medizin zwischen Wissenschaft und Kunst, zwischen ›scientia‹ und ›ars‹ diskutiert. Mit der Neuzeit kommt ein weiterer Gegensatz hinzu: das Verhältnis zwischen den Naturwissenschaften und Geisteswissenschaften. Medizin soll eine naturwissenschaftliche Grundlage erhalten und zugleich eine anthropologische Disziplin bleiben. Je eindrucksvoller die Entwicklung der Naturwissenschaften verläuft – mit zahlreichen wohltätigen Folgen auch für die ärztliche Praxis –, desto stärker tritt eine neue Arztfigur in den Vordergrund: der Arzt als Forscher. Dem 19. Jahrhundert kommt in diesem Verlauf eine herausragende Rolle zu.

Seit dem 18. Jahrhundert werden von der Literatur bereits Forscherärzte dargestellt – zustimmend oder ablehnend, satirisch überspitzt oder realistisch beschreibend. Swift läßt Gulliver (1726) auf seinen Reisen auch mit Naturforschern und Ärzten als Forschern zusammenkommen und seine abschreckenden Beobachtungen machen. Im 19. Jahrhundert spannt sich der Bogen von Jean Pauls ›Dr. Katzenbergers Badereise‹ (1809) bis hin zu ›Dr. Moreaus Insel‹ (1896) von H. G. Wells. Das 20. Jahrhundert führt diese Linie weiter; zunehmende Wissenschaftskritik wie Fortschrittsskepsis geben dem Bild weitere verschärfende Akzente. Der Kontrast zur realen Bedeutung der Forschung für das Leben ist nicht zu übersehen.

## 15.1 Forschungsziele und Forschungsverfahren

> *Das Leben wie der Tod, sie schienen mir nur noch eingebildete Schranken zu sein, welche ich als erster durchbrechen würde.*
>
> M.W. Shelley, Frankenstein, 1818

Mediziner als Forscher sind an der Sache selbst interessiert, sind fasziniert von möglichen neuen Erkenntnissen und denken oft weniger an die therapeutische Praxis. Die Leidenschaft Dr. Katzenbergers (Jean Paul, 1809) gilt dem Abnormen; aus der Zergliederung von Mißgeburten »als den höhern Haruspizien oder passiven Blutzeugen« ließen sich weit mehr Einsichten gewinnen »als aus allem Alltagvieh«[765], sie seien »eigentlich für die Wissenschaft das einzige Wesen von Geburt und Hoch- und Wohlgeboren«[766]. Bedauerlicherweise setze der Staat keine Preise mehr für die Erzeugung und Sammlung von Monstren aus, die doch ebenfalls von ewigen Gesetzen abhingen und im Grunde »bloß ein Gesetzbuch mehrerer föderativer Staatskörperchen«[767] darstellten. Ihm sei wenigstens immer »ein Fötus in Spiritus lieber als ein langer Mann voll Spiritus«[768]. Je gefährlicher und langwieriger eine Krankheit ist, desto mehr fühlt sich Katzenberger angeregt, »weil aus der größeren Verwicklung die größere Lehrbeute zu holen« sei. Seine Liebe zur Anatomie geht sogar so weit, daß er »für eine stichhaltige Versicherung der bloßen Leichenöffnung jeden umsonst in die Kur«[769] nehmen würde; zu gern würde er auch galvanische Versuche an Gehängten machen. Ekel kennt dieser Arzt nicht; in Wirtschaften sucht er nach fetten Spinnen und reifen Kankern, um sie genußvoll vor den Augen der entsetzten Gäste zu verspeisen; Mahlzeiten pflegt er mit physiologischen und anatomischen Erläuterungen zu würzen, mit drastischen Details und nicht immer zur Freude der Anwesenden.

Motive und Ziele der Forschung können sich auf unterschiedliche Bereiche beziehen und auch der Therapie gelten. Der Wundarzt, Apotheker und Chemiker Chardon in Balzacs ›Verlorene Illusionen‹ (1837/43) wendet sich, nachdem er wegen einer Verwundung den Militärdienst hat aufgeben müssen, dem Studium der Gicht zu: »Er wollte jede Art Gicht heilen. Die Gicht ist die Krankheit der Reichen, und die Reichen zahlen für die Gesundheit, wenn sie ihrer beraubt sind, einen hohen Preis.« Finanzielle und wissenschaftliche Gesichtspunkte verbinden sich bei Chardon, sein therapeutisches Vorgehen berücksichtigt Diätetik und Individualität: »Zwischen Wissenschaft und praktischer Erfahrung steckend, hatte der selige Chardon begriffen, daß allein die Wissenschaft sein Vermögen begründen könne: er hatte also die Ursachen der Krankheit studiert und sein Mittel auf eine gewisse Lebensweise gegründet, die er jedem Temperament anpaßte«[770]. Bevor Chardon den Erfolg seiner Studien aber genießen kann, stirbt er in Paris, wo er sich um die Approbation der Akademie der Wissenschaften bemüht. Ähnlich dem Alchimisten Balthazar Claës (Balzac, Der Stein der Weisen, 1834) hat auch Chardon sein Vermögen in die Forschung gesteckt und muß bei seinem Tod seine Familie im Elend zurücklassen. Ein weiterer Antrieb seines wissenschaftlichen Ehrgeizes liegt in der leidenschaftlichen Liebe zu der adligen Madame de Rubempré, die er 1793 als Republikaner vor dem Schafott durch die Lüge hat retten können, sie sei von ihm schwanger. Nach dem Tode ihres Mannes widmet sich Madame Chardon der Wöchnerinnenpflege in reichen Häusern, wo sie wegen ihrer guten Manieren gerne angestellt wird.

Dr. Jekyll in Robert Louis Stevensons Erzählung ›Der seltsame Fall des Dr. Jekyll und Mr. Hyde‹ (1886), die aus einem Traum des Schriftstellers während einer Krankheit entstand, verfolgt mit seinen alchemistischen Experimenten das Ziel einer Persönlichkeitsumwandlung: »Klarer als bisher begann ich die schwankende Unkörperlichkeit, die nebelhafte Vergänglichkeit dieses scheinbar so gut gefügten Körpers, mit dem bekleidet wir umhergehen, zu begreifen. Ich fand, daß gewisse Agenzien die Kraft besaßen, dieses fleischliche Gewand anzugreifen und zurückzuziehen, wie der Wind die Vorhänge eines Pavillons beiseite weht«[771]. Jekylls Experimente bringen Alchemie und Psychopathologie in eine Verbindung; ihre Grundlage ist zugleich ein utopischer Glaube an eine Erlösung der Menschheit vom Bösen.

Zolas Dr. Pascal (1893) ist ein Mediziner der zweiten Hälfte des 19. Jahrhunderts. Seine Forschungen gelten der Vererbung, für die er – Zola zeigt sich hier von den zeitgenössischen Impulsen in der Biologie und Medizin angeregt – einen eigenen theoretischen Ansatz entwickelt hat. »So war er von der Pangenese Darwins über die Stirpes von Galton zu Haeckels Perigenese fortgeschritten. Schließlich hatte er intuitiv die Theorie vorweggenommen, die Weismann später zum Sieg führen sollte, die Idee einer überaus feinen, komplexen Substanz, des Keimplasmas«[772]. An dem Aufstieg und Niedergang seiner eigenen Familie studiert und demonstriert Pascal seine theoretischen Einsichten, führt auch an sich selbst wie an seinen Patienten entsprechende Versuche durch,[773] die allerdings keineswegs immer gelingen; angesichts der

## 15.1 Forschungsziele und Forschungsverfahren

negativen Folgen seiner Experimente für die Patienten muß Pascal eine allgemeine, zukunftsweisende Rechtfertigung für die medizinische Forschung finden.

Die Biologen und Mediziner Moreau und Montgomery (H.G. Wells, Dr. Moreaus Insel, 1896) haben sich mit ihrer biologischen Station auf einer entlegenen Südsee-Insel in der Tradition von Frankenstein und Jekyll das Ziel gesetzt, Tiere in Menschen zu verwandeln. Die beiden Forscher hatten mit London die zivilisierte Welt verlassen müssen, weil von ihnen die Grenzen der Wissenschaft in ethischer Hinsicht überschritten worden waren. Züchtung und Erziehung sollen sich nach ihren Plänen verbinden lassen. Aus Schweinen, Ziegen, Affen, Hunden und Pumas werden von ihnen Menschen gebildet! »Es waren Tiere – vermenschlichte Tiere – Triumphe der Vivisektion«[774]. Nach einer gewissen Zeit bricht das Tier in den Höherzüchtungen aber wieder durch, verschwinden menschliches Aussehen und menschliches Verhalten. Zu einem besonderen Problem werden die Versuche zur Veredlung des Gehirns, die größten Schwierigkeiten bereitet ihnen die Prägung des Gefühls: »Ich weiß nicht, wo es liegt, ich komme nicht daran heran«[775], resigniert Dr. Moreau.

Medizinische Forschung steht stets vor der Frage nach dem Nutzen für den Patienten. Jean Pauls Dr. Katzenberger geht es mehr um die Forschung und die wissenschaftlichen Analysen der Krankheiten als um die Verbesserung der Therapie, desinteressiert ist dieser Arzt aber ebenfalls an Verdienst oder Ansehen, die er aus der Behandlung oder seinen Forschungen gewinnen könnte. Wenn Katzenberger zwar »uneigennützig als heilender Arzt Armen öfter als Vornehmen zu Hülfe«[776] eilt, ordnet er dem Fortschritt der Wissenschaft doch das Wohl des Kranken unter. Sentimentalität wie Karrieresucht sind Katzenberger gleichermaßen zuwider, der Wissenschaft möchte er mit seinem Leben und seiner Arbeit dienen.

Auch Dr. Rappaccini in Nathaniel Howthornes historischer (Padua) und noch vom Geist der Romantik (E.T.A. Hoffmann) geprägten Erzählung ›Rappaccinis Tochter‹ (1844) liebt die Wissenschaft weit mehr als den Menschen: »Seine Patienten interessieren ihn lediglich als Objekt für einige neue Experimente. Er würde menschliches Leben einschließlich sein eigenes oder was ihm am teuersten wäre opfern, um dem Berg seiner Kenntnisse noch ein Sandkorn hinzuzufügen«[777]. Rappaccini setzt auch tatsächlich die eigene Tochter Beatrice für seine Experimente ein und muß seine Forscherhybris mit ihrem Tod bezahlen: »Auf diese Weise starb das arme Opfer des männlichen Verstandes, der vereitelten Natur und des Verhängnisses, das allen solchen Bemühungen widernatürlicher Weisheit folgt«[778].

Zolas Dr. Pascal (1893) hat nach nicht viel mehr als 10 Jahren ärztlicher Tätigkeit seine Praxis aufgegeben, um sich vor allem den wissenschaftlichen Forschungen widmen zu können. An seinem humanitären Engagement hält Pascal aber weiterhin fest: »Er behandelte nur noch ein paar Feunde, weigerte sich aber niemals, zu einem Kranken zu gehen, zu den man ihn rief. Rechnungen pflegte er nicht zu schicken«[779]. Scheinen ihm Versuche in ihrem Ausgang zu bedenklich zu sein, führt er sie zunächst an sich selbst durch.

## 15.2 Weltanschauung

*Eine allem Geschaffenen gemeinsame Substanz, modifiziert durch eine einzige Kraft, das ist klare, deutliche Formulierung des Problems, das der Urstoff darbietet.*

H. de Balzac, Der Stein der Weisen, 1834

Wissenschaftliche Erkenntnis ist das höchste Ziel des Forscherarztes in der Literatur des 19. Jahrhunderts. Das persönliche Leben, die Beziehung zum Patienten, die Weltanschauung werden von diesem Ziel bestimmt und ihm untergeordnet. Kann der kranke Mensch zwar vernachlässigt werden, muß sein Wohl doch nicht vollständig in den Hintergrund treten: die Forschung kann auf den Patienten der Zukunft gerichtet sein oder der gegenwärtigen Therapie als notwendiger Grundlage dienen wollen. Der Forscher erhält in der Literatur allerdings auch bedenkliche und gelegentlich sogar verbrecherische Züge.

Tierexperimente werden im Blick auf den leidenden Menschen und unter Schmerzvermeidung für das Tier durchgeführt und auch gerechtfertigt. Die Experimente können sich jedoch verabsolutieren, der reinen Forscherneugier oder selbst inhumanen Zielen dienen. »Einmal dem überwältigenden Zauber der Forschung erlegen«[780], kann Dr. Moreau (H. G. Wells) von seinen Versuchen nicht mehr lassen. »Dem – dem Studium der Bildung lebendiger Formen – ist mein Leben gewidmet«[781], teilt er dem auf die Insel verschlagenen Prendick mit. Die praktische Anatomie habe schon längst diese Möglichkeiten gehabt, nur hätte kein Wissenschaftler bislang den notwendigen Mut besessen; Chirurgen vermöchten weit mehr als die bereits

bekannten und etablierten Eingriffe. »Es gibt sowohl ein Aufbauen wie ein Niederreißen und Verändern«[782].
Welcher Schritt ist mit diesen Ideen vom Konzept der plastischen Anatomie in Goethes ›Wilhelm Meisters Wanderjahre‹ geschehen? Die Antwort gibt Viktor Frankenstein (Shelley, 1818); in der Bildung seines Geschöpfes »profanierte das gewaltige Mysterium der Menschengestalt«[783]. Anregungen sollen auch in der Geschichte existieren. Im Mittelalter hätten – so Moreau – Ärzte bereits Zwerge, Krüppel und Schauungeheuer erzeugt. Von ähnlichen Versuchen habe Victor Hugo in dem Roman ›Die lachende Maske‹ (1869) berichtet. Moreau versteht sich als religiöser Mensch, er will sein Leben nach den Gesetzen des Schöpfers gesucht und bei seinen Versuchen stets dem Ziel gedient haben, die irdische Kreatur über die Bedingungen von Schmerz und Lust zu erheben. Um Ethik habe er sich allerdings nicht gekümmert. »Das Studium der Natur macht den Menschen schließlich so gewissenlos wie die Natur selbst ist«[784]. Sein Mitarbeiter Montgomery entwickelt eine Art perverser Sympathie für die Tiermenschen und sinkt auf Tierniveau hinab. Prendick, der den katastrophalen Untergang der biologischen Station übersteht und nach London zurückkehrt, wird von nun an der Anblick der Menschen zur Qual, da er an ihnen stets tierische Züge erblickt. Jean Pauls Dr. Katzenberger rät den Ärzten im Interesse der Patienten zu Selbstversuchen, damit sie dann anschließend sicherer und mit größerer Verantwortung behandeln könnten. Er selbst hätte »mit einer weiblichen Mißgeburt, wenn sie sonst durchaus nicht wohlfeiler zu haben wäre, in den Stand der Ehe treten«[785] können, um an den verkrüppelten eigenen Nachkommen aufschlußreiche Forschungen anstellen zu können. Die Künste liegen diesem Arzt weniger; in der Jugend habe er zwar Dichter gelesen, »obwohl mehr für physiologische und anatomische Zwecke und oft fast bloß zum Spaße über sie«[786]. Er will in jener Epoche sogar »in Poetasterei hineingeraten sein, vor einem dummen Ding von Mädchen – Gott weiß, wo die Göttin jetzt ihre Ziegen melkt«[787]. Seine erste Braut hat ihn verlassen, weil er während des gemeinsamen Schwelgens im Mai über die Freuden der Natur einige Maikäfer »vor ihren Augen ausgesogen und genossen«[788] hatte. Zugleich bleibt aber die Verbindung von Kunst und Medizin auch bei Katzenberger erhalten: »Ich bin zwar auch ein Artista, insofern das Wort ›Arzt‹ eine verhunzte Verkürzung davon ist; aber, wie gesagt, nur Menschen- und Vieh-Physikus«[789]. Katzenbergers Beziehungen zu den Menschen sind grundsätzlich von Ironie und Kühle bestimmt.

Nicht nur den Naturwissenschaften und der Medizin, sondern grundsätzlicher dem Materialismus fühlt sich Evgenij Vasilevič Basarov in Turgenevs ›Väter und Söhne‹ (1862) verpflichtet; in diesem Roman wird zugleich der Konflikt zwischen den liberalen Vätern und ihren nihilistischen Söhnen in Rußland geschildert. Romantiker sind für Basarov von der Geschichte vollkommen überholt: »Züchten ihr Nervensystem bis zur Gereiztheit hoch ... nun, dann ist auch das Gleichgewicht gestört«[790]. Naturwissenschaften, in denen die Deutschen zur Zeit führend seien, werden von ihm weit über die Kunst gesetzt: »Ein ordentlicher Chemiker ist zwanzigmal nützlicher als jeder Dichter«[791]. Statt Puškin sollten die Menschen ›Kraft und Stoff‹ von Büchner lesen, auch Raffael sei keinen Groschen wert. Die Wissenschaft stellt für Basarov aber kein Wert für sich dar, sie rechtfertigt sich allein über ihren praktischen Nutzen: »Es gibt Wissenschaften, wie es Handwerke und Berufe gibt, doch eine Wissenschaft überhaupt existiert nicht«[792]. Gefühle sind für Basarov eine Frage der Anatomie und Physiologie, Seele, Liebe gibt es nicht. Auch die Natur muß nüchtern betrachtet werden: »Die Natur ist kein Tempel, sondern eine Werkstatt, und der Mensch ihr Arbeiter«[793]. Die Spannung zwischen wissenschaftlichem Credo und persönlichen Gefühlen kann Basarov, dessen Großvater Bauer und dessen Vater Militärarzt und Landarzt war, allerdings selbst nicht aushalten; Atheismus und Objektivität werden von ihm theoretisch vertreten, können aber im eigenen Leben nicht verwirklicht werden. Basarov stirbt an einer Typhusinfektion, die er sich bei einer Sektion zugezogen hat; den notwendigen Höllenstein, um die Wunde auszubrennen, besaß der Kreisarzt der russischen Provinz nicht. Basarov wollte große Dinge in der Forschung leisten, wollte ein Gigant in der Wissenschaft werden, sein Ende ist bescheiden und ohne jeden Glanz: »Mit mir ist es aus. Ich bin unter die Räder gekommen. Und es stellt sich heraus, daß es überflüssig war, an die Zukunft zu denken«[794].

Pascals Weltanschauung (Zola, 1893) ist ebenfalls vollkommen diesseitsorientiert und besteht aus dem Glauben an das Leben, die Wissenschaft und den Fortschritt. Die Ergebnisse seiner Experimente sollen die Medizin verbessern und zugleich die Hoffnung einer besseren Menschheit erfüllen: »Ich glaube, die Zukunft der Menschheit liegt im Fortschritt der Vernunft, den wir der Wissenschaft danken. Ich glaube, die Suche nach der Wahrheit mit den Mitteln der Wissenschaft ist das göttliche Ideal, dem der Mensch nachstreben soll. Ich glaube, daß alles Blendwerk und Eitelkeit ist, außer dem Schatz langsam erworbener Wahrheiten, die niemals mehr verlorengehen können. Ich glaube, die ständig anwachsende Summe dieser Wahrheiten wird dem Menschen zu guter Letzt unvorstellbare Macht und Überlegenheit bringen, vielleicht sogar das Glück ... Ja, ich glaube an den schließlichen Triumph des Lebens!«[795]

In seiner Nichte Clotilde begegnet Pascal der Religion, dem Hang zum Mystischen – Haltungen, die nach seiner Auffassung verständnisvolle Reaktionen auf das Jahrhundert der Naturwissenschaften darstellen, die aber die weitere Entwicklung nicht aufhalten werden und selbst zum Untergang verurteilt sind; zugleich wird Pascal in den Auseinandersetzungen mit seiner Nichte zu einer partiellen Korrektur seines eigenen Wissenschaftsglaubens bewegt, zu Skepsis und Zweifel: »Vielleicht laufen wir Gefahr, die Liebe, den Geist, das Leben selbst zu töten«[796]. Angesichts der Rolle, die Phantasie in den Wissenschaften und in den Künsten spielt, ist er von einer inneren Nähe zwischen Naturforscher und Dichter überzeugt: »Ja, die Dichter sind unsere Pioniere, unsere Avantgarde. Oft entdecken sie die jungfräulichen Gebiete und deuten die künftigen Lösungen an. Es gibt da einen Grenzbereich, der ihnen gehört, das Gebiet zwischen Wahrheit und dem Unbekannten, dem man die Wahrheit erst morgen entreißen wird«[797]. Forscher und der Künstler sollen im Übersteigen der gegebenen Wirklichkeit und im Entwerfen neuer Möglichkeiten miteinander verwandt sein.

In Hawthornes Erzählung ›Dr. Heideggers Experiment‹ (1837) erweist sich das Streben nach Jugend und Unsterblichkeit, ein fundamentales Motiv neuzeitlicher Medizin- und Wissenschaftsentwicklung und vor allem des Forschungsprogresses, als trügerisch; die wiedergewonnene Jugend läßt die Teilnehmer des Experimentes in eben die Leidenschaften verfallen, an denen sie bereits während ihres vergangenen Lebens gelitten haben. Ewiges Leben bringt keine wesentliche Verbesserung mit sich, führt zu keiner wirklichen Veränderung. Während Dr. Heidegger an dem Verhalten seiner Freunde die Lektion gelernt hat, sich nicht nach dem Jungbrunnen zu sehnen, haben seine vier Freunde nichts begriffen: »Sie beschlossen auf der Stelle, nach Florida aufzubrechen und morgens, mittags und abends vom Wasser des Jungbrunnens zu trinken«[798]. Medizinische Forschung besitzt ihre wesentliche Voraussetzung oder Entsprechung in der säkularisierten Wirklichkeitseinstellung der Moderne.

Der Mystik und dem Übersinnlichen fühlt sich Dr. Jekyll verpflichtet. Die irdische Mischung von Gut und Böse möchte er überwinden, indem er beide Seiten auf zwei Individuen verteilt: »Es war der Fluch der Menschheit, daß

diese ungleichen Teile so miteinander verbunden waren – daß in dem gequälten Schoß des Bewußtseins diese gegensätzlichen Zwillinge ohne Unterlaß miteinander im Kampf liegen mußten. Wie also war es, wenn man sie voneinander trennte?«[799] Dr. Jekyll unternimmt die notwendigen Experimente, obwohl er ihren gefährlichen Charakter erkennt; der Reiz der Entdeckung überwiegt alle Bedenken. In Mr. Hyde trennt Dr. Jekyll die böse Seite seiner Persönlichkeit von sich ab; ihr unterliegt er zwar am Ende, zugleich geht in diesem Selbstmord Mr. Hyde aber ebenfalls zugrunde.
Die Übergänge von fragwürdigen zu verbrecherischen Einstellungen und Handlungen sind fließend. In Verletzung seines ausdrücklichen Wunsches wird nach dem Tode des Justizrates Z. (Storm, Am Kamin, 1862) eine Sektion bei ihm durchgeführt und sein Herz heimlich zurückbehalten. Von dem Medizinalrat W. zur Rede gestellt, muß der Anatomieprofessor X. gestehen, »daß in der Tat an jenem Abend das anatomische Gelüste über seine Gewissenhaftigkeit den Sieg davongetragen habe«[800].

## 15.3 Perspektiven

*Nicht zum erstenmal wandte sich das Gewissen gegen die Methoden der Forschung.*
H. G. Wells, Die Insel des Dr. Moreau, 1896

Wenn Schriftsteller des 19. Jahrhunderts wiederholt den Arzt als Forscher und zwar im Gegensatz zum Praktiker beschreiben, greifen sie die reale Situation der Medizin jenes Jahrhunderts auf und nehmen die in ihr liegenden Möglichkeiten vorweg, die im 20. Jahrhundert verstärkt Wirklichkeit werden. Künstler und Autoren sind gegenüber der Faszination der naturwissenschaftlichen Medizin und ihrer Forschungen nicht immun, ihr Bild des Forschers ist keineswegs nur negativ, sie zeigen sich vielmehr ihrerseits beeindruckt von der Suche nach Wahrheit und nach Erkenntnissen, die das Leben des Menschen erleichtern und verbessern. Zugleich bleiben ihnen aber auch die Gefahren und Grenzen nicht verborgen, die mit dem naturwissenschaftlich-medizinischen Prozeß verbunden sind – für den einzelnen Menschen wie für die Gemeinschaft und auch für die Wissenschaft selbst.
Zur sozialen Reaktion auf den großen Forscher heißt es in Balzacs ›Der Stein der Weisen‹ (1834): »Die Menschen scheinen sogar mehr Respekt vor den Lastern als vor dem Genie zu haben, denn dem letzteren verweigern sie den

## 15.3 Perspektiven

Kredit. Es scheint, daß Gewinne aus den geheimen Arbeiten des Gelehrten etwas so Fernliegendes sind, daß die Gesellschaft davor zurückscheut, noch zu seinen Lebzeiten mit ihm darüber abzurechnen; sie zieht es vor, mit ihm dadurch quitt zu werden, daß sie ihm seine Notlage oder sein Unglück nicht verzeiht«[801]. Der Prozeß der Demokratisierung soll dieser Anerkennung der wissenschaftlichen Tätigkeit, von deren Ergebnissen jeder Mensch seinen Nutzen hat, noch weiter entgegengewirkt haben: »Die Völker begreifen die Schöpfungen des Genies noch viel langsamer als die Könige es tun«[802]. Wissenschaftsskepsis und Fortschrittskritik werden im Medium der Literatur seit dem 18. Jahrhundert bis in die Gegenwart immer wieder vertreten; die Resonanz in der realen Wissenschaftentwicklung – die medizinische oder szientifische Funktion der Literatur – ist allerdings gering.

Forschung kann nicht nur als Erkenntnisgewinn unangemessen verabsolutiert werden, ihre Gefahr und Gefährdung liegen auch in der Grenzenlosigkeit ihrer Ziele. Das Paradies soll auf der Erde erreicht werden können; neuzeitliche Säkularisierung hat Unsterblichkeit und ewige Gesundheit der Medizin und den Naturwissenschaften als Aufgabe übergeben. Viktor Frankenstein (Shelley) fragt sich, »welchen Ruhm würde es mir eintragen, wenn ich den menschlichen Körper von Krankheit und Siechtum befreien, wenn ich die Menschheit bis auf das gewaltsame Umkommen, vom Tode erlösen könnte!«[803] Utopische Hybris manifestiert sich im geschilderten Scheitern der Experimente und gehört bereits zu ihren Entstehungsbedingungen. Edward Prendick (Wells) erreicht mit dem Schiff ›Lady Vain‹ die Züchtungsinsel ›Noble's Isle‹, auf der vergeblich Tiere zu Menschen veredelt werden sollen.

In der Literatur des 20. Jahrhunderts finden sich ebenfalls zahlreiche Forscherärzte – mit positiven und negativen Zügen, die ihnen selbst zukommen oder die den Beurteilungen der Umwelt entspringen. Kritik an der naturwissenschaftlich-medizinischen Forschung kann auch auf die Kluft zwischen den Naturwissenschaften und Geisteswissenschaften zurückgehen. Ideologische Positionen und politische Veränderungen prägen das Bild des Forschers. Positive medizinische Forschergestalten sind in der Literatur seltener geworden.

Bedenkliche und abschreckende Möglichkeiten des medizinischen Fortschritts sind ein wiederholtes Thema in Gustav Meyrinks Erzählungen ›Des deutschen Spießers Wunderhorn‹ (1913). Professor Preobrasenkijs Versuch in Bulgakovs ›Hundeherz‹ (1925, erschienen 1968), aus einem verkommenen Menschen durch Einsetzen eines Hundeherzens einen neuen Menschen der sozialistischen Gesellschaft zu machen, mißlingt; der gehirnchirurgische Eingriff muß wieder rückgängig gemacht werden. Ehrgeizig und ohne moralische Skrupel erforscht Dr. Sigmund Obispo in Aldous Huxleys ›Nach vielen Sommern‹ (1939) die Bedingungen des Alterns und der Lebensverlängerung. Eine positive Forscherin entwirft dagegen mit Doktor Donzova Solženicyn in der ›Krebsstation‹ (1968); diese Ärztin engagiert sich auch für die Patienten, Forschung bleibt bei ihr immer der Therapie untergeordnet, Erkenntnis und Handeln im Dienste der Leidenden sind ihr wichtiger als die persönliche Karriere oder wissenschaftliche Auszeichnungen. Soziale Sensibilität und forscherische Aktivität oder wissenschaftliche Objektivität stehen aber auch bei Dr. Donzova in einem Spannungsverhältnis.

Der Roman »Dr. med. Arrowsmith« von Sinclair Lewis (1925) handelt im Zentrum vom Zwiespalt zwischen Therapeut und Forscher; zwischen Angehörigen und Forscher, zwischen Öffentlichkeit und Forschung. Professor Max Gottlieb ist ein deutscher Jude, der in Deutschland studiert hat – in Heidelberg bei von Helmholtz und später in den Laboratorien von Koch und Pasteur – und nun als Bakteriologe in den Vereinigten Staaten in Forschung und Lehre tätig ist; berühmt wurde er mit seinem Werk über die Immunitätslehre. Dieser Mediziner soll sich mit grauenhaften und kostspieligen Experimenten abgegeben haben. »Man erzählte sich, daß er im Laboratorium Lebewesen erzeugen könne, sich mit den Affen, die er einimpfte, zu unterhalten pflege, daß er als Teufelsanbeter oder Anarchist aus Deutschland vertrieben worden war.« Gottliebs geisteswissenschaftliche Kollegen fühlen sich von seinem Wissenschaftsverständnis in ihrem »Glauben an Schönheit und an Idealismus und an die Welt der Phantasie«[804] degradiert und verachtet. Die notwendigen Eigenschaften eines Forschers charakterisiert Gottlieb seinem Kollegen Arrowsmith gegenüber auf die folgende Weise: »Ein Forscher, ein Gelehrter zu sein, das ist nicht nur ein Beruf, den ein Mensch sich wählt, ebenso wie er ferne Länder bereisen oder Arzt oder König oder Bauer werden könnte. Sondern es ist eine Wirrsal von dunkel wühlenden Empfindungen, eine Art Mystizismus oder ein Zwang wie das Dichten. Das Opfer dieser Gefühle ist grundverschieden vom normalen braven Mann. Der normale brave Mann, dem ist alles ziemlich gleichgültig, wenn er nur essen, schlafen und lieben kann. Aber der Forscher hängt tiefinnerlich an seinem Glauben – er ist so fromm, daß er keine Viertelwahrheiten duldet, weil sie eine Beleidigung seiner Religion sind«[805].

## 16 DER ARZT ALS PATIENT

*Kann befreien, wer selbst unterworfen ist?*
T. Mann, Der Zauberberg, 1924

Ärzte sind nicht nur Therapeuten und Forscher, sie sind – was nicht selten von der Umwelt und gelegentlich von ihnen selbst vergessen wird – ebenfalls Patienten; auch sie leiden, erkranken und sterben, wenn allerdings nicht selten auf eine besondere Weise, die von ihrer Ausbildung und ihrer Tätigkeit bestimmt wird. Ob Krankheit die Therapiefähigkeit der Ärzte oder ihre Beziehung zum Patient verbessert oder verschlechtert, ist ein kontroverses Thema seit der Antike. Philosophen, Psychologen, Mediziner und auch Schriftsteller haben unterschiedliche Antworten gegeben – aufgrund ihrer ideellen Überzeugungen oder konkreten Erfahrungen. Medizinische Kenntnisse wirken sich auch auf den Umgang des Arztes mit seiner eigenen Krankheit aus, sie können die Therapie, Prävention und Rehabilitation verbessern, können den Arzt aber auch beunruhigen, hypochondrisieren und zum Verzicht auf Kuration bewegen. Die Beziehung schließlich zum behandelnden Arzt bleibt nicht unbeeinflußt von der Tatsache, daß der Patient selbst Arzt ist.

### 16.1 Die Krankheiten

*Mit der Blindheit, die Ärzte bisweilen ihrem eigenen Zustand gegenüber haben, hatte er niemals daran gedacht, daß sein Herz angegriffen sein könnte.*
E. Zola, Doktor Pascal, 1893

Der Arzt ist dem Spektrum der Krankheiten wie andere Menschen ebenfalls ausgesetzt; sein Wissen bewahrt ihn weder vor körperlichen noch vor geistigen Leiden, seine Therapie kann den eigenen Tod nicht verhindern. Manche Krankheiten hängen sogar besonders eng mit dem ärztlichen Beruf zusammen; iatrogene, vom Arzt oder der Medizin herrührende Schädigungen sind nicht nur auf den Laien beschränkt.
Philip Carey (Maugham, Der Menschen Hörigkeit, 1915) ist seit der Geburt

von einem Klumpfuß behindert. Seine sozialen Beziehungen, sein Selbstbild und sein Wirklichkeitsverständnis werden von diesem Gebrechen ebenso geprägt wie sein Verhältnis zu den Patienten und seine Einstellung zu Gesundheit und Krankheit. Die Behinderung verursacht keine körperlichen Schmerzen, beeinträchtigt allerdings die Bewegung des Körpers; in bestimmten Sportarten zeigt Carey aber besondere Fertigkeiten.

Die Ärztin Ljudmila Afanassjevna Donzova, Leiterin der Bestrahlungsabteilung in Solženicyns ›Krebsstation‹ (1968) erkrankt selbst an Krebs und erlebt nun als Patientin die Grenzen der Medizin, die ihr als Ärztin in Theorie und Praxis gezogen waren. Sie beginnt von Zeit zu Zeit einen Schmerz in der Magengegend zu spüren, an manchen Tagen schwach, an anderen Tagen stärker, immer wieder aber auch überhaupt nicht. »Wenn sie nicht selbst Onkologin gewesen wäre, hätte sie diesen Schmerz entweder nicht beachtet oder sich unverzüglich untersuchen lassen«[806].

Der angehende Arzt Evgenij Vasilevič Basarov (Turgenev, Väter und Söhne, 1862) infiziert sich während einer Sektion an Typhus und stirbt an der Vergiftung. Basarov verliert zunächst den Appetit, bekommt Kopfschmerzen und Schüttelfrost, muß sich hinlegen, zeigt rote Flecken und hat Visionen. Ärztliche Hilfe ist nicht mehr möglich; »die Krankheit nahm einen schnellen Verlauf, wie es gewöhnlich bei chirurgischen Vergiftungen der Fall ist«[807].

An Diphtherie infiziert sich und stirbt der Arzt Dymov in Čechovs Erzählung ›Flattergeist‹ (1892).

Hofrat Behrens in Thomas Manns ›Zauberberg‹ (1924) ist wie seine Patienten des Davoser Sanatoriums von einem Lungenleiden betroffen; sein ärztliches Handeln und seine Beziehung zu den Kranken werden von dieser Tatsache beeinflußt. Die eigene Frau war auf dem »Berghof« an ihrem Lungenleiden gestorben, er hatte sie begleitet und war hier dann selbst erkrankt: »So hatte er sich eingebürgert als einer der Ärzte, die Leidensgenossen derjenigen sind, deren Aufenthalt sie überwachen; die nicht, von der Krankheit unabhängig, sie aus dem freien Stande persönlicher Intaktheit bekämpfen, sondern selber ihr Zeichen tragen, – ein eigentümlicher, aber durchaus nicht vereinzelter Fall, der ohne Zweifel seine Vorzüge wie sein Bedenkliches hat«[808].

An einer Lungenentzündung stirbt auch der Arzt Öyen in Hamsuns norwegischem Sanatorium ›Torahus‹ (Das letzte Kapitel, 1923), die er sich aus Unvorsichtigkeit, professioneller Überheblichkeit oder Verlegenheit vor den Patienten zugezogen hat; die Ursache liegt in der medizinischen Ausbildung:

## 16.1 Die Krankheiten

»Das Ganze kam wohl eher davon, daß er sich in seinem Studium nie mit dieser besonderen Situation befaßt hatte und daher auch nichts darüber wußte. Er hatte seine Persönlichkeit in der Medizin wegstudiert«[809].
Zolas Forscherarzt Dr. Pascal (1893) ist von einem Herzleiden betroffen, das er zunächst nicht erkennt, dann aber zutreffend diagnostiziert und nüchtern in den Konsequenzen einschätzt. Ein Herzleiden hat auch Balzacs Doktor Bénassis (Der Landarzt, 1833), hinzu kommt die Gicht. Seinem Herzleiden erliegt Andersons Doktor Cochran (Ungeborenes Licht, 1933). Herzkrank ist ebenfalls ›Doktor Martino‹ (Faulkner, 1931), der in dem Kurort Cranston's Wells in Mississippi Linderung sucht; er stirbt, als sich das Mädchen Louise King verheiratet, das er seit ihrer Kindheit während vieler Jahre in den Ferien mit großer Zuneigung aufwachsen erlebte; dem Verlobten kann er kurz vor seinem Tode noch sagen: »Junger Mann, Sie haben sich von einer Frau besiegen lassen, wie ich auch. Nur mit dem einen Unterschied: bei Ihnen wird es lange dauern, ehe Sie begreifen, daß Sie umgebracht werden«[810]. Herzsklerose macht die Krankheit von Dr. Živago in Pasternaks gleichnamigem Roman (ital. 1957) aus: »Die Kranzgefäße sind angegriffen, sie werden immer dünner und können eines schönen Tages platzen. Dabei bin ich noch nicht einmal vierzig. Ich trinke nicht und bin auch sonst nicht leichtfertig«[811].
Ärzte verfallen auch dem Alkohol oder der Droge. Der Assistenzarzt Barnier (Goncourt, Schwester Philomène, 1861) wendet sich aus Trauer über den Tod seiner früheren Geliebten Romaine, die er im Hospital Charité mit einem Eingriff nicht zu retten vermag, dem Alkohol zu und geht dann an einer Sektionsvergiftung zugrunde. Alkoholiker und Drogenkonsument (Morphium, Heroin, Kokain) ist der fachlich und psychologisch fähige und zugleich unzuverlässige ›alte Doc Rivers‹ (W. C. Williams, 1932). Vom Alkohol abhängig und zugleich psychischen Störungen ausgesetzt ist Walker Percys Psychiater Dr. Tom More (= Thomas Morus), der in mehreren Romanen dieses Schriftstellers vorkommt (Liebe in Ruinen, 1971; Das Thanatos-Syndrom, 1987): »Ich bin Arzt, ein nicht sehr erfolgreicher Psychiater, Alkoholiker, ein wackliger Mann in den mittleren Jahren mit Depressionen und Elationen und Morgen-Grauen, aber nichts destoweniger ein Genie, das in die verborgenen Ursachen der Dinge Einblick hat und einfache Hypothesen aufstellt, um die Überfülle von alltäglichen Ereignissen zu erklären«[812].
Der Kinderarzt Dr. Antoine Thibault (R. Martin du Gard, Die Thibaults, 1922/40) zieht sich im Ersten Weltkrieg eine Gasvergiftung zu; dem qualvollen Leiden setzt er 1918 selbst ein Ende.

Geisteskrank im ›Ancien Régime‹ wird der Psychiater Dr. Manette in der ›Geschichte aus zwei Städten‹ (1859) von Charles Dickens wie ebenfalls Dr. Ragin in Čechovs Roman ›Krankenzimmer Nr. 6‹ (1892). Ärzte, die wider ihren Willen zu Patienten einer Irrenanstalt gemacht werden, beschreibt Edgar Allan Poe in seiner Erzählung ›Die Methode Dr. Thaer & Prof. Fedders‹ (1845). Ein Arzt mit einer Persönlichkeitsspaltung, der zugleich Doktor der Jurisprudenz und Mitglied der berühmten ›Royal Society‹ ist, wird von Robert Louis Stevenson in ›Dr. Jekyll und Mr. Hyde‹ (1886) dargestellt. Vom Prozeß der geistigen Verwirrung eines Arztes wird in dem Roman ›Doktor Glas‹ (1905) von Hjalmar Söderberg berichtet.

## 16.2 Annahme und Abwehr

*Eine kleine Insel Schmerz, schwimmend auf einem Ozean von Indifferenz.*
S. Freud an M. Bonaparte, Juni 1939

Copingstrategien entwickelt auch der Arzt, auch er kann die Krankheit akzeptieren oder verleugnen, kann sie untertreiben oder übertreiben, auch ihn erfüllen Angst und Hoffnung, auch er verlangt vom Arzt Aufklärung und will zugleich nicht selten nur beruhigt werden, auch er muß die Krankheit in das private und berufliche Leben integrieren, kann an dieser Aufgabe scheitern oder reifen. Die geistigen und sozialen Bedingungen, die den Umgang des Arztes mit der Krankheit neben seinen eigenen individuellen Voraussetzungen vor allem prägen, liegen in dem medizinischen Beruf, in den Kontakten zu den Kollegen, in dem nicht selten von der Medizin geprägten Selbst- und Fremdbild. Krank und auf Therapie angewiesen zu sein, sich in eine asymmetrische Beziehung zu dem Therapeuten einlassen zu müssen, auf Mitleid oder Unverständnis in der eigenen Umwelt zu stoßen, kann dem kranken Arzt größere Schwierigkeiten bereiten als dem kranken Laien.
Dr. Philip Carey (Maugham), der als Waise aufwächst, muß sich seit der Geburt mit der körperlichen Behinderung auseinandersetzen. Seine Mutter hat ihn »leidenschaftlich geliebt, weil er schwächlich und verkrüppelt war und weil er ihr Kind war«[813]; sie starb in seinem 10. Lebensjahr. Sechs Monate zuvor war sein Vater, ein Chirurg, an einer Blutvergiftung gestorben. Die Jahre im Internat sind mit Demütigungen und körperlichen Verletzungen verbunden; besonders der Eintritt in das Internat reißt Philip Carey jäh aus

## 16.2 Annahme und Abwehr

seiner bisherigen Welt heraus: »Er konnte nicht begreifen, warum man ihn auslachte. Sein Herz schlug so heftig, daß er kaum atmen konnte, und er fürchtete sich wie noch nie in seinem Leben«[814]. Carey versucht, die Behinderung zu verbergen, er übt sich eine bestimmte Gangart an, bleibt am liebsten stehen, distanziert sich innerlich von den anderen Menschen, wird immer schweigsamer, läßt seine Gefühle nicht erkennen: »Er fühlte sich nur dann glücklich, wenn er arbeitete oder im Bett lag. Und häufig kehrte jene merkwürdige Empfindung wieder, daß sein gegenwärtiges Leben bloß ein Traum sei«[815]. Die Unterrichts- und Studienzeit in Heidelberg (Philosophie bei Kuno Fischer) verläuft ohne besondere Ereignisse. In London nimmt er eine Kanzleitätigkeit auf, wechselt dann in Frankreich zum Malstudium über, um sich schließlich der Medizin in London zuzuwenden. Der Klumpfuß bleibt eine Behinderung in den sozialen Beziehungen und in der Selbsteinschätzung, schärft aber auch das Verständnis für die Fragwürdigkeit der Normen. Allmählich gewöhnt sich Carey auch daran, mit seinem Klumpfuß aufzufallen: »Aber gleichzeitig hatte er sich dazu erzogen, durch kein Zeichen zu verraten, daß ihn die Anspielung verletzt«[816]. Nur vorübergehend weckt er bei der Kellnerin Mildred, die er unglücklich liebt, mit seinem Klumpfuß Mitleid. Die medizinische Ausbildung gibt auch den Anstoß zur wissenschaftlichen Auseinandersetzung mit dem Klumpfuß. »Tatsächlich hatte sich Philip, seit er im Hospital arbeitete, sehr stark mit diesem Thema beschäftigt. Er hatte alle Bücher der Bibliothek, die von Talipes in seinen verschiedenen Formen handelten, gelesen«[817].
Von einem chirurgischen Kollegen wird Carey eine Operation mit professioneller Ironie angeboten: »Ich könnte Ihnen natürlich nicht einen ganz normalen Fuß verschaffen, aber immerhin, etwas ließe sich schon tun.« Careys Gefühle gegenüber diesem Angebot sind überaus ambivalent, Ursache der Ambivalenz ist die Verdrängung des Makels seit der Kindheit, dessen relative Verbesserung zugleich nicht auszuschließen ist; hinzu kommt das Wissen um den Stand der Forschung und Praxis, den er als Arzt naturgemäß besser zu beurteilen vermag als ein Laie. »Philip hatte sich schon oft gefragt, ob etwas getan werden könnte; aber seine Abneigung, das Thema auch nur zu streifen, hatte ihn abgehalten, einen der Chirurgen in der Klinik zu befragen. Nach dem, was er gelesen hatte, hätte sich vielleicht etwas tun lassen, solange er noch klein war; aber damals war man in der Behandlung von Talipes noch nicht so weit gewesen wie jetzt. Jedenfalls glaubte er nicht, daß er viel Aussicht hätte, von einer Operation zu profitieren. Aber schließlich würde sie

sich schon lohnen, wenn er danach etwas normaleres Schuhwerk tragen könnte und nicht so zu hinken brauchte«[818]. Mr. Jakobs legt ihm die Operation auch im Blick auf die Patienten nahe: »Ein Klumpfuß ist doch in der Praxis ein ziemliches Handikap. Der Laie hat eine Menge Schrullen; er hat es nicht gern, wenn seinem Arzt etwas fehlt«[819]. Die Operation verläuft erfolgreich; eine gewisse Behinderung bleibt aber erhalten. Am Ende gelingt Philip Carey die Annahme seiner Behinderung in der Perspektive einer Annahme der Gebrechlichkeit und des Leidens aller Menschen: »Er nahm die Verkrüppelung hin, die ihm das Leben zuerst so schwer gemacht hatte; er wußte, sie hatte sein Wesen verbogen, aber sie hatte ihm auch gleichzeitig die Kraft der inneren Einkehr verliehen, aus der ihm so viel Entzücken floß. Ohne diesen Mangel hätte er wohl nie die Schönheit so eindringlich zu erfassen vermocht, hätte die leidenschaftliche Liebe zu Kunst und Literatur nicht kennengelernt und die mannigfaltige Schau des Lebens nicht mit so tiefer Anteilnahme erlebt. Dann erkannte er, daß das Normale eigentlich am allerseltensten zu finden ist. Jeder hatte eine Schwäche, körperlich oder geistig. Er dachte an alle Menschen, die er kennengelernt hatte. Die Welt war wie ein Krankenhaussaal«[820].

Die Ärztin Donzova in Solženicyns ›Krebsstation‹ wehrt sich gegen ihre mögliche Krebserkrankung. Die verdächtigen Symptome will sie nicht ernst nehmen, die notwendige Untersuchung wird von ihr aufgeschoben, nur zu gern läßt sie sich von den Kollegen beruhigen. Schon vor der Diagnose scheut sie zurück: »sie kannte diesen Strick allzu gut, mit dem man sich die erste Schlinge legt«[821]. Von Aufklärung hält sie in ihrem eigenen Fall nichts, sie will sich anvertrauen können und möchte über die notwendigen Schritte im einzelnen nichts erfahren: »Für mich wäre es leichter, überhaupt nichts davon zu verstehen! Im Ernst. Entscheiden Sie für mich; wenn ich mich ins Bett legen muß, werde ich es gern tun. Aber wissen – will ich nichts. Wenn eine Operation nötig ist, möchte ich die Diagnose gar nicht erfahren, um mir während der Operation nicht Gedanken machen zu müssen«[822]. Aufklärung ist ein Vorgang zwischen zwei Personen, ein Dialog und nicht ein Monolog, setzt die Bereitschaft und Fähigkeit des Patienten voraus. Die abwehrende Haltung gegenüber Diagnose und Therapie kann auch bei den medizinischen Kollegen auftreten und auf diese Weise beim betroffenen kranken Arzt zusätzlich noch gesteigert werden. Die Frage, ob er sie im Ernstfall operieren würde, verneint Dr. Donzovas chirurgischer Kollege Dr. Lev Leonidovič zwar scherzhaft, aber doch mit einem realistischen Hintersinn mit der Be-

gründung: »Wenn ich Sie dabei umbringen würde, hieße es bestimmt gleich: aus Neid! Weil Ihre Abteilung die meine an Erfolgen weit übertrifft«[823].
Bénassis (Balzac) wie Pascal (Zola) machen sich keine Illusionen über den Ernst ihrer Erkrankung und akzeptieren auch das bevorstehende Ende. Zunächst hat Pascal allerdings die Herzbeschwerden bagatellisiert, bis ihm ein Anfall von Angina pectoris keinen Zweifel mehr läßt. Auf den Tee möchte Bénassis nicht verzichten, auch wenn ihm bewußt ist, daß Gichtanfälle die Folge sind, um jeden Abend wenigstens einige Minuten geschenkt zu bekommen, in denen das Leben keine Last ist. Der tiefe Kummer über seine Schuld und den Tod seines Sohnes wie seiner Frau läßt diesen philanthropischen Arzt über das eigene Ende sogar Erleichterung empfinden: »Ich habe im Leben kein anderes Ziel mehr, als es zu verlassen; ich will nichts zur Vorwegnahme oder zur Beschleunigung des Endes tun; aber ich werde mich an dem Tag, da ich erkranke, ohne Bedauern zum Sterben niederlegen«[824].
Bei den geistig erkrankten Psychiatern kann von Annahme und Abwehr nur bedingt gesprochen werden. Der gelehrte Psychiater Dr. Alexander Manette in ›Eine Geschichte aus zwei Städten‹ (Dickens) wird geisteskrank wegen seiner ungerechten Inhaftierung im ›Ancien Régime‹. Nach der Befreiung durch die ›Französische Revolution‹ nimmt ihn sein ehemaliger Diener, der inzwischen Gasthausbesitzer geworden ist, bei sich auf. Er beschäftigt sich mit dem Reparieren von Schuhen und hat seine Vergangenheit verdrängt oder vergessen. »Ob ich ein Schuhmacher von Beruf bin? Nein, ich bin es nicht. Ich – ich habe es hier gelernt – aus mir selbst – ohne Lehrmeister. Ich bat um die Erlaubnis, mich …«[825] Später gelangt Manette zu seiner Tochter, die von Angehörigen nach London gebracht worden war. Er gewinnt sein geistiges Vermögen zurück, weiß aber nicht auf welche Weise. Es kommt mehrfach zu Rückfällen, letztlich gelingt aber die Heilung. Während der geistigen Verwirrung ist ihm eine bewußte Haltung nicht möglich, in den Phasen der Gesundheit kann Dr. Manette seinen Angehörigen jedoch Hinweise für eine sinnvolle Reaktion während der Rückfälle geben. Der Psychiater Ragin in Čechovs ›Krankenzimmer Nr. 6‹ hat keine Einsicht in seinen geistigen Verfall; die Einweisung in die Anstalt, die er vorher selbst geleitet hat, kann ihm nur als Inhaftierung und Folter erscheinen. Dr. Jekyll verfällt immer mehr den verbrecherischen Anteilen seiner Persönlichkeit, die sich in Mr. Hyde verkörpern. In der Gestalt von Hyde setzt er aber aus Angst und Verzweiflung seinem Leben ein Ende; der gute Anteil der Persönlichkeit überwindet den schlechten Anteil – um den Preis der eigenen Existenz.

## 16.3 Sterben und Tod

*Ein Grab, insbesondere das Grab eines Arztes, muß wie seine Sprechstunde allen Menschen frei zugänglich sein.*

H. Carossa, Der Tag des jungen Arztes, 1955

In der Literatur wird auch das Sterben der leidenden und kranken Ärzte dargestellt. Basarov, Pascal, Bénassis, Ragin, Thibault, Živago sterben jeder auf eine für sie charakteristische Weise. Einen alten Arzt und Psychiater auf der Erinnerungsreise an den Ort und zu den Menschen seiner Kindheit beschreibt Wilhelm Raabe in ›Altershausen‹ (1911).

Basarov (Turgenev) bemüht sich um ein klares Bewußtsein bis zu seinem Ende, er gibt sich keinen Täuschungen hin, weiß, daß er sterben muß, wünscht sich, »anständig zu sterben, obgleich das niemanden kümmert ... Einerlei: mit dem Schwanz wedeln werde ich nicht«. Die letzten Worte entsprechen seinem nihilistischen Glauben: »Jetzt ... Finsternis«[826].

Zolas Pascal bleibt bis zum Ende wissenschaftlicher Forscher. Der Verlauf der Krankheit, und der zeitliche Eintritt des Todes werden von ihm exakt vorhergesagt; der Kollege Dr. Ramond klärt ihn auch uneingeschränkt über seinen Zustand auf. Pascal sieht sich als Opfer der allgemeinen physiologischen Degeneration seiner Familie unter zugleich individuellen Bedingungen: »Bei manchen Mitgliedern der Familie hatte sich die ursprüngliche Nervenschädigung in Laster oder Tugend, in Genialität oder Kriminalität, in Trunksucht oder Askese verwandelt. Andere waren als Schwindsüchtige, Epileptiker oder Paralytiker gestorben. Er aber hatte von Leidenschaft gelebt und würde an seinem Herzen zugrunde gehen. Er zitterte nicht mehr vor dem Erbe, das nun klar zutage lag«[827]. Solange es ihm noch möglich ist, notiert Pascal die eigenen Symptome, verfolgt die Anfälle und beschäftigt sich mit ihrer kausalen Begründung, stellt auch nüchtern und wissenschaftlich dem jungen Arzt die Prognose des weiteren Verlaufs bis zu seinem Ende: »Von jetzt ab verläuft alles mit mathematischer Präzision. Ich könnte Ihnen die Phasen der Krankheit Stunde für Stunde beschreiben«[828]. Kurz nachdem er noch in den Stammbaum der Familie Art und Tag seines Todes eingetragen hat, »stirbt er an einem Herzleiden am 7. November 1873«[829].

Balzacs Bénassis erlebt sein Sterben inmitten seiner Tätigkeit als Landarzt, wenn zwar nicht grundsätzlich unerwartet, so doch im genauen Zeitpunkt unvermutet. Am letzten Abend zeigt er eine etwas auffallende rotviolette

### 16.3 Sterben und Tod

Gesichtsfarbe, speist ausgiebig, ist guter Stimmung, lacht, was er sonst nicht tut; er wird dann noch zu einem Patienten gerufen, gegen 22 Uhr kehrt er zurück, fühlt sich bei der Kälte nicht wohl, hat Atembeschwerden, die Lektüre eines privaten Briefes regt ihn unmäßig auf: »Plötzlich ist er, den Kopf zuerst, vornüber gefallen«; Bénassis kann noch nach einem Aderlaß verlangen und verliert dann die Sprache; vergeblich bemüht sich um ihn der herbeigerufene Wundarzt. »Monsieur Bordier hat ihm die Fußsohlen angebrannt, aber er hat kein Lebenszeichen mehr erlangen können. Es war gleichzeitig ein Gichtanfall und ein Bluterguß im Gehirn«[830].

Čechovs Psychiater Andrej Efimyč Ragin stirbt als Patient in seiner früheren psychiatrischen Anstalt. Er wird von dem Wärter Nikita malträtiert, sein Ende tritt nach einem Schlaganfall ein. Über die eigene psychische Störung hat er kein klares Bewußtsein, wohl aber darüber, daß sein Sterben begonnen hat: »Andrej Efimyc begriff, daß dies das Ende war, und er entsann sich, daß Ivan Dmitric, Michail Averjanyc und Millionen Menschen an die Unsterblichkeit glaubten. Und wenn es sie nun gab? Aber er wollte keine Unsterblichkeit und dachte nur einen Augenblick daran«[831].

Dr. Antoine Thibault (Sommer 1914, 1936 und Epilog, 1940) beobachtet mit wissenschaftlicher Genauigkeit den Verlauf seiner Gasvergiftung. So, wie er dem aussichtslosen Leiden seines sterbenden Vaters durch eine Überdosis von Morphium ein Ende bereitet hat, entschließt er sich auch für sich selbst zur aktiven Beendigung seines Lebens, als er die Aussichtslosigkeit jeder Therapie begreift. »Wir Ärzte haben immer einen Ausweg ... wir wissen, wie wir das Warten abkürzen können ... Wir brauchen nicht zu leiden«[832]. Die letzte Eintragung am 18. November 1918 lautet: »37 Jahre, 4 Monate, 9 Tage. Die Sache ist einfacher, als man glaubt«[833].

Dr. Jurij Andreevič Živago (Pasternak) erkennt in seiner Herzsklerose und im Platzen der Kranzgefäße, woran er nah vor seinem vierzigsten Lebensjahr stirbt, eine zeitsymbolische Bedeutung: »Heutzutage sind solche mikroskopisch kleinen Blutergüsse im Herzen sehr verbreitet. Sie müssen nicht immer zum Tode führen. Heilung ist möglich bei diesem Leiden, das typisch ist für unsere Zeit. Ich glaube, daß seine Ursachen sittlicher Natur sind«[834].

## 16.4 Auswirkungen auf die Therapie

*In der Sphäre der Nervenpathologie ist jeder Arzt, der nicht allzu viele Dummheiten von sich gibt, ein halbgeheilter Kranker.*

M. Proust, Auf der Suche nach der verlorenen Zeit, 1913/27

Das Erleben der Krankheit kann den Arzt im Wissen um die Leiden seiner Patienten fördern, kann seine Beziehung zu diesem auch verbessern, seltener auch behindern. Patienten können von der Krankheit des Arztes auf diagnostische Mängel oder die Erfolglosigkeit seiner Behandlung schließen. Die abweichenden Auswirkungen hängen von der Krankheit wie von der Persönlichkeit des Arztes und des Patienten ab.

Der Richter Clane weckt bei dem leukämiekranken Apotheker Malone in Carson McCullers Roman ›Uhr ohne Zeiger‹ (1961) mit dem Hinweis auf die wahrscheinliche Krankheit des Arztes Dr. Hayden neue Hoffnungen: »Die Stimme des Richters klang ruhig und fest! Ich meine, wenn Doktor Hayden eine merkwürdige Blutkrankheit hat, dann ist es das wahrscheinlichste auf der Welt, daß er die Diagnose, anstatt sie für sich selbst zu stellen, lieber auf dich überträgt. Malone überdachte diese phantastische Logik und fragte sich, ob es wirklich ein Strohhalm sei, an den er sich klammern könne«[835].

Ein guter Psychiater muß nach Dr. Boulbon in Prousts ›Auf der Suche nach der verlorenen Zeit‹ (1913/27) die Leiden seiner Patienten selbst erlebt haben. Zu der von ihm behandelten Großmutter des Ichformerzählers meint dieser feinsinnige und verständnisvolle Arzt: »Es gibt, ich will noch nicht einmal sagen, keinen guten Arzt, sondern keinen auch nur korrekten Behandler nervöser Erkrankungen, der nicht selbst eine solche durchgemacht hat.« Was für den Psychotherapeuten und Psychiater zutrifft, hat nach Boulbon Gültigkeit auch für andere Berufe: »In der Sphäre der Nervenpathologie ist jeder Arzt, der nicht allzu viele Dummheiten von sich gibt, ein halbgeheilter Kranker, so wie ein Kritiker ein Dichter ist, der keine Verse mehr macht, ein Detektiv ein Dieb, der seinen Beruf an den Nagel gehängt hat«[836]. Sind die Leiden des Arztes zwar eine gute Voraussetzung seiner Therapie, werden sie umgekehrt, wie Dr. Boulbon an sich selbst erleben muß, von dieser Therapie selbst aber nicht gelindert, sondern eher noch gesteigert.

Die eigene Behinderung läßt Dr. Carey in Maughams ›Der Menschen Hörigkeit‹ mit besonderem Feingefühl auf die Leiden seiner Patienten eingehen, er verliert vor ihnen seine Menschenscheu und nimmt auf diese Weise auch ih-

## 16.4 Auswirkungen auf die Therapie

nen ihre Befangenheit: »Philip fand heraus, daß er mit diesen Leuten hier weniger schüchtern war als sonst; es war nicht eigentlich Mitleid, was er empfand, im Mitleid liegt eine gewisse Herablassung: er fühlte sich einfach wie zu Hause bei ihnen. Er fand, daß er imstande war, ihnen jede Scheu zu nehmen, und wenn ihm ein Fall zur Prüfung übergeben wurde, so überließ sich der Patient mit sonderbarem Vertrauen seinen Händen«[837].

Nach seiner Genesung ist der Psychiater Dr. Manette (Dickens) wieder ärztlich tätig; er empfängt Patienten, »die ihm sein alter Ruf oder dessen Wiederbelebung durch die umlaufenden Gerüchte über sein Schicksal zuführte. Sein Wissen, seine Aufmerksamkeit und sein Geschick bei der Durchführung sinnreicher Versuche führten ihm neue Patienten zu, so daß er bald verdiente, was er brauchte«[838]. Über die Zeit der Schuhmachertätigkeit möchte er jedoch nicht sprechen, die Bank und das Handwerkszeug hat er aber noch behalten. Zugleich ist er in der Lage, die Ursachen seines eigenen Rückfalls zu analysieren und auch eine Therapie für sich selbst bei einem eventuellen erneuten Rückfall vorzuschlagen; vor allem soll man seine alten Schustergeräte in einem solchen Falle wegschaffen, die ihm in der Verwirrung Erleichterung verschafft hätten: »indem sie an die Stelle der geistigen Verwirrung die der Finger und, als er sich wieder einübte, die Fertigkeit der Hände an die Stelle der Fertigkeit des Geistes setzte, um einem quälenden Gedankengang nachzuhängen«[839]. Das frühere Leiden hat Dr. Manette sogar besondere Kraft verliehen, sich in Paris, wohin er noch einmal zurückgekehrt ist, als Inspektionsarzt von drei Gefängnissen um Verwundete, Kranke und Leidende zu kümmern und auch zur Rettung seiner Tochter und seines Schwiegervaters beizutragen.

Nicht nur Castorp vertritt in Thomas Manns ›Zauberberg‹ (1924) die Ambivalenz des Patienten gegenüber einem kranken oder leidenden Arzt; angesichts des selbst an der Lunge erkrankten Dr. Behrens heißt es ganz allgemein: »Kameradschaft des Arztes mit dem Patienten ist gewiß zu begrüßen, und es läßt sich hören, daß nur der Leidende des Leidenden Führer und Heiland zu sein vermag. Aber ist rechte geistige Herrschaft über eine Macht denn möglich bei dem, der selber zu ihren Sklaven zählt? Kann befreien, wer selbst unterworfen ist?« Ein kranker Arzt soll für das einfache Gefühl der Menschen eine paradoxe Gestalt sein. Das eigene Erkranktsein soll den Arzt in seinem Denken und Handeln trüben und befangen machen, seinen Wunsch, die Patienten zu heilen, auch hemmen: »Mit aller gebotenen Vorsicht muß man fragen, ob ein der Krankheitswelt Zugehöriger an der Heilung oder auch nur Bewahrung anderer eigentlich in dem Sinne interessiert sein kann, wie ein Mann der Gesundheit«[840]. Auf jeden Fall hat sich Dr. Behrens einen Namen als »feinhöriger Auskultator wie auch als sicherer Pneumotom«[841] gemacht, bevor er Chefarzt am »Berghof« wird. Die forsche und zynische Redensweise (»Ich komme gerade von einem ungleichen Zweikampf auf Messer und Knochensäge«) geht ebenso auf eine tiefe und ungelöste Spannung zurück wie die Mischung von poetischer Sprache und wissenschaftlicher Terminologie (»Gesegnete Nahrungsaufnahme«)[842]. Die Melancholie des Hofrats ist ein Persönlichkeitszug, der zugleich durch die Krankheit und den Tod seiner Frau erlebnisreaktiv verstärkt wird und in der aufgeräumten Burschikosität einen Ausgleich oder Ausweg sucht. »Angst und Festivität schließen sich nicht aus, das weiß jeder«[843], bemerkt Dr. Behrens selbst zu Castorp und Ziemßen.

In Musils ›Mann ohne Eigenschaften‹ (1930/43) findet sich ebenfalls die ambivalente Einstellung gegenüber dem kranken Arzt; einerseits wird die Einschränkung gemacht: »Zu einem kranken Arzt hat man kein Vertrauen«; andererseits wird auch die Folgerung gezogen: »Was aber einer zu sagen hat, der es verstanden hat, für sich selbst zu sorgen, daran muß doch wohl mancherlei wahr sein«[844]. Dr. Tom More in Percys ›Liebe in Ruinen‹ zieht aus der skeptisch-ablehnenden Reaktion der Patienten seine Konsequenzen: »Mein Elend zieht manche Patienten an, stößt andere ab«[845].

Die Krankheit des Arztes muß dem Patienten nicht bekannt sein und kann sich doch auf die Art der Beziehung zum Patienten und das eigene Selbstbild auswirken. Stimmt das eigene Leiden mit dem des Patienten überein, kann der Arzt die Empfindungen und Reaktionen des Patienten besonders gut nachvollziehen, kann ihn unter Umständen auch einen Umgang mit dem Leiden beobachten lassen, der ihm selbst nicht oder noch nicht gegeben ist. Philip Carey (Maugham) fragt sich bei der Untersuchung eines Jungen mit einem Klumpfuß, »wieso der Junge nichts von der Beschämung empfand, die ihn so bedrückte. Er fragte sich, warum er nicht ebenfalls seine Verkrüppelung mit diesem philosophischen Gleichmut hinnehmen konnte«[846]. Krankheit und Heilung des Patienten können sich aber auch verhängnisvoll, wie Doktor Bürger (H. Carossa, 1913) erleben muß, auswirken: »Wenn ich nur selbst gesünden wieder von ihren Genesungen! Aber oft ist es so, als ob das Krankhafte, von dem ich fremde Leiber befreie, irgendwie vergeistigt in mir zurückbleibe, ein dumpf zusetzender Hauch, der mein Leben trübt und niederhält«[847].

## 16.5 Perspektiven

> *Jetzt war es nicht mehr ihre Aufgabe,*
> *klug und besonnen die Behandlung zu leiten –*
> *jetzt war sie selbst hilflos.*
>
> A. Solženicyn, Krebsstation, 1968

Krankheiten verbinden den Arzt mit allen Menschen und stellen für ihn zugleich eine besondere Herausforderung dar. Dies gilt für akute und chronische, körperliche und seelische Krankheiten. Der Tod wird für den Arzt zu einer über das Individuelle hinausgehenden, professionellen Krise – vor allem, wenn er in der Medizin nur Kuration sieht, wenn Therapie für ihn allein Überwindung des Leidens und – ihm selbst unbewußt – vielleicht sogar des Todes bedeutet.

Findet die Frage nach den Auswirkungen der Krankheit des Arztes auf seine Therapie, sein Verhältnis zum Kranken und die Beziehung zu dem ihn behandelnden Kollegen in der Literatur unterschiedliche Antworten, so ist das nicht nur die Folge unterschiedlicher Auffassungen über die Arztrolle, ebenso ausschlaggebend sind die Unterschiede der medizinischen Disziplinen oder Krankheiten, die jeweils spezifische Anforderungen an den Arzt stellen, jeweils auf ihre Weise die Arzt-Patienten-Beziehung prägen.

Der kranke Arzt vereinigt in sich Arzt und Patient, wie umgekehrt auch im Kranken Arzt und Patient zusammenkommen können. Der Arzt und nicht selten besonders der behinderte und kranke Arzt kann von seinem kranken Mitmenschen auch lernen. In der Arzt-Patienten-Beziehung können unterschiedliche Typen der Asymmetrie und Symmetrie gleichzeitig gegeben sein.

Wie sehr Aufklärung das Prinzip Hoffnung nicht außer acht lassen darf, kann am kranken und sterbenden Arzt besonders eindringlich begriffen werden. Das trifft für den Arzt auch zu, wenn der sterbende Patient ein eigener Angehöriger ist. Der erfahrene Professor Philip (M. Roger du Gard) weist seinen jüngeren Kollegen Dr. Thibault auf diese immer wieder zu beobachtende Haltung hin: »Als Arzt muß dieser unglückliche Héquet wissen, daß er nichts zu hoffen hat. Aber als Vater ... Sehen Sie, je ernster die Stunde ist, desto mehr spielt man mit sich selbst Verstecken«[848].

Leiden und Sterben des Arztes in Jeremias Gotthelfs ›Anne Bäbi Jowäger‹ (1843/44) haben ihren tiefen Grund in dem Verlust der Lebens- und Berufszuversicht, wie des Glaubens: »›Es war ein gewisses Sattsein des Lebens, eine eigentümliche Mutlosigkeit, welche seiner sich bemächtigte, ein Verzweifeln an sich, an seiner Kunst, an den Menschen. Alles sei eitel und nichts, sagte er, und lohne der Mühe sich nicht; das Höhere, das dem, welches an sich allerdings eitel und nichts ist, Weihe und Wert gibt, das fand er nicht«[849].

In christlicher Perspektive steht hinter dem Kranken und dem Arzt der leidende wie erlösende Christus. Im kranken Laien wie kranken Arzt können sich beide Seiten vereinen. Kafkas ›Landarzt‹ (1918) vermag die Wunde des kranken Jungen nicht zu heilen, er leidet selbst an dieser Wunde, ist selbst krank und wird zu dem Jungen ins Bett gelegt, der seine Enttäuschung über diesen Arzt nicht verschweigt: »Mein Vertrauen zu dir ist sehr gering. Du bist ja auch nur irgendwo abgeschüttelt, kommst nicht auf eigenen Füßen. Statt zu helfen, engst du mir mein Sterbebett ein«[850].

## 17 DIE MEDIZINISCHE INSTITUTION

*Das Hospital ist eine Zuflucht und ein Ruheplatz
für Hunderte, die, wenn es solche Anstalten nicht gäbe,
auf den Straßen und in Torwegen sterben müßten.*
C. Dickens, Londoner Skizzen, 1836

Der moderne Umgang mit Geburt, Krankheit und Tod ist ohne die Institution Krankenhaus nicht zu denken. Die Medizin hat auch in diesem Bereich die Lebenswelt erobert, wir werden im Krankenhaus geboren und sterben meist auch dort. Das Krankenhaus erscheint vor allem als der Ort, an dem die Ambivalenz der modernen Medizin manifest wird, an dem die Medizin ihre anthropologische Herausforderung erfährt und zu einer humanen Antwort aufgerufen ist. Daß diese Situation in der Dritten Welt anders aussieht als in Europa, daß Unterschiede auch zwischen Nordeuropa und Südeuropa bestehen, kann nicht bezweifelt werden; auch in den literarischen Texten der verschiedenen Länder lassen sich diese Unterschiede nachvollziehen.

Die Medizin hat das Leben verlängert und erleichtert, stößt aber zugleich angesichts der chronischen Krankheiten und des Todes an ihre Grenzen. Zunehmend wird nach neuen Orientierungen verlangt; Therapie soll sich in Kuration nicht erschöpfen, Therapie muß auch Beistand und Begleitung heißen, Therapie ist durch Prävention und Rehabilitation zu ergänzen. Das Krankenhaus darf aber nicht für sich gesetzt werden, es ist immer auch ein Ort der Gesellschaft und nicht allein ein immanentes Produkt des medizinischen Fortschritts. Die Geschichte des Krankenhauses vom mittelalterlichen Hospital bis zur modernen Klinik dokumentiert diese durchgehende Abhängigkeit von kulturellen Werten und sozialen Strukturen, von den Hoffnungen des Individuums und den finanziellen Ressourcen der Gesellschaft.

Nicht nur der Patient und Arzt, nicht nur die Krankheit und Therapie, auch die unterschiedlichen Formen der Medizin als Institution haben in der Literatur Darstellung gefunden. Literatur ist ein Spiegel der Entwicklung des Krankenhauses und seiner vielfältigen Formen und Funktionen. Neben der Geschichte kann die Kunst zu einem tieferen Verständnis des Krankenhauses beitragen und manche Anregungen für neue Initiativen geben. Die medizinische Funktion der Literatur und genuine Funktion der literarischen Darstellung der Medizin gehen ineinander über und verbinden sich mit der literarischen Funktion der Medizin.

## 17.1 Das Krankenhaus

*Hier gab es weder Gut, noch Böse. Nur Tatsachen.
Das Leben selbst.*

W.S. Maugham, Der Menschen Hörigkeit, 1915

Die medizinische Institution erscheint in der Literatur undifferenziert wie ebenso spezialisiert, als Hospital, Krankenhaus oder Klinik, als Allgemeinkrankenhaus oder Fachabteilung, als Kurort, Sanatorium oder Lazarett, als Institution für sich oder zugleich im sozialen und kulturellen Kontext. Geburt, Krankheit und Sterben gehören auch in der Literatur zu den Aufgaben des Krankenhauses. Unterschiedliche Verfahren der Diagnostik und Therapie werden dargestellt, neben den Ärzten werden die Pflegepersonen beschrieben, erinnert wird an medizinische Kuration und menschlichen Beistand, beachtet wird das Verhältnis der Patienten nicht nur zu den Ärzten und Pflegepersonen, sondern auch untereinander und zur Umwelt.

Der medizinische und institutionelle Umgang mit der Krebserkrankung ist Thema des Romans ›Krebsstation‹ (1968/69) von Alexander Solženicyn. Patienten, Pfleger und Ärzte werden eingehend geschildert, die Aufmerksamkeit gilt der Krankheit, der Therapie und dem Hospital und ist zugleich auf die Gesellschaft und ihre kulturellen Werte gerichtet. Patienten sterben und genesen, bitten um Diagnose und wollen doch vor allem eine positive Prognose hören, Ärzte sind in eine Hierarchie eingeordnet, kurieren auf unterschiedliche Weise, verhalten sich menschlich wie aber auch inhuman, erkranken und werden selbst zu Patienten mit irrationalen Hoffnungen und Ängsten wie ihre Patienten auch. Das Krankenhaus isoliert von der Welt, noch einmal mehr isoliert die Geschwulst; das Melanoblastom gilt als »die Königin aller bösartigen Geschwülste«[851]. Krankheit und Kranke lassen nach dem Sinn von Abweichung und Norm im Organismus und in der Gesellschaft fragen. Immer wieder zeigt sich die Bedeutung der Ethik in der Medizin und im Krankenhaus, in der Beziehung zwischen Arzt, Pflegepersonen und Patient, in der Diagnose und Therapie, im Umgang mit der Krankheit durch den Patienten, die Mitpatienten und die Umwelt. Vor dem Tod enden Schutz und Macht des Kollektivs: »Mag jeder Mensch zum Kollektiv gehören, sterben muß er allein«[852].

Die Perspektive der Sekretärin eines Krankenhauses wird in ›Die Töchter der Blossom Street‹ (1960) von Sylvia Plath eingenommen. Krankengeschichten dürfen nicht verbrannt werden, um Platz in den Aktenschränken zu schaf-

## 17.1 Das Krankenhaus

fen, da sie für statistische Erhebungen noch gebraucht werden. Die Gesichtspunkte der Therapie und Forschung können miteinander konkurrieren, Aufnahme des Patienten und Archivierung der Daten müssen gleichermaßen beachtet werden. Unterschiedlich sind die Beziehungen zur Verwaltung, zu den Ärzten und Patienten, unterschiedlich fällt zusätzlich das Engagement auf diesen Ebenen bei den einzelnen Sekretärinnen aus. »Dotty ist nicht zu übertreffen. Sie ist eine regelrechte Goldgrube für Auskünfte, so, wie sie überall rum kommt, sie guckt nach Alkoholikern in der Notaufnahme und vergleicht mit den diensthabenden Ärzten der Psychiatrie Krankenakten, ganz abgesehen von ihren Verabredungen mit verschiedenen Mitgliedern des Krankenhauspersonals, einmal sogar mit einem Chirurgen und ein anderes Mal mit einem persischen Assistenzarzt«[853]. Andere Sekretärinnen konzentrieren sich dagegen stärker auf ihre spezifischen Aufgaben und scheuen den Kontakt mit den Patienten und vor allem mit den Sterbenden. Privater und beruflicher Bereich können sich überschneiden. »Cora pflegt ihre Ferien mit Busfahrten zum Lake Louise oder Kreuzfahrten nach Nassau zu verbringen, um den Richtigen zu finden, aber das einzige, was sie findet, sind Mädchen aus der Tumoren-Abteilung oder aus der Amputierten-Abteilung, die in gleicher Mission unterwegs sind«[854]. Die soziale Struktur des Krankenhauses verlangt Kontakte und Ausgleich nach verschiedenen Seiten; die Sekretärinnen besitzen in ihrer Leiterin eine besonders erfolgreiche Person in dieser Hinsicht: »Mrs. Rafferty ist in der Tat ein Prellbock. Ein Prellbock zwischen uns und den Verwaltungshierarchien, zwischen uns und den Ärzten mit ihren merkwürdigen, immerwährenden Launen und Überspanntheiten, mit den unleserlichen Handschriften (›Selbst im Kindergarten wird besser geschrieben‹, soll Mrs. Rafferty mal gesagt haben), mit ihrer kindlichen Unfähigkeit, Rezepte und Protokolle auf die richtige Seite der Krankengeschichten zu kleben und so fort«[855]. Der Tod macht auch vor den Sekretärinnen nicht Halt. Emily Russo erkrankt an Krebs, Ärzte und Kolleginnen verschweigen ihr die Situation, ihre Stelle wird nicht wieder besetzt, um ihr die Hoffnung auf Rückkehr zu der von ihr geliebten Arbeit nicht zu nehmen. Dotty Berrigan findet dagegen als einzige einen Weg, Wahrheit mit Humanität zu vereinen; Emily Russo erfährt von ihr das bevorstehende Ende, ohne das zwischen ihnen darüber ausdrücklich gesprochen wird.

Das Krankenhaus aus der Sicht des Arztes bestimmt zahlreiche Romane, das trifft auch für literarische Texte einzelner Autoren zu, so etwa des Arztes

## 17 Die medizinische Institution

Archibald Joseph Cronin. In der ›Zitadelle‹ (1937) erlebt Dr. Andrew Manson das Hospital im Spannungsfeld von Therapie, Forschung und medizinischer Konkurrenz; die schmerzlichen Erfahrungen lassen bei ihm das Ideal einer Zusammenarbeit von Spezialisten entstehen: »Gruppenmedizin ist die Antwort darauf, die befriedigende Antwort. Ein Mittelding zwischen verstaatlichter Medizin und isolierter individueller Arbeit«[856]. Wie Somerset Maugham in ›Der Menschen Hörigkeit‹ (1915) greift auch James Joyce im ›Ulysses‹ (1922) den Standpunkt des Medizinstudenten auf; erwähnt werden bei ihm fast alle Krankenhäuser Dublins. Der Medizinstudent Dixon versorgt Bloom im Hospital Mater Misericordiae nach einem Bienenstich mit einer Salbe von »vluehtic salz und chrisam sovil als ihm dienlich«[857]. Bloom besucht Mina Purefoy nach ihrer schweren Geburt im ›Holles Street Maternity Hospital‹. Zu eben dieser Zeit feiern dort Medizinstudenten ein Fest, unter ihnen auch Stephen Dedalus; ihre Gedanken und ihre Sprache sind gewagt und zynisch: »Vielleicht geschieht es auch nur, den eingeschnürten Empfindungen Erleichterung zu verschaffen«[858]. In dem berühmten Kapitel ›Oxen of the Sun‹ werden die neun Monate der Schwangerschaft mit neun Epochen der englischen Sprachentwicklung parallelisiert; dieser Progreß setzt, wie Joyce an Frank Budgen im März 1920 schreibt, Phylogenese und Ontogenese in eine neuartige Verbindung: »Bloom ist das Spermatozoon, das Hospital der Uterus, die Krankenschwester das Ovum, Stephen der Embryo«[859]. Philip Carey (Maugham) stellt während der Ausbildung und späteren Tätigkeit im Krankenhaus fest, »daß man mit männlichen Patienten leichter fertig wird als mit weiblichen. Die Frauen waren oft streitsüchtig und übellaunig«[860].

Eine Frauenstation einer allgemeinen Klinik schildert auch Jean Rhys in ›Außerhalb der Maschine‹ (1960). Schwestern und Patienten scheinen Teile einer Maschine zu sein, zugleich ist der Krankensaal wie »ein langer, grauer Fluß; die Betten waren Schiffe im Nebel«[861]. Die Patientin Inez möchte das Krankenhaus nicht verlassen, in der Welt draußen gibt es für sie keine Freude, keine Wohnung, kein Geld: »Doch stärker als alles war der Wunsch, wieder im Krankensaal im Bett zu liegen und sich die Bettdecke über den Kopf zu ziehen«[862]. In der Erzählung ›Rapunzel, Rapunzel‹ (1960) schildert Rhys den Aufenthalt in einem Erholungsheim nach einer Zeit im Krankenhaus: »Die Eintönigkeit des Krankenhauslebens hatte letztlich beruhigend gewirkt. Ich hatte mich schwach gefühlt, war nicht mehr verliebt ins Leben gewesen, sondern resigniert und passiv; hier hingegen war ich ängstlich und

unruhig, obwohl es eigentlich ein tröstlicher Ort hätte sein sollen«[863]. Das Erholungsheim ist aber auch eine Stätte des Sterbens; ein unsensibler Herrenfriseur schneidet einer alten Frau die langen silberweißen und seidigen Haare ab, worauf diese ihre Lebenskraft verliert und stirbt.
Neben der Anonymisierung, Isolierung und Entmündigung gilt die Technisierung als ein wesentliches Kennzeichen des modernen Krankenhauses. In die Tübinger Medizinische Klinik muß sich Xaver Zürn in Martin Walsers ›Seelenarbeit‹ (1979) wegen Magenschmerzen begeben. Eine Fülle diagnostischer Verfahren kommt zur Anwendung, Blut- und Urinuntersuchungen, Röntgenaufnahmen, Gastroskopie, Rektoskopie – ein objektiver Befund kann für das subjektive Leiden aber nicht gefunden werden. Die Haltung der Pflegepersonen und Ärzte ist von professioneller Freundlichkeit; Zürn ist dem Professor durch einen Kollegen empfohlen worden. Tonus, Spastik, iatrogen, pulvus sind neue Wörter für das Vokabular des Patienten. Ablehnend ist sein Gefühl gegenüber anderen Patienten: »Plötzlich fand er Kranke häßlich. Nur Ärzte waren schön. Und Schwestern. Überhaupt Klinik-Personal. Aber diese Kranken! Sie erregten in ihm nichts als Ekel«[864].
Unter den unterschiedlichen Typen des Krankenhauses gewinnt die psychiatrische Anstalt in der Literatur seit dem 18. Jahrhundert ein besonderes Interesse, das sich bis in die Gegenwart erhalten hat. Die psychiatrische Institution ist Thema in den folgenden Texten: in Swifts Satire über den Wahnsinn (1704), in Poes Erzählung ›Die Methode Dr. Thaer & Prof. Fedders‹ (1845), in Odoevskijs ›Russische Nächte‹ (1844), in Garšins ›Die rote Blume‹ (1883), in Tolstojs ›Aufzeichnungen eines Wahnsinnigen‹ (1884/87), in Čechovs ›Krankenzimmer Nr. 6‹ (1892), in Fitzgeralds ›Zärtlich ist die Nacht‹ (1934/48), in Musils ›Mann ohne Eigenschaften‹ (1930/43), in Ernst Kreuders ›Herein ohne anzuklopfen‹ (1954), in Doris Lessings ›Anweisung für einen Abstieg zur Hölle‹ (1971), in Thomas Bernhards ›Wittgensteins Neffe‹ (1982), in zeitgenössischen Romanen von Ernst Augustin, Heinar Kipphardt, Walter Vogt sowie zahlreichen Texten der Gegenwart auf der Grenze zwischen Kunst und Erfahrungsliteratur; besonders bekannte Beispiele aus der Zeit nach dem Zweiten Weltkrieg stammen von Sylvia Plath, Hannah Green, Ken Kesey, M. Barnes, Marguerite Sechehaye, Caroline Muhr.
Fast immer trägt das psychiatrische Krankenhaus in der Literatur negative Züge, gerät in die Nähe des Gefängnisses oder übertrifft dieses noch an Brutalität und Perfidie. Es gibt aber auch Ausnahmen von dieser kritischen oder negativen Tendenz. Hoffnungen und Enttäuschungen, gängige Deutungen

von Natur und Kultur, von Individuum und Gesellschaft, von Abweichung und Norm machen den Hintergrund aus und sind das Motiv der literarischen Darstellung.

Etablierte Normen und Beurteilungen können von der Literatur relativiert oder aufgehoben werden. Die Wendungen von der ›Vernunft im Wahnsinn‹ und ›Die Welt – ein Irrenhaus‹ stehen über zahlreichen literarischen Texten. In Poes Erzählung ›Die Methode Dr. Thaer & Prof. Fedders‹ (1845) wird der Besucher einer Anstalt von Ärzten empfangen, die Patienten sind, während sich hinter den eingesperrten Patienten die ehemaligen Ärzte verbergen. Auch in Kreuders Roman ›Herein ohne anzuklopfen‹ (1954) scheinen die Gesunden krank und die Kranken gesund zu sein; der Sinn bleibt nicht verborgen: »Leben findet nur noch in Romanen oder subventionierten Kulturinstituten statt, ich meine die städtischen Bühnen, Premierenmieten für den Einzelhandel verbilligt. Der gestanzte Alltag kennt nur Zwangsarbeit und Kriminalfälle«[865].

Die Kritik an der Institution verbindet sich mit der Kritik am Arzt. Inhuman und verständnislos sind die Psychiater in Garšins Erzählung ›Die rote Blume‹ (1883), ihre Therapie erinnert an Inquisition und Hölle, ihre Beziehung zum Kranken an das Militär: »Kein Vorgesetzter genießt soviel Autorität bei seinen Untergebenen wie ein Psychiater bei seinen Irren«[866]. Auch Gogols Wahnsinniger klagt in seinen Aufzeichnungen (1835) über die Anstalt und ihre Psychiater, die er in seinem Wahn für den spanischen Hof hält: »Nein, das halte ich nicht länger aus. Mein Gott! Was machen sie nur mit mir! Sie gießen mir kaltes Wasser auf den Kopf! Sie hören mich nicht, sie sehen mich nicht, sie verstehen mich nicht. Was habe ich ihnen getan? Warum foltern sie mich? Was wollen sie von mir Ärmsten? Was kann ich ihnen geben? Ich habe nichts. Es geht über meine Kraft, all diese Qualen zu ertragen«[867].

Am eigenen Leibe erfährt der Psychiater Andrej Efimyč Ragin in Čechovs Roman ›Krankenzimmer Nr. 6‹ (1892) die institutionelle Wirklichkeit der Psychiatrie. In der intensiven Begegnung mit den Geisteskranken wird Ragin, den im Grunde keine besondere Neigung zur Medizin und zu der psychiatrischen Fachrichtung geführt hat, selbst geisteskrank und stirbt an den unmenschlichen Verhältnissen der Anstalt, die er früher geleitet hat: »Vor Schmerz biß er in das Kissen, er preßte die Zähne zusammen, und plötzlich schoß ihm inmitten dieses Chaos deutlich ein furchtbarer, unerträglicher Gedanke durch den Kopf. Genau den gleichen Schmerz mußten jahrelang, tag-

aus, tagein diese Menschen ertragen, die jetzt beim Mondschein wie schwarze Schatten aussahen. Wie konnte es geschehen, daß er über zwanzig Jahre nichts gewußt hatte und auch nichts wissen wollte?«[868]
Musils ›Mann ohne Eigenschaften‹ (1930/43) erlebt nicht nur die Welt des geisteskranken Sittlichkeitsverbrechers Moosbrugger, sondern auch die Wirklichkeit einer Klinik für Geisteskranke. In der ihn begleitenden Clarisse entsteht während dieses Besuches »zum ersten Mal der Eindruck fremdartiger Zusammenhänge und einer Welt, in der es anders zugehe, als man es mit den gewöhnlichen Begriffen erfassen könne«[869]. Die Klinik besitzt ›Ruhige Abteilungen‹ für Frauen und Männer wie auch ›Unruhige Abteilungen‹; die Anlage insgesamt besteht aus Pavillons und einem Park und hat etwas von »der Phantasielosigkeit der Hölle«. Die therapeutischen Möglichkeiten des Psychiaters sind beschränkt: »Ordnung wie in einer Kaserne oder jeder anderen Massenanstalt, Linderung vordringlicher Schmerzen und Beschwerden, Bewahrung vor vermeintlichen Verschlimmerungen, ein wenig Besserung oder Heilung: das waren die Elemente seines täglichen Tuns«[870].
Auch in der Gegenwartsliteratur wird die psychiatrische Anstalt – wie ebenfalls die Psychiatrie – meist negativ dargestellt. Dieses Bild entspricht zeitgenössischen Reformansätzen, stimmt zum Teil auch mit Auffassungen der sogenannten Antipsychiatrie überein, die ihren Zenit inzwischen bereits wieder überschritten hat, spiegelt aber auch verbreitetes Unbehagen und offensichtliche Unkenntnis der Bevölkerung wider. Esther erlebt in ›Die Glasglocke‹ (1963) von Sylvia Plath in dem Psychiater Dr. Gordon und seiner Klinik ausgesprochen inhumane Seiten der Anstalt, der Therapie und Arzt-Patient-Beziehung; einen positiven Ausgleich bietet allein die verständnisvolle Ärztin Dr. Nolan. Kesey überzeichnet in ›Einer flog über das Kuckucksnest‹ (1962) die psychiatrische Institution wie ebenfalls die psychoanalytische Therapie. Humanität kann nach ihm der Anonymität und Technisierung des Krankenhauses allerdings entgegenwirken. Der Roman läßt den Erfolg jedoch offen; Branden verläßt die psychiatrische Anstalt und möchte in die Lebensregion seines indianischen Stammes zurückkehren: »Doch in erster Linie möchte ich einfach die Gegend um die Schlucht herum wiedersehen, damit ich wieder ein klares Bild davon bekomme. Ich bin lange fort gewesen«[871].
Simone de Beauvoir beschreibt in dem autobiographischen Roman ›Ein sanfter Tod‹ (1964) das Sterben ihrer Mutter im Krankenhaus, das Verhalten der Ärzte und Pflegepersonen, die eigenen Probleme, die sie hatte, ihrer Mutter

im Sterben nahe zu sein, die Ablehnung auch ihrer Mutter, die Situation zu erkennen und zu akzeptieren.«›Die Ärzte behaupteten, sie würde wie eine Kerze verlöschen: so war es aber gar nicht‹, sagte meine Schwester schluchzend. ›Aber gnädige Frau‹, hatte die Schwester geantwortet, ›ich versichere Ihnen, es war ein sanfter Tod‹«[872].

Thomas Bernhard schildert in ›Der Atem‹ (1978) die individuelle und institutionelle Seite des Sterbens und den Entschluß des Sterbenden, der bereits in einen Waschraum geschoben wurde, weiterzuleben; von einer Wäscheleine fällt ein nasses Wäschestück direkt neben sein Gesicht, ein Mann neben ihm hört zu atmen auf, nun erwacht von neuem der Wunsch nach Leben in ihm: »Ich wollte *leben*, alles andere bedeutete *nichts*. Leben, und zwar *mein* Leben leben, wie und solange ich es will«[873]. Der Besuch von Krankenhäusern soll andererseits, wie es in diesem Roman ebenfalls heißt, »lebenswichtige und existenzentscheidende«[874] Gedanken fördern; auch Gefängnisse und Klöster können in dieser Hinsicht wirkungsvoll sein.

## 17.2 Das Lazarett

*Hier dagegen, im Lazarett, waren alle mehr gleichgestellt und lebten freundschaftlicher.*

F. M. Dostoevskij, Aufzeichnungen aus dem Totenhaus, 1861/62

Da Kriege in Romanen und Erzählungen oft eine Rolle spielen, findet sich auch in ihnen das Lazarett beschrieben – als Ort der Pflege und der Zuflucht, als Ort aber ebenfalls der Ansteckung wie des Sterbens. In Tolstojs ›Krieg und Frieden‹ (1868/69) steht das Lazarett in seinen Folgen den tödlichen Auswirkungen des Krieges nicht nach. Vom Pavlowgrad Regiment heißt es, daß es nur zwei Verwundete hatte: »Aber es verlor fast die Hälfte seines Bestandes infolge von Hunger und Krankheiten. In den Lazaretten war ihnen der Tod so sicher, daß die Soldaten es vorzogen, mit ihrem Fieber und ihren Geschwülsten lieber den Dienst an der Front weiter zu ertragen, als in die Hospitäler zu gehen«[875]. Als Rostov seinen verwundeten Freund Denissov im Lazarett besuchen will, das in einem preußischen Städtchen untergebracht ist, schlägt ihm Verwesungs- und Krankenhausgeruch entgegen. Der leitende russische Arzt warnt ihn vor der Typhusgefahr, die in diesem »Haus der Aussätzigen« herrsche: »›Typhus, Väterchen, wer hereinkommt, stirbt. Nur wir beide‹ – er zeigte auf den Sanitäter – ›quälen uns hier ab. Fünf Ärzte

## 17.2 Das Lazarett

sind hier schon erlegen, wenn ein Neuer da hereinkommt, ist er in einer Woche fertig. Wir haben um preußische Ärzte gebeten; aber unsere Verbündeten lieben uns wenig«[876]. Gesunde Besucher werden von den Verwundeten mit dem »Gesichtsausdruck der Hoffnung auf Hilfe, mit dem Gesichtsausdruck des Vorwurfs und Neides«[877] angeschaut. Die Versorgung ist schlecht, Tote bleiben neben den Kranken liegen, zugleich kann die Lazarettwelt sich von dem normalen Leben ausschließen. Rostov bemerkt, daß es Denissov »unangenehm war, an das Regiment und überhaupt an das frühere Leben außerhalb des Lazaretts erinnert zu werden. Er schien bestrebt zu sein, sein früheres Leben zu vergessen«[878].

Ausführlich wird ebenfalls in den ›Sevastopoler Erzählungen‹ (1855/56) von L.N. Tolstoj das Lazarett dargestellt, das auf russischer Seite im Kasino von Sevastopol untergebracht ist: »Kaum hat man die Tür geöffnet, erschüttert einen der Anblick und der Geruch von vierzig bis fünfzig Amputierten und Schwerverwundeten, die teils auf Pritschen, teils auf dem Fußboden liegen. Man folge nicht dem Gefühle, das einen auf der Schwelle des Saales zurückhält, man geh hinein und schäme sich nicht, daß man neu gekommen ist, die Leidenden zu betrachten, man schäme sich nicht, zu ihnen zu gehen und mit ihnen zu reden: Unglückliche sehen gern ein teilnehmendes Gesicht, erzählen gern von ihrem Leiden und hören gern Worte der Liebe und des Mitgefühls«[879].

Von einem Militärlazarett berichtet auch Dostoevskij in den ›Aufzeichnungen aus dem Totenhaus‹ (1861/62); beschrieben werden die unterschiedlichsten Krankheiten, das Verhältnis der Patienten zu Ärzten, Wärtern, Feldschern und untereinander, die therapeutischen Verfahren, das Leben in diesem Hospital und das Sterben. Selbst den Sterbenden werden die Ketten nicht abgenommen, Mißtrauen besteht mehr gegenüber der Verwaltung als gegenüber den Ärzten, Geisteskranke werden ebenfalls in das Lazarett verlegt. Die Ärzte sind freundlich: »Ich hatte schon gehört, daß die Sträflinge ihre Ärzte nicht genug loben konnten. ›Väter können nicht besser sein!‹ sagten sie mir auf meine Fragen vor meinem Abgang ins Lazarett«[880]. Aus Mitleid werden von ihnen auch Strafgefangene aufgenommen, die in Wahrheit nicht krank sind. Körperlich bestrafte Verbrecher werden von den Kranken mit Hochachtung aufgenommen und kenntnisreich versorgt: »Schweigend halfen sie dem Armen und pflegten ihn, namentlich wenn er nicht ohne Hilfe auskommen konnte. Auch die Feldschere schienen schon zu wissen, daß sie den Gezüchtigten geübten und geschickten Händen übergaben«[881]. Die Ster-

benden erfahren von den Gefangenen ebenfalls Zuspruch und Hilfe. Worauf viele unmenschliche Züge und Maßregeln des Militärlazaretts zurückgehen, läßt sich nicht mehr einsehen, »ja, sie sind sogar dermaßen unverständlich, daß man – von Erklärungen ganz zu schweigen – nicht einmal ihre Veranlassung erraten, ja, sich überhaupt nicht denken kann«[882]. Wer das Simulieren nicht aufgeben will, erhält das »Haarseil«: »Dem Kranken wurde hinten am Halse soviel Haut, wie man mit der Hand nur fassen konnte, zusammengenommen; durch diese Haut wurde ein Messer gestochen, wodurch eine breite und lange Wunde über den ganzen Nacken entstand, und durch diese Wunde wurde dann ein Leinwandstreifen von der Breite etwa eines Fingers gezogen. Nun wurde dieser Leinwandstreifen täglich hin und her gezogen und folglich die Wunde immer aufgerissen, damit sie beständig eitere«[883].
Ein Schiffslazarett stellt Čechov in der Erzählung ›Gusev‹ (1890) dar. Zu seiner Funktion heißt es: »Eure Ärzte haben euch auf den Dampfer gesteckt, damit sie euch los sind. Sie haben es satt, sich mit euch Viehzeug abzugeben … Ihr zahlt ihnen kein Geld, sie haben nur Scherereien mit euch, und ihr verderbt ihnen mit eurem Tod nur ihre Berichte«[884]. Das Schiff mit dem Lazarett fährt auf dem Meer. Die Toten werden ins Wasser versenkt. Meer und Schiff zeigen sich gleichermaßen unberührt vom Schicksal des Menschen: »Das Meer hat weder Vernunft noch Mitleid. Wäre der Dampfer kleiner und nicht aus dickem Eisen, die Wogen würden ihn erbarmungslos zerschlagen und alle Menschen verschlingen, ohne zwischen Gerechten und Ungerechten zu unterscheiden. Der Dampfer macht einen ebenso sinnlosen und grausamen Eindruck. Dieses spitznasige Ungeheuer drängt vorwärts und zerschneidet auf seinem Weg Millionen von Wellen; es fürchtet weder Dunkelheit noch Wind, noch die endlose Weite und die Einsamkeit, ihm macht das alles nichts aus, und wenn der Ozean seine eigenen Menschen hätte, dieses Ungeheuer würde sie zerdrücken, ebenfalls ohne Rücksicht auf Gerechte und Ungerechte«[885]. Die Natur bietet zugleich wunderbare Schönheiten, ihre Ästhetik ist aber nicht Ethik oder Humanität, sondern geht über den Menschen hinweg, entzieht sich selbst den Möglichkeiten der Sprache, auch der metaphorischen Wendung: »Der Himmel wird zart lila wie Flieder. Der Ozean schaut zunächst finster drein, als er den prächtigen, zauberhaften Himmel sieht, bald aber nimmt er selbst zärtliche, fröhliche, leidenschaftliche Farben an, die man nur schwer mit Worten wiedergeben kann«[886].
Durch die Kriege bleibt das Lazarett auch der Literatur des 20. Jahrhunderts erhalten. Der junge Amerikaner Frederic Henry in Hemingways ›In einem

andern Land‹ (1929) ist vor seiner Verwundung in einem Feldlazarett auf der italienischen Seite während des Ersten Weltkrieges tätig und erlebt das weite Spektrum von Leiden, Krankheit, Verwundung: »Seit du weg bist, haben wir hier nur Erfrorene, Frostbeulen, Gelbsucht, Tripper, Selbstverstümmelungen, Lungenentzündungen und harten und weichen Schanker. Jede Woche wird jemand durch Felsstücke verletzt. Es gibt auch ein paar richtige Verwundete. Nächste Woche fängt der Krieg wieder an«[887]. In Hellers ›Catch-22‹ (1961) sucht Yossarian wie seine Kameraden das Lazarett als Zufluchtsort vor den gefahrvollen Einsätzen im Krieg auf; durch die Einweisung als Geisteskranker in die psychiatrische Anstalt wird eine Analogie zwischen Krieg und normaler Welt hergestellt. In einem Kriegslazarett für Geisteskranke wird der Armenarzt Ferdinand Bardamu in Célines ›Reise ans Ende der Nacht‹ (1952) als Patient untergebracht. Der Verbleib in dem Lazarett wird von der Einwilligung in eine spezifische Therapiemethode abhängig gemacht: »Unser Chefarzt mit den schönen Augen, der Professor Bestombes, hatte, um uns wieder Mut zu machen, eine sehr komplizierte Apparatur funkelnder Elektrizitätsmaschinen einrichten lassen. In regelmäßigen Abständen mußte man die heftigsten Schläge, denen er eine Heilwirkung zuschrieb, über sich ergehen lassen. Jeder Widerstand hätte sofortige Entlassung aus dem Krankenhaus zur Folge gehabt«[888].

## 17.3 Der Kurort

*Der Arzt ist zufrieden, aber geheilt bin ich nicht.*
H. Hesse, Der Kurgast, 1925

Der Kurort ist schließlich ebenfalls ein beliebtes Thema der Literatur der Neuzeit. Vor allem das 19. und beginnende 20. Jahrhundert sind die große Zeit des literarischen Kurortes in allen europäischen Sprachen. Stets wird die Institution mit der Gesellschaft und Kultur wie auch der Natur in Verbindung gebracht. Im 18. Jahrhundert suchen Helden in Romanen von Smollett und Fielding Kurorte an der englischen Küste auf.
Besonders sarkastisch fällt die Schilderung des Kurortes in Jean Pauls ›Dr. Katzenbergers Badereise‹ (1809) aus. Die Distanz zwischen den Herrschenden und den Kranken wie Ärzten wird im Kurort reduziert. Der Fürst erscheint mit seinem Hof und läßt sich von Dr. Katzenberger über die Heil-

kräfte des Brunnens unterrichten. Die satirischen Sätze des Arztes über den eigenen Stand und seine skurrilen Vorschläge finden sein Gefallen und seine Anerkennung: »Für einen Arzt ist schon der Anblick so vieler Preßhaften mit ihrer unterhaltenden Mannigfaltigkeit von Beschwerden, die alle ihre eigne Diagnose verlangen und alle verschieden zu heben sind, eine Art Brunnenbelustigung«[889]. Katzenberger empfiehlt dem Fürsten das Gehen als »rechte Mitte zwischen Reiten und zwischen Fahren«, und zwar auf allen vieren, um den »Venenblutumlauf« zu verbessern; der weitaufgerissene Mund soll nach ihm der erhöhten Durchblutung der Lunge dienen, was auch durch häufiges Reden erreicht werden könne: »Daher erkranken wir Professoren häufig in den Ferien durch Aussetzen der Vorlesungen, mit welchen wir uns zu säuern und zu entkohlen pflegen«[890].
Die russische Literatur des 19. Jahrhunderts ist reich an Kurorten. Puškin beschreibt in der ›Reise nach Arsrum‹ (1835) die Bäder von Tiflis. Lermontov versetzt mit seinem Roman ›Ein Held unserer Zeit‹ (1840) den Leser in die Welt des russischen Kurortes Pjatigorsk im Kaukasus. Krankheit und Leidenschaft bestimmen das Schicksal des Menschen; der Arzt Dr. Werner ist wie alle Mediziner Skeptiker und Materialist und zugleich Dichter; »seine Konkurrenten, die neidischen Kurärzte, sprengten das Gerücht aus, er zeichne Karikaturen auf seine Patienten; die Patienten gerieten in Wut, und fast alle kündigten ihm«[891]. Pečorins kaltes Spiel mit den Menschen hat Tod und Verzweiflung zur Folge; »die Idee des Bösen kann nicht im Kopf des Menschen aufkommen, ohne daß er die Lust verspürte, sie auf die Wirklichkeit anzuwenden«[892]. Čechov, Dostoevskij, Tolstoj und Turgenev lassen ihrerseits wiederholt Erzählungen auch in deutschen, französischen und italienischen Kurorten spielen. Die fiktionale Kurtherapie erfüllt das diätetisch weitgespannte Regime zwischen Natur und Kultur, mit gesellschaftlichen und bildenden Veranstaltungen, mit Spaziergängen, gemeinsamen Mahlzeiten, Gesprächen, Kontakten, mit Verwirrungen und neuen Leiden oder auch einem »Ende der Reisen und Nöte«.
Balzacs Raphaël (Chagrinleder, 1831) sucht zur Heilung seines Lungenleidens den in 1050 Meter Höhe gelegenen Badeort Mont-Dore zu Füßen des 1885 Meter hohen Puy de Sancy in der Auvergne auf. Voller Haß meidet der Kranke die Gesellschaft wie diese aber auch ihn; »Instinktiv fühlt er das Bedürfnis, der Natur nahe zu kommen, unverfälschten Regungen und dem vegetativen Leben«[893]. Inmitten der Natur und ihrer Bewohner scheinen sich die Leiden tatsächlich zu verringern, empfindet Raphaël eine tiefe, wenn

auch nur vorübergehende Harmonie. Die Reaktionen der Umwelt öffnen ihm nur zu bald wieder die Augen über seinen hoffnungslosen Zustand, er kehrt enttäuscht nach Paris zurück, um dort auch zu sterben.
In Romanen wie Erzählungen greift Guy de Maupassant den Kurort auf. Satirisch-negativ werden die Kurärzte in dem Roman ›Mont-Oriol‹ (1886/87) gezeichnet; sie sind an Ruhm und Profit interessiert, das Schicksal der Kranken wie der Fortschritt der Wissenschaft berührt sie weniger. Ihr Auftreten ist bizarr-verkommen oder übertrieben elegant, ihre Diagnosen und Therapien fallen kurios aus, sind wenig wissenschaftlich und setzen auf den Hang der Menschen zum Aberglauben. Die Schicksale der Patienten erfahren in diesem Kurort ebenfalls dramatische Krisen und Lösungen; Krankheit und Heilung stehen immer im sozialpsychologischen und kulturhistorischen Kontext. »Unglaublich, diese Badeorte. Sie sind die einzigen Stätten, die auf Erden überdauert haben, in denen es noch Zauberei gibt! Es passiert dort innerhalb zweier Monate mehr als während der restlichen Monate auf der ganzen übrigen Welt. Man könnte tatsächlich meinen, diese Quellen seien nicht mit Mineralien durchsetzt, sondern verhext. Und es ist überall das gleiche, in Aix, Royal, Vichy, Luchon, in den Seebädern ebenfalls, in Dieppe, Etretat, Trouville, Biarritz, Cannes und Nice. Man trifft dort Musterbeispiele aus allen Völkerschaften, allen Weltteilen an, großartige Hochstapler, ein Gemisch von Rassen und Menschen, wie es nirgendwo anders aufzufinden ist, und wunderbare Abenteurer«[894].
Bei Theodor Fontane (Irrungen Wirrungen, 1888) wird Käthe von Rienäcker von ihrem Hausarzt zur Kur nach Schlangenbad geschickt, um günstige Voraussetzungen für eine Schwangerschaft zu schaffen. Der Erfolg bleibt allerdings aus oder ist ungewiß: »Ich bin ja nicht nach Schlangenbad geschickt worden, um mich zu verändern, wenigstens nicht in meinem Charakter und meiner Unterhaltung. Und ob ich mich sonst verändert habe? Nun, cher ami, nous verrons«[895]. Effi Briest (Fontane, 1894/95) wird von Dr. Rummschüttel ebenfalls aus diesem Grund Bad Ems empfohlen, im Blick auf eine mögliche Gefährdung der Lunge zusätzlich Bad Schwalbach; für die nach der Trennung von ihrem Mann auftretende Nervenkomplikation soll schließlich das schlesische Bad Reinerz besonders günstig sein, noch besser aber das eigene Elternhaus. Als das Lungenleiden sich weiter verschlimmert, schlägt Dr. Wiesike einen Aufenthalt in der Schweiz oder in Mentone vor: »Reine Luft und freundliche Eindrücke, die das Alte vergessen machen«[896]. Effi lehnt diesen Vorschlag allerdings ab, sie hält sich für zu empfindlich und

## 17 Die medizinische Institution

möchte zu Hause bleiben. Der verständnisvolle Arzt gibt nach, wissen Kranke mit ihrem feinen Gespür doch oft selbst »mit merkwürdiger Sicherheit, was ihnen hilft und was nicht«[897].

Im 20. Jahrhundert setzen Thomas Mann (Buddenbrooks, 1901), Arthur Schnitzler (Doktor Gräsler, Badearzt, 1917), Ford Madox Ford (Die allertraurigste Geschichte, 1915), Hermann Hesse (Der Kurgast, 1925), Alain Robbe-Grillet (Letztes Jahr in Marienbad, 1961), Gabriele Wohmann (Frühherbst in Badenweiler, 1978), Milan Kundera (Die unerträgliche Leichtigkeit des Seins, 1984) und zahlreiche andere Autoren die literarische Darstellung des Kurortes fort. Travemünde an der Ostsee wird von den Buddenbrooks in den Sommerferien aufgesucht; einige Aufenthalte heben sich besonders hervor. Um das seelische Schwanken, in das sie durch den Heiratsantrag von Herrn Grünlich versetzt wurde, zu beruhigen und in die erwünschte Richtung zu bewegen, wird Tony Buddenbrook von ihren Eltern nach Travemünde geschickt. Der Kurort steigert und verzerrt zugleich die Möglichkeiten seiner Besucher. Tonys Liebe zu dem Medizinstudenten Morton, Sohn des Lotsenkommandanten, in dessen Familie sie lebt, scheitert an dem Widerstand ihrer Eltern und ihrer eigenen Schwäche. Die Heirat mit Grünlich nach der Rückkehr aus der Kur eröffnet eine Kette gescheiterter Beziehungen, die auch von ihrer Tochter Gerda noch fortgesetzt wird. Vor allem wegen Hannos schwächlicher Konstitution begeben die Buddenbrooks sich alljährlich in das Ostseebad; der Erfolg bleibt aber äußerlich. Zur Festigung seiner angegriffenen Nerven empfiehlt Dr. Langhals Senator Thomas Buddenbrook im Herbst 1874 Travemünde. Stand Tony Buddenbrook als junges Mädchen hier vor der Alternative einer wahren (Morton) und einer konventionellen (Grünlich) Liebe, öffnen sich vor den Augen ihres Bruders Thomas Buddenbrook kurz vor seinem Tode im Gegensatz von Meer und Gebirge die Hintergründe seines persönlichen Scheiterns und des Niederganges seiner Familie: »Sichere, trotzige, glückliche Augen, die voll sind von Unternehmungslust, Festigkeit und Lebensmut, schweifen von Gipfel zu Gipfel; aber auf der Weite des Meeres, das mit diesem mystischen und lähmenden Fatalismus seine Wogen heranwälzt, träumt ein verschleierter, hoffnungsloser und wissender Blick, der irgendwo einstmals tief in traurige Wirrnisse sah ... Gesundheit und Krankheit, das ist der Unterschied«[898].

## 17.4 Das Sanatorium

> *Wenn man ein paar Jahre hier gewesen ist und dann ins gewöhnliche Leben zurückkehrt, fühlt man sich dort nicht mehr recht zu Hause.*
>
> W. S. Maugham, Sanatorium, 1928

Die Blütezeit des literarischen Sanatoriums, das mit dem Kurort immer wieder unmittelbar verknüpft wird, aber den Blick stärker auf ein Gebäude oder einen Komplex von Gebäuden richtet, in dem gelebt und therapiert wird, ist ebenfalls die Wende vom 19. zum 20. Jahrhundert. Vor allem das Sanatorium für Lungenkrankheiten wird wiederholt literarisch dargestellt. Sanatorien werden in Romanen und Erzählungen aber auch wegen anderer Leiden aufgesucht: »Einer litt am verdorbenen Magen und nahm Pillen und Gesundheitssalz bei jeder Mahlzeit, ein anderer hatte Gicht, ein dritter Wunden im Gesicht, ein vierter spuckte Blut«[899], heißt es über die Patienten des Sanatoriums in Hamsuns ›Das letzte Kapitel‹ (1923). Sanatorium und Dekadenz werden in eine enge Verbindung gebracht. »Es war ein Jammer, diese Sammlung von Gebrechlichkeit in allen Variationen zu sehen«[900]. Wer im Sanatorium ist, kann auch länger leben oder gesunden, während Besucher erkranken und plötzlich sterben. »Ein Mann kommt mit einer kleinen Handtasche mit Zahnbürste und Nachtzeug in der Hand, um seine Frau, die im Sanatorium wohnt, zu besuchen, hält sich einige Stunden dort auf und wird vom Tod ereilt«[901]. Das Sanatorium geht am Ende des Romans in Flammen auf; nur zwei Patienten überleben: die leichtfertige Julie d'Espard, die den Weg ins bäuerliche Leben gefunden hat, und der in den Selbstmord verliebte Leonhard Magnus, der über den Untergang des Sanatoriums den Willen zum Leben zurückgewinnt. Nicht ohne Grund kommen in den Naturromanen Hamsuns oft keine Ärzte vor.

Ein klassisches und bei den Ärzten seiner Zeit heftig umstrittenes Beispiel stellt Thomas Manns weltberühmter Roman ›Der Zauberberg‹ (1924) dar. Unterschiedliche Arzt- und Patiententypen, abweichende Therapieformen und entgegengesetzte Weltanschauungen stoßen auf dem ›Zauberberg‹ zusammen. Das Sanatorium wird als Institution für sich und im Verhältnis zur Umwelt geschildert. Der ›Zauberberg‹ ist zugleich weit mehr als ein Lungensanatorium in Davos, dieses Sanatorium steht für die bürgerliche Welt vor dem Ersten Weltkrieg. Das Sanatorium trennt von der Welt, macht zum Leben in ihr ungeeignet, verändert das Zeit- und Raumgefühl, hat seine eigene

*17 Die medizinische Institution*

Logik der Beziehungen und Positionen, prägt den ganzen Ort, will zugleich kein Gefängnis sein; hinzu kommt der spezifische Einfluß der Krankheit. Der Aufenthalt kann kurz oder lang ausfallen; Hans Castorp hält sich sieben Jahre auf dem ›Berghof‹ auf, andere Patienten übertreffen diese Zeit bei weitem noch. Das Essen spielt eine große Rolle, der Ton ist oft übermütig, lüstern, freizügig, die Gedanken kreisen um das Kranksein oder überhaupt den Körper. Der Grad der Krankheit bestimmt die Hierarchie der Kranken, es wird viel gelesen, auch medizinische Werke, es kommt zu einem »Kolloquium über Gesundheit und Krankheit«[902]. Immer wieder sterben Patienten, andere genesen und verlassen wie Castorp des Sanatorium. Die Außenwelt, die historischen Veränderungen behalten ihren Einfluß, die Isolation des Sanatoriums ist nicht total. Castorp »sah sich entzaubert, erlöst, befreit, – nicht aus eigener Kraft, wie er sich mit Beschämung gestehen mußte, sondern an die Luft gesetzt von elementaren Außenmächten, denen seine Befreiung sehr nebensächlich mit unterlief«[903].

Das Sanatorium ist eine Institution; neben den Ärzten, Schwestern und anderen Pflegepersonen gibt es die Verwaltung mit einem eigenen Direktor, über allem steht ein Aufsichtsrat, eine Aktiengesellschaft. Die Ärzte sind Angestellte, auch der Hofrat Behrens ist nicht unabhängig: »Er war nichts als ein Agent, ein Funktionär, ein Verwandter höherer Gewalten, der erste und oberste freilich, die Seele des Ganzen, von bestimmendem Einfluß auf die gesamte Organisation, die Intendantur nicht ausgeschlossen, obgleich er als dirigierender Arzt über jede Beschäftigung mit dem kaufmännischen Teil des Betriebes natürlich erhaben war«[904]. Die Sanatorien sind Unternehmen, ihre Leitung muß Geschäftssinn besitzen, an dem sich auch die Ärzte beteiligen. Hofrat Behrens hat die Sommerkur eingeführt; Professor Kafka, in einer anderen Heilanstalt tätig, verläßt zu Beginn der Schneeschmelze, wenn die ersten Patienten abreisen wollen, Davos und verspricht, nach wenigen Tagen zurückzukehren, um die Entlassungen vorzunehmen: »Dann aber blieb er sechs Wochen aus, und die Ärmsten warteten, wobei sich, am Rande bemerkt, ihre Rechnungen vergrößerten«[905]. An wieder einem anderen Sanatorium in Davos regte Dr. Salzmann zur Abrundung der Rechnungen die Patienten zum Alkoholgenuß an, so daß diese »wie die Fliegen stürben, und zwar nicht an Phthise, sondern an Trinkerleber«[906].

Zu weiteren Schriftstellern jener Jahrzehnte, die Sanatorien beschrieben haben, gehören Klabund, Alfred Döblin, W. Somerset Maugham, Konstantin Fedin. Fedins ›Sanatorium Arktur‹ (1936) ist nicht nur die Schilderung eines

## 17.4 Das Sanatorium

Sanatoriums, sondern zugleich eine literarische Kritik an Thomas Mann. Der lungenkranke Schriftsteller Ashenden in Maughams Erzählung ›Sanatorium‹ (1928) hat sich zur Auskurierung seiner Tuberkulose in ein Sanatorium im Norden Schottlands begeben. Neben den sozialen Beziehungen in dieser Institution fällt ihm besonders auf, daß der Besuch der Verwandten oft Konflikte auslöst und daß die Natur der Lungentuberkulose den Alltag der Patienten auf ihre Weise prägt: »In einem gewissen Stadium der Tuberkulose hat das sie begleitende leichte Fieber eher eine anregende als eine deprimierende Wirkung, so daß der Patient sich frisch fühlt und der Zukunft hoffnungsvoll und zuversichtlich entgegensieht. Aber im Unterbewußtsein lauert doch der Gedanke an den Tod. Er ist das hämische Thema in einer munteren Operette«[907]. Operette und Tragik verbinden sich auch in Klabunds Erzählung ›Il Santo Bubi‹ (1930): »Wie er Klavier spielte, spielte er sich selbst: als eine Operettenmelodie. Aber er spielte sie schlecht. Man hörte deutlich Schmerz und Seele hinter den Mißtönen klingen, merkte die Absicht und wurde nicht verstimmt. Im Gegenteil: man fühlte sich in Moll berührt, angeklungen, beinahe gemartert von dem Schauspiel des kranken Menschen, der man selbst war«[908]. Klabunds Sanatoriumsroman ›Die Krankheit‹ (1917) wurde von dem Dichter während seines eigenen Krankenhausaufenthaltes 1916 in Davos geschrieben.

Das Sanatorium ist auch in den folgenden Jahrzehnten bis in die Gegenwart ein Thema der Literatur. In ›Zerstören, sagt sie‹ (1969) von Marguerite Duras stoßen zwei Frauen und zwei Männer in einem Hotel-Sanatorium aufeinander; sie haben mit diesem Aufenthalt ihre gewohnte Realität verlassen und werden mit wesentlichen Momenten ihrer Vergangenheit und ihres Wesens konfrontiert: »Irgend etwas in diesem Hotel beunruhigt mich und hält mich fest. Es ist mir nicht klar. Ich versuche nicht, es mir klarer zu machen. Andere würden sagen, daß es sich um ganz alte Sehnsüchte handelt, um Träume, die aus der Kindheit stammen«[909]. In Dino Buzzatis ›Haus mit den sieben Stockwerken‹ (1942) werden die Kranken je nach Krankheitsschwere über die sechs Stockwerke des Sanatoriums verteilt, im obersten Stock liegen die leichten Fälle, im untersten Stock die Sterbenden. Die Atmosphäre ist auf jedem Stockwerk einheitlich, diese Anordnung erleichtert auch dem Pflegedienst die Arbeit. Mit dem Abstieg der Stockwerke vergrößert sich zugleich die Distanz zur menschlichen Gemeinschaft wie ebenfalls zur Natur. Unterschiedlich geben sich auf den einzelnen Stockwerken die Ärzte und Pflegepersonen, so fällt auch die Information über den Krankheitszustand auf jedem Stockwerk unterschiedlich aus, die Therapie wird immer invasiver; auf dem untersten Stockwerk »haben die Ärzte nichts mehr zu schaffen. Nur der Priester ist da tätig«[910]. Der Patient Guiseppe Corte muß diesen Weg von der Höhe in die Tiefe des Sanatoriums durchmachen, der zugleich ein Weg in die Finsternis des Todes ist: »Er drehte den Kopf auf die andere Seite und sah, daß der Rolladen, einem geheimnisvollen Befehl gehorchend, sich langsam senkte und dem Licht jeden Eintritt verschloß«[911].

## 17.5 Wandel in Zeit und Raum

> ...besonders verweilt mein Geist bei jenen großen Veränderungen, welche die eine Zeit so verschieden von der andern und die Erde sich selbst so wenig ähnlich gemacht hat.
> C. L. de Montesquieu, Persische Briefe, 1721

Literatur begleitet die Geschichte des Krankenhauses, nimmt zugleich kommende Zustände vorweg oder erinnert an vergangene Epochen. Auch in dieser Perspektive bleibt die Differenz von Kunst und Wirklichkeit bei aller Bezogenheit erhalten. Literarische Satire ist von wissenschaftlicher Kritik unterschieden, poetisches Ideal von medizinischer Reform. Die entscheidenden Charakteristika der Entwicklung vom mittelalterlichen Hospital zur modernen Klinik – Einschränkung auf die Therapie von Krankheiten, soziale Ausweitung auf alle Schichten, Technisierung und Loslösung von der Lebenswelt – bestimmen auch die literarischen Darstellungen der Neuzeit.

Der biblisch gerechtfertigten Ausstoßung des Leprakranken und religiösen Interpretation des Leidens gilt die Legende vom ›Armen Heinrich‹ von Hartmann von Aue aus dem 12. Jahrhundert. Krankheit wird zur Prüfung und Sühne, ist Erinnerung an die Vertreibung aus dem Paradies mit der Hoffnung auf Auferstehung, Heilung beruht auf sozialem Mitleid und Verzicht auf irdische Heilung. Leproserien verbinden auf eine besondere Weise Transzendenz und Immanenz, Jenseitsorientierung und Mitmenschlichkeit, auch sie stehen unter dem Gebot der Werke der Barmherzigkeit (Matthäus, 25, 31 ff).

Die Medizinkritik in literarischen Texten von der Renaissance bis in die Gegenwart bezieht sich auch auf das Hospital. In dem Roman ›Der Landstört-

## 17.5 Wandel in Zeit und Raum

zer. Gusman von Alfarache oder Picaro genannt‹ (1615) von Aegidius Albertinus, einer deutschen Überarbeitung des Romans ›Vida del pícaro Guzmán de Alfarache‹ (1599/1604) von Mateo Alemán, erlebt der syphilitisch erkrankte Gusman im spanischen Alcalá ein verkommenes und inhumanes Königliches Hospital (Hospital Real). Die Behandlung der Ärzte läßt ebenso zu wünschen übrig, sie ist schmerzhaft und ungekonnt, unangemessen ist auch das Verhalten der Krankenwärter und der Priester, insgesamt geht es der Leitung des Hospitals mehr um den eigenen Verdienst als das Wohl des Patienten. Das ›Hospital de la Resurrección‹ in Valladolid ist Handlungsort in den exemplarischen Novellen ›Die betrügliche Heirat‹ (1613) und ›Gespräch zwischen Cipion und Berganza‹ (1613) von Cervantes. Schwitzbäder heilen den Fähnrich Campuzano von seinem Haarausfall. »Um in der Kur die Kleider nicht zu verderben, die mich in der Gesundheit decken und schmücken sollten, ging ich, da gerade die Zeit herankam, zu der man im Auferstehungshospital die Schweißbäder verabreicht, in dieses Haus, wo ich vierzig Schwitzbäder nahm. Man sagt mir, ich werde jetzt gesund bleiben, wenn ich mich in acht nehme«[912]. Die beiden Hunde Cipion und Berganza, die bei der Suche nach Almosen für das Hospital »eher Lämmern als Hunden gleichen, während sie im Spital Löwen sind und das Haus streng und sorgfältig bewachen«[913], berichten von Besuchern und Kranken, unter anderem auch von den Klagen und Plänen eines Alchimisten, eines Mathematikers, eines Dichters und eines Projektemachers; letzterer denkt an ein Projekt zur Wiederherstellung der öffentlichen Finanzen: »Es muß von den Cortes verlangt werden, daß alle Untertanen Seiner Majestät vom vierzehnten bis ins sechzigste Jahr hinein verpflichtet sein sollen, einmal im Monat bei Wasser und Brot zu fasten, und zwar an einem nach Belieben auszuwählenden und zu bestimmenden Tage. Der ganze Aufwand aber, der sonst an Speisen, Früchten, Fleisch, Fischen, Wein, Eiern und Gemüse für diesen Tag verbraucht worden wäre, soll in Geld berechnet und unter einem Eide, daß kein Quarto veruntreut werde, an Seine Majestät abgeführt werden. Auf diese Weise wird der Staat in der Zeit von zwanzig Jahren aller Schulden frei und ledig sein«[914].
Bei Swifts Lilliputanern (Gullivers Reisen, 1726) steht das Hospital mit seinem umfassenden Engagement noch in der mittelalterlichen Tradition: »die Alten und Kranken unter ihnen werden in Spitälern versorgt, denn Betteln ist ein Gewerbe, das in diesem Reich unbekannt ist«[915]. Das Zeitalter der Aufklärung bedeutet ebenfalls Reformen des Krankenhauses, nicht zuletzt auch

im Bereich der Psychiatrie (Philippe Pinel); die Literatur hat diese Entwicklung beachtet. Die philanthropischen Impulse des 18. Jahrhunderts können bei Dichtern aber auch auf Skepsis stoßen. Swift sieht in Geisteskrankheiten und ihren Institutionen sinnvolle Mittel des Staates, seine Macht auszudehnen (Über den Wahnsinn, 1704). Goethe befürchtet, wie er am 8. Juni 1787 aus Rom an Charlotte von Stein schreibt, daß mit der siegreichen Humanität die bedrohliche Aussicht verbunden sei, daß die ganze »Welt ein großes Hospital und einer des anderen Krankenwärter sein wird«[916].

Die Medizin der Romantik entwickelt ein metaphysisches Verständnis der Krankheit und Heilung. Entsprechende Konzepte finden sich auch bei den Dichtern der Romantik. Brown, Mesmer, Gall, Pinel werden in der Literatur ihrer Zeit rezipiert. Die Verbindung von Kunst, Wissenschaft und Wirklichkeit ist bei den Anhängern dieser Bewegung ohnehin sehr eng. Die naturwissenschaftliche Orientierung der Medizin und die entsprechende Krankenhausentwicklung während des positivistischen 19. Jahrhunderts beeinflussen nachhaltig die Autoren des Realismus und Naturalismus in ihren Darstellungen der Medizin und des Krankenhauses. Balzac wie Zola orientieren sich in ihrem Kunstverständnis explizit an den Naturwissenschaften.

Das 20. Jahrhundert setzt diese Tradition der Beziehung und zugleich jeweiligen Selbständigkeit fort. Detaillierte Darstellung steht weiterhin neben kritischer Deutung und ideeller Verdichtung. Irrenanstalten lassen nach Breton (Nadja, 1928) aus akuten Krisen chronische Zustände werden, völlig willkürlich seien de Sade, Baudelaire und Nietzsche in ihnen eingesperrt worden, im Grunde müßten sich die Patienten nach der Einlieferung bemühen, die verantwortlichen Ärzte umzubringen. »Nur wenn man noch nie in eine Irrenanstalt hineingegangen ist, weiß man nicht, daß man dort die Narren macht, genauso wie man in den Zuchthäusern die Straßenräuber macht. Gibt es etwas Hassenswerteres als diese angeblich der Erhaltung der Gesellschaft dienende Einrichtungen, durch die irgendein Mensch für einen kleinen Fehler, für ein erstes sichtbares Vergehen gegen den Anstand oder gegen den gesunden Menschenverstand plötzlich unter andere Menschen versetzt wird, deren Umgang für ihn nur verhängnisvoll sein kann; und die ihn vor allem systematisch der Beziehungen zu all denen berauben, deren moralischer oder praktischer Sinn besser ausgebildet ist als der seine?«[917] Den Kindern in Aldous Huxleys ›Schöne neue Welt‹ (1932) wird durch den Besuch von Moribundenkliniken die Angst vor dem Tode genommen: »Dort gibt es die schönsten Spielsachen und an Sterbebetten Schokoladencreme«[918].

## 17.5 Wandel in Zeit und Raum

Der Umgang mit Krankheit und Sterben im Krankenhaus ist stets ein Ausdruck der allgemeinen Kultur, der Einstellung gegenüber der Endlichkeit des Daseins und der sozialen Solidarität. Der zivilisierte Mensch in Aldous Huxleys ›Schöner neuen Welt‹ ist frei von Liebe und Haß, von Pflicht und Tugend, er kann seine Bedürfnisse stets unmittelbar befriedigen, fühlt sich nicht einsam, muß sich mit Geburt und Tod nicht auseinandersetzen; der Tod ist ebensowenig schrecklich wie der Verlust eines einzelnen Menschen[919].
Die Literatur der Gegenwart spiegelt weiterhin die reale Entwicklung des Krankenhauses wider, unterstützt in ihrem Medium Reformversuche, entwirft ideale oder utopische Konzepte, erinnert an vergangene Formen des Hospitals. In Walker Percys ›Das Thanatos-Syndrom‹ (1987) kommt nicht nur die neue Einrichtung der Ethikkommission im Bereich der Medizin vor, im Zentrum dieses Romans steht der Konflikt zwischen der neuen Hospizbewegung und der Euthanasie. In der Tradition von Huxleys ›Schöner neuen Welt‹, in Erinnerung an menschenfreundliche Hospitäler der Vergangenheit (Sevilla und Würzburg) einerseits und Pervertierungen der Medizin im Nationalsozialismus andererseits werden zeitgenössische Tendenzen der aktiven Euthanasie durch Ärzte zu Beginn und am Ende des Lebens (Pädeuthanasie und Gereuthanasie) kritisiert: »Sie gehören der ersten Generation von Ärzten in der Geschichte der Medizin an, die sich vom Eid des Hippokrates abwenden und Millionen alter, nutzloser Menschen, ungeborener Kinder, mißgebildet geborener Kinder töten, zum Wohle der Menschheit – und das alles, ohne daß ein einziger von Ihnen die Stimme erhebt. Kein einziger Protestbrief im erlauchten ›New England Journal of Medicine‹«[920]. Ebenso entschieden plädiert Pater Smith, der Leiter des von der Gesellschaft wie vom Staat bedrohten Hospizes, für einen humanen Umgang mit Geisteskranken, Krüppeln und Sterbenden: »Wissen Sie, was die Sterbenden nicht ertragen können? Es ist nicht die Tatsache, daß sie sterben müssen. Die anderen Menschen sind es, die Nichtsterbenden, die sogenannten Gesunden. Ihre lieben Angehörigen. Und nach einer Weile können ihre lieben Angehörigen ihren Anblick natürlich nicht mehr ertragen, haben ihnen kein Wort mehr zu sagen, und die Sterbenden können den Anblick ihrer Lieben nicht mehr ertragen«[921].
In historischen Romanen wird ebenfalls die Vergangenheit des Hospitals wieder lebendig gemacht. Alessandro Manzonis ›Die Verlobten‹ (1825/26) beschreibt ein Pestlazarett des 17. Jahrhunderts – mit Kranken, Genesenden und Sterbenden, mit Pflegern, Ärzten und Priestern: »Bei den einen ein Erlöschen jeder Spur von Mitleid, bei den andern ein übermenschliches Erbar-

## 17 Die medizinische Institution

men«[922]. In dem Lazarett gibt es auch ein Kinderhospital: »Hier und da saßen Ammen mit Kindern an der Brust, einige so selbstvergessen, daß bei dem Betrachter Zweifel entstehen konnten, ob sie die Verdienstmöglichkeit hierhergelockt hatte oder jene freiwillige Hilfsbereitschaft, die einfach Not und Leid lindern will«[923]. Wilhelm Raabe führt mit der Erzählung ›Des Reiches Krone‹ (1870) in das 15. Jahrhundert zurück. Mechtild Grossin folgt 1424 ihrem leprakranken Verlobten Michael Gorland in das Sondersiechenhaus St. Johannis vor Nürnberg: »Die Erde ist für uns beide untergegangen; aber wir beide – du und ich, sind doch gerettet«[924]. Noah Gordons ›Medicus‹ (1986) lernt im 11. Jahrhundert in Persien ein islamisches Hospital (Maristan) kennen – mit einer Frauen- und Männerabteilung, mit Ärzten und Pflegepersonen, mit Chirurgie, Apotheke, mit Unterricht der Studenten am Krankenbett. Der Bäderchirurg und Arzt stößt hier auch auf den berühmten arabischen Avicenna, der sich für Humanität im Umgang mit den Patienten einsetzt: »Wir jagen ihnen Angst ein, junge Herren. Oft können wir sie nicht retten, und manchmal bringt unsere Behandlung sie um«[925]. Aber auch im historischen Roman wird die Realität der Vergangenheit überstiegen, auch hier hat das für die Kunst charakteristische Spektrum von Anlaß, Spiegel und Ideal seine Gültigkeit.

Neben der Differenz der Zeit steht der Unterschied des Raumes. Graf Alexej Kirillovič Vronskij läßt in Tolstojs ›Anna Karenina‹ (1875/77) ein Hospital auf seinem Gut erbauen. Die Einrichtung wird aus Paris bezogen, modern ist die Ventilation, marmorn die Badewannen, die Bettstellen sind mit besonderen Sprungfedern versehen, es gibt Fahrstühle für die Patienten und geräuschlose Wagen für notwendige Transporte. Das Krankenhaus ist gedacht für alle Krankheiten, nicht aber für ansteckende, ebenfalls nicht für Wöchnerinnen. Graf Pierre Besuchov (Tolstoj, Krieg und Frieden, 1868/69) läßt nach seiner Aufnahme in den Bund der Freimaurer und im Zuge der Aufhebung der Leibeigenhaft ebenfalls auf jedem seiner Güter »Krankenhäuser, Armenhäuser und Schulen«[926] einrichten, bemerkt aber nicht, daß er von seinen Verwaltern hintergangen wird, die seine Pläne nur zum Schein ausführen. Der Oberverwalter wußte nur zu gut, »daß er niemals die Wahrheit darüber erfahren werde, daß die neuerrichteten Gebäude leer standen und die Bauern wie bisher Arbeit und Zahlungen leisteten«[927]. Die russischen Verhältnisse bestimmen zugleich den Hintergrund der Entstehung und werden auch weiterhin gültig sein. Anna Karenina erläutert ihrer Verwandten Dolly Oblonskij, wie es zu diesem Engagement von Vronskij kam: »Die

## 17.5 Wandel in Zeit und Raum

Bauern baten ihn, ihnen die Wiesenpacht zu ermäßigen, er schlug es ihnen ab, und ich machte ihm deshalb Vorwürfe und sagte ihm, er sei geizig. Um nun zu zeigen, daß er durchaus nicht geizig sei, verstehst du, begann er mit dem Bau dieses Krankenhauses – vielleicht war das nicht der einzige Grund«[928]. ›Die Fürstin‹ (1889) von Čechov setzt sich ihrerseits für ein Heim für alleinstehende ältere Frauen ein, das weder den Vorstellungen noch den Bedürfnissen der Bevölkerung entsprach, wie ihr ehemaliger Leibarzt ihr kritisch entgegenhält: »Sie bauten ein Haus mit Parkettfußböden und einer Wetterfahne auf dem Dach, lasen in den Dörfern an die zehn alte Frauen auf und zwangen sie, unter Flanelldecken auf Laken aus holländischem Leinen zu schlafen und Kandiszucker zu essen«[929]. Betrügerisch ist auch hier die Aufsicht, das Ganze gleicht einem Spiel mit der Nächstenliebe, die alten Frauen beten, aus dieser ›Haft‹ so schnell wie möglich entlassen zu werden.

Abweichungen gegenüber den mitteleuropäischen Verhältnissen zeigen sich ebenfalls in Südamerika, Afrika oder in der Südsee. In der Erzählung ›Der Irrenarzt‹ (1881/82) von J.M. Machado de Assis richtet Dr. Simão Bacamarte im brasilianischen Itaguaí die erste Anstalt für Geisteskranke ein, die bisher in Häusern eingesperrt waren oder sich frei bewegen durften. In das ›Grüne Haus‹ in der Rua Nova wird nach und nach fast die gesamte Bevölkerung eingeliefert, an der Bacamarte seine intensiven Studien und Experimente betreibt. Der umgreifenden Diagnose entspricht die radikale Therapie; alle Patienten werden geheilt und können entlassen werden, allein der Arzt bleibt zurück: »Dann schloß er die Tür des Grünen Hauses hinter sich zu und machte sich ohne Verzug an die Untersuchung und Heilung seiner selbst«[930].

Jack London beschreibt in ›Der Sheriff von Kona‹ (1909) eine Leprakolonie auf der Insel Molokai; der lepröse Lyte Gregory wird aus ihr von Freunden befreit. Eine Leprastation im Kongo stellt Graham Greene in ›Ein ausgebrannter Fall‹ (1960) dar. Die Beweggründe der Helfenden scheinen dem Arzt Dr. Colin in einer bedenklichen Neigung zu liegen, die er als Leprophilie bezeichnet. Costals (Montherlant, Die Leprösen, 1939) läßt sich im Krankenhaus in Marrakesch, dem »Paradies der Hautkrankheiten«[931], auf Lepra untersuchen. Dr. Lobel kann im Blick auf die zunehmende Verbreitung der Lepra in Marokko mit Ruhe in die Zukunft schauen.

Das 17. und 18. Jahrhundert bezieht in die Faszination des Vergleiches von Europa und fremder Welt auch die Medizin ein. Montesquieus ›Persische Briefe‹ (1721) entwerfen ein Bild Europas und lenken zugleich den Blick auf

Asien. Von den reisenden Persern werden auch die Hospitäler und Frankreich aufgesucht. Ihrem Eindruck nach erfüllen diese allerdings ihre Aufgabe nicht nur im Blick auf die Patienten; die Häuser für Geisteskranke sollen auch die anderen Menschen in ihrem Gefühl bestätigen, gesund zu sein[932]. Der Fortschritt der Wissenschaften und Künste erscheint insgesamt als überaus ambivalent, den Mitteln der Lebenserleichterung stehen Mittel der Zerstörung gegenüber, die erlebte Fremde besitzt wie die eigene Heimat anziehende und abstoßende Eigenschaften. Hinter der wechselseitigen Relativierung Europas wie Asiens wird eine allgemeine Menschlichkeit sichtbar: »Es ist freilich dieselbe Erde, die uns beide trägt«[933].

## 17.6 Perspektiven

*Die Sorge für die Kranken geht vor allem und über alles. Man soll ihnen demnach so dienen wie Christus, dem man ja wirklich in ihnen dient.*

Ordensregel der Benediktiner von 529

Die literarische Darstellung des Krankenhauses bezieht sich auf die Wirklichkeit und unterscheidet sich zugleich von ihr wie von jeder wissenschaftlichen Analyse. Geographische und biographische Hintergründe sind offensichtlich; die Quellen der Erzählungen und Romane sind neben der individuellen poetischen Phantasie literarische Vorbilder und reale Beobachtungen, zu denen auch persönliche Erfahrungen des Schriftstellers gehören.
Edgar Allan Poe läßt sich von Eindrücken anregen, die Charles Dickens über englische und amerikanische Geisteskrankenhäuser veröffentlicht hat, ebenso nimmt er einen Bericht des amerikanischen Schriftstellers N. P. Willis über seinen Besuch 1832 eines Irrenhauses in Palermo auf; der Leiter dieser Anstalt, ein sizilianischer Baron, hat Willis mit den Worten empfangen: »Je suis le premier fou«[934]. Čechov ist als Arzt mit der Psychiatrie unter russischen Verhältnissen bestens vertraut, zugleich zielt sein Blick immer auf Grundzüge des Menschen und der Gesellschaft. Die großen russischen Schriftsteller des 19. Jahrhunderts sind alle mehrfach selbst in Kurorten zu Gast gewesen und haben diese Erlebnisse literarisch umgesetzt. Hermann Hesse schildert im ›Haus zum Frieden. Aufzeichnungen eines Herrn im Sanatorium‹ (1925) in dem menschlichen und verständnisvollen Arzt zugleich ein Bild des Arztes Albert Fraenkel: »Unser Professor sucht und sieht und behandelt nicht Krankheiten, sondern Menschen. Es liegt ihm nicht so sehr

## 17.6 Perspektiven

daran, die abnormen Herzgeräusche eines Herzkranken, das Loch in der Lunge eines Schwindsüchtigen zu bekämpfen und wegzuschaffen, als vielmehr diesen Kranken das Leben zu erleichtern, ihnen innerhalb der Bedingungen ihrer beschränkten oder geschädigten Natur eine möglichst günstige und erträgliche Lebensweise zu bieten oder anzuerziehen. Er scheut nicht vor Unheilbaren zurück, er gibt Schwerbedrohte nicht auf, er sucht nicht minder die Minuten des Sterbenden wie die Jahre des Leichtkranken erträglich und womöglich freundlich zu machen«[935].

Thomas Manns ›Zauberberg‹ (1924) löst bei Medizinern wegen der realen Bezüge unmittelbar nach seinem Erscheinen überaus heftige Diskussionen aus. Thomas Mann wehrt sich in dem Essay ›Vom Geist der Medizin‹ (1925) gegen die Kritiker: »Die ideelle Schändlichkeit der Krankheit wird fühlbar gemacht, aber auch im Lichte eines mächtigen Erkenntnismittels wird sie gezeigt und als der ›geniale‹ Weg zum Menschen und zur Liebe. Durch Krankheit und Tod, durch das passionierte Studium des Organischen, durch medizinisches Erleben also ließ ich meinen Helden, soweit seiner verschmitzten Einfalt das möglich ist, zum Vorgefühl einer neuen Humanität gelangen. Und ich sollte Medizin und ärztlichen Stand verunglimpft haben?«[936] Aus eigener Erfahrung als Assistenzarzt berichtet auch Alfred Döblin über Franz Biberkopfs Sanatoriumsaufenthalt in dem Roman ›Berlin Alexanderplatz‹ (1929). Hemingway läßt ebenfalls die eigene Verwundung und anschließende Pflege in einem Mailänder Krankenhaus in seinen Roman ›In einem andern Land‹ (1929) einfließen. Thomas Bernhard wird durch persönliches Leiden und wiederholte therapeutische Erfahrungen zu seinen zahlreichen literarischen Darstellungen provoziert.

Literatur geht über die Wiedergabe des realen Krankenhauses aber immer hinaus, unterscheidet sich auch von den generalisierenden Analysen der Wissenschaft. Solženicyns ›Krebsstation‹ (1968) schildert nicht nur Patienten, Ärzte, Pflege und Therapie eines spezifischen Krankenhauses, die ›Krebsstation‹ wird zu einer Metapher für Rußland und schlechthin die Welt. Das Wort von der ›Welt ein Krankenhaus‹ hat diese Dimension der Literatur im Sinn. Die Appelle der Kunst sind nicht an einzelne konkrete Situationen gebunden, sie richten sich an jeden Menschen, an die Gesellschaft, den Staat, sie bieten Orientierungen, die dem Leidenden wie den Helfenden eine Hilfe sein können, sie stellen ideelle Deutungen dar, die in die Realität keineswegs vollständig umzusetzen sind, die sich Reformen entziehen und ihnen zugleich eine Basis sein können. Besonders komplex fällt das Verhältnis von

## 17 Die medizinische Institution

Kunst und Wirklichkeit in den zahlreichen und eindrucksvollen Selbsterfahrungsberichten über das Krankenhaus der Gegenwart aus, in denen Bericht und Phantasie, Wahrheit und Dichtung bewußt verbunden werden: ›Die Glasglocke‹ (1963) von Sylvia Plath, ›Der Atem‹ (1978) von Thomas Bernhard, ›Diktate über Sterben und Tod‹ (1984) von Peter Noll, ›Totenklage‹ (1984) von Werner Helwig mögen als Beispiele vor allem genannt sein.

Die Literatur hat die medizinische Institution Krankenhaus in der historischen Entwicklung und systematischen Vielfalt wiederholt seit der Renaissance bis in die Gegenwart dargestellt. Zentral sind im Verhältnis von Medizin und Literatur auch im Blick auf das Krankenhaus die ›fiktionale Funktion‹ der Medizin, die ›wissenschaftliche Funktion‹ der Literatur und die ›genuine Funktion‹ der literarisierten Medizin. Humane wie inhumane Seiten fanden gleichermaßen Beachtung, Beschreibung wurde durch Deutung ergänzt, Satire, Kritik, Ideal standen nebeneinander. Das Interesse der Literatur hat sich auf wesentliche Züge des Krankenhauses gerichtet, zugleich wurden auch Details und Beziehungen übergangen, die für die Realität des Krankenhauses wichtig sind. Literatur zeigt sich von Einseitigkeiten keineswegs frei.

Die literarischen Darstellungen heben den Einfluß der Institution auf das Kranksein und die Therapie hervor, auf die Beziehung zwischen Arzt und Patient wie Umwelt, auf das Verhältnis gegenüber Geburt, Krankheit und Sterben. Die literarische Institution stellt die Verbindung zur Kultur her; manifest wird die Abhängigkeit des Krankenhauses von kulturellen und gesellschaftlichen Hintergründen, die sie gleichzeitig aber auch zu prägen vermag. Das Krankenhaus stellt eine eigene Wirklichkeit dar und ist Teil der Gesellschaft. Krankheit, Leiden und Tod haben den Fortschritt angetrieben, haben zu neuen Erkenntnissen und Erfindungen, zu neuen Formen der Therapie geführt, haben aber zunehmend auch Grenzen deutlich werden lassen. Krankheit, Leiden und Tod gehören zum Leben. Nicht erst heute gibt es ein Bewußtsein der Ambivalenz des Fortschrittes; Schriftsteller äußern sich während der gesamten Neuzeit wiederholt skeptisch und kritisch zur neuzeitlichen Wissenschaftsentwicklung und zur modernen Lebenswirklichkeit mit ihren Formen der Institutionalisierung von Beistand und Hilfe. In den großen Werken der Kunst wird das Krankenhaus in seinem ideellen Sinn verdichtet und zu einem Bild für die Welt, für den Menschen als Individuum und soziales Wesen, in seinem Gelingen wie Scheitern von Leiden und Hilfe.

## 18 PFLEGEPERSONEN

*Care is no cure.*
Englisches Sprichwort

Die Literatur der Neuzeit dokumentiert durchgängig die Bedeutung, die den Pflegepersonen – im Positiven wie im Negativen – für den Umgang des Patienten und des Arztes mit der Krankheit zukommt. Ihre Einstellung und ihr Verhalten im Krankenhaus wurden bereits im Kapitel ›Institution‹ behandelt; auf die Hebamme ging das Kapitel ›Geburtshelfer und Frauenarzt‹ ebenfalls schon ein. Der Fortschritt der Medizin hat Therapie zunehmend der Pflege und dem Beistand übergeordnet oder Therapie zunehmend auf Kuration reduziert. Mit der Einsicht in die Grenzen der Medizin ist die Anerkennung der Pflege und der Beistand wieder gewachsen. Schwestern und Pfleger besinnen sich erneut auf ihre genuine Aufgabe und leiten ihren Wert nicht mehr nur aus der Übernahme medizinischer Funktionen ab.
Hebamme und Krankenschwester können in Romanen und Erzählungen nicht selten den Ärzten sogar als Vorbilder gegenübergestellt werden; die Literatur berichtet aber auch von Hebammen und Krankenschwestern, deren Denken und Verhalten inhuman oder sogar verbrecherisch ist. Pflege wird im übrigen auch von Angehörigen und Freunden übernommen. Die anthropologische Wurzel der Hilfe und Anteilnahme findet wiederholt Beachtung. Vor allem hinter der Pflegeperson steht in europäischer Tradition das biblische Wort aus der Matthäuspassion: »Ich bin krank gewesen und ihr habt mich besucht«.

## 18.1 Hebamme

*In alten Zeiten verrichtete diesen Dienst, wen Gott dazu berief, wer der Not am nächsten war, wer das meiste Vertrauen der gesegneten Schwester sich erworben hatte.*

J. Gotthelf, Anne Bäbi Jowäger, 1843/44

Die Hebamme unterstützt nicht nur den Arzt, ihre Hilfe bei der Geburt übt sie in der Literatur wie im Leben oft auch ohne die Anwesenheit eines Arztes aus. Ihre Kontakte beziehen sich über die betroffenen Frauen hinaus auf die soziale Umwelt, ihr Wissen besteht aus empirischer Erfahrung, Überlieferung, medizinischen Kenntnissen und technischen Fähigkeiten.

Hebammen stehen bei der Geburt wie im Sterben bei. Auch angesichts des Sterbens kann ihr Verhalten positiv oder negativ ausfallen. In Maupassants ›Der Teufel‹ (1886) erschreckt die Leichenfrau Rapet eine sterbende Bäuerin in einer Verkleidung als Teufel zu Tode, um bei dem mit dem Sohn verabredeten Pauschalpreis für die Pflege günstiger davonzukommen: »Entsetzt, mit wirrem Blick, starrte die Sterbende und machte übermenschliche Anstrengungen, sich aufzurichten und davonzulaufen; Schultern und Brust vermochte sie aus der Decke zu wickeln; dann sank sie mit einem tiefen Seufzer zurück. Es war aus«[937].

Die englische Hebamme Gamp in ›Martin Chuzzlewit‹ (1843/44) von Dikkens ist »eine fette, alte Dame mit einer heiseren Stimme und einem Triefauge, das sie auf eine so merkwürdige Weise gen Himmel kehren konnte, daß man nur das Weiße drin zu sehen vermochte«[938]; sie unterstützt Gebärende wie Sterbende, die Totenwache übernimmt sie im Blick auf Verdienst und Beköstigung. Mrs. Gamp geht, »vielleicht von ihren natürlichen weiblichen Liebhabereien abgesehen, ebenso gern und bereitwillig zu einem Wochen- wie zu einem Totenbett«. Die Totenwache, zu der sie mit armseligen Trauerkleidern erscheint, um von den gerührten Angehörigen neue Kleider zu erhalten, ruft bei ihr keine besonderen Emotionen mehr hervor, was durch den Alkoholkonsum noch unterstützt wird: »aber freilich hätt i net alls durchmachen können, was i schon durchgemacht hab, wenn i net hie und da an Schluck Schnaps gnommen hätt«[939]. Bei der Totenwache für Anthony Chuzzlewit, die sich über eine Woche hinzieht, gibt sich Mrs. Gamp erlesenen Genüssen hin: »Gehacktes Hummerfleisch wies sie mit Verachtung zurück. Auch hinsichtlich Trinken war sie sehr pünktlich und wählerisch; so verlangte sie eine Pinte milden Porters zum Lunch, eine Pinte zum Diner, eine halbe Pinte als eine Art Zwischenstation zwischen Diner und dem Tee und eine Pinte von dem berühmten starken Ale oder echten alten ›Brigton Tripper‹ zum Souper. Außerdem stand beständig eine Flasche Brandy auf dem Kamin, und dann und wann appellierte sie an die gute Erziehung ihrer Auftraggeber, sie zu einem Tropfen Wein einzuladen«[940]. Mit dem Leichenbestatter hat diese Hebamme einen lukrativen Handel vereinbart: während sie von ihm den Angehörigen Verstorbener empfohlen wird, vermittelt sie ihn weiter, wenn ein Patient unter ihrer Pflege stirbt.

In Jeremias Gotthelfs Roman ›Wie Anne Bäbi Jowäger haushaltet und wie es mit dem Doktorn geht‹ (1843/44) wird eine Standortbestimmung der Hebamme gegeben. Schon der Name sei bedeutungsvoll; im Deutschen gebe es auch die Bezeichnung ›Wehmutter‹, »nicht weil sie des Wehes Ursache ist, sondern weil sie die Leidenden in ihrem Weh pflegt mit mütterlichem Sinn, wie eine Mutter ihr Kind pflegt«. In Frankreich würden Hebammen ›sages femmes‹ genannt und stünden mit diesem Namen in einer alten Tradition: »Weise Frauen waren die Priesterinnen der Alten, welche den Göttern dienten, den Menschen rieten, des heiligen Feuers warteten auf den Altären, das Leben des Menschen pflegten, wenn es verglimmen wollte in seinem schadhaft gewordenen Gehäuse«[941]. Die Aufgabe der Hebamme ist wie die Geburt an keine soziale Position gebunden, wurde auch in der Vergangenheit von Fürstinnen wie armen Frauen übernommen, bis es, unterstützt durch den Staat, zur Herausbildung eines eigenständigen Berufes kam. Die Funktionen der Hebamme sind aber nicht auf die Unterstützung bei der Geburt beschränkt, auch in anderen Nöten steht sie den Frauen bei, beeinflußt überdies das soziale Umfeld, den Mann, die gesamte Familie. Auch die Hebammen sind gefährdet, immer wieder haben sie ihr Wissen und Können mißbraucht, haben dem Tod die Hand geboten, haben Zwietracht ausgebreitet, haben ihre Grenzen im Verhältnis zur Medizin nicht eingehalten: »Es hat keine Hebamme zu mitteln und zu doktern, sonst wird sie zur unweisen Frau und weiß nicht, wie schwer sie sich versündigen kann«[942].

## 18.2 Krankenschwester

*Der Tod zeigte Philomène den Weg
der Barmherzigkeit.*

E. u. J. Goncourt, Schwester Philomène, 1861

Die Krankenschwester ist neben dem Arzt die klassische Pflegeperson; von Pflegern wird in der Literatur seltener berichtet. Krankenschwestern werden von den realistischen Schriftstellern des 19. Jahrhunderts wiederholt beschrieben; auch Autoren des 20. Jahrhunderts wie Thomas Mann, Hemingway, James Joyce, W. C. Williams, Cronin, Pasternak, Simone de Beauvoir, Solženicyn, Thomas Bernhard, Alice Munro nehmen Krankenschwestern in ihren Erzählungen und Romanen auf. Psychoanalytisch-psychiatrische Texte zwischen Kunst und Selbsterfahrung stellen mehrfach Krankenschwestern den Ärzten als positiv in ihrem menschlichen Engagement gegenüber.

Mit ›Schwester Philomène‹ (1861) wird von den Brüdern Edmond und Jules Goncourt der erste Roman der neuzeitlichen Literatur publiziert, in dem eine Krankenschwester die Hauptperson darstellt und in ihrer Herkunft, Entwicklung und Tätigkeit sowie in ihren Empfindungen, Vorstellungen und Wünschen geschildert wird. Eine reale Krankenschwester, von der die Brüder Goncourt von einem Arzt gehört haben, hat die beiden Schriftsteller zu diesem Roman angeregt. Nach dem Tode ihrer Mutter wächst die auch von ihrem Vater verlassene Marie Gaucher bei ihrer Tante auf, tritt dann ins Kloster des ›Ordre de Saint-Augustin‹ ein und wird dort als Schwester Philomène im Hospital tätig. Die Pflege ihrer sterbenden Freundin Céline gibt ihr die wahre Orientierung für ihr Tun: Barmherzigkeit. Zugleich weiß sie, daß sie sich auch medizinische Kenntnisse erwerben muß, »wenn man den Kranken beistehen möchte«[943]. Die unerwiderte Liebe zu dem Assistenzarzt Dr. Barnier läßt sie selbst leiden und kränkeln; nach seinem Tod durch eine Vergiftung bei einer Sektion findet sie Halt und Trost in ihrer Krankenpflege: »Ihre Tage, ihre Nächte, ihr Leben war ein immerwährendes Opfer (sacrifice continuel)«[944].

Persönliche Schuld führt Hester Prynne (Hawthorne, Der scharlachrote Buchstabe, 1850) im 17. Jahrhundert in Boston zur Krankenpflege. Hester ist von ihrem Mann, einem Arzt und Alchimisten, aus England in die Neue Welt vorausgeschickt worden und hat von einem Pfarrer ein Kind empfangen. Für den Ehebruch muß sie einen scharlachroten Buchstaben A (= adulteress) auf dem Kleid eingestickt tragen und wird von der Gesellschaft geächtet; auch ihr Mann, der ihr nachgefolgt ist, wendet sich von ihr ab und will sich nur an ihrem Geliebten rächen. Hester wird eine ›Barmherzige Schwester‹, sie unterstützt Arme, pflegt Kranke, steht Sterbenden bei. Die Einstellung der Umwelt beginnt sich allmählich zu ändern, zunächst bei den einfachen Leuten, später auch bei der Obrigkeit und den Ältesten der Gemeinde. Der rote Buchstabe auf ihrem Kleid erhält einen neuen Sinn: »Anderswo ein Zeichen der Sünde, war er hier im Krankenzimmer eine Quelle des Lichtes. Wenn der Kranke mit dem Tode kämpfte, überstrahlte er sogar die Grenzen der Zeitlichkeit. Er zeigte dem Sterbenden, wohin er seinen Fuß setzen sollte, wenn das Erdenlicht verblaßt war und das Licht der Ewigkeit ihn noch nicht erreichte. In solchen Nöten zeigte sich Hesters warmes, mitfühlendes Herz, ein Quell der Menschenliebe, der sich vor keinem Anruf verschloß und auch in der größten Bedrängnis nicht versiegte. Die Brust mit dem Mal der Schande wurde dem Bekümmerten zur Ruhestatt«[945].

Im 18. Jahrhundert wird bei Henry Fielding (Amelia, 1751) nicht nur der Konflikt zwischen weiblicher und männlicher Pflegeperson, sondern ebenfalls die Nähe von professioneller und privater Pflege thematisiert. Major Bath engagiert sich in der Pflege seiner erkrankten Schwester: »Sein Anzug war gewiß wunderlich genug. Er hatte eine Frauen-Nachtjacke an und trug eine ziemlich schmutzige flanellene Nachtmütze – dieses zu einer absonderlichen Figur (er ist nämlich ein sehr auffallender dünner Mann und nahezu sieben Fuß groß), mußte nach Ansicht der meisten Menschen ein sehr geeigneter Gegenstand des Gelächters bilden«[946]. Der Major ist selbst in großer Sorge, daß ihn die Umwelt in dieser Rolle verachten könnte und erinnert deshalb ausdrücklich an seine tapferen Leistungen im Kriege. Booth, der ihn bei der pflegenden Tätigkeit überrascht hat, ist seinerseits erstaunt, »daß es möglich ist, daß ein Mensch edle Güte besitzen und sich doch zugleich ihrer schämen kann«[947]. Er bemüht sich, den Major mit Beispielen aus der Geschichte zu beruhigen – mit Brutus, der sich um Portia sorgte, mit dem großen Schwedenkönig, der sich nach dem Tode seiner Lieblingsschwester aus Trauer mitten in einem Feldzug drei Tage einschloß.

Männliche Pfleger werden auch bei anderen Schriftstellern des 18. Jahrhunderts jener Zeit erwähnt. Cornelio in ›Der Besuch im St. Hiob zu xx‹ von Matthias Claudius (Der Wandsbecker Bote, 1775) hat sich nach dem Tode seiner Frau und seines Freundes zur Tätigkeit eines Krankenwärters entschieden; das tägliche Elend im Hospital schreckt ihn nicht ab, wird ihm vielmehr zur Hilfe in seinem eigenen Leben, steht für die Welt insgesamt: »Ist es darum weniger, wenn ich es nicht sehe? Und sieht man es denn allein hier?«[948]

Schwester Leandra (Mann, Buddenbrooks, 1901) von den ›Barmherzigen Schwestern‹ widmet sich in Lübeck der Pflege der Kranken und ebenfalls Sterbenden; sie wird auch zu den Buddenbrooks gerufen. Bei den Zahnkrämpfen von Hanno, beim Sterben der Konsulin und des Senators Thomas Buddenbrook ist sie anwesend. Die katholischen ›Grauen Schwestern‹ »stehen dem Himmel näher« als die protestantischen ›Schwarzen Schwestern‹, wie Thomas Buddenbrook überzeugt ist; ihr soziales Engagement besitze ein religiöses Fundament, während die protestantischen Schwestern mehr ans Heiraten dächten: »Die Grauen sind degagierter, ja, ganz sicher, sie stehen dem Himmel näher«[949]. Schwester Leandra pflegt die kranke und sterbende Konsulin sanft und freundlich, hält ihre Ungeduld und ihre Ansprüche aus, ist bis zum Ende bei ihr; als der Tod eingetreten ist, »verkleidete sie den Toilettenspiegel mit einem Tuche«[950]. Als der Senator Thomas Buddenbrook im Sterben liegt, wird Schwester Leandra erneut gerufen: »Es war keine Spur von Überraschung und Schrecken in ihrem Gesicht, als sie eintrat. Sie legte auch diesmal still ihr Ledertäschchen, ihre Haube und ihren Umhang beiseite und ging mit sanften und freundlichen Bewegungen an ihre Arbeit«[951]. Das Verhältnis des protestantischen Pastors Pringsheim, der ebenfalls zu dem Sterbenden gerufen wird, zu ihr ist kühl, er streift sie »mit einem kalten Blick«. Der Senator stirbt: »Und mit dem Ringfinger ihrer blassen, sanftmütigen Hand schloß Schwester Leandra behutsam dem Toten die Augen«[952]. Noch einmal, nachdem die Angehörigen, Freunde und Bekannten Abschied genommen haben, übernimmt diese ›Graue Schwester‹ eine Funktion: »Schließlich räumten alle das Feld vor einer Frauensperson, einem unsympathischen alten Geschöpf mit kauendem, zahnlosem Munde, die angekommen war, um zusammen mit Schwester Leandra die Leiche zu waschen und umzukleiden«[953].

In Hemingways Erzählungen und Romanen tauchen mehrfach Krankenschwestern auf. Der Liebe zu einem Patienten gibt sich die freiwillige Hilfspflegerin (V. A. D. = Voluntary Aid Department) Catherine Barkley in dem Roman ›In einem andern Land‹ (1929) hin. In ›Eine sehr kurze Geschichte‹ (1925) hat Hemingway dieses Thema bereits aufgegriffen wie ebenfalls die physische Rehabilitation nach der Verwundung in einer mit dem Roman gleichnamigen Erzählung (Stories, 1925). Biographisch steht hinter diesen

## 18.2 Krankenschwester

literarischen Texten Hemingways eigene Verwundung im Sommer 1918 an der Piave-Front nördlich Venedigs und seine Liebe zu der Krankenschwester Agnes von Kurowsky in einem Mailänder Lazarett, in dem er behandelt wurde.

Der Amerikaner Frederic Henry (In einem andern Land) lernt während seiner Tätigkeit in der Ambulanz auf italienischer Seite im Ersten Weltkrieg Miss Barkley, eine Schottin, kennen und wird nach seiner Verwundung am Isonzo nördlich von Gorizia selbst von ihr im amerikanischen Lazarett in Mailand gepflegt. Die Röntgenaufnahmen werden im Mailänder Ospedale Maggiore gemacht, auch die Gymnastik, um sein Knie wieder gelenkig werden zu lassen, findet dort statt. Henry wird auch von anderen Krankenschwestern in dem Lazarett gepflegt: »Während wir uns unterhielten, zog sie mich aus, und als ich unbekleidet bis auf die Verbände dalag, wusch sie mich sehr zart und sorgfältig. Ich hatte einen Verband um den Kopf, aber sie wusch um ihn herum«[954]. Die Liebe zu dem verwundeten Frederic Henry läßt die Schwester Catherine Barkley schwanger werden und selbst auf die Hilfe von Ärzten und Schwestern angewiesen sein. In der Schweiz, wohin sie ihr desertierter Geliebter mitgenommen hat, sterben sie und ihr Kind nach einem Kaiserschnitt.

Die Liebe zwischen Krankenschwester und Arzt ist ein häufiges Thema von Romanen und Erzählungen. In ›Doktor Gräsler‹ (Schnitzler, 1917) verliebt sich die Krankenschwester Sabine Schleheim in einen jungen Arzt, der aber bald stirbt; nur sechs Monate sind sie verlobt. Nach diesem Verlust gibt sie die Tätigkeit als Krankenschwester auf und kehrt zu ihrer elterlichen Familie zurück. Vor der Pflegetätigkeit hatte sie »eine Zeitlang Gesang- und Bühnenstudien getrieben, diese aber aus einer unüberwindlichen Abneigung gegen den freien Ton ihrer jungen Kollegen und Kolleginnen«[955] nicht fortführen wollen; sie entdeckte in sich eine besondere Eignung für die Krankenpflege. Die neue Zuneigung zu Dr. Gräsler endet ebenfalls unglücklich; der Mediziner ist Junggeselle und kann sich nur schwer zu einem Heiratsantrag und der möglichen gemeinsamen Tätigkeit in einem Sanatorium entscheiden. Die Krankenschwester Mary Jo (A. Munro, Eskimo, 1985) wohnt in einem Appartement über der Praxis ihres verheirateten Chefs Dr. Streeter, der mit ihr ein Verhältnis hat; sie selbst geht in ihrer Arbeit auf, liebt die täglichen Probleme ebenso wie die Monotonie.

Die Krankenschwester ist Realität und Symbol; pflegende Zuwendung verbindet sich in ihr mit christlicher Barmherzigkeit. Die Oberschwester Cecilia

(Hemingway, Dr. Spicker, die Nonne und das Radio, 1933) möchte schon seit ihrer Jugend eine Heilige sein und auch ins Kloster gehen: »Ich möchte nichts sein als eine Heilige. Das ist alles, was ich je gewollt habe. Und heut früh habe ich das Gefühl, als ob ich eine sein könnte«[956]. Laien engagieren sich immer wieder als Krankenschwestern, so auch Charlotte in Goethes ›Leiden des jungen Werthers‹ (1774). Während ihr die Pflege gelingt, zeigt sich Luciane in Goethes ›Wahlverwandtschaften‹ (1809) in ihrem Engagement weniger überzeugend. Auch Kranke können sich zur Pflege anderer Kranker besonders motiviert fühlen. Dieses Engagement wird der blinden Bertha Kalb (Heimchen am Herde, Dickens 1846) eine Hilfe, läßt sie an der Welt der Gesunden teilhaben[957]. Gegen die Pflicht der Fürsorge verstößt ›Die bezahlte Krankenschwester‹ (W. C. Williams, 1950), als sie den bei einem Betriebsunfall verletzten George zur Arbeit zwingen will.

Die Krankenschwester kann zu einem Vorbild für menschliche Beziehungen werden. Wer sich als Krankenschwester in seiner Beziehung zu einem andern Menschen versteht, gibt dieser Beziehung einen spezifischen Sinn, sieht im Gegenüber vor allem einen Leidenden, der Hilfe und Erlösung benötigt. Nach einem Wort von Lawrence Durrell sind »alle Frauen in ihrem Herzen Krankenschwestern« (All our women are nurses at heart). Darja Pavlovna Šatova bietet sich in Dostoevskijs ›Die Dämonen‹ (1871/72) Nikolaj Vsevolodovič Stavrogin, der ebenso sich wie die Umwelt zugrunde richtet und zugleich nicht geisteskrank ist, als Krankenschwester an. Im Beistand erkennt sie ihre zentrale Bestimmung: »Wenn ich nicht zu Ihnen komme, dann werde ich barmherzige Schwester, Krankenpflegerin, oder noch als Bücherhausiererin die kleinen billigen Ausgaben des Neuen Testaments verkaufen«. Stavrogin spürt in diesem Angebot sarkastisch und hellsichtig eine spezifische weitere Note auf: »Ich glaube, Sie interessieren sich für mich, wie sich manche betagte Krankenwärterin aus irgendwelchen Gründen des einen Kranken mehr annimmt als der anderen, oder, ein noch besseres Beispiel, wie manche greisenhaften Betschwestern, die sich zu Beerdigungen auf den Friedhöfen einfinden, eine der etwas hübscheren Leichen den anderen vorziehen«[958]. Für Stavrogin gibt es aber keine Hilfe mehr. In einem Abschiedsbrief ruft er Darja Pavlovna zwar »als Krankenschwester« noch zu sich, erhängt sich aber, bevor sie zu ihm kommen kann.

Das Engagement in der Krankenpflege kann ein neues Zeitbewußtsein und Menschenbild repräsentieren. In einem nachgelassenen Entwurf Robert Musils zum ›Mann ohne Eigenschaften‹ (1930/43) entscheidet sich Gerda Fi-

schel nach dem Tode ihres Freundes Hans Sepp zum Beruf einer Krankenschwester beim Roten Kreuz; sie möchte in einem Feldspital tätig werden: »Die Kranken sollen, wenn sie aus dem Feld kommen, wirkliche moderne Menschen vorfinden, nicht Betschwestern«. Der Krieg habe die Menschen zu Brüdern werden lassen, selbst der Tod sei kein Feind mehr; »man versteht heute zum erstenmal das Leben«[959].
Daß alles soziale Engagement – Pflege und Therapie – aber einer geistigen Grundlage bedarf, hat André Gide im ›Immoralisten‹ (1902) dargestellt. Michel weiß um so besser, was seiner Frau Marceline im Kampf gegen die Schwindsucht guttut, als er selbst diese Krankheit erlitten und überwunden hat. Seine diätetische Fürsorge und seine liebevolle Zuwendung werden jedoch von einer Verachtung der Schwäche und Moral begleitet und paralysiert. Die gläubige Marceline erkennt mit Trauer die von Nietzsche inspirierte Haltung ihres Mannes: »›Sie ist vielleicht schön‹ – und dann fügte sie traurig hinzu: ›aber sie unterdrückt die Schwachen‹«[960]. An die entgegengesetzte christliche Basis der Krankenpflege wird in diesem Roman mit den Worten Jesu zu Petrus zwar ebenfalls erinnert: »Da du jünger warest, gürtetest du dich selber und wandeltest, wohin du wolltest; wenn du aber alt wirst, wirst du die Hände ausstrecken«[961]. Michel bleibt aber bei seiner Einstellung; Marceline erliegt der Schwindsucht.

## 18.3 Perspektiven

*Der Mensch zum Objekt geworden, kann behandelt werden durch Technik, Pflege und Kunst, der Mensch als er selbst kann nur in Schicksalsgemeinschaft zu sich kommen.*

K. Jaspers, Allgemeine Psychopathologie, 1913

Hebamme und Krankenschwester erfahren in der Literatur wiederholt Beachtung, realistisch wird ihre Tätigkeit in der gegebenen Vielfalt beschrieben, realistisch wird nicht nur von wohltätigen, sondern auch von enttäuschenden und unmenschlichen Beispielen berichtet; ebenso wird die ideelle und symbolische Dimension der Pflegeberufe dargestellt. Zentral ist das Verhältnis zum Patienten und zum Arzt. Vielfältige Kontakte ergeben sich zum sozialen Umfeld des Kranken, zu den Angehörigen und Freunden. Aus Beistand und Pflege kann sich Liebe zum Patienten und zum Arzt entwickeln. Als Krankenschwestern und Pfleger können sich auch Laien engagieren. Die Krankenschwester kann zu einem Vorbild menschlicher Beziehungen und in ihrer Einstellung und Wertschätzung zu einem Gradmesser der Kultur werden.

Moderne Medizin hat das Prinzip der Kuration in den Vordergrund gerückt. Therapie als Beistand und Begleitung ist demgegenüber zunehmend in den Hintergrund getreten. Hebamme und Krankenschwester sind die klassischen Personen des professionellen Geburts-, Krankheits- und Sterbebeistandes. Ihre pflegende Tätigkeit stellt auch den Arzt vor die Frage seines beruflichen Selbstbildes; muß Therapie nur Kuration heißen, sollen nicht auch Prävention und Rehabilitation über die kurative Logik hinausgehen, können Beistand, Begleitung und Therapie nicht miteinander verbunden werden?

Aus Mitmenschlichkeit hat sich historisch der Pflegeberuf entwickelt; der Sieg der Wissenschaftlichkeit, die Macht der Spezialisierung und Technisierung haben sich auf die weitere Entwicklung nicht immer positiv ausgewirkt. Hebamme wie vor allem Krankenschwester stehen unter dem Gegensatz von Lebenswelt und Medizin, der gegenwärtig zunehmend auf Kritik stößt und zu unterschiedlichen Initiativen der Überwindung oder des Ausgleichs geführt hat. Literatur bestätigt diese Initiativen und wird von ihnen zugleich selbst erhellt.

# 19 DIE SOZIALE WELT

*Der Tod nähert im gleichen Maße, wie er trennt.*
H. de Balzac, Memoiren zweier Jungvermählter, 1841/42

Gegenüber den technisch-naturwissenschaftlichen Tendenzen der neuzeitlichen Medizin erinnert die Literatur der Neuzeit nicht nur immer wieder an die anthropologische Natur der Krankheit, sondern ebenso an ihre sozialen und kulturellen Seiten. Leiden und Sterben des Kranken erscheinen als Aufgaben auch für Angehörige und Freunde, für die Gesellschaft und den Staat. Krankheit ist nicht allein das Schicksal des einzelnen Kranken, im Umgang mit der Krankheit manifestiert sich die Humanität einer Gesellschaft wie einer Kultur.

## 19.1 Angehörige und Freunde

*Es ist nicht Roheit, wenn im Mittelalter die Frauen und Mädchen die Kranken pflegten, Wunden verbanden und heilten, und sich auf edle Art Pflichten auferlegten, wovon sich die neue Bildung mit Ekel abwendet.*
L. Tieck, Die Vogelscheuche, 1835

Angehörige und Freunde können dem Kranken in seinem Umgang mit der Krankheit helfen; sie können für ihn aber auch zu einer Belastung werden, können die Krankheit fördern und aus ihr einen Vorteil zu ziehen versuchen. Eine besondere Herausforderung liegt in der Reaktion auf den Sterbenden. Der gesunde wie der kranke Mensch hat Rechte und Pflichten, kann Rücksicht erwarten, muß aber seinerseits Rücksicht nehmen. Auch der Kranke darf die Gesunden in ihrem Leben nicht gefährden, muß sich um soziale Kontakte bemühen, darf die Krankheit nicht verabsolutieren. Vor allem Angehörige und Freunde können dem Kranken in seinem Leiden seelisch-geistig beistehen, »denn wessen Hände, seien sie noch so sanft, können so zärtlich die feuchte Stirn trocknen oder das zerwühlte Bett glattstreichen wie die einer Mutter, einer Gattin oder eines Kindes?«[962], heißt es in der Erzählung ›Die Kranke im Hospital‹ (1836) von Charles Dickens.

Krankheit kann für den Kranken zu einem Mittel werden, Mitleid zu gewinnen und Herrschaft auszuüben, Krankheit kann soziale Kontakte vertiefen oder lockern und gefährden. Agathe in Musils ›Mann ohne Eigenschaften‹ (1930/43) hat während einer Erkrankung, die sie im Übergang von der Kindheit in das Mädchenalter erlitten hat, Möglichkeiten entdeckt, sich dem Leben zu entziehen und die Menschen ihrer Umgebung zu beherrschen: »Es ist nicht unmöglich, daß dieser Vorteil, den sie unter so eindrucksvollen Verhältnissen kennenlernte, später den Kern ihrer seelischen Bereitschaft bildete, sich dem Leben, dessen Erregungen aus irgendeinem Grund nicht ihren Erwartungen entsprachen, auf eine ähnliche Weise zu entziehen; es ist aber wahrscheinlicher, daß es sich umgekehrt verhielt und daß jene Krankheit, durch die sie sich den Forderungen der Schule und des Vaterhauses entzog, die erste Äußerung ihres transparenten, gleichsam für einen ihr unbekannten Gefühlsstrahl durchlässigen Verhältnisses zur Welt gebildet hatte«[963]. Krankheit ist hier nicht so sehr die Ursache einer gewandelten Beziehung zur Umwelt als vielmehr selbst die Folge einer derartig neuen Beziehung. Soziales wird nicht nur von Krankheiten verändert, Soziales bringt selbst Krankheiten hervor oder prägt diese.

Angehörige pflegen nicht nur, sie engagieren sich auch wie Mrs. Crisparkle in der Heilung ihres bereits erwachsenen Sohnes Hochwürden Septimus (Dickens, Das Geheimnis des Edwin Drood, 1870), dessen Magen die verschiedensten Aufgüsse von Enzian, Pfefferminz, Nelkenblüten, Thymian, Rosmarin usw. aus ihrer Kräuter- und Arzneikammer überstehen muß wie sein Gesicht Umschlagtücher mit Kräuterkissen. Septimus läßt sich in diese Kammer »wie ein Opferlamm zur Schlachtbank führen und zeigte dabei, im Gegensatz zu diesem Opferlamm, so wenig von der Pein, die er erduldete, daß die alte Dame vergnügt und geschäftig ihre Heilkunst an ihm übte«[964].

Zartgefühl und Aufmunterung können über die Pflege hinaus in der Unterstützung des Patienten in seinen Kontakten mit dem Arzt bewiesen werden, während des Krankenhausaufenthaltes und bei der Mitteilung der Diagnose. In Somerset Maughams ›Der Menschen Hörigkeit‹ (1915) wird ein schwindsüchtiges Mädchen von ihrer Schwester in die Ambulanz einer Poliklinik begleitet; der Arzt teilt dieser die Diagnose mit, sie beginnt zu weinen: »Das Mädchen drehte sich um und sah die Tränen ihrer Schwester. Sie verstand, was das bedeutete. Die Farbe wich aus ihrem lieblichen Gesicht, und die Tränen tropften ihr über die Backen. Die beiden standen ein, zwei Augenblicke da und weinten still, und dann ging die ältere, als hätte sie die gleichgültige Menge, die ihnen zusah, vergessen, zu ihr hin, nahm sie in die Arme und schaukelte sie zärtlich hin und her, als hielte sie ein Kind in den Armen«[965].

Die Rücksicht der Angehörigen und Freunde kann auch darin bestehen, den Kranken vor schmerzlichen Erfahrungen und Empfindungen zu bewahren. In Julio Cortázars ›Die Gesundheit der Kranken‹ (1966) suchen die Angehörigen der Mutter den Tod ihres Sohnes Alejandro wie die Krankheit und den Tod der Tante Clelia zu verheimlichen; »man konnte Mama mit ihrem Blutdruck und ihrem Zucker nicht mit beunruhigenden Nachrichten kommen«[966].

Ihre Liebe haben Frauen in der Literatur oft vor allem in der Pflege ihrer kranken Männer entfaltet, besonders eindrucksvoll bei geistigen Erkrankungen – so etwa in Erzählungen von Achim von Arnim, Honoré de Balzac und Jean-Paul Sartre, deren Frauengestalten in ihrer Treue und Einfühlung faszinierende Beispiele des Umgangs mit Geisteskranken sind. Theodor Storm, der diese Thematik in der Erzählung ›Schweigen‹ (1883) ebenfalls aufgegriffen hat, erläutert in einem Brief vom 14. 5. 1883 das Motiv, die Heilung nicht allein auf die Liebe der Frau zurückzuführen: »Der Plan ging ursprünglich dahin und die Exposition in der ersten Szene weist auch dahin, daß die Liebe einer rechten, geistig gesunden Frau die Rettung bringen müsse aus dem Wirrsal; während des Schreibens aber kam mir der Gedanke, daß dadurch der Mann zu würdiger Weiterexistenz zu viel verlieren würde, wenn er nur durch die überlegne Kraft seiner Frau erhalten bleibe«[967].

»Der tolle Invalide auf dem Fort Ratonneau« (1818) Achim von Arnims wird durch die hingebungsvolle Treue und im Leiden mit ihm verwandte Frau gerettet. In Leipzig hat sie für den verwundeten Francœur Mitleid empfunden, für ihn gesorgt und sich als Preußin in den französischen Gefangenen verliebt. Von ihrer Mutter verstoßen, folgt Rosalie angetraut ihrem Mann nach Frankreich. Die Anteilnahme hat als Voraussetzung eine innere Übereinstimmung: Rosalie ist träumerisch veranlagt, auf die Verstoßung durch die Mutter reagiert sie mit Ohnmacht und Krämpfen, gegen die Arzneimittel machtlos sind. Mit ihrer Genesung scheint ihr »eine Hälfte des Fluchs zu meinem Manne übergegangen«[968] zu sein, »mit der Qual der Geburt schien der Teufel, der mich geplagt, ganz von mir gebannt«[969]. Um die psychische Krankheit zu überwinden, wird Francœur in ein kleines Fort bei Marseille versetzt, Frau und Kind begleiten ihn. Wahnvorstellungen lassen Francœur in der eigenen Frau einen Feind erblicken und in sich selbst den »König aller

Könige dieser Welt«⁹⁷⁰, zugleich auch vom Teufel besessen. Allen, die sich dem Fort nähern, droht Francœur mit seinen Geschützen und der Versicherung, das Fort und sich selbst in die Luft zu sprengen. Bestärkt durch die Vision ihrer Mutter, in der diese sie um die Lösung des Fluches bittet, der sie wie ihre Tochter verzehre, tritt Rosalie ihrem Mann entgegen, der sich in seinem Fort verschanzt hat: »›Ich kenne ihn‹, sagte die Frau, ›ich will den Teufel beschwören in ihm, ich will ihm Frieden geben, sterben würde ich doch mit ihm, also ist nur Gewinn für mich, wenn ich von seiner Hand sterbe, der ich vermählt bin durch den heiligsten Schwur«⁹⁷¹. In der Erregung über die sich ihm nähernde eigene Frau öffnet sich bei Francœur erneut die Wunde und gibt ihm seinen Verstand zurück: »Starb ich nicht schon einmal, als du mich verlassen, und nun kommst du wieder, und dein Kommen gibt mir mehr, als dein Scheiden mir nehmen konnte, ein unendliches Gefühl meines Daseins, dessen Augenblicke mir genügen⁹⁷². Ein Chirurg versorgt die Wunde, zieht einen Knochensplitter. Menschliche Anteilnahme, ärztlicher Eingriff und das Wirken der Natur bewirken die Heilung, die ohne Empathie und verbindendes Leiden und darüber hinaus Gott nicht möglich gewesen wäre: »Gnade löst den Fluch der Sünde, Liebe treibt den Teufel aus«⁹⁷³.

Liebe ist ebenfalls das Medium des Beistandes und der Nähe in Balzacs ›Louis Lambert‹ (1832). Pauline de Villenoix ist als illegitime Jüdin Außenseiter wie der von ihr geliebte Lambert; auch ihr ist die vornehme Gesellschaft verschlossen. Pauline besitzt eine Lambert wesensverwandte nervöse Reizbarkeit, die im allgemeinen »viele Männer nur ungern bei einer Frau antreffen«⁹⁷⁴. Auch nach dem Ausbruch der Krankheit am Tage vor der gemeinsamen Hochzeit will und kann sie Lambert nicht verlassen; ihre zukünftige Aufgabe sieht sie in seiner Pflege: »Sie würde dazu verpflichtet gewesen sein, hat sie gesagt, wenn er ihr Gatte gewesen wäre; solle sie für ihren Geliebten weniger tun?«⁹⁷⁵ Pauline fühlt sich in die Welt des Wahnsinns hinein und ist davon überzeugt, daß Lamberts Geist nicht erkrankt sei und sie seine Gedanken nachvollziehen könne. »War sie im Lauf der Zeit von dem Wahnsinn ihres Geliebten angesteckt worden, oder war sie so tief in seine Seele eingedrungen, daß sie deren Gedanken, sogar die verworrensten, zu verstehen vermochte?« Louis Lambert wird von seiner Verlobten bis zu seinem Tode im Alter von 28 Jahren gepflegt, ohne daß sie sicher sein kann, daß er sie erkennt und von ihrer Liebe und Treue weiß: »Da sie selber fast irrsinnig geworden war, war sie erhaben; aber dadurch, daß sie den Irrsinn erklärte

## 19.1 Angehörige und Freunde

und begriff, fügte sie der Schönheit eines großen Herzens eine Meisterleistung der Liebe hinzu«[976].

Liebe gibt auch Eve in Sartres Erzählung ›Das Zimmer‹ (1939) die notwendige Kraft in ihrem Leben mit dem geisteskranken Pierre. Die eigene Familie hat sie verlassen, um mit Pierre zusammenzuleben; sie möchte in seine Welt eintreten, möchte an seinen Empfindungen und Vorstellungen teilnehmen. Ihre Zuwendung stößt bei Pierre aber immer wieder auf Ablehnung, sie kann seinen Bildern und Vorstellungen nicht folgen. Eve muß ihren Versuch in zweifacher Hinsicht als gescheitert ansehen, sie steht isoliert zwischen den Welten ihrer Eltern und ihres Mannes. Vor dem Schicksal der Verblödung will sie Pierre durch Tötung bewahren[977].

Eltern und vor allem Mütter pflegen ebenso liebevoll und sorgfältig ihre erkrankten Kinder. Auch Männer können in der Pflege der Kranken eine besondere Sensibilität entwickeln. Aufopfernd wird bei Charles Dickens der kleine Pip von seinem Schwager Joe gepflegt (Große Erwartungen, 1860/61). Freunde engagieren sich häufig nicht weniger intensiv als Verwandte. Nikolas Nickleby, wiederum Dickens (1838/39), kümmert sich verständnis- und liebevoll um den erkrankten Smike und begleitet ihn in der Stunde des Todes. Kinder stehen dem kranken und sterbenden Iljuša Snegirov und seiner Familie bei (Dostoevskij, Brüder Karamasoff, 1879/80).

Krankenpflege kann soziale Schranken hinfällig machen. Boccaccios Erzählung der medizinisch tätigen Tochter eines Arztes, die durch ihre Pflege den geliebten Grafen zur unstandesgemäßen Heirat bewegt, wird von Shakespeare und auch anderen Autoren aufgegriffen. Lizzie Hexam (Dickens, Unser gemeinsamer Freund, 1864/65) überwindet ebenfalls die Differenz der Klassen in ihrer Rettung und Pflege des ihr sozial überlegenen Wrayborn; aus Liebe und Dankbarkeit wird sie, die Tochter eines Fischers, der Leichen zur Plünderung aus der Themse fischt, von ihm geheiratet.

Die Motive der Hilfe und des Beistandes sind nicht selten fragwürdig, ebenso kann das Engagement selbst auch mißlingen und zu negativen Ergebnissen führen. Luciane in Goethes ›Wahlverwandtschaften‹ (1809) zeigt eine Art von grausamer Wohltätigkeit, ist unbeirrbar und unbelehrbar in ihrem Umgang mit leidenden und kranken Menschen: »In allen Familien, wo sie hinkam, erkundigte sie sich nach den Kranken und Schwachen, die nicht in Gesellschaft erscheinen konnten. Sie besuchte sie auf ihren Zimmern, machte den Arzt und drang einem jeden aus ihrer Reiseapotheke, die sie beständig im Wagen mit sich führte, energische Mittel auf; da denn eine solche Kur, wie sich vermuten läßt, gelang oder mißlang, wie es der Zufall herbeiführte«[978].

Vor allem in der Begleitung des Sterbenden entfalten Angehörige und Freunde eindrucksvolle Fähigkeiten oder versagen. Die körperlich-seelische Unterstützung seines sterbenden Vaters löst bei Jacques Thibault (R. Martin du Gard, Die Thibaults, 1922/40) ein tiefes und ihm bislang unbekanntes Gefühl aus: »Und plötzlich überwältigte ihn die Berührung mit dieser feuchtwarmen Haut so sehr, daß sie in ihm eine unerwartete Regung hervorbrachte – eine physische Erregung, ein ursprüngliches Gefühl, das über Mitleid und Zuneigung weit hinausging: die egoistische Zärtlichkeit des Menschen für den Menschen«[979]. Umgeben von ihrem Mann, ihrer Freundin, ihrer Mutter und ihren Geschwistern und im Blick auf die Natur ihres Gartens stirbt die dreißigjährige Louise Gaston (Balzac, Memoiren zweier Jungvermählter, 1841/42). Sie hat die Letzte Ölung erhalten, hat selbst noch im Zustand der Bewußtseinstrübung mit erlöschender Stimme Lieder aus Opern von Bellini und Rossini ihren trauernden Angehörigen und sich zum Trost gesungen; vor ihrem Sterben liest ihr ihre Freundin Renée de l'Estorade das ›De Profundis‹ vor: »Sie wiederholte im Geist die Worte und drückte ihrem Mann die Hände«[980].

Distanz und Nähe verbinden sich auf unterschiedliche Weise im Sterben von André Bolkonskij in L. N. Tolstojs ›Krieg und Frieden‹ (1868/69). Seine Schwester Marja muß sich in ihren unmittelbaren Gefühlsäußerungen beherrschen, um ihren eigenen Kummer und seine Trauer nicht zu stark werden zu lassen: »Sie wußte, daß er ihr stille, zärtliche Worte sagen werde, wie es ihr Vater vor seinem Tode getan hatte, und daß sie diese Worte nicht werde ertragen können, daß sie an seinem Lager in Schluchzen ausbrechen werde«[981]. Die menschliche Zuwendung der Angehörigen muß darüber hinaus noch die Abkehr Andrés vom diesseitigen Leben, seine Hinwendung zum Jenseits schon während des Lebens aushalten: »In seinen Worten, in seinem Ton, besonders aber in seinem Blick – diesem kalten, fast feindseligen Blick – lag eine für den lebenden Menschen schreckliche Abkehr von allem Irdischen. Er schien nur mit Mühe das Leben zu begreifen. Zugleich aber sah man ihm an, daß ihm das Verständnis für das Leben nicht etwa deshalb fehlte, weil er der Fähigkeit zu begreifen beraubt war, sondern deshalb, weil er etwas anderes begriff, etwas, was der lebende Mensch nicht begriff noch begreifen kann. Und dieses Etwas nahm den Fürsten Bolkonskij ganz in Anspruch«[982]. André muß seinerseits Jenseits und Diesseits, unmittelbare und

## 19.1 Angehörige und Freunde

vermittelte Reaktion in seinem Umgang mit seiner Schwester Marja, seiner früheren Verlobten Nataša Rostova und seinem Sohn Nikolenka aus erster Ehe in einen Ausgleich zu bringen versuchen. Nicht immer gelingt ihm dieser Ausgleich, nicht immer wird ihm auch bewußt, wie seine Worte, seine Gesten von den Angehörigen aufgenommen werden, zugleich bemüht er sich, ihren Standpunkt einzunehmen: »Als die Prinzessin in Schluchzen ausgebrochen war, hatte er begriffen, daß sie um den Knaben weinte, der ohne Vater zurückbleiben sollte. Er strengte sich aufs äußerste an und machte einen Versuch, zum Leben zurückzukehren und sich auf den Standpunkt der beiden Mädchen zu stellen. ›Natürlich, so etwas muß ihnen bemitleidenswert erscheinen, aber wie einfach ist es doch!‹ dachte er bei sich. ›Die Vögel im freien Raum säen nicht und ernten nicht, und doch nähret sie euer Vater‹, ging es ihm durch den Kopf, und er wollte es auch seiner Schwester sagen. ›Aber nein, sie wird es auf ihre Art verstehen und wird es darum überhaupt nicht verstehen. Niemand kann das verstehen; denn die Gefühle, die ihnen so teuer sind, und die Gedanken, die ihnen so wichtig erscheinen, sind überflüssig; darum können wir einander nicht verstehen‹. Und er schwieg«[983].
Enttäuschend fällt die Anteilnahme der Familie in Tolstojs Erzählung ›Der Tod des Ivan Iljič‹ (1886) aus; Gleichgültigkeit und Heuchelei bestimmen ihren Umgang mit Krankheit und Tod. Die Angehörigen sehen im Tod des Vaters nur das persönliche Schicksal des Ivan Iljič, das sie selbst nichts angeht; der Alltag, die gesellschaftlichen Zerstreuungen sind ihnen wichtiger als die Auseinandersetzung mit dem Tod, ihre Augen bleiben vor diesem zentralen Ereignis der menschlichen Wirklichkeit verschlossen. Nur der Bauernjunge Gerasim kann sich auf die Situation seines sterbenden Herrn einstellen, begegnet ihm in unmittelbare Mitmenschlichkeit, wird ihm zum Trost.
Nicht immer führt auch in der Reaktion auf Krankheiten das Engagement der Angehörigen zum Erfolg. Die Familie des Senators James Möllendorpf (T. Mann, Buddenbrooks, 1901) hat ihrem diabetischen Oberhaupt »das süße Gebäck mit sanfter Gewalt entzogen«, nachdem auch der Hausarzt Dr. Grabow mit der ihm möglichen Energie protestiert hatte. »Was aber hatte der Senator getan? Geistig gebrochen, wie er war, hatte er sich irgendwo in einer unstandesgemäßen Straße, in der Kleinen Gröpelgrube, An der Mauer oder im Engelswisch ein Zimmer gemietet, eine Kammer, ein wahres Loch, wohin er sich heimlich geschlichen hatte, um Torte zu essen... und dort fand man auch den Entseelten, den Mund noch voll halb zerkauten

Kuchens, dessen Reste seinen Rock befleckten und auf dem ärmlichen Tische umherlagen. Ein tödlicher Schlaganfall war der langsamen Auszehrung zuvorgekommen«[984].
Soziale Anteilnahme kann an allen Orten des menschlichen Lebens geboten oder versagt werden. Die gesamte Mannschaft des Schiffes ›Narzissus‹ (J. Conrad, 1897) leidet an der Krankheit des schwarzen James Wart mit, an seinem chronischen Husten, seiner Melancholie und seinem körperlichen Verfall, hält ihn zeitweilig auch für einen Simulierer, ist dann aber doch von der Ernsthaftigkeit seiner Leiden überzeugt und wird in der eigenen Einstellung und dem eigenen Verhalten tiefgreifend verändert: »Er war einfach demoralisierend. Wir wurden durch ihn sehr menschenfreundlich, zartfühlend und ganz und gar verweichlicht«[985]. Besonders tut sich der Matrose Belfast in der Pflege von Wart hervor: »Jeden Augenblick seiner freien Zeit verbrachte er in der Kammer des Schwarzen. Er pflegte ihn, sprach mit ihm, war sanft wie eine Frau, mitfühlend und heiter wie ein alter Philanthrop, und überdies so zärtlich um seinen Nigger besorgt wie ein vorbildlicher Sklavenhalter«[986]. Philanthropie kann auch einen selbstsüchtigen Zug annehmen: »Wieviel verborgene Sehnsucht in der Besorgtheit um den Leidenden liegt, das zeigte sich in der wachsamen Furcht, Jimmy sterben zu sehen«[987].
Die Krankheit kann den Kranken zur Pflege anderer Kranker fähig machen. Die blinde Bertha Kaleb (Dickens, Heimchen am Herde, 1846) will einmal in ihrem Leben selbst eine »sanfte Pflegerin in Krankheit«[988] für eine nahestehende und geliebte Person sein können. Emily (Dickens, David Copperfield, 1848/49) lindert ihren seelischen Kummer durch die Pflege von Kranken auf dem Schiff, mit dem sie und ihr Onkel Pegotty nach Australien auswandern, um ein neues Leben zu beginnen: »Aber es waren ein paar arme Kranke an Bord, und die pflegte sie und auch die Kinder, und so hatte sie zu tun, und das richtete sie auf«[989]. In Australien kümmert sich Emily – als Sühne für ihre persönliche Schuld – weiterhin um andere Menschen, sie unterrichtet Kinder, pflegt Kranke, tröstet Unglückliche: »Alle, die einen Kummer auf dem Herzen haben, kommen zu ihr«[990].
Kranke können mit ihren Ansprüchen ihre Angehörigen belasten und zur Verzweiflung bringen. An der Geburt der taubstummen Camilla zerbricht die Ehe des Herrn des Arcis in Alfred de Mussets im 18. Jahrhundert spielenden Erzählung ›Pierre und Camilla‹ (1844): »Es geschah die Trennung, plötzlich und schweigend, die fürchterlicher war als Ehescheidung und grausamer als langsames Sterben. Die Mutter liebte allem Unglück zum Trotz das

## 19.1 Angehörige und Freunde

Kind leidenschaftlich. Der Vater wollte es, hatte Geduld und Güte und konnte doch nicht den Abscheu überwinden, den dieser Fluch Gottes erwirkte«[991]. Zur Zeit der Erzählung entwickelt der Abbé de l'Epée, der von Musset auch erwähnt wird, eine Zeichensprache für Taubstumme. 1751 veröffentlicht Diderot seinen ›Brief über die Taubstummen zum Gebrauch derer, welche hören und sprechen können‹.

Schnitzler beschreibt in der Novelle ›Sterben‹ (1895) die Verbundenheit zwischen dem sterbenden schwindsüchtigen Felix und seiner Geliebten Marie und ihre wachsende Entfremdung. Aus Liebe ist Marie zunächst zu einem gemeinsamen Selbstmord bereit. »Sie schrie auf. ›Ich hab' mit dir gelebt, ich werde mit dir sterben‹«[992]. Im weiteren Verlauf der Krankheit und mit zunehmender Annäherung an Felix' Tod wird ihr eigener Lebenstrieb aber immer kraftvoller, gelingt ihr auch die Begleitung des Sterbenden immer weniger. »Sie entdeckte, wie ihr die Gabe des Mitfühlens allmählich abhanden gekommen war. Ihr Mitleid war nervöse Überreizung und ihr Schmerz ein Gemisch von Angst und Gleichgültigkeit geworden«[993]. Felix stirbt in Verzweiflung, der letzte Versuch, Marie auch sterben zu lassen, sie mit sich zu nehmen, mißlingt. Er stürzt mit seinem Sessel aus dem Fenster: »Nun begann das Gitter zu tanzen und tanzte ihnen nach, und der schwarze Himmel dahinter auch und alles, alles tanzte ihnen nach. Und ein Tönen und Klingen und Singen kam von ferne, so schön, so schön. Und es wurde dunkel«[994].

Kranke und Sterbende können ihrerseits eine besondere Fürsorge und Liebe für ihre Angehörigen und Freunde entfalten. Balzac hat diese Haltung in seinen Romanen wiederholt dargestellt. Pierrette Lorrain (Pierrette, 1840), die sich nach dem Leben sehnt, möchte vor allem aus diesem Grunde von der tödlichen Verletzung genesen: »Ich möchte leben, lieber Herr Doktor, weniger für mich als für meine Großmutter, für Brigaut, für Euch alle, die mein Tod betrüben würde«[995]. Um seiner Frau die Pension zu sichern, bemüht sich Herr Fiala (F. Werfel, Der Tod des Kleinbürgers, 1927) erfolgreich, sein Sterben hinauszuzögern. Als seine Frau dies begreift, empfindet sie den ersten und einzigen Schrecken vor Gott in ihrem Leben. »Etwas Ungeheures ging vor. Man konnte es gar nicht erdenken. Ihr Mann, der schon längst tot war, starb nicht. Wegen der Versicherung erzwang er das Leben. Ihretwegen, die ihn längst aufgegeben und vertan hatte! Sie taumelte auf, kleine sinnlose Schreie stieß sie aus, und wie sie war, ohne Umhang, lief sie in den Winter«[996].

## 19.2 Gesellschaft und Staat

*Krank sein ist nie angenehm; aber es gibt Städte und Länder, die einem in der Krankheit beistehen, wo man sich gewissermaßen gehen lassen kann.*
A. Camus, Die Pest, 1947

Der Umgang des Kranken mit der Krankheit hängt neben der Hilfe der Angehörigen und Freunde auch von der Unterstützung durch die Gesellschaft und den Staat ab, wird von der Struktur des Gesundheitssystems, von sozialen Institutionen, von kulturellen Normen und Werten beeinflußt.
Krankheiten sind in Montesquieus ›Persischen Briefen‹ (1721) Erscheinungen der Natur und werden zugleich geprägt von der Kultur; ihre grundlegende Voraussetzung ist die Materie, der vom Schöpfer Bewegung verliehen wurde: »weiter bedurfte es nichts, um jene wunderbare Mannigfaltigkeit der Wirkungen hervorzubringen, die wir im Weltall erblicken«[997]. Physiologie und Pathologie hängen mit der anorganischen Natur zusammen, mit Klima, Licht, Luft und Boden und sind zugleich sozialen Bedingungen ausgesetzt, die sich auf sie auswirken. Veränderung der gewohnten Umgebung, Verbannung und Umsiedlung rufen Unfruchtbarkeit und Krankheiten hervor, es sei denn man wird in jene »gesegneten Himmelsstriche« versetzt, in denen die Krankheiten verschwinden und sich die Gattung harmonisch vermehrt: »ein Zeugnis dafür sind jene Inseln, welche durch Kranke bevölkert wurden, die von einigen Schiffen zurückgelassen waren und alsbald wieder vollständig genasen«[998]. Aber auch die Natur scheint Geschichte zu besitzen, scheint dem Alter unterworfen zu sein: »Wodurch hat die Natur jene üppige Fruchtbarkeit verlieren können, die sie ehemals besaß? Sollte sie schon zu altern beginnen und in Erschlaffung zu versinken?«[999]
Geburt, Krankheit und Tod hängen von Regierungsformen und politischen Umständen ab, auf die sie umgekehrt selbst wieder einen Einfluß ausüben. »Hat uns die Erfindung des Kompasses und die Entdeckung so mancher Völker nicht viel mehr ihrer Krankheiten als ihrer Schätze teilhaftig gemacht?«[1000] fragt der Perser Rhedi seinen persischen Freund Usbek in Paris. Die Syphilis zu Beginn der Neuzeit greift nicht nur die Geschlechtsteile des einzelnen Menschen an, sie wird zu einer Gefahr für das gesamte menschliche Geschlecht. Für die Kranken werden Hospitäler gebaut, diese erfüllen ihre Aufgabe aber nicht allein im Blick auf den Kranken, sie dienen auch den Gesunden und der Gesellschaft; mit den Häusern für Geisteskranke wird

## 19.2 Gesellschaft und Staat

nach dem Eindruck von Montesquieus Persern der Anschein erweckt, »als wären die keine Narren, welche draußen sind«[1001]. Medizin wie Jurisprudenz sind durch die Übermacht tradierter Gesetze und Vorschriften nahezu erdrückt und ihrer ursprünglichen Aufgabe entfremdet. Der Einfluß von Gesellschaft und Staat auf das Leben des Menschen, der Kranken wie des Arztes, muß immer wieder von neuem geprüft und den neuen Verhältnissen angepaßt werden.

Balzac erinnert durchgängig in der ›Comédie Humaine‹, Zola in seinem ›Rougon-Macquart‹-Zyklus wie ebenfalls Dickens und Dostoevskij in ihren Romanen an die Bedeutung, die Gesellschaft und Staat für den Umgang mit Krankheit und Tod besitzen, für die normative Festlegung auch der Grenzen zwischen Abweichung und Normalität. »Die Buckligen sind wunderliche Wesen, die übrigens ganz und gar der Gesellschaft zu verdanken sind; denn nach dem Plan der Natur müssen schwache oder mißratene Geschöpfe zugrunde gehen« (Modeste Mignon, 1844), heißt es bei Balzac, der darüber hinaus auf eine seelisch-geistige Kompensation dieser körperlichen Abweichungen aufmerksam macht: »Man mache einen Buckligen ausfindig, der nicht mit irgendeiner höheren Eigenschaft begabt wäre, sei es geistvolle Heiterkeit, sei es vollkommene Bösheit, sei es erhabene Güte«[1002]. Seinsurteile und Werturteile verbinden sich in den Krankheitsdiagnosen.

Der Zusammenhang von Krankheit und Medizin mit der Gesellschaft ist Thema vieler Texte des 20. Jahrhunderts. Die Gefahren des naturwissenschaftlichen Fortschrittes in Verbindung mit einer technokratischen Diktatur für das Leben des Menschen sind Gegenstand von Aldous Huxleys utopischem Roman ›Schöne neue Welt‹ (1932). Alle Wissenschaften, unter ihnen auch die Medizin, wie ebenfalls die Künste und die Religion haben zur Entstehung dieser Diktatur beigetragen und sind nun unter ihre Herrschaft geraten, haben ihre Freiheit verloren. Reine Wissenschaft gilt als staatsgefährdend, Wissenschaft muß auf Anwendung, muß auf die Bedürfnisse des Tages bezogen sein, ihr Fortschritt muß gesteuert werden, denn die von ihr entwickelten Techniken der Zerstörung lassen eine freie Entfaltung nicht mehr zu: »Was nützen Wahrheit oder Schönheit oder Wissen, wenn es ringsumher Milzbrandbomben hagelt?«[1003] Medizin ist verstaatlicht, zentralisiert, Ärzte sind Funktionäre des Staates.

Eine statische und hochzentralisierte Gesellschaft mit scharf unterschiedenen Kasten ist entstanden und hat Geschichte, Familie und Individualität untergehen lassen: »Nur die Blume der Gegenwart blühte rosig«[1004] – »Jedermann ist seines Nächsten Eigentum«[1005]. Natürliche Geburt ist durch Züchtung ersetzt, der »Bereich bloßer sklavischer Nachahmung der Natur«[1006] wurde überwunden. Physische und psychische Eigenschaften werden total geplant, einschließlich der subjektiven Zufriedenheit mit der sozialen Lage und Persönlichkeit eines Alpha-, Delta- oder Epsilonmenschen. Züchtung und postnatale Konditionierung, ständige Propaganda, auch im Schlaf (Hypnopädie), und vollkommene Befriedigung aller Bedürfnisse (Fühlkino, Sexualhormonkaugummi, Duft- und Farbenorgel, Vibrovakuummassage) sichern diesen Zustand. Der Mensch dieser Zivilisation kennt weder Leidenschaft noch Mut, weder Schmerz noch Scham, weder Kummer noch Einsamkeit. Medizin hat nahezu alle physischen und psychischen Krankheiten überwunden, sie schenkt Jugend und Vitalität bis zum Tod, der wie die Geburt verdrängt wird. Sterben ist vielmehr ein normaler oder trivialer Vorgang wie jeder physiologische Prozeß auch; Angst, Reue und Trauer sind unangebracht – »als ob der Tod etwas Schreckliches und ein Menschenleben der Rede wert wäre!«[1007]. Schon den Kindern wird durch den Besuch von Moribundenkliniken die Begegnung mit dem Tod zu einem angenehmen Erlebnis: »Dort gibt es die schönsten Spielsachen und an Sterbetagen Schokoladencreme«[1008].

Zivilisation heißt Sterilisation; der Anblick von Krankheit, Wunden und Verkrüppelung wird von den Menschen nicht mehr ertragen, Wehleidigkeit tritt an die Stelle von Mitleid. »Soma« wird zum tröstenden Heilmittel bei allen Belastungen, »Soma« läßt Raum und Zeit vergessen, ist eine Droge ohne Nebenwirkungen. Die Menschen dieser Welt werden »weder von Kopfschmerzen noch Mythologie geplagt«[1009]. »Soma« wird vom Staat nicht nur zugelassen, sondern als ein wesentliches Instrument der Unterdrückung gezielt eingesetzt; Psychotherapie tritt ergänzend zur Seite. Die Diktatur der Moderne ist auf die brutalen Mittel der Verfolgung und Folter älterer Diktaturen nicht mehr angewiesen, sie wendet sanfte Mittel an, ihre Auswirkungen sind nicht mehr verheerend: »Sie holt sich ihre Inspiration nicht beim Inquisitor oder beim SS-Mann, sondern beim Physiologen und seinen methodisch konditionierten Versuchstieren«[1010].

Huxleys ›Schöne Welt‹ – gewiß nicht frei von konstruierten und satirisch überspitzten Zügen – läßt ein grundsätzliches Dilemma des Fortschrittes erkennbar werden, das auch für den gegenwärtigen Umgang mit Krankheit und Tod Bedeutung besitzt: Moderne Zivilisation führt zunehmend in eine materialistische Welt der Unfreiheit, bietet Unabhängigkeit von Schmerz und Leid um den Preis geistiger Entfremdung und Verflachung. Zugleich kann die bei Huxley geschilderte Alternative eines primitiven Naturzustandes nicht überzeugen. Gibt es einen dritten Weg, jenseits von Zivilisation und Barbarei? Die 1959 von Huxley veröffentlichte Nachschrift ›Dreißig Jahre danach‹ ist von Optimismus in der Beantwortung dieser Frage nicht erfüllt: »Der Alptraum totaler Organisation, den ich ins 7. Jahrhundert n. F. verlegt hatte, ist aus der ungefährlich fernen Zukunft herausgetreten und erwartet uns nun unmittelbar vor unserer Tür«[1011]. Die Medizin hat zahlreiche neue therapeutische Verfahren entwickelt, dennoch ist die Gesundheit der Bevölkerung nicht gestiegen, vielleicht sogar eher gesunken. Fortschritte der Pharmakologie und Biochemie, der Neurologie und Psychiatrie können zu Wohltaten werden und steigern zugleich die Möglichkeiten der Unterdrückung. Manipulation wird durch Streß verbessert; was unter Streß gelernt wird, kann kaum wieder aufgegeben, vergessen, dekonditioniert werden. Eine Streßsituation ist auch die Krankheit, das verstaatlichte Krankenhaus wird deshalb zu einem wesentlichen Medium ideologischer Steuerung: »Der wissenschaftlich ausgebildete Diktator der Zukunft wird alle Krankenhäuser seines Herrschaftsbereichs mit Tonanlagen und Kopf(kissen)hörern ausstatten«[1012]. In Anspielung auf Stevensons Roman ›Dr. Jekyll und Mr. Hyde‹ mit seiner humanitär-verbrecherisch gespaltenen Arztgestalt wird von Huxley daran erinnert, daß auch Psychologie und Soziologie zur Versklavung des Menschen beitragen können: »Hyde ist heutzutage Dr. der Psychologie und besitzt auch das Doktordiplom der Sozialwissenschaften«[1013].

## 19.3 Perspektiven

*Auch muß ich selbst sagen halt ich es für wahr daß die Humanität endlich siegen wird, nur fürcht ich daß zu gleicher Zeit die Welt ein großes Hospital und einer des andern humaner Krankenwärter werden wird.*
J. W. v. Goethe an C. v. Stein, 9.6.1787

In den Romanen und Erzählungen der Neuzeit wird die soziale Umwelt des Kranken nicht vernachlässigt; der Kranke – wie auch der Arzt – ist abhängig von der Gesellschaft und dem Staat, von den Angehörigen und Freunden, umgekehrt kann er auf diese aber auch einwirken. Der Gattung Prosa entspricht der soziale Kontext auch mehr als der Gattung Lyrik, die den Blick stärker auf die Subjektivität des Individuums lenkt.

Die Akzente werden von den Schriftstellern bald mehr auf die individuelle, bald mehr auf die soziale Seite gelegt, abweichend wird Optimismus oder Pessimismus vertreten; Hintergrund dieser Unterschiede sind die jeweiligen Vorstellungen über die Natur, den Menschen, die Gesellschaft und Geschichte. Huxley gibt trotz seiner negativen Utopie die Hoffnung nicht auf, daß die Menschheit nicht doch noch einen dritten Weg der Freiheit und Humanität statt des Rückfalls in die Barbarei oder des Fortschrittes in die Sklaverei finden werde, einen Weg der Liebe und Verantwortung, der Werte und Vernunft, der Bereitschaft, mit Behinderungen, Krankheiten und Tod zu leben. Ob dieser dritte Weg ein wirklicher Ausweg sein wird und nicht nur eine zeitliche Verzögerung eines letztlich doch unvermeidbaren Ganges in die ›Schöne neue Welt‹ bedeutet, hat der Dichter allerdings offengelassen.

Huxleys ›Schöne neue Welt‹ gehört als ›negative Utopie‹ in die Tradition utopischer Werke, die seit Beginn der Neuzeit (Morus, Bacon, Campanella) geschrieben wurden und mit dem 19. und 20. Jahrhundert ihre Fortführung in der ›Science Fiction‹-Literatur finden, die bis in die Gegenwart – auch im Medium des Films – zu fesseln vermag. Diese utopischen Werke kritisieren oder vertreten die Hoffnung auf einen ›neuen Menschen‹ und eine ›neue Gesellschaft‹, die mit Krankheit und Tod überzeugender und humaner umzugehen wissen oder sie nahezu zu überwinden glauben. Daß die Ziele und Hoffnungen der Utopien für das Denken und die Gefühle bereits der Menschen der Gegenwart gelten, hat Huxley ebenfalls in seinen Romanen geschildert, so zum Beispiel in ›Nach vielen Sommern‹ (1939). Literatur hat zugleich immer wieder den einzelnen Menschen in seiner Freiheit gegenüber dem Zwang sozialer Verhältnisse dargestellt, in einer Freiheit, die ihn in Reichtum wie Armut, in hoher wie niedriger Stellung noch die Wahl erlaubt, Leiden zu ertragen und Mitleid zu zeigen erlaubt, und bereit sein läßt, mit der unaufhebbaren Natur von Leiden, Krankheit und Tod zu rechnen. Dr. Rieux weiß nach dem Abklingen der ›Pest‹ (Camus, 1947), »daß vielleicht der Tag kommen wird, an dem die Pest zum Unglück und zur Belehrung der Menschen ihre Ratten wecken und erneut aussenden wird, damit sie in einer glücklichen Stadt sterben«[1014].

Beistand ist unter allen sozialen und staatlichen Bedingungen möglich; der einzelne Mensch hängt keineswegs vollständig von Wirtschaft und Politik ab. Mit der Hilfe, die der Gesunde den Kranken und Behinderten bietet, erweitert sich auch sein eigenes Bewußtsein und sein eigenes Leben. Während Bloom (Joyce, Ulysses, 1922) einen Blinden über die Straße führt, setzt

er sich intensiv mit dem Wahrnehmungshorizont und den Sinnesvermögen auseinander, die einem blinden Menschen gegeben sind; zugleich werden von ihm erhellende Vergleiche zur Welt der Sehenden gezogen.
Die verschiedenen Orte der sozialen Anteilnahme und Hilfe können selbst wieder symbolisch für die gesamte Welt stehen oder in besonders eindringlicher Weise, wie Joseph Conrad für die Schiffswelt im ›Nigger von der ›Narzissus‹‹ (1897) verdeutlicht, bestimmte Wesenszüge der menschlichen Wirklichkeit repräsentieren: »Die unsterbliche See in ihrer vollendeten Weisheit und Gnade läßt den Männern, die ihrer Willkür ausgeliefert sind, Gerechtigkeit widerfahren: Sie erfüllt ihr Begehren nach einem Leben der Unrast und versagt ihnen zugleich die Muße, über den seltsam gemischten und scharfen Geschmack des Daseins zu grübeln«[1015].

## 20 DAS MEDIZINISCHE LEHRGEDICHT

*Während sich die Reine Vernunft mit der Wahrheit befaßt, unterrichtet uns der Geschmack über das Schöne, und das Moralische Gefühl bezieht sich auf die Pflicht.*
E. A. Poe, Das poetische Prinzip, 1850

Eine spezifische Form der Literatur in der Medizin ist das Lehrgedicht. Ästhetik wird hier in den Dienst der medizinischen Ausbildung und allgemein der Verbreitung medizinischen Wissens gestellt. Die Akzente zwischen Kunst und Belehrung können schwanken, ganz in Übereinstimmung mit der von Horaz formulierten Funktion der Kunst, zu erfreuen und zu nutzen (prodesse et delectare). Das Wesen der Kunst und das Wesen der Medizin wie das Verhältnis von Poesie und Rhetorik stehen im Lehrgedicht zur Diskussion. Der Wandel der Geschichte hat zu entscheidenden Veränderungen im Verständnis und in der Einschätzung der Lehrgedichte geführt.

Vier Dimensionen sind für die Betrachtung des Lehrgedichts besonders wichtig:

1) Historische Entwicklung (Antike – 20. Jahrhundert)
2) Stil und Struktur (Poetologie / Psychologie)
3) Produzent und Rezipient (Soziologie)
4) Stellung zwischen Kunst und Wissenschaft (Pragmatik / Philosophie).

### 20.1 Historische Entwicklung

*In Deutschland ist jetzt das Lehrgedicht nicht mehr beliebt.*
G. W. F. Hegel, Aesthetik, 1835

Der Ursprung des Lehrgedichts oder der didaktischen Poesie liegt in der Antike, als Glaube, Wissen und Kunst noch in einer Einheit verbunden waren. Mit Recht erinnert aber Hegel daran, daß Lehrgedichte eigentlich erst entwickelt wurden und ihre Funktion ausüben konnten, als »der Verstand sich mit seinen Reflexionen, Konsequenzen, Klassifikationen u.s.f. des Gegenstandes bemächtigt hat, und von diesem Standpunkte aus mit Wohlgefälligkeit und Eleganz belehren will«[1016].

## 20.1 Historische Entwicklung

Nach der Antike mit den berühmten Beispielen von Hesiod (Erga), Lukrez (De rerum natura), Vergil (Georgica), Horaz (Ars amatoria) setzt auch das Mittelalter die Tradition des Lehrgedichtes fort: Dantes ›Divina Commedia‹ wird als christliches Lehrgedicht verstanden. Renaissance, Barock und Aufklärung bedeuten ihrerseits Fortführung, zugleich kommt es zu neuen Impulsen – in der Ausführung wie in der theoretischen Begründung. Erinnert sei an die Beiträge von Erasmus von Rotterdam, Sebastian Brant, J. Fischart, Thomas Murner, Alexander Pope. Klassik und Romantik stellen eine Zäsur dar, die auch als Ende der Lehrdichtung gelten kann; eine besondere Beachtung erhält die Lehrdichtung im 20. Jahrhundert noch einmal in der Dramatik von Brecht, zeigt aber gerade im Werk dieses Verfassers, daß ihre Zeit vorbei ist.

Das medizinische Lehrgedicht ist in diese allgemeine Entwicklung des Lehrgedichts eingefügt; seine Wirkung greift weit über den medizinischen Unterricht hinaus und zielt auf die Aufklärung der Öffentlichkeit, auf die Erziehung des kranken wie gesunden Menschen, ist Rhetorik, Didaktik, Kunst und Wissenschaft. Berühmte Beispiele des medizinischen Lehrgedichts aus griechisch-römischer Zeit sind die pharmakologischen Gedichte ›Theriaka‹ und ›Alexipharmaka‹ des Nikandros von Kolophon, das elegische Gedicht über ein Heilmittel des Arztes Andromachos, einem Leibarzt von Nero, ›De remediis ex piscibus‹ von Marcellus von Side aus dem 2. Jahrhundert n. Chr., der ›Liber medicinalis‹ von Quintus Serenus, entstanden zwischen dem 2. und 4. Jahrhundert n. Chr., mit einer engagierten Kritik an der etablierten Medizin.

Aus dem lateinischen Mittelalter stammen das Hexametergedicht ›De viribus herbarum‹ des sog. Macer Floridus und vor allem das ›Regimen Sanitatis Salernitanum‹ aus dem 11. Jahrhundert, das zahlreiche Übersetzungen und Nachdichtungen gefunden hat. Als weitere Lehrgedichte aus dieser Epoche seien genannt von Aegidius von Corbeil, Leibarzt des französischen Königs Philipp August aus dem 12. Jahrhundert, ›De urinis‹, ›De pulsibus‹, ›Viaticus‹ und ›De signis et symptomatibus aegritudinum‹, von Otho von Cremona ›De electione et viribus medicamentorum simplicium et compositorum‹ und der ›Traité de chirurgie‹ von Raimon d'Avignon mit arztethischen Aussagen, von Pierre de Maubeuges ›Quatre complexions de l'homme‹, das ›Poème médicale‹ mit zahlreichen Rezepten, das in arabischer Tradition stehende ›Régime du corps‹ des Aldobrandino di Siena, die ›Bagni di Pozzuoli‹, eine Vulgarisierung von Pietro da Ebolis ›De balneis Terrae

Laboris‹, ein ›Regimen Sanitatis‹ in der Nachfolge von Arnald von Villanova. Avicennas ›Cantica‹ aus dem 11. Jahrhundert stehen im arabischen Mittelalter an erster Stelle.

Ein klassisches Werk der Neuzeit, ebenfalls in zahlreiche Sprachen übersetzt, ist Fracastoros Syphilisgedicht von 1530: ›Syphilidis sive morbi gallici libri tres‹. Hingewiesen für diese Zeit sei auch auf das Lehrgedicht ›Doctor Parmas Macharonea Medicinalis‹ von Bartolotti aus dem Jahre 1498, auf den wohl von dem Humanisten Bernardino Partenio stammenden ›Plutoni et Harpagi dissecti dialogus‹ wie ebenfalls auf eine Fülle von Pestgedichten, die in jener Zeit erschienen.

Das sind nur einige Titel von Werken der Antike, des Mittelalters und der beginnenden Neuzeit. Das medizinische Lehrgedicht hat sich aber bis ins 19. und 20. Jahrhundert erhalten. Noch aus dem 16. Jahrhundert stammen ›La Ballia‹ (Die Krankenschwester) von Luigi Tansillo (1560–1569; engl. von W. Rosco 1798, The Nurse), von Scévole de Sainte Marthe (1536–1633) ›Paedotrophia, sive de Puerorum educatione‹ (1584), das auch noch später in Übersetzung Beachtung fand (Infancy of the Management of Children, 1774, [7]1809). Während des 17. und 18. Jahrhunderts erscheinen von C. Sponius ›Sibylla medica: Hippocratis libellum prognosticon, heroico carmine latine exprimens‹ von 1661, ›The Dispensary‹ (1696) von Samuel Garth mit zahlreichen Auflagen, das anonym gedruckte ›Poem on the New Method of Treating Physic‹ von 1727, Brockes Lehrgedichte, die lateinischen Lehrgedichte des Arztes Johann Ernst Hebenstreit: ›De Usu Partium, seu physiologia Metrica‹ (1739), ›Pathologia Metrica, seu de Morbis Carmen‹ (1740) und ›De Homine Sano et Aegroto Carmen‹ (1753), Malcolm Flemyngs poetische ›Neuropathia‹ (1740), Johann Philip Lorenz Withofs ›Der medizinische Patriot‹ (1751), Valerius Wilhelm Neubecks ›Die Gesundbrunnen‹ (1798), Trillers Gedicht ›Von den Veränderungen in der Arzneykunst‹ (1768) und seine ›Diätetischen Lebensregeln‹ (1783), van Royens ›Carmen elegiacum de morbis aetatum‹ von 1771, von Hugh Downman ›Medico-mastix: or Physic Craft Detected. A Satirico-Didactic Poem‹ von 1774. Besondere Beachtung erlangen Hallers Gedicht ›Die Alpen‹ (1751) und sein ›Unvollkommenes Gedicht über die Ewigkeit‹, ebenfalls mit naturwissenschaftlichen und medizinischen Passagen.

Im 19. Jahrhundert erscheinen die didaktischen Gedichte ›Die Heilquellen am Taunus‹ (1813) von J. I. v. Gerning, das ›Bacterienlied‹ von 1886, Capolongos ›Kleiner Scanzoni. Repetitorium gynaekologicum hysteropoeticum‹

von 1879, Santorinis ›Der Medicin Historia kurtzweilig und in Verslein, da man sie in Prosa, wie bekannt, nicht stark goutiert im deutschen Land‹ von 1887, die Ballade von J. A. Sprague ›Origin of the New England Hospital‹ von 1887, dann auch die ›Sprossen und Früchte gynäkologischer Lyrik, Didaktik und Melodramatik‹ von 1879, (zum 25jährigen Jubiläum der Gesellschaft für Geburtshülfe in Leipzig am 21. April 1879).

Die Titel bereits dieser medizinischen Lehrdichtungen aus dem 19. Jahrhundert lassen das Ende einer literarischen Gattung erkennen: Komik, Skurrilität, äußerer Formalismus treten in den Vordergrund, Literatur kann mit der wissenschaftlichen Darstellung auf dem Felde der Wissenschaft nicht mehr konkurrieren, wissenschaftliche Unterrichtung und wissenschaftliche Aufklärung erscheinen nicht mehr unmittelbar im ästhetischen Medium.

Einige Beispiele der medizinischen Lehrdichtung seien zur Konkretisierung vorgestellt, bevor allgemeine Züge des medizinischen Lehrgedichts erörtert werden sollen.

Avicennas ›Canticum oder Cantica‹ ist eine poetisierte und verkürzte Darstellung seines medizinischen Systems ›Canon Medicinae‹; das Lehrgedicht besteht aus 1313 Versen und stammt aus dem 11. Jahrhundert. Gesundheit und Krankheit werden beschrieben wie ebenfalls Prävention, diätetische, chirurgische und medikamentöse Behandlung:

1. Die Heilkunde umfaßt die Fürsorge für die Gesundheit und die Befreiung von der Krankheit, die im Körper durch gewisse Ursachen entsteht.
2. Zuerst wird sie eingeteilt in die Heilwissenschaft und die Heilkunst; die Wissenschaft wiederum zerfällt in drei Teile,
3. nämlich die Kenntnis des siebenfachen normalen Körperbestandes und der sechsfachen Lebensverhältnisse,
4. sowie der Krankheiten, deren Erscheinungen, Wesen und Ursachen in einzelnen Abschnitten beschrieben werden sollen.
5. Die Heilkunst kann auf zweierlei Weise ausgeübt werden, nämlich entweder durch tätliche Eingriffe
6. oder durch Anwendung von Arzneien oder heilkräftigen Arzneimitteln[1017].

Das ›Regimen Sanitatis Salernitanum‹, ebenfalls im 11. Jahrhundert entstanden, enthält vor allem Hinweise zur Bewahrung der Gesundheit. Religiöse, alchemische, astrologische und mythische Aspekte treten gegenüber der empirischen Haltung in den Hintergrund, Anweisungen zur Diätetik, zur Behandlung von Krankheiten werden in der Perspektive des antiken Viererschemas der Elemente, Qualitäten, Säfte und Temperamente und des diätetischen Konzeptes der ›sex res non naturales‹ gegeben:

Willst du dich unversehrt und magst gesund dich bewahren
Lastende Sorgen dann meide und halte den Zorn für unwürdig,
Mäßig bleibe in Speise und Trank, auch denk zu erheben,
Wenn du gegessen, dich bald und Schlummer nach Mittag zu meiden,
Halt nicht Wasser zurück, noch das, was hinten entweicht.
Achtet des allen du wohl, dann wirst dein leben du strecken.
Mangelt an Ärzten es dir, so gibt es vortreffliche Ärzte Dreie:
ein heiter Gemüt, die Ruhe und maßvolles Tafeln[1018].

(Si tibi deficiant medici, medici tibi fiant
Haec tria, mens laeta, requies, moderata diaeta).

Melancholiker sind in Übereinstimmung mit der Traditon auch nach diesem Gedicht vor allem Gelehrte: »Hi vigilant studiis, nec mens est dedita somno«[1019]. Der Aderlaß empfiehlt sich im Mai, September, April: »Hi sunt tres menses: Majus, September, Aprilis In quibus eminuas, ut longo tempore vivas«[1020].

Fracastoro führt in seinem Syphilisgedicht von 1530 die Bezeichnung Syphilis ein, die Phänomene der Krankheit werden wiedergegeben und in einen pathogenetischen Zusammenhang gebracht, Psychologie und Soziologie der Krankheit werden geschildert wie ebenso die Therapie mit Quecksilber und Guajakholz und auch die Prophylaxe. Die Anfangsverse lauten in einer deutschen Übertragung:

>    Singen will ich heut und sagen,
>    Wie einst durch des Schicksals Mächte
>    Jener Same ward gesäet
>    Einer Krankheit, die – gar seltsam –
>
>    Ferne Zeiten nie gesehen,
>    Aber heute ganz Europa,
>    Asien, das ferne Libyen
>    Hat durchwütet; wie die Seuche

## 20.1 Historische Entwicklung

Ihren Namen hat empfangen
Durch die Gallier, die damals –
Schreckensvollen Krieges Folge –
Latium damit beglückten;

Willig lasse ich mich locken
In den Frieden bunter Gärten,
Eingeladen durch ihr Duften
Bei den Musen Gast zu sein.

Bembo, stolzer Sohn Ausoniens,
Meister über so viel Länder,
Deren Lose zu entscheiden
Dir von Leo anvertraut,

Wenn dir Muße ist beschieden,
Ruhe, meinem Lied zu lauschen,
Spotte nicht ob meines Liedes,
Nicht ob ärztlich-spröden Inhalts!

Wie des Menschen Geist und Wille,
Dieser Seuche Qual zu mindern
Aus der Zeiten Not geboren,
Mittel suchte, Wege fand.

Suchen will ich nach den Quellen,
Wo das Übel steckt verborgen,
Ob im Wind, im Zug der Lüfte
Oder in der Sterne Zonen

Ist ja doch Apollo selber
Gott der Musen und der Heilkunst –
Und wenn wir es richtig packen,
Wird auch Kleinstes uns zur Freude![1021]

Hebenstreit stellt in seinem Lehrgedicht ›Pathologia metrica‹ (1740) die Krankheiten dar, hebt ihre Ursachen, ihre Erscheinungen, ihre Ordnungen hervor: »Quis numeret reliquos humano in corpore morbos, Qui sexus omnes annos grassantur in omnes?«[1022] Triller gibt in poetischer Form ›Diätetische Lebensregeln‹ (1783) und informiert in einem Gedicht über ›Pockeninoculation‹ (1766)[1023]. Die kurzweilige Medizinhistorie in Verslein (1887) soll dem Desinteresse, das die Vergangenheit der Medizin findet, entgegenwirken[1024]. Die Reihe ließe sich fortsetzen, sie mag hier enden und in eine allgemeinere thematisch-formale Charakteristik übergehen.

## 20.2 Stil und Struktur

> Und das darumb zu vers gemacht
> Das sein dest leichter werd gedacht
> Und das die ding equaliter
> Zu fassen seyen taliter,
> Das yder doch ein stücklein merck
> Darmit ein Mensch das ander sterck.
>
> H. Folz, Pestgedicht

Das medizinische Lehrgedicht zeigt spezifische formale und thematische Aspekte, ästhetische und rhetorische Elemente und Figuren (Poetologie/ Psychologie). Stil und Struktur ordnen es in die didaktische Dichtung ein. Für sich müßte das Verhältnis zur Lehrdichtung anderer Fächer, zur mathematischen und naturwissenschaftlichen Lehrdichtung, zur Lehrdichtung der Geschichte, Psychologie und Theologie und den möglichen Verbindungen zwischen ihnen erörtert werden, im 18. Jahrhundert etwa zu Popes ›Essay on Man‹ (1734). Bei aller didaktischen Orientierung ist der Kunstcharakter offenkundig, die Freude der Autoren an der Ästhetik ihres Textes; Bartolotti hält den Macharonivers (1498) für eine besonders geeignete Form, gegen Quacksalberei in der Medizin zu protestieren.

Durch seine Form will das Lehrgedicht der Psychologie des Lesens entsprechen, die Darstellung des wissenschaftlichen Themas soll einprägsam und weniger trocken als der wissenschaftliche Text ausfallen. Die Gesetze des Gedächtnisses sollen genauso berücksichtigt werden wie die Gesetze der Gefühle, des Verstandes und Willens. Das Lehrgedicht basiert auf einer differenzierten Theorie des Bewußtseins (Plato, Aristoteles, Plutarch, Augustin, Plotinus, Proclus, Longinus, Thomas von Aquin, Dante, Boccaccio, Petrarca, Salutati, Sidney, Tasso)[1025]. Das Lehrgedicht folgt in dieser Hinsicht mnemotechnischen Regeln; Hexameter, Distichon, andere Versmaße und der Reim dienen dieser Funktion, ebenso die nicht selten populäre Sprache, der konkret-individualisierende Charakter im Gegensatz zu einer systematisch-abstrakten Darstellung der Wissenschaft, wie auch die Bilder, die Episoden, die Veränderung des Erzählflusses.

Nach Avicenna lassen sich die ›Cantica‹ leicht auswendig lernen und im Gedächtnis für längere Zeit behalten, »denn es tönt im Ohre mit wellenförmigen Rhythmus, bei dem eines mit Notwendigkeit auf das andere folgt«[1026]. Stil und Struktur bedürften einer eigenen Betrachtung, die auch die Fortwirkung antiker Muster verfolgen müßte, wie zum Beispiel die Unterscheidung von erhabenem, mittlerem und niedrigem Stil im medizinischen Lehrgedicht; die verschiedenen Wirklichkeitsbereiche werden nicht gleichgewichtig nebeneinander dargestellt, sondern unterschiedlich in den Bereichen von der bloßen Körperlichkeit bis hin zu geistig-religiösen Dimensionen akzentuiert. Der ›sermo humilis‹ war die christlich motivierte Einführung eines Stils der Bescheidenheit und Demut in Analogie zur Selbsterniedrigung Christi.

## 20.3 Produzent und Rezipient

*Die didaktische oder schulmeisterliche Poesie ist und bleibt ein Mittelgeschöpf zwischen Poesie und Rhetorik.*

J.W. v. Goethe, Über das Lehrgedicht, 1827

Das medizinische Lehrgedicht ist ein Instrument des Unterrichts, geschrieben von Medizinern für Medizinstudenten, zugleich geht das Lehrgedicht weit über diese Perspektive hinaus. Die Soziologie der Verfasser und Leser löst sich von der Welt der Studierenden und Gelehrten und zielt auf Popularisierung, auf Aufklärung der Allgemeinheit, auf Beeinflussung der Laien, des kranken wie des gesunden Menschen, auch der ärmeren und ungebildeteren Schichten. Wie das Lehrgedicht allgemein soll auch das medizinische Lehrgedicht erfreuen, ist nicht nur Belehrung, sondern ebenso Zeitkritik, Ironie, Scherz, Unterhaltung. Daneben zeigt sich seit dem ausgehenden Mittelalter eine Orientierung an der Laienbildung, ein Versuch, die Grenzen der Gelehrtenwelt zu überwinden.

Die Verfasser des medizinischen Lehrgedichts sind meist selbst Mediziner, aber nicht immer. Das ›Regimen Sanitatis Salernitanum‹ wurde vermutlich von mehreren Verfassern im 11. Jahrhundert für einen König von England geschrieben (Anglorum Regi scribit schola tota salerni). Avicenna, Fracastoro, Raimon d'Avignon, Haller, Hebenstreit sind Ärzte. Hebenstreit widmet seine ›Pathologia Metrica‹ von 1740 Bernard de Jussieu und Adrian van Royen. Bartolotti scheint der Arzt Gian Giacomo Bartolotti gewesen zu sein, Verfasser auch einer Studie über die Würde der Medizin (De dignitate Medicinae) sowie der Dichtung ›Phyleni Cupido‹; sein Lehrgedicht von 1498 richtet sich an die Herrschenden in Venedig (exellentissimi signori). Aldobrandino widmet sein ›Régime du Corps‹ aus dem 13. Jahrhundert Beatrice von Savoyen, der Gemahlin des Raimondo Gerengario IV. Fracastoro eignet sein Syphilisgedicht von 1530 Kardinal Pietro Bembo zu, der ihm am 8. Oktober dieses Jahres für »das schöne, große und einzigartige Geschenk unseres heroischen Gedichtes über das Franzosenübel«[1027] dankt (il bello e grande e singolar dono del nostro poema heroico del Mal Francese).

## 20.4 Stellung zwischen Kunst und Wissenschaft

*Spotte nicht ob meines Liedes, Nicht ob ärztlich-spröden Inhalts! Ist ja doch Apollo selber Gott der Musen und der Heilkunst.*
G. Fracastoro, Syphilis, 1530

Im Lehrgedicht stoßen ›literarische Funktion der Medizin‹, ›wissenschaftliche Funktion der Literatur‹ und ›genuine Funktion der literarisierten Medizin‹ oder anders ausgedrückt Wissenschaft, Kunst und Wirklichkeit zusammen (Pragmatik/Philosophie). Das Lehrgedicht stellt die Frage nach dem Verhältnis von Kunst und Wissenschaft, an dem die Beurteilung literarischer Darstellungen medizinischer Phänomene ebenso wie der Beitrag der Literatur zur ärztlichen Aufgabe zu messen ist. Das Lehrgedicht tradiert vergangenes Wissen, langlebiger als die wissenschaftliche Darstellung entspricht die poetische Darstellung schon bald nicht mehr dem Stand des Wissens. Erst mit der Neuzeit setzt eine Problematisierung des Lehrgedichts ein. Das Mittelalter kennt die Trennung zwischen Lehre und Poesie nicht, wie sie in der Antike ebenfalls üblich war und zum Ausschluß der Lehrdichtung aus der Poesie durch Aristoteles (IV, 1447) geführt hat; die Praxis des Lehrgedichts weicht, wie die vielen Beispiele zeigen, aber auch in der Antike von diesem Verdikt ab. Bartolotti setzt sich 1498 mit seinem Gedicht für eine wahre Medizin ein und verurteilt die Quacksalber (ignorante parobolano), zugleich will dieser Text dem Vergnügen dienen (piaceuole recreatione) und als Dichtung (poetico furore) von dem Gebot der Genauigkeit befreit sein, aber dennoch Wahrheit (la mera e pura ueritate) vermitteln[1028].
Fracastoros Syphilisgedicht wird ebenfalls von dieser Spannweite zwischen

## 20.4 Stellung zwischen Kunst und Wissenschaft

Kunst und Belehrung getragen und erhält durch den Arztschriftsteller selbst eine kunsttheoretische Fundierung[1029]; zentral ist Fracastoros Poetikschrift ›Naugerius, sive de poetica dialogus‹, entstanden um 1540, veröffentlicht 1555, eine der frühesten neuzeitlichen Poetiken[1030]. Hier wird das Lehrgedicht theoretisch gerechtfertigt und insofern Kritik auch an Aristoteles geübt. Horaz' Formel der Freude und des Nutzens der Dichtung wird anerkannt, Dichtung gilt als höchste Stufe des Wissens, sie begreift das Universale, das Ideale und ist so mehr als Nachahmung der Realität; alle Gebiete der Wirklichkeit sollen möglicher Gegenstand der Dichtung sein können.

Die Auffassungen über die Berechtigung der Lehrdichtung hängen von der philosophischen Position und Kunsttheorie ab. Nach einer allgemeinen Blütezeit im 18. Jahrhundert werden um 1800 in der Klassik prinzipielle Einwände formuliert. Nach Schiller kann »eine poetische Darstellung mit der Wirklichkeit eben darum, weil sie absolut wahr ist, niemals koinzidieren«[1031]. Über den Wert der Kunst entschieden »innre Notwendigkeit und Wahrheit«[1032] und nicht ein moralisches Forum. Klassischer Standpunkt heißt Relativierung des Lehrgedichts, wenngleich oder weil jede Dichtung, so Goethe 1827 in einer Reflexion über das Lehrgedicht, »belehrend« sein soll – »aber unmerklich«, nicht mehr im Sinne einer unmittelbaren Belehrung. Poesie muß »den Menschen aufmerksam machen, wovon sich zu belehren werth wäre; er muß die Lehre selbst daraus ziehen wie aus dem Leben«. Information und moralische Mahnung treten hinter Selbst- und Weltbildung zurück. Eine vierte Literaturgattung Didaktik neben Lyrik, Drama, Prosa, eingeführt durch Batteux, von Ramler, Sulzer und Engel in ihren Ästhetiken aufgegriffen, hält Goethe für unnötig und widersprüchlich: »Die didaktische oder schulmeisterliche Poesie ist und bleibt ein Mittelgeschöpf zwischen Poesie und Rhetorik«[1033], dabei hätte angewandte Kunst dieser Art wohl ihre Berechtigung und verdiene Anerkennung, müsse aber als solche, in dieser Begrenztheit, begriffen werden: »Selbst der begabteste Dichter sollte es sich zur Ehre rechnen, auch irgend ein Capitel des Wissenswerthen also behandelt zu haben«[1034]. Bereits für Lessing steht fest: »Lukrez, und seinesgleichen, sind Versmacher, aber keine Dichter«[1035]. Schiller erklärt Goethes ›Metamorphose der Pflanze‹ für ein didaktisches Gedicht und rät Goethe zur Fortsetzung: »Eine solche Beschäftigung knüpft die wissenschaftlichen Arbeiten an die poetischen Kräfte an«[1036]. Übereinstimmend bestimmt auch Wilhelm von Humboldt das Verhältnis von Dichtung und Wirklichkeit, der Dichter habe das Ziel, »uns in die Stimmung zu versetzen, alles zu sehen«[1037].

20 Das medizinische Lehrgedicht

Ähnlich urteilen ebenfalls Hegel und die Schlegelbrüder. Hegel sieht im Lehrgedicht Form und Inhalt auseinanderfallen: »Den eigentlichen Formen der Kunst ist die didaktische Poesie nicht zuzuzählen. Denn in ihr steht der für sich als Bedeutung bereits fertig ausgebildete Inhalt in seiner dadurch prosaischen Form auf der einen Seite, auf der anderen die künstlerische Gestalt, welche ihm jedoch nur ganz äußerlich kann angeheftet werden, weil er eben schon vorher in prosaischer Weise für das Bewußtseyn vollständig ausgeprägt ist«[1038]. Und ebenso wendet sich 1850, um noch ein letztes Beispiel zu geben, E. A. Poe in seinem Essay ›Das poetische Prinzip‹ gegen die didaktische Poesie, gegen die Verbindung von Literatur und Wahrheit, Pflicht und Moral: »Teilen wir die Welt des Geistes in ihre drei unmittelbar offenkundigen Kategorien auf, so erhalten wir die Reine Vernunft, den Geschmack und das Moralische Gefühl«[1039]. Vermischung von Kunst und Pädagogik ist für Poe »Häresie des Didaktischen«[1040]. Kunst habe mit Vernunft und Gewissen »nur am Rande zu tun. Und allenfalls zufällig hat sie mit Pflicht oder Wahrheit zu schaffen«[1041].

## 20.5 Perspektiven

> ... die Dichtkunst allein wird alle übrigen Wissenschaften und Künste überleben.
> Das älteste Systemprogramm des deutschen Idealismus

Im 19. Jahrhundert werden die Naturwissenschaften mit ihrem Wissenschaftsbegriff und ihren Forschungsmethoden auch für die Medizin zu einem dominierenden Vorbild. Literatur kann immer weniger als ein Medium für naturwissenschaftliches und medizinisches Wissen gelten. Realismus und Naturalismus orientieren sich vielmehr umgekehrt an den Naturwissenschaften, ihren Methoden und ihrer Sprache. Lehrgedichte, die es auch noch im 20. Jahrhundert gibt, stellen allenfalls Ausläufer einer alten Tradition dar; Kunst und Wissenschaft treten in der Vermittlung der Wirklichkeit in dieser Hinsicht in eine größere Distanz. Das medizinische Lehrgedicht gehört der Geschichte an.

# 21 LESEN IM LITERARISCHEN SYSTEM DER DIÄTETIK

> *Warum die natürlichsten Verrichtungen im Leben eines Menschen Non-Naturalien genannt werden sollten, – ist eine andere Frage.*
> L. Sterne, Tristram Shandy, 1759/67

Lesen als Heilmittel und Lebenshilfe besitzt traditionell einen festen Platz im System der Medizin. Das Buch als Therapeutikum gehört zur Diätetik, dem neben der medikamentösen Behandlung und dem chirurgischen Eingriff dritten Feld der medizinischen Therapie. Diätetik besteht nach antikem Verständnis aus dem Umgang mit sechs Bereichen: Luft und Licht, Essen und Trinken, Bewegung und Ruhe, Schlafen und Wachen, Ausscheidungen, Affekte. Literatur ist – wie die anderen Künste ebenfalls – dem Bereich der Affekte zugeordnet. Die sechs Bereiche der Diätetik werden in Antike, Mittelalter und bis weit in die Neuzeit hinein als ›sex res non naturales‹ bezeichnet, da sich der Umgang mit diesen Bereichen nicht von selbst versteht, nicht natürlich erfolgt, sondern vom Menschen in die Hand genommen, stilisiert werden muß.

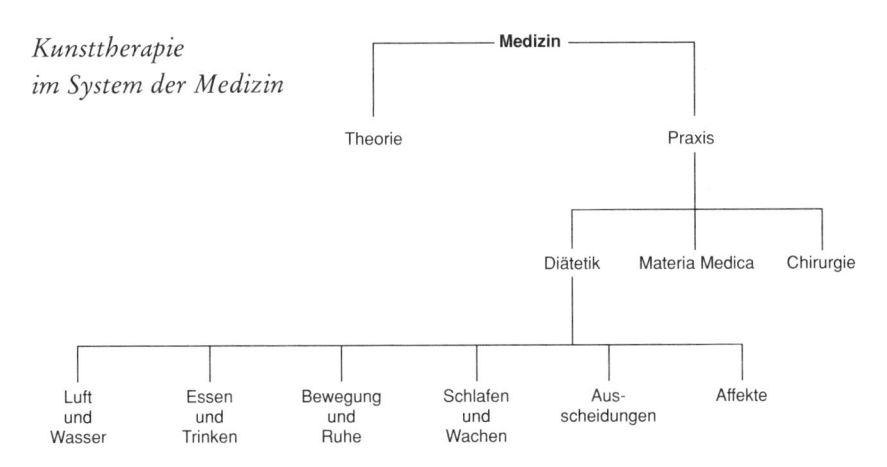

*Kunsttherapie im System der Medizin*

```
                    ┌───── Medizin ─────┐
                    │                    │
                 Theorie              Praxis
                                         │
                              ┌──────────┼──────────┐
                           Diätetik  Materia Medica  Chirurgie
                              │
    ┌────────┬────────┬────────┬────────┬────────┬────────┐
   Luft    Essen   Bewegung  Schlafen  Aus-    Affekte
   und     und      und       und     scheidungen
   Wasser  Trinken  Ruhe      Wachen
```

Literatur hat nicht nur in der Geschichte der Medizin seit der Antike diese therapeutische Funktion ausgeübt, auch in literarischen Werken wurde diese Funktion der Literatur zum Thema gemacht.

## 21.1 Die sechs Felder der Diätetik

> *...lassen Sie ihn Morgensonne haben; warme Luft,*
> *kräftige Luft und helle Luft, und der Patient erwacht*
> *und singt in seinem Bett.*
>
> G. Meredith, Der Egoist, 1879

Alle sechs Felder der Diätetik finden in der Literatur Beachtung, jeweils für sich oder auch in ihrem Zusammenhang. Die Dimensionen der Diätetik werden in den möglichen Extremen der Übertreibung wie in dem von den Ärzten seit der Antike empfohlenen Mittelmaß dargestellt, das für die Erhaltung der Gesundheit und Überwindung der Krankheit besonders wichtig sein soll. Die Tradition des Diätetikschemas hält sich während der Neuzeit bis in das 18. und 19. Jahrhundert. Nun bricht diese Tradition ab; Diätetik reduziert sich, überspitzt formuliert, auf Diät als Haferschleim und Kamillentee.

Die Bedeutung von Luft und Licht wird in den literarischen Texten durchgängig hervorgehoben – auf den Gebieten der Prävention, Kuration und Rehabilitation und verbunden mit den anderen diätetischen Bereichen. Meteorologische Veränderungen beeinflussen Gesundheit und Krankheit, der Mensch kann ihnen entgegenwirken oder ihnen ausweichen. »Die Menschen sollten bleiben, wo sie einmal sind«, meint der reisende Perser Usbek aus Paris an Rhedi in Venedig in Montesquieus ›Persischen Briefen‹ (1721). »Es entstehen Krankheiten, wenn man gute Luft mit schlechter vertauscht, und andere wieder rühren eben von der Veränderung selbst her«[1042]. Sanatorium und Kurort sind die klassischen Angebote der Medizin, Luft und Licht in die Therapie einzubeziehen. Denken und Fühlen zeigen sich von der Witterung abhängig, selbst der Prozeß des Alterns scheint, wie es in Bergengruens ›Der Großtyrann und das Gericht‹ (1935) ausgeführt wird, vom Wetter beschleunigt werden zu können: »Mit dem Umschlagen des Wetters war die überreizte Lebendigkeit von Monna Mafalda gewichen, und es war plötzlich ein Zusammensinken der Erschlaffung über sie gekommen. Sie erschien mit einem Schlage gealtert, und wer sie sah, mochte meinen, daß ihr Tod nicht mehr weit sei«[1043]. Bei den Kranken selbst sind die Folgen unterschiedlich oder sogar entgegengesetzt: »Auch auf das Befinden der Kranken äußerte das Wetter seinen Einfluß. In einigen erzeugte es ein sprungleiches Anschwellen der widerständigen Gesundungskräfte, während bei anderen die furchtbare Last der vom Winde vergifteten Luft Schwäche und Verschlimmerung heraufführte«[1044].

Gargantua und Pantagruel (1532/64) kennen in ihrem Genußsinn keine Grenzen; Rabelais, ihr Schöpfer und zugleich selbst Arzt, nennt allerdings keine erheblichen Nachteile für die Gesundheit. ›Peyecrafts Kur‹ (H.G. Wells, 1903) besteht in der Einnahme einer Hindumedizin, die ihn das Gewicht, aber nicht sein Fett verlieren läßt; er schwebt in der Luft und kann essen, soviel er will: »Und kein Mensch auf der ganzen Welt, außer mir und seiner Haushälterin, weiß, daß er tatsächlich nichts wiegt. Nichts! Daß er nichts ist als eine bloße widerliche Masse von aufgeschwemmtem Stoff, eine substanzlose Wolke, die irgendwie in einem modernen Anzug steckt, niente, nefas, der unbedeutendste aller Menschen«[1045]. Die strenge Diät, die Dr. Gräsler (Schnitzler, 1917) Frau Schleheim nahelegt, stößt bei der Patientin keineswegs auf Zustimmung: »Dagegen verwahrte sich die Frau aufs heftigste. Sie behauptete, in früheren Jahren derartige Anfälle, die sie als nervös bezeichnete, gerade durch Genuß von Schweinefleisch mit Sauerkraut und einer gewissen Sorte von Bratwürstchen, die hier leider nicht zu beschaffen wären, aufs rascheste kuriert zu haben«[1046]. Der Grund dieser Abwehr ist ein mangelndes Vertrauen von Frau Schleheim in die Medizin, auch in die therapeutischen Wirkungen der Heilquellen des Kurortes.

Körperliche Untätigkeit und Leseleidenschaft hält Dr. Porquier für den schwächlichen und nervösen Serge Mouret (Zola, Die Eroberung von Plassans, 1874) für schädlich: »Da Doktor Porquier ihm viel Bewegung verordnet hatte, hatte er eine Leidenschaft zur Botanik gefaßt, machte Exkursionen und verbrachte seine Nachmittage damit, die Kräuter, die er gepflückt hatte, zu trocknen, sie aufzukleben, einzuordnen und zu etikettieren«[1047].

Einer übertriebenen Schlafneigung können viele Gestalten der Literatur nicht widerstehen. Der junge und fette Diener Joe (Dickens, Pickwickier, 1837) schläft bei allen Tätigkeiten ein, die er für seinen Herrn Wardle zu erfüllen hat; dieser will auf ihn aber auf keinen Fall verzichten: »er ist eine ganz natürliche Kuriosität«[1048]. Oblomov (Gončarov, 1859) steigert Ruhe und Schlafen ins Übermaß: immer weniger wird es ihm möglich, das Bett zu verlassen und einer Tätigkeit nachzugehen, immer größer wird sein Schlafbedürfnis. Diese literarische Gestalt ist vor einigen Jahren zum Modell für eine neue Krankheitsbeschreibung genommen worden: das Oblomovsyndrom. »Dann war allmählich an Stelle des lebendigen Schmerzes stumme Gleichgültigkeit getreten. Ilja Iljitsch konnte stundenlang zusehen, wie es schneite, und wie sich der Schnee auf dem Hof und auf der Straße türmte, wie er den Brennholzstapel, das Hühnerhaus, das Vorgärtchen, die Gemüsebeete bedeckte, wie die Zaunpfosten zu Pyramiden wurden, wie alles erstarb und sich in ein Leichentuch hüllte«[1049].

Von Zolas Dr. Pascal (1893) wird noch einmal im ausgehenden 19. Jahrhundert das sich in diesem Jahrhundert verlierende diätetische Schema der ›sex res non naturales‹ aufgegriffen und in den einzelnen Dimensionen vertieft. Aus seiner ärztlichen Erfahrung ist Dr. Pascal von dem wohltuenden Einfluß eines arbeitsamen und ausgeglichenen Lebens auf dem Lande mit seinem Licht und seiner Luft überzeugt: »Er verfluchte die Städte. Gesund und glücklich konnte man nur in den großen Weiten, im hellen Sonnenlicht sein unter der Bedingung, daß man auf Reichtum und Ehrgeiz und sogar auf die hochmütigen Ausschweifungen geistiger Tätigkeit verzichtete. Nichts tun als leben und lieber seinen Acker bestellen und schöne Kinder hervorbringen«[1050]. Das Übermaß an Arbeit soll ebenso schädlich sein wie völlige Untätigkeit, da die äußeren Sinneseindrücke sich nicht in Gedanken und Handlungen umsetzen könnten und es zu einer Art Stauung käme, zu einer »Störung des Gleichgewichts, die Unbehagen erzeugt«. Die günstige Wirkung der Arbeit will Dr. Pascal an sich selbst erfahren haben: »Er pflegte seine Arbeit mit einer Balancierstange zu vergleichen, die ihn inmitten der täglichen kleinen Ärgernisse, Schwächen und Fehlleistungen im Gleichgewicht hielt«[1051]. Dem Gleichgewicht der Kräfte liege »das Gleichgewicht zwischen körperlicher und geistiger Arbeit, zwischen Gefühl und Vernunft« zugrunde; der Fortpflanzungsfunktion müßte ebenso Rechnung getragen werden wie der Denkfunktion«[1052]. Mit diesen umfassenden Überlegungen zur Medizin versteht sich Dr. Pascal als »ein philosophischer Arzt«[1053].

Die Grunddimensionen der Diätetik finden sich auch bei Thomas Mann, immer wieder neben den naturalen auch die geistigen Bereiche. Im ›Zauberberg‹ (1924) verspricht Dr. Krokowski den Schwindsüchtigen Erlösung durch die Psychoanalyse; »er pries die Durchleuchtung des Unbewußten, lehrte die Wiederverwandlung der Krankheit in den bewußt gemachten Affekt«[1054]. Dr. Grabow in den ›Buddenbrooks‹ (1901) ist seinerseits ein Beispiel für die begrenzten Einwirkungsmöglichkeiten des Arztes auf diesem Gebiet: »Er, Friedrich Grabow, war nicht derjenige, welcher die Lebensgewohnheiten aller dieser braven, wohlhabenden Kaufmannsfamilien umstürzen würde ... Er, Friedrich Grabow, war selbst nicht derjenige, der die gefüllten Puter verschmähte«[1055]. Dr. Grabows diätetische Therapie – »Ein wenig Taube, ein wenig Franzbrot« – hält Tony Buddenbrook für zu zurückhaltend: »Da gibt es ganz andere Ärzte«[1056]. Veränderungen der Medi-

zin haben auch ihre anthropologischen und sozialpsychologischen Voraussetzungen. Übertriebene Diätetik kann aber auch zum Signal gefährdeter Gesundheit werden. Die Neigung des Konsuls Thomas Buddenbrook, mehrmals am Tage die Kleidung zu wechseln, sich frisch zu machen und auch körperlich zu erquicken, entspringt keineswegs nur seiner Eitelkeit, sondern bedeutet vielmehr, »obgleich Thomas Buddenbrook kaum siebenunddreißig Jahre zählte, ganz einfach ein Nachlassen seiner Spannung, eine raschere Abnützbarkeit«[1057].
Das System der Diätetik wird von den Schriftstellern auf die Erhaltung der Gesundheit wie Überwindung der Krankheit bezogen. Die Kausalbeziehungen haben allerdings einen Grad der Offenheit oder Unsicherheit; Diätetik ist keine medikamentöse Therapie. Zu Unrecht soll zum Beispiel auch der Arzt Dr. Pascal annehmen, daß »der Müßiggang, in dem er seit Wochen lebte, die einzige Ursache der Herzbeschwerden sei, die ihn jetzt hier und da bedrängten«[1058]. Wie bedingt in der Medizin von der naturwissenschaftlichen Kausalität ausgegangen werden kann, zeigt sich besonders deutlich in der therapeutischen Funktion des Lesens und Schreibens.

## 21.2 Lesen als Heilmittel

*Aber gewöhnlich haben Ärzte nicht viel für Literatur übrig; stimmt das nicht?*
W.S. Maugham, Der Menschen Hörigkeit, 1915

Literatur als Therapeutikum bezieht sich auf den Bereich der Affekte in dem antiken Diätetikschema der ›sex res non naturales‹. Die literarischen Texte der Neuzeit sind reich an Beispielen und Hinweisen zur Funktion des Buches als Heilmittel und Lebenshilfe über die Beeinflussung der Affekte.
Auch für diese Thematik könnten zahlreiche dramatische Werke angeführt werden. Bücher sollen Lavinia in Shakespeares ›Titus Andronicus‹ in ihrem Kummer über ihre Entehrung und Amputation von Händen und Zunge eine Hilfe sein. Im ›Pericles‹ befreit Manua ihren Vater aus seiner Depression mit Gespräch und Tönen (5, 1, 76–79). Ebenso plädiert Molière im ›Arzt wider Willen‹ für die Anwendung der Künste in der Heilung: Gespräche, Musik, Gesang und Tänze sollen den Kranken aufmuntern, selbst die Farbe der Krankenzimmer soll die Therapie unterstützen können.

Der Arzt und Schriftsteller Rabelais will mit seinem lebens- und sinnenfreudigen Roman ›Gargantua und Pantagruel‹ (1532/64) »Linderung den Betrübten und Kranken in der Ferne«[1059] anbieten – als Ergänzung seiner Therapie in der Nähe. Mit ›Lehrreichen und amourösen Novellen‹ (María de Zayas y Sotomayor, 1637) wollen zehn Madrider Damen und Herren der an Liebeskummer erkrankten Lisis beistehen. Amelia (Fielding, 1751) richtet ihren verwundeten Ehemann Captain Booth während seiner Anfälle mit Lektüre auf, erkrankt aber selbst durch diese Anspannung. Montesquieu, Wieland, Jean Paul und Tieck geben in ihren Werken konkrete bibliotherapeutische Anregungen; ironisch-sarkastisch werden von ihnen bestimmte Texte bei bestimmten Erkrankungen vorgeschlagen. Am Ende des vierten Bandes von ›Tristram Shandy‹ (1759/67) äußert sich sein Autor Laurence Sterne recht überzeugt über die diätetische Wirkung dieses Werks: »Wahrer Shandyismus, Sie mögen dagegen sein, wie Sie wollen, öffnet das Herz und die Lunge, wie all die Gemütsbewegungen, die an seiner Art teilhaben, zwingt er das Blut und andere lebenswichtige Körperflüssigkeiten, frei durch ihre Kanäle zu strömen, und läßt das Rad des Lebens lange und munter umgehen«[1060].

In Montesquieus ›Persischen Briefen‹ (1721) wird angesichts der begrenzten Möglichkeiten der medikamentösen Therapie ein bibliotherapeutisches System entworfen: Aristoteles als Abführmittel, Romane, Lebenserinnerungen und Lobreden als Vomitiva, verschiedene philosophische und theologische Schriften gegen die Krätze, den Grind, die Liebeskrankheit oder die Schlaflosigkeit[1061]. Wielands Roman ›Die Abenteuer des Don Sylvio von Rosalva‹ (1764) soll nach seinem Autor, der die Lektüre des Don Quixote für »ein gutes specifique gegen dergl. Seelenfieber«[1062] wie Schwärmerei empfiehlt, gegen mannigfaltige Erkrankungen eingesetzt werden können; zu hoffen sei, »daß die Medici in hypochondrischen und Milz-Krankheiten in allen Arten von Vapeurs, und hysterischen Zufällen, und sogar im Podagra ihrem Patienten künftig den Don Sylvio statt einer Tisane einzunehmen verschreiben würden«[1063]. Auch Jean Pauls Dr. Katzenberger (1809) ist von den diätetischen Wirkungen der Literatur überzeugt; vor allem das Lustspiel könne durch das Lachen »Lungengeschwüre, englische Krankheit nach Tissot, Ekel«[1064], ebenfalls Rheumatismus überwinden, während Trauerspiele eher zu Leberverstopfung, Gelbsucht, Lungenerkrankungen und Darmkrämpfen führten. Die literarischen Gattungen können nach Jean Paul sogar selbst therapeutisch aufeinander einwirken. Tragödien sollen sich durch Komödien reinigen lassen: »Vielleicht aber gäb' es einen Mittelweg, und es wäre wenigstens ein offizieller Anfang, wenn man das Trauerspiel, so gut es ginge, dem Lustspiel näher brächte, durch eingestreute Possen, Fratzen und dergleichen, die man denn allmählich so lange anhäufen könnte, bis sie endlich das ganze Trauerspiel einnähmen und besetzten«[1065]. Ludwig Tieck läßt in der ›Vogelscheuche‹ (1835) den kranken Ledebrinna oder Eduard Milzwurm in der magnetischen Literaturtherapie gegen die hohe Weltliteratur mit Raserei, gegen seichte Gegenwartstexte dagegen mit Beruhigung reagieren. »Wenn es der Raum gestattete, wäre es für den psychischen Forscher, so wie für den Physiologen wie für den Kritiker vielleicht nicht ganz unwichtig, genau anzugeben, was sich bei jedem vorgehaltenen Werke für Wirkungen zeigten«[1066].

Das 19. und 20. Jahrhundert setzen diese Tradition des Buches als Heilmittel im literarischen Medium fort und konkretisieren erneut das Spektrum der Möglichkeiten. Balzacs Louis Lambert (Drama am Meeresufer, 1835) wird von seiner Geliebten Pauline de Villenoix aufgefordert, sich von den bedrohlichen Auswirkungen des ihnen am Meer berichteten Dramas auf seine geistige Gesundheit durch die Niederschrift zu befreien: »Pauline war noch immer traurig, und ich verspürte bereits das Näherkommen der Flamme, die mir das Gehirn verbrennt. Ich wurde so grausam durch meine Bildvorstellungen von jenen drei Menschen gemartert, daß sie zu mir sagt: ›Louis, schreib das nieder, dann wandelst du die Natur deines Fiebers‹«[1067]. Die sterbende uneheliche Alice Dombey (C. Dickens, Dombey und Sohn, 1847/48) wird von Harriet über ihr verfehltes und zu früh endendes Leben mit Worten aus der Bibel getröstet: »Sie las aus dem ewigen Buch für alle Mühseligen und Beladenen, für alle Elenden, Gefallenen und Armseligen dieser Welt; sie las die heilige Geschichte, in der der Blinde, der Lahme, der kranke Bettler, der Sünder, die mit Schande bedeckte Sünderin, der Ausgestoßene ein Geschenk bekommen, das ihnen keinen Stolz, keine Gleichgültigkeit, keine Heuchelei je wieder rauben, ja auch nur um das Bruchstück eines Staubkorns vermindern kann, solange diese Erde steht«[1068]. Mit dem Vorlesen geistlicher Texte begleitet auch ›Der grüne Heinrich‹ (G. Keller, 1854/55) das Sterben seiner Großmutter: »Auf einem Schemel sitzend, ein Buch auf den Knien, mußte ich mit vernehmlicher Stimme Gebete, Psalmen und Sterbelieder lesen und erwarb mir zwar durch meine Ausdauer die Gunst der Frauen, wofür ich aber den schönen Sonnenschein nur von ferne und den Tod beständig in der Nähe betrachten durfte«[1069]. In C. F. Meyers Novelle ›Angela Borgia‹ (1891)

mildert der Dichter Ariost den Kummer des geblendeten Giulio von Este über den Verlust seiner Augen mit seiner Dichtung ›Der rasende Roland‹: »Eines Tages zog er auch beschriebene Rollen aus der Tasche und begann mit wohllautender Stimme, Strophe nach Strophe, die schlanken Gestalten und die herrlichen Entfaltungen seines Heldengedichtes in Don Giulios Ohren tönen zu lassen, bis sich nach und nach das Dunkel heller färbte und in der entzückten Seele des Blinden eine Sonne aufging«[1070].
Die Schriftsteller wissen aber auch, daß Literatur ebenfalls belasten kann. In Meyers Novellenfragment ›Der Gewissensanfall‹ bringt die Lektüre von Silvio Pellicos ›Meine Gefängnisse‹ (1832/43) bei der Mutter des Majors die »Schwermut, die freilich schon lang in ihr gebrütet haben mochte, zum Ausbruch«[1071]; nach einem Besuch bei dem Dichter in Turin begeht sie Selbstmord im Langensee. Auch von anderen Autoren wird auf die Gefahren der Literatur in ihren Werken aufmerksam gemacht. Der Ichformerzähler in Edgar Allan Poes Erzählung ›Berenice‹ (1835) erkennt einen unheilvollen Zusammenhang zwischen seiner Lektüre und seinem Leiden: »Meine Lektüre zu dieser Zeit – falls sie nicht tatsächlich dazu beigetragen hat, die Aberration noch zu steigern – ahnte, wie man gleich erkennen wird, in der Fantastik und Unlogik ihrer Zusammensetzung, die charakteristischen Symptome der Erkrankung selbst, in großen Umrissen nach«. Gelesen werden von ihm: Coelius Secundus Curio ›De amplitudine beati regni Dei‹, Augustinus ›Der Gottesstaat‹, Tertullian ›De carne Christi‹, dessen paradoxe Glaubenssentenz ihn besonders fasziniert: »Certum est quia impossibile est«[1072]. Die übernervöse Mrs. Wititterly (Dickens, Nickleby, 1838/39), die sich vom Duft eines Pfirsichs oder vom Flügelstaub eines Schmetterlings wegblasen läßt, kann auch den Besuch von Shakespeare-Stücken kaum verkraften: »Ich fühle mich nach Shakespeare stets krank. Ich bin am nächsten Tag sozusagen kaum mehr vorhanden. Die Reaktion nach einem Trauerspiel ist so gewaltig«[1073]. Lektüre, die ihr bekommt, enthält dagegen keine einzige Zeile, »die auch nur im entferntesten so etwas wie eine Aufregung bei irgendeinem lebenden Wesen hätte hervorbringen können«[1074]. Die erblich belastete Marthe Mouret (Zola, Die Eroberung von Plassans, 1874) kann ebenfalls keinen »Roman lesen, ohne gräßliche Kopfschmerzen zu bekommen«[1075]; von den literarischen Personen wird sie in ihren nächtlichen Träumen quälend verfolgt.
Theodor Fontane hebt wiederholt die körperlich-seelischen Auswirkungen der Lektüre hervor. In dem Roman ›Graf Petöfy‹ (1884) achtet die Gräfin Franziska darauf, daß ihr erkrankter Mann und ihre erkrankte Dienerin nicht

heimlich Bücher in die Hand nehmen, die ihnen nicht guttun[1076]; konkrete Beispiele werden allerdings nicht genannt. Käthe von Rienäcker erhält in Fontanes Roman ›Irrungen Wirrungen‹ (1888) von ihrem Mann Botho acht Bände Novellen für die Kur in Schlangenbad – »und damit sich meine Phantasie nicht kurwidrig erhitze, hat er gleich noch ein Buch über künstliche Fischzucht mit zugetan«[1077]. Dr. Rummschüttel denkt bei seinen diätischen Ratschlägen zur Beruhigung der nervlich angespannten Effi Briest (1894/95) auch an Bücher: »›Und worauf ich noch dringen möchte: keine geistigen Anstrengungen, keine Besuche, keine Lektüre‹. Dabei wies er auf das neben ihr liegende Buch. ›Es ist Scott‹. ›O, dagegen ist nichts einzuwenden. Das beste sind Reisebeschreibungen‹«[1078].
Des Esseintes in Huysmans ›Gegen den Strich‹ (1884) wird durch die Lektüre romantischer und ›dekadenter‹ Autoren vor der Krankheit weniger bewahrt, als in sie vielmehr hineingetrieben. Von Edgar Allan Poe fühlt sich Des Esseintes ebenso angezogen wie erschöpft: »Diese Gehirnklinik, in der der geistige Chirurg in einer erstickenden Atmosphäre seine Vivisektion vernahm und, sobald seine Aufmerksamkeit nachließ, die Beute seiner Phantasie wurde, die gleich köstlichen Miasmen, somnambule und engelhafte Erscheinungen in Staub aufgehen ließ, war für Des Esseintes eine Quelle unermüdlicher Träume; aber jetzt, da seine Neurose ihren Höhepunkt erreicht hatte, gab es Tage, an denen das Lesen dieser Bücher ihn erschöpfte, Tage, da er mit zitternden Händen, lauschenden Ohren wieder wie der unerträgliche Usher von einem irrsinnigen und dumpfen Angstzustand ergriffen wurde«[1079].
Auch der schwindsüchtige Felix in Schnitzlers Erzählung ›Sterben‹ (1895) vermag in der Lektüre wirkliche Ruhe nicht zu gewinnen: »Seine Lektüre hatte er wieder aufgenommen, fand aber an den Romanen keinen Gefallen; sie langweilten ihn, und manche, besonders solche, wo sich weite Blicke in ein blühendes und ereignisreiches Dasein auftaten, verstimmten ihn tief. Er wandte sich den Philosophen zu und ließ sich von Marie Bücher von Schopenhauer und Nietzsche aus dem Bücherschrank geben. Aber nur für kurze Zeit strahlte diese Weisheit ihren Frieden über ihn aus«[1080]. ›Die Vorleserin‹ (La Lectrice, 1986) von Raymond Jean hilft einem ihrer Patienten zwar durch die von ihr ausgewählten Texte, verursacht mit ihnen aber auch Krisen.
Lesen als Ablenkung ist ein verbreitetes Thema. Hélène Grandjean in Zolas ›Ein Blatt Liebe‹ (1878) greift zu dem Roman ›Ivanhoe‹ (1819) von Walter Scott, um sich die Langeweile während ihrer Erholung nach einem Sturz, bei dem sie sich das Kniegelenk verstaucht hat, zu vertreiben. Kommen ihr Ro-

mane sonst falsch und kindisch vor, wird sie im Zustand des Leidens von der Lektüre, die sie zunächst ebenfalls langweilt, von einer seltsamen Neugier erfüllt: »Das Buch entglitt ihren Händen. Sie träumte mit gedankenverlorenem Blick. Wenn sie das Buch so losließ, geschah es aus einem Bedürfnis, nicht weiterzulesen, sondern zu warten. Sie empfand einen Genuß dabei, ihre Neugier nicht sofort zu befriedigen. Die Erzählung schwellte sie mit einer Ergriffenheit, die sie erstickte«[1081].
Ablenkung geht hier in Hinlenkung über. Hélène wird über die liebende Pflege des verwundeten Ivanhoe auf die eigene Möglichkeit, sich leidenschaftlich zu verlieben, aufmerksam gemacht; eine solche Liebe hat sie selbst bislang noch nicht erlebt, sie beginnt sich zunehmend nach diesem Gefühl zu sehnen. Wie ihr naturalistischer Schöpfer Zola empfindet sie Abneigung gegenüber den romantischen Romanen und unterliegt dennoch ihrem Zauber: »Wie diese Romane logen! Sie hatte schon recht, niemals welche zu lesen. Das waren Märchen, gut für die Hohlköpfe, die kein genaues Gefühl für das Leben haben. Und sie ließ sich dennoch betören«[1082]. Hinlenkung kann auf unterschiedlichen Wegen erfolgen und abweichende Ziele haben. In André Gides Roman ›Paludes‹ (1895) konstatiert die Figur Galeas: »Man heilt den Kranken nicht, indem man ihm seine Krankheit zeigt, sondern indem man ihm das Schauspiel der Gesundheit vorführt. Man müßte einen normalen Menschen über jedes Spitalbett malen und die Korridore mit farnesinischen Herkulessen vollstopfen«[1083]. Elisabeth Alione (Duras, Zerstören, sagt sie, 1969) hat bewußt in das Hotel-Sanatorium Bücher mitgenommen: »wenn man ganz allein ist ... um Halt an denen zu haben«[1084].
Die hinlenkende und bildende Funktion der Literatur erfährt auf besonders eindrucksvolle Weise der todkranke Apotheker Malone in Carson McCullers Roman ›Uhr ohne Zeiger‹ (1961). Der an Einsamkeit leidende und verzweifelte Malone (= I am alone?) greift das Angebot der Krankenhausbibliothek auf und leiht sich die Schrift ›Krankheit zum Tode‹ (1849) aus. Malone ist nicht gebildet, Kierkegaard ist ihm unbekannt. Die gelesenen Sätze werden von ihm aber in ihrer unmittelbaren Bedeutung begriffen, sie schenken ihm existentielle Einsichten und psychische Kraft in der Reaktion auf den Tod und sein eigenes Sterben. Vor allem berührt ihn zutiefst die Bemerkung, daß die größte Gefahr im Verlust des Ichs liege, weil dieser sich still und unbemerkt vollziehe, während jeder andere Verlust, etwa der eines Fahrzeugs oder einer beruflichen Position, sofort auffalle. Malone ist für diese Einsicht aber erst im Kranksein bereit: »Wenn Malone nicht eine unheilbare Krank-

heit gehabt hätte, wären diese Worte einfach Worte geblieben, ja er hätte die Hand überhaupt nicht nach dem Buch ausgestreckt«[1085]. Der Trost über den Untergang der individuellen Existenz liegt in der Möglichkeit eines jeden Menschen, in den überzeitlichen Raum der Kunstwerke einzutreten. Der Künstler ist mit der Aufnahme seiner Schöpfungen, wie es in Joseph Conrads ›Der Nigger von der ›Narzissus‹‹ (1897) dargetan wird, nicht an Erfahrung oder Gelehrsamkeit gebunden. »Er spricht unser Begeisterungsvermögen und unseren Sinn für die Wunder und Geheimnisse an, die unser Leben umgeben; er appelliert an unser Mitgefühl, an unser Verständnis für Schönheit und Leid und weckt das in jedem vorhandene Gefühl für die Zusammengehörigkeit aller Geschöpfe dieser Welt, die zarte, doch unbesiegbare Gewißheit einer Gemeinsamkeit, die zahllose einsame Herzen verbindet – in ihren Träumen, in Freud und Leid, in ihren Sehnsüchten, Hoffnungen, und Ängsten, die Mensch mit Mensch, die ganze Menschheit vereinigte: die Toten mit den Lebenden, und die Lebenden mit den noch Ungeborenen«[1086].
Literatur muß an die Patienten vermittelt werden, der Patient muß in der Lektüre begleitet werden, das Buch ist kein Medikament, man kann ihm auch nicht nur Bücherkataloge und Bücherwagen vorsetzen. Romane werden in der Erzählung ›Außerhalb der Maschine‹ (1960) von Jean Rhys von den Schwestern zur Beruhigung verteilt[1087]; auch in ihrer Erzählung ›Rapunzel, Rapunzel‹ (1960) werden Bücher angeboten, die Bibliothek des Krankenhauses befindet sich allerdings in einem verkommenen Zustand, die Bücher machen einen desolaten Eindruck[1088].
Auch Schreiben (Graphotherapie) kann Erleichterung verschaffen und zu einem diagnostischen Instrument oder Indikator werden. Der Arzt Antoine Thibault (Martin du Gard, Die Thibaults, 1922/40) beginnt, als er schwer erkrankt ist, ein Tagebuch zu schreiben: »Im Kopf eines Kranken, eines Schlaflosen, wird alles zur Plage. Schreibt er es auf, so befreit er sich davon. Und außerdem hilft die Ablenkung, Zeit zu töten«[1089]. Den Verlauf der eigenen Erkrankung hält Dr. Thibault zusätzlich noch in einem Notizbuch fest. Schreiben als Heilung oder Dokument der Freiheit ist die Perspektive zahlreicher Selbsterfahrungsberichte der Gegenwart; so hat das auch Caroline Muhr (Depressionen, 1978) in ihrer Depression empfunden: »In dieser Stunde spinne ich den dünnen Faden, der mich mit einer Wirklichkeit verbindet, die ich noch selbst bestimme, indem ich Worte aussuche, zusammenfüge, Buchstaben setze, so wie ich es will und nicht wie meine Krankheit es will oder wie die Schwestern es wollen oder wie Dr. Hartmann es will«[1090].

## 21 Lesen im literarischen System der Diätetik

Bibliotherapie setzt Kenntnis der Literatur wie der Krankheit voraus. Schriftsteller haben das immer gewußt. Die von Settembrini in Thomas Manns ›Zauberberg‹ (1924) geplante Zusammenstellung und Analyse »aller für jeden einzelnen Konflikt in Betracht kommenden Meisterwerke der Weltliteratur« den »Leidenden zu Trost und Belehrung«[1091] findet allerdings keinen Abschluß; die Schwindsucht des Verfassers läßt seine »Mitarbeit an der ›Soziologischen Pathologie‹« stocken, »das Lexikon aller Werke des schönen Geistes, die das menschliche Leiden zum Gegenstande hatten, kam nicht mehr vom Flecke, jene Liga wartete vergebens auf den betreffenden Band ihrer Enzyklopädie«[1092]. Notwendig ist über das Literaturwissen hinaus die Begleitung des Kranken in der Lektüre; der Bibliotherapeut muß psychologische Fähigkeiten besitzen, um sich auf den Kranken in seinen Leseneigungen und Lesefähigkeiten einstellen zu können.

Literatur ist abhängig von der Bildung, der sozialen Situation, der Stimmung und den Gefühlen des Lesers; das gilt auch und besonders für den kranken und leidenden Menschen. Geschmack unterliegt aber auch historischen Veränderungen. Nicht in allen Situationen kann jeder literarische Inhalt aufgenommen oder jede literarische Form geschätzt werden. Den Schriftstellern sind diese Abhängigkeiten nicht verborgen geblieben. Die Lektüre der Erzählung ›Madame Firmiani‹ (1832) verlangt nach Balzac die Anteilnahme »von Natur aus schwermütiger und träumerischer Seelen«; zwischen Autor, Leser und literarischem Werk müsse eine psychische und geistige Verwandtschaft bestehen: »Wenn der Autor, gleich einem Chirurgen bei einem sterbenden Freund, sich von einer Art Hochachtung für das Objekt, mit dem er umgeht, durchdrungen fühlt, warum sollte dann der Leser nicht diese unerklärliche Empfindung teilen? Ist es denn so schwierig, sich in die vage, nervöse Traurigkeit einzufühlen, die lauter graue Farbtöne um uns breitet, in diesen halbkranken Zustand, dessen weiche Leiden einem bisweilen gefallen«[1093]. Der chirurgische Schriftsteller mit Hochachtung für sein Objekt und der schwermütige träumerische Leser konstituieren hier die literarische Realität als eine Einheit von Autor, Werk und Leser. Andere Schriftsteller und andere Kunstwerke verlangen andere Leserdispositionen, sind auf andere Konstellationen zwischen Leser, Autor und Werk angewiesen.

## 21.3 Perspektiven

*Die Kunst ist lang, und kurz ist das Leben,*
*und der Erfolg liegt oft in weiter Ferne.*

J. Conrad, Der Nigger von der ›Narzissus‹, 1897

Lesen als Heilmittel und Lebenshilfe im literarischen Text läßt Momente sichtbar werden, die von der realen Anwendung des Buches in der Medizin (Bibliotherapie) – im Krankenhaus, in der Praxis wie zu Hause – mit Gewinn beachtet werden können. Schriftsteller haben die Wirkung des Wortes an sich selbst (Graphotherapie) oder auch bei anderen erlebt. In ihren Werken finden sich diese Erfahrungen wieder, sie können für den Bibliotherapeuten, den Arzt und den Kranken Hilfe und Anregung sein.

Literatur sollte mit den anderen Künsten verbunden werden. Goethe hat im ›Wilhelm Meister‹ das ebenso eindrucksvolle wie stimulierende Beispiel einer integrierten Kunsttherapie entworfen. Flavio verlangt es in der Phase der beginnenden Genesung nach dem Schreiben von Gedichten: »Hier nun konnte die edle Dichtkunst abermals ihre heilenden Kräfte erweisen. Innig verschmolzen mit Musik, heilt sie alle Seelenleiden aus dem Grunde, indem sie solche gewaltig anregt, hervorruft und in auflösenden Schmerzen verflüchtigt«. Aktivität und Passivität, Produktion und Rezeption lassen sich überdies verbinden. Hilarie möchte nämlich auf die Verse Flavios mit eigenen Versen antworten, »sie saß am Flügel und versuchte die Zeilen des Leidenden mit Melodie zu begleiten. Es gelang ihr nicht, in ihrer Seele klang nichts zu so tiefen Schmerzen; doch bei diesem Versuch schmeichelten Rhythmus und Reim sich dergestalt an ihre Gesinnungen an, daß sie jenem Gedicht mit lindernder Heiterkeit entgegnete«. Das Gedicht ist Antwort und Hilfe, greift auf und führt zugleich weiter. Medium dieser therapeutischen Metamorphose ist die Musik, die Aufsicht behält jedoch der Arzt: »Der ärztliche Hausfreund übernahm die Botschaft, sie gelang, schon erwiderte der Jüngling gemäßigt; Hilarie fuhr mildernd fort, und so schien man nach und nach wieder einen heitern Tag, einen freien Boden zu gewinnen«[1094].

Die Auswirkung literarischer Strömungen und bestimmter Kunstwerke auf Schriftsteller und ihr Schaffen kann ebenfalls in medizinischer Terminologie und Metaphorik beschrieben werden. Satirisch urteilt Proust in ›Auf der Suche nach der verlorenen Zeit‹ (1913/27): »Aber wir haben tatsächlich zu viele Intellektuelle gesehen, die die Kunst mit lauter Majuskeln schreiben und, wenn sie nicht mehr mit Zola dem Alkohol huldigen, sich ab und zu eine kleine Spritze Verlaine administrieren. Im Dienste Baudelaires zu Ätheromanen geworden, würden sie nicht mehr zu dem mannhaften Kraftaufwand imstand sein, welchen das Vaterland eines Tages von ihnen verlangen könnte, anästhesiert wie sie sind durch die große literarische Neurose, die in der überhitzten, enervierenden, von ungesunden Dünsten geschwängerten Atmosphäre eines dem Opiumrausch frönenden Symbolismus entsteht«[1095].

Literatur ist Ablenkung und Hinlenkung, sie kann zur Unterstützung der medizinischen Therapie herangezogen werden, sie läßt Schmerzen und Langeweile erträglicher werden, sie gibt Leiden und Krankheiten einen Sinn, sie vermag auch das Sterben für den Betroffenen und seine Angehörigen leichter werden zu lassen. Literatur übersteigt aber alle therapeutischen Ziele, ist ein Bildungsmittel, das zum allgemeinen Verständnis des Menschen und der Welt beiträgt. In dieser Vielfalt und Weite sollte der literarische Text auch von Patient und Arzt aufgenommen werden, in dieser Vielfalt und Weite werden Romane und Erzählungen gelesen. Bibliotherapie ist eine alte und zugleich neue Möglichkeit für die Medizin und das Leben mit Krankheit. Auch in dieser Perspektive bekommt es einen Sinn, wenn Schriftsteller wie Joseph Conrad jenen berühmten Aphorismus des Hippokrates ebenfalls aufgreifen: »Die Kunst ist lang, das Leben aber kurz« (ars longa, vita brevis).

## 22 ABSCHLUSS UND AUSBLICK

> *Das Verhältnis der Künste und Wissenschaften zum Leben*
> *ist nach Verhältnis der Stufen, worauf sie stehen,*
> *nach Beschaffenheit der Zeiten und tausend anderen*
> *Zufälligkeiten sehr verschieden; deswegen auch niemand*
> *darüber im ganzen leicht klug werden kann.*
> J.W. v. Goethe, Wilhelm Meisters Wanderjahre, 1821

Die Darstellung medizinischer Themen von der Renaissance bis in die Gegenwart ist ein Spiegel der historischen Entwicklung der Medizin wie der sozialen Welt in diesen Jahrhunderten der Neuzeit und folgt zugleich den eigenen Traditionen und eigenen Gesetzen der Literatur. Literatur ist nicht Wissenschaft und auch nicht Wirklichkeit; Differenz schließt Verbindungen aber nicht aus. Gerade aus dieser Ambivalenz, aus dieser Spannung von Zusammenhang und Eigenständigkeit, ergibt sich die Bedeutung, die literarische Werke für die Medizin in Theorie und Praxis, für den Arzt, für die Pflegepersonen, für den kranken und aber auch den gesunden Leser besitzen können.

Die Bedeutung der literarischen Wiedergabe der Medizin entfaltet sich, um einen Grundgedanken dieser Studie noch einmal aufzugreifen, auf verschiedenen Ebenen. Medizin und Medizingeschichte tragen zur Interpretation von Romanen, Gedichten und Dramen bei; über ihr Wissen werden Phänomene der Gesundheit, Krankheit und Heilung im literarischen Text verständlich gemacht, an die auch der Autor gedacht hat oder gedacht haben kann (literarische Funktion der Medizin). Aus Darstellungen der Literatur lassen sich umgekehrt wichtige Anregungen für die Medizin gewinnen, für ihr Verständnis von Krankheit und Gesundheit, von der Therapie und der Arzt-Patient-Beziehung (medizinische Funktion der Literatur). Erzählungen und Romane schließlich können mit ihren Bildern und Interpretationen Einfluß auf die allgemeine Einstellung gegenüber dem Kranken und seiner Krankheit, gegenüber dem Arzt und seiner Therapie nehmen (genuine Funktion der literarisierten Medizin).

1893 äußert sich der amerikanische Mediziner Sir William Osler in seiner Rede ›Physic and Physicians as Depicted in Plato‹ über die medizinische oder medizinhistorische Funktion der Literatur auf folgende Weise: »Schriftsteller unserer Zeit wie George Eliot haben zukünftigen Generationen in einem Charakter wie Lydgate die kleinen Kämpfe und Wünsche unseres Berufes im

19. Jahrhundert wiedergegeben, von denen wir keinen wie auch immer gearteten Bericht in den Blättern von Lancet finden«[1096]. Was Sir Osler über Eliots Roman ›Middlemarch‹ (1871/72) bemerkt, läßt sich ebensogut über Werke von Boccaccio, Grimmelshausen, Swift, Sterne, Fielding, Goethe, E.T.A. Hoffmann, Balzac, Stifter, Dickens, Zola, Dostoevskij, Tolstoj, Čechov, Proust, Thomas Mann, Musil, Joyce und Thomas Bernhard sagen.

Medizin in Romanen und Erzählung weist zurück auf das Wesen der Kunst im allgemeinen. Wissenschaft und Wirklichkeit stehen jeweils für sich und sind zugleich in mannigfachen Wechselbeziehungen miteinander verbunden. Kunst und Wissenschaft sind einerseits Abstraktionen von der Wirklichkeit, andererseits lenken sie die Aufmerksamkeit auf wesentliche Momente der Wirklichkeit, heben zentrale Zusammenhänge und entscheidende Hintergründe hervor. Medizinische Krankheitsbezeichnungen wurden oft aus der Literatur übernommen, umgekehrt konnten die Methode des Experiments und das Ideal der wissenschaftlichen Exaktheit auch in der Literatur zu einem Vorbild erklärt werden. Von der Wirklichkeit sind Kunst und Wissenschaft ebenfalls nicht absolut getrennt; Wirklichkeit wird nicht nur unmittelbar erfahren, Wirklichkeit wird immer auch in Symbolen, Bildern und ideellen Strukturen wahrgenommen, die aus den Wissenschaften wie vor allem den Künsten stammen oder von ihnen Impulse erhalten. Philip Carey in Maughams ›Der Menschen Hörigkeit‹ (1915) beginnt sein Studium der Medizin unter dem Einfluß der Literatur: »Philips Vorstellungen vom Leben der Medizinstudenten wie überhaupt von der gesamten Öffentlichkeit gründeten auf den Bildern, die Charles Dickens in der Mitte des neunzehnten Jahrhunderts gezeichnet hatte«[1097]. Die Abhängigkeit von der Kunst trifft in besonderer Weise für den Umgang des Menschen mit Geburt, Krankheit und Tod zu, für das Verhältnis zum Arzt und zum Kranken.

›Medizin in der Literatur der Neuzeit‹ konnte in dieser Studie nur beispielhaft behandelt werden. Neben einer allgemeinen Einführung in die Beziehung von Medizin und Literatur standen übergreifende Betrachtungen des Kranken, des Arztes und des Krankenhauses in ihrer literarischen Wiedergabe; darüber hinaus wurden spezifische Krankheiten, spezifische Arztrichtungen und spezifische Therapieformen für sich erörtert. Soziale Umwelt, medizinisches Lehrgedicht und Lesen im System der Diätetik bildeten den ergänzenden Abschluß. In den Erzählungen und Romanen der Neuzeit kommen zahlreiche weitere Leiden und Krankheiten vor, die nicht oder nur am Rande erwähnt werden konnten, wie zum Beispiel Grippe, Migräne und

Schlaganfall, Syphilis, Pest und Malaria, Epilepsie, Diabetes und Blindheit. Entsprechende Hinweise zu ihrer Darstellung in literarischen Texten finden sich in dem Nachschlagewerk von J. Trautmann u. C. Pollard ›Literature and Medicine‹ (Pittsburgh ²1982); weitere Angaben bietet Band 2 ›Bibliographie der Sekundärliteratur‹ mit seinem Sach- und Personenregister, aus dem Schriftsteller mit ihren Romanen und Erzählungen unter einer bestimmten Thematik entnommen werden können.
Die Perspektive der einzelnen Kapitel wechselte; neben eher kursorischen Überblicken wurde intensiver auf einzelne Autoren und individuelle Werke eingegangen; die direkten Zitate fielen im allgemeinen kurz aus, der Gesamtinhalt der berücksichtigten Erzählungen und Romane mußte ausgespart bleiben. Die übergreifende Betrachtung in den Kapiteln ›Patient‹, ›Arzt‹ und ›Krankenhaus‹, im Umfang auch größer als die anderen Kapitel, erhielt ihre Ergänzung in der sich anschließenden Behandlung spezifischer Krankheiten und einzelner medizinischer Disziplinen; die grundsätzliche Beschränkung auf das literarische Medium wurde immer wieder durch den Bezug zur vergangenen Wissenschaftssituation – in besonderer Ausführlichkeit im Kapitel über die Sexualpathologie – und zur historischen Wirklichkeit durchbrochen; biographische Zusammenhänge wurden seltener verfolgt.
Wer sich auf eine besondere Thematik konzentriert, begibt sich in die Gefahr, den allgemeinen Inhalt und inneren Zusammenhang des literarischen Werks zu vernachlässigen; das gilt auch für das behandelte Thema ›Medizin in der Literatur‹. Ohne Zweifel konnte dieser Gefahr durch entsprechende verbindende Bemerkungen nur bedingt entgangen werden. Sich an einzelnen Krankheiten und einzelnen Therapieformen zu orientieren, heißt im übrigen, in der Wirklichkeit bestehende Verbindungen zwischen den verschiedenen Krankheiten und den unterschiedlichen Fachrichtungen der Medizin zu übergehen, die für den Kranken und Arzt sowie den Schriftsteller und seine Gestalten gegeben sind. Mit der Lektüre werden andererseits durch den Leser auch Zusammenhänge hergestellt, die im einzelnen Kunstwerk oft nicht vorkommen – Zusammenhänge zwischen verschiedenen Aspekten des Krankseins oder der Therapie, Zusammenhänge zwischen der Medizin und der Gesellschaft oder Kultur, Zusammenhänge zwischen unterschiedlichen Krankheiten und unterschiedlichen Patienten- wie Arztpersönlichkeiten.
Eine besondere Aufgabe zukünftiger Forschungen bleibt, worauf wiederholt hingewiesen wurde, der Vergleich von Literatur, Drama und Gedicht in ihrer Darstellung und Deutung der Medizin. Der Blick auf die anderen literari-

schen Gattungen drängte sich immer wieder auf – von den Phänomenen wie von den Autoren her. Geisteskrankheit, Altern und Sterben haben bei Thomas Bernhard in Erzählungen, Romanen und Schauspielstücken intensive Aufnahme gefunden. Physiologie, Pathologie und Therapie verlangen bei Goethe die Einbeziehung seiner naturwissenschaftlichen Schriften neben den literarischen Texten. Fracastoros Lehrgedicht über die ›Syphilis‹ (1530) legt die Analyse seiner Theorie des Ästhetischen nahe. Zugleich besitzen die literarischen Gattungen ihre Unterschiede – Unabhängigkeit in der Produktion, in der Rezeption, in der Tradition.

Die immense Sekundärliteratur, die seit dem 18. Jahrhundert bis in die Gegenwart über die Wiedergabe der Medizin in der Literatur veröffentlicht wurde, konnte in diesem Band nicht angeführt und erörtert werden; eine Zusammenstellung der Titel dieser Beiträge findet sich im Band 2 ›Bibliographie der Sekundärliteratur‹. Zahlreiche und in ihrem Inhalt und Umfang höchst abweichende Forschungen liegen bereits vor, neben umfassenden Arbeiten eine Fülle von Spezial- und Detailstudien: zur Medizin in der Literatur für sich oder zugleich im Vergleich mit der realen Medizin, über einen einzelnen Schriftsteller oder mehrere Autoren, im Blick auf eine Zeit, ein Land oder verschiedene Epochen und unterschiedliche Regionen, zu spezifischen Krankheiten und einzelnen medizinischen Fachrichtungen, zu besonderen Typen des Arztes oder Patienten, über Reaktionen der Umwelt und kulturelle Wertungen.

Darstellung und Deutung der Medizin in der Literatur der Neuzeit in einer allgemeinen Perspektive und doch zugleich im Blick auf spezifische Details waren das Thema dieser Studie. Zu weiteren wissenschaftlichen Analysen sollte ebenso angeregt werden wie zur Lektüre belletristischer Texte. Wie wahr und hilfreich ist die Einsicht des erblindeten Kapitäns Whalley in Joseph Conrads ›Das Ende vom Lied‹ (1902): »In den erhellenden Augenblicken des Leidens sah er das Leben, Menschen, alle Dinge, die ganze Erde mit all der Last ihrer erschaffenen Natur, wie er sie nie zuvor gesehen hatte«[1098].

Einzelne Situationen, Handlungen und Gedanken mögen in besonderer Erinnerung bleiben und zu eigenen Beobachtungen und Überlegungen bewegen: das Verbluten des kleinen Charles vor seiner Urgroßmutter Adelaide (Zola, Doktor Pascal); die bei jeder Erregung aufglühende Narbe im Gesicht der Miss Dartle (Dickens, David Copperfield); der ›Stachel des Bösen‹ in jedem Menschen (Poe, Der Alp der Perversität); Fürst Myškins Gefühl höchster Seinsharmonie kurz vor den epileptischen Anfällen (Dostoevskij, Der Idiot); der Tanz des geisteskranken Sittlichkeitsverbrechers Moosbrugger (Musil, Der Mann ohne Eigenschaften); der Gesang der sterbenden Gräfin de l'Estorade im Kreise ihrer Angehörigen und Freunde (Balzac, Memoiren zweier Jungvermählter); die überzeitliche Verbundenheit aller Menschen im Medium der Literatur (Conrad, Der Nigger von der ›Narzissus‹). Kunst bietet eine Fülle bewegender Bilder und tiefer Interpretationen des menschlichen Lebens; sie öffnet eine überzeitliche Welt, deren ›immanente Transzendenz‹ den einzelnen Menschen mit seiner Endlichkeit, mit seiner Krankheit, mit seinem Tod zu versöhnen vermag.

Das Niveau einer Kultur mißt sich am Umgang mit Geburt, Krankheit, Leiden und Tod. Die Werke der Kunst sind nicht nur Gradmesser und Dokument dieses Niveaus, sie können von jedem Menschen in das eigene Leben und Denken aufgenommen werden – vom Kranken, vom Arzt, vom Gesunden.

# 23 ANMERKUNGEN

Die Anmerkungen sind durchlaufend numeriert. Um die Orientierung zu erleichtern, werden die Kapitelüberschriften erneut angegeben. Bei wiederholten Zitaten wird auf die erste vollständige Anführung des entsprechenden literarischen Textes oder wissenschaftlichen Titels in dem jeweiligen Kapitel verwiesen. Slavische Autorennamen werden einheitlich in der international üblichen Transliteration angegeben (z. B. Tschechow → Čechov, Dostojewski → Dostoevskij).

## *1 Grundlagen:*
## *Struktur und Aspekte der Beziehung von Medizin und Literatur*

1 Nur einige allgemeinere Studien und bibliographische Werke seien an dieser Stelle erwähnt: C. Augstein: Medizin und Dichtung. Die pathologischen Erscheinungen in der Dichtung, Stuttgart 1917; L. Binet u. P. Vallery-Radot: Médecine et Littérature, Paris 1965; P. Carsten: Literarisches aus der Medizin. Medizinisches aus der Literatur, Berlin 1931; D. v. Engelhardt: Medizin und Literatur in der Neuzeit – Perspektiven und Aspekte, in: Deutsche Vierteljahresschrift für Literaturwissenschaft und Geistesgeschichte 52 (1978) 1–30; F. Dudley, Hrsg.: The relations of literature and science: A selected bibliography 1930–1967, Ann Arbor, Mich., 1968; L. Fauler: Der Arzt im Spiegel der deutschen Literatur vom ausgehenden Mittelalter bis zum 20. Jahrhundert, Freiburg i. Br. 1941; G. Felske: Das Arztbild des französischen Gesellschaftsromans von Balzac bis Romains, Kiel 1950; V. E. von Gebsattel: Anthropologie und Dichtung, in: von Gebsattel: Imago Hominis. Beiträge zu einer personalen Anthropologie, Schweinfurt 1964, S. 271–312; H. Geyer: Dichter des Wahnsinns. Eine Untersuchung über die dichterische Darstellbarkeit seelischer Ausnahmezustände, Göttingen 1955; L. S. Granjel: Medicos novelistas y novelistas medicos, Salamanca 1973; A. E. Hoche: Die Geisteskranken in der Dichtung, Berlin 1939; G. Irle: Der psychiatrische Roman, Stuttgart 1965; R. Kaech: Figures des médecine dans la littérature contemporaine, Genf 1959; N. Kiell: Psychiatry and psychology in the visual arts and aesthetics: A bibliography, Madison, Wis., 1965; K. Schneider: Der Dichter und der Psychopathologe, Köln 1922; J. Trautmann u. C. Pollard: Literature and medicine. Topics, titles and notes, Philadelphia, Pa., 1975; B. Wachsmuth: Der Arzt in der Dichtung unserer Zeit, Stuttgart 1939; F. Wittmann: Der Arzt im Spiegelbild der deutschen schöngeistigen Literatur seit dem Beginn des Naturalismus, Berlin 1936.
2 Novalis: Logologische Fragmente, in: Schriften, Bd 2, Darmstadt 1965, S. 535.
3 T. Mann: Der Zauberberg, Bd 1, Frankfurt a. M. 1967, S. 261.
4 V. v. Weizsäcker: Der Arzt und der Kranke, Stücke einer medizinischen Anthropologie, in: Die Kreatur 1 (1926) S. 69; auch in: von Weizsäcker: Arzt und Kranker, Darmstadt 1941; und in K. E. Rothschuh, Hrsg.: Was ist Krankheit? Erscheinung, Erklärung, Sinngebung, Darmstadt 1975.

5 K. Schneider: Der Dichter und der Psychopathologe, Köln 1922, S. 10.
6 W. Schulte: Einführung zu G. Irle: Der psychiatrische Roman, Stuttgart 1965, S. 8.
7 G. Irle: Der psychiatrische Roman, Stuttgart 1965, S. 13.
8 G. Irle: Anm. 7, S. 148.
9 J. C. Brengelmann: Psychologie der Abnormität, in: T. Vogel u. J. Fliegen, Hrsg.: Diagnostische und therapeutische Methoden in der Psychiatrie, Stuttgart 1977, S. 137.
10 L. Edelstein: Sydenham and Cervantes (1944), in: Edelstein: Ancient medicine. Selected papers, Baltimore, Md., 1967, S. 455-461.
11 H. Engelken: Über das Verhältniss der Poesie zur Seelenheilkunde, in: Amtlicher Bericht der 22. Versammlung Deutscher Naturforscher und Ärzte 1844 (1845), S. 130.
12 H. Engelken: Anm. 11, S. 130.
13 C. Craig: Some doctors in famous novels and a famous play, in: The Medical Journal of Australia 45 (1958) (2) 6; D. Guthrie: Sherlock Holmes and medicine, in: The Canadian Medical Association Journal 85 (1961) 998-999; vgl. Shopper: The use of children's literature and toys in the teaching of child development to medical students in the preclinical years, in: Journal of the American Academy of Child Psychiatry 8 (1969) 1-15; J. Silberger: Using literary materials to teach psychiatry, in: Seminars of Psychiatry 5 (1973) 275-285; K. Gorelic: Große Literatur als Unterrichtsmittel bei der Ausbildung von Nervenheilfachkräften, in: H. Schmidt, Hrsg.: Bibliotherapie in der Krankenhausbibliothek (= Bibliotheksdienst, Beiheft 107) (1975) 17-25.
14 S. Lewis: Dr. med. Arrowsmith, Reinbek b. Hamburg 1954, S. 10.
15 W. Artelt: Jean Pauls ›Dr. Katzenberger‹ und die Medizin des 18. Jahrhunderts, in: Die Medizinische Welt 10 (1936) 1495; vgl. auch G. Rath: Ärztliche Dichtung als Spiegel der Zeit, in: Die Medizinische (1953) 28-31.
16 Emil Du Bois-Reymond, Albert Eulenburg, Wilhelm Preyer, Hermann von Helmholtz, August Forel, Siegmund Exner, Hermann Nothnagel, Friedrich Jolly, Friedrich Fuchs, Ludwig Hirt, Richard von Krafft-Ebing, Otto Kahler, Otto Binswanger, Emanuel Mendel, Theodor Meynert, Paul von Grützner, in: K. E. Franzos, Hrsg.: Die Suggestion und die Dichtung, in: Deutsche Dichtung 9 (1891) 71-80, 125-130, 179-181, 207-209, 251-253, 303-305; 10 (1891) 25-27, 71-73.
17 W. Hellpach: Das Pathologische in der modernen Kunst, Heidelberg 1910; K. Schneider: Der Dichter und der Psychopathologe, Köln 1922; A. E. Hoche: Die Geisteskranken in der Dichtung, Berlin 1939; vgl. a. R. Gaupp: Das Pathologische in Kunst und Literatur, in: Deutsche Revue 36 (1911) (2) 11-23.
18 H. Sauereßig, Hrsg.: Besichtigung des Zauberberges, Biberach a. d. Riß, 1974.
19 F. J. J. Buytendijk: Psychologie des Romans, Salzburg 1966; V. E. von Gebsattel: Anthropologie und Dichtung, in: von Gebsattel, Imago Hominis. Beiträge zu einer personalen Anthropologie (1964), S. 271-312.
20 Zum Krankheitsbegriff der Medizin und des Laien: P. Diepgen, G. B. Gruber u. H. Schadewaldt: Der Krankheitsbegriff, seine Geschichte und Problematik, Handbuch der Allgemeinen Pathologie, Leipzig, Bd 1 (1969), S. 1-50; D. v. Engelhardt: Mit der Krankheit leben, Heidelberg 1987; D. Goltz: Krankheit und Sprache, in: Sudhoffs Archiv 53 (1969) 225-269; P. Laín Entralgo: Metaphysik der Krankheit, in: Sudhoffs Archiv 51 (1967) 290-317; Z. J. Lipowski: Physical illness, the individual and the coping processes, in: Psychiatry in Medicine 1 (1970) 91-102; W. Riese: The conception of disease, its history, its versions and its nature (1953); K. E. Rothschuh: Zwei Beiträge zur Krankheitslehre, Darmstadt (1973); ders., Hrsg.: Was ist Krankheit? Erscheinung, Erklärung, Sinngebung (1975); W. Schulte: Der Psychiater im Spiegel seiner Kranken, in: Fortschritte der Neurologie und

Psychiatrie 18 (1950) 538–575; L.Vitale: Il dolore nella vita e nella scienza, in: Rassegna di Clinica, Terapia e Scienze Affini 60 (1961) 249–288.
21  A.P.Čechov, Briefe 1879–1904, Berlin 1968, S.395.
22  Novalis: Anm.2, S.535; vgl. a. J.C. Nemiah: The art of deep thinking: Reflections on poetry and psychotherapy, in: Seminars in Psychiatry 5 (1973) 503–511.
23  P.J. Möbius: Stachyologie, Leipzig 1901; vgl. a. W.Riese: Erster Entwurf einer pathographischen Methodenlehre, in: Schweizerische Zeitschrift für Psychologie und ihre Anwendungen 19 (1960) 321–324.
24  Möbius: Psychiatrie und Literaturgeschichte, Anm.23, S.55.
25  P.J. Möbius: Anm.23, S.54.
26  K.Schneider: Anm.5, S.7.
27  K.Schneider: Anm.5, S.71.
28  E.Minkowski u. J.Fusswerk-Fursay: Le problème Dostoievsky et la structure de l'épilepsie. Zur Phänomenologie der Verschränkung von Anfallsleiden und Wesensänderung beim Epileptiker (Versuch einer Wesensbestimmung des epileptischen Fürsten Myschkin), in: Jahrbuch für Psychologie, Psychotherapie und medizinische Anthropologie 14 (1966) 56–68.
29  S.Freud an A.Schnitzler, 14.5. 1922, in: Freud: Briefe 1873–1939, Frankfurt a.M. 1960, S.339.
30  H.Politzer: Hatte Ödipus einen Ödipus Komplex? Versuche zum Thema Psychoanalyse und Literatur, München 1974.
31  Novalis: Fragmente 1799–1800, Anm.2, Bd 3, Darmstadt 1968, S.686.
32  E. und J.Goncourt, in: Journal, Bd 7, Paris 1894, S.147.
33  M.Proust: Auf der Suche nach der verlorenen Zeit, Bd 5, Frankfurt a.M. 1975, S.405.
34  T.Mann: Der Zauberberg, Anm.3, S.138.
35  R.M. Rilke an L.Andreas-Salomé, 28.12. 1911, in: Rilke: Briefe, Bd 1, Leipzig 1950, S.327.
36  R.M. Rilke an V.E.von Gebsattel, 24.1. 1912, Anm.35, S.350.
37  L.Tieck: Die Vogelscheuche, in: Schriften, Bd 11, Frankfurt a.M. 1988, S.699.
38  K.Schneider: Anm.5, S.13; vgl. E.Hess: Gabriel Schillings Krankheit, in: Psychiatrisch-Neurologische Wochenschrift 14 (1913/14).
39  K.Schneider: Anm.5, S.4f.
40  G.Benn: Genie und Gesundheit, in: Gesammelte Werke, Bd 3, München 1975, S.646.
41  G.Benn: Anm.40, S.648.
42  G.Benn: Anm.40, S.651.
43  J.W. Goethe: Dichtung und Wahrheit, in: Werke, Bd 9, Hamburg 1955, S.588.
44  M.Proust: Anm.33, Bd 13, Frankfurt a.M. 1976, S.317.
45  R.M. Rilke an V.E. von Gebsattel, 14.1. 1912, Anm.35, Bd 1, Wiesbaden 1950, S.342, und Rilke an G.Ouckama Knoop, 26.11. 1921, Anm.35, Bd 2, Wiesbaden 1950, S.267.
46  H.Hesse: Krisis. Ein Stück Tagebuch, Frankfurt a.M. 1981, S.5.
47  S.McChord Crothers: A literary clinic, in: The Atlantic Monthly 118 (1916) 291–301.
48  Novalis an E.von Hardenberg, 16.3. 1973, Anm.2, Bd 4, Darmstadt 1975, S.117f.
49  F.Kafka: Briefe 1902–1924, Frankfurt a.M. 1958, S.27f.
50  Zur Bibliotherapie: E.F. Alston: Bibliotherapy and psychotherapy, in: Library Trends 11 (1962) 159–176; G.Bergmann: Die Krankenlektüre. Ein Beitrag zur Psychologie der Lesewirkungen, in: Grenzgebiete der Medizin 2 (1949) 204–205; D.v. Engelhardt: Bibliotherapie – Entwicklung, Situation und Perspektiven, in: Bibliotherapie: Arbeitsgespräch der Robert Bosch Stiftung 1985 in Stuttgart, Stuttgart 1987, S.3–46; D.v. Engelhardt, U. Kittler, F.Munzel u. H.Schmidt: Bibliographie, in: a.a.O., S.99–157; K.F. Euler: Krankenlektüre. Erfahrungen – Folgerungen – Ratschläge, Stuttgart 1964; I.Gärtner: Lesen – ein ärzt-

liches Rezept? Wege zu einer Bibliotherapie, in: Ärzteblatt Baden-Württemberg 29 (1974) 504-508; E.P. Jackson: Bibliotherapy and reading guidance: A tentative approach to theory, in: Library Trends 11 (1962) 118-126; K.M. Kirch: Lektüre, die ich verordne. Gedanken zur ›Lesetherapie‹, in: Librarium 2 (1959) 83-86; W.Klages: Zur Bibliotherapie bei psychiatrisch Kranken, in: Psychiatrie, Neurologie und medizinische Psychologie 148 (1969) 178-190; W.Schebach: Ansätze zu einer Bibliotherapie für Stationär-Kranke, in: Bertelsmann-Briefe 83 (1974) 25-35; B.Schyra: Krankenhausbibliothek – eine therapeutische Notwendigkeit, in: Das deutsche Gesundheitswesen 21 (1966) 1096-1099; H.Teirich: ›Gezieltes‹ und ›ungezieltes‹ Verleihen von Büchern als psychotherapeutische bzw. psychohygienische Maßnahme, in: Zeitschrift für Psychotherapie und medizinische Psychologie 12 (1962) 21-30; H.Wolff: Aspekte einer Therapie mit dem Buch am Krankenbett, in: Die Krankenhausbücherei (1972) 39-64.

51 E. Du Bois-Reymond: Naturwissenschaft und bildende Kunst, 1890, in: Du Bois-Reymond: Reden, Bd 2, Leipzig ²1912, S.400.

52 W.R. Hess: Physiologische Grundlagen der Ästhetik, in: Helvetica Physiologica et Pharmacologica Acta 10 (1952) S.468; vgl. a. I.Rentschler, B.Herzberger u. D.Epstein, Hrsg.: Beauty and the brain, Basel 1988; W.Troll: Das Problem des Schönen, in: Studium Generale 2 (1949) 259-268.

53 P.J.Möbius: Anm.23, S.56.

54 J.B. Blake: Literary style in American medical writing. A historical view, in: The Journal of the American Medical Association 216 (1971) 77-80; vgl. a. W.B. McDaniel: Literary qualities of some American medical classics, in: Bulletin of the Medical Library Association 32 (1944) 57-72.

55 S.J. London: The whimsy syndromes. The fine art of literary nosology, in: Archives of Internal Medicine 122 (1968) 448-452.

56 D.v. Engelhardt: Legitimationen der Naturwissenschaft im 19.Jahrhundert, in: Berichte der Naturwissenschaftlichen Gesellschaft Bayreuth 15 (1973/75), 7-27; ders.: Pathos und Skepsis neuzeitlicher Naturwissenschaft, in: W.C. Zimmerli, Hrsg.: Wissenschaftskrise und Wissenschaftskritik, Basel 1974 S.9-31; ders.: Naturwissenschaft und Bildung in der Geschichte der Neuzeit, in: Heidelberger Jahrbücher der Literatur 20 (1976) 151-167.

57 H.Hertz: Über die Beziehungen zwischen Licht und Elektricität, Tageblatt der 62.Versammlung Deutscher Naturforscher und Ärzte 1889 (1890) S.144.

58 H.Hertz: Anm.57, S.146.

59 E.Du Bois-Reymond: Anm.49, S.421f; vgl. a. Du Bois-Reymond: Über eine Kaiserliche Akademie der deutschen Sprache, 1874, in: Reden, Bd 1, Leipzig ²1912, S.492f.

60 N.Bohr: Atomtheorie und Naturbeschreibung, Braunschweig 1931.

61 W.Heisenberg: Das Naturbild der heutigen Physik, 1953, in: Heisenberg: Schritte über Grenzen, München 1971, S.109-127; ders.: Tendenz zur Abstraktion in moderner Kunst und Wissenschaft, 1969, ebd., S.263-274; ders.: Die Bedeutung des Schönen in der exakten Naturwissenschaft, 1970, ebd., S.288-305.

62 T.S. Kuhn: Die Struktur wissenschaftlicher Revolutionen, a.d. Engl. (1962), Frankfurt a.M. 1967, S.205.

63 G.Irle: Anm.7, S.149.

64 G.W.F. Hegel: Vorlesungen über die Aesthetik, Erster Band, in: Sämtliche Werke, Bd 12, Frankfurt a.M. ⁴1964, S.30f.

65 M.S. Lindauer: Pleasant and unpleasant emotions in literature: a comparison with the affective tone of psychology, in: Journal of Psychology 70 (1968) 55-67.

66 P.L. Berger: Einladung zur Soziologie, Freiburg i.Br. ²1970, S.40.

## 2 Der Kranke und seine Krankheit

67 E. Jünger: Krankheit und Dämonie, in: Ensemble. Internationales Jahrbuch für Literatur 5 (1974) S. 206.
68 C. Dickens: David Copperfield, München 1982, S. 265.
69 C. Dickens: Anm. 2, S. 693.
70 C. Dickens: Das Geheimnis des Edwin Drood, München 1970, S. 27.
71 R. Martin du Gard: Die Thibaults. Geschichte einer Familie, München 1989, S. 566.
72 F. M. Dostoevskij: Rodion Raskolnikoff, München 1964, S. 77.
73 F. M. Dostoevskij: Anm. 72, S. 78.
74 T. Mann: Buddenbrooks, Frankfurt a. M. 1986, S. 224.
75 H. Fielding: Amelia, München 1965, S. 322.
76 Jean Paul: Komischer Anhang zum Titan, in: Werke, Bd 6, München 1975, S. 895.
77 F. M. Dostoevskij: Der Idiot, München 1963, S. 348.
78 A. Gide: Paludes, Frankfurt a. M. 1962, S. 69.
79 H. James: Die Flügel der Taube, Köln 1962, S. 172.
80 S. Plath: Die Glasglocke, Frankfurt a. M. 1982, S. 203.
81 F. M. Dostoevskij: Aufzeichnungen aus dem Totenhaus, München 1964, S. 268.
82 M. Proust: Auf der Suche nach der verlorenen Zeit, Bd 5, Frankfurt a. M. 1975, S. 405.
83 M. Proust: Anm. 82, S. 404 f.
84 J. W. v. Goethe: West-Östlicher Divan, in: Werke, Bd 2, Hamburg 1949, S. 56.
85 T. Mann: Buddenbrooks, Frankfurt a. M. 1986, S. 270.
86 T. Mann: Anm. 85, S. 479.
87 W. S. Maugham: Der Menschen Hörigkeit, Bd 2, Zürich 1975, S. 142.
88 H. Carossa: Der Arzt Gion, Frankfurt a. M. 1973, S. 168.
89 F. M. Dostoevskij: Anm. 81, S. 267.
90 T. Fontane: Stine, in: Kleine Romane, München 1955, S. 263.
91 I. Kurz: Anno Pestis, in: Florentiner Novellen, Essen o. J., S. 330.
92 I. Kurz: Anm. 91, S. 332.
93 E. T. A. Hoffmann: Das Fräulein von Scuderi, Zürich 1986, S. 27.
94 H. J. C. von Grimmelshausen: Der abenteuerliche Simplicissimus, Frankfurt a. M. 1983, S. 400 f.
95 F. M. Dostoevskij: Anm. 72, S. 243.
96 C. McCullers: Das Herz ist ein einsamer Jäger, Zürich 1974, S. 12.
97 R. Musil: Der Mann ohne Eigenschaften, Hamburg 1952, S. 856.
98 H. de Balzac: Die Grenadiere, in: Die Menschliche Komödie, Bd 2, München 1971, S. 641.
99 E. u. J. Goncourt: Die Frau im 18. Jahrhundert, München 1986, S. 517.
100 C. Muhr: Depressionen, Frankfurt a. M. 1978, S. 170.
101 E. Opitz: Horch in das Dunkel, Köln 1979, S. 196.
102 D. v. Engelhardt: Mit der Krankheit leben, Heidelberg 1986 (Mit zahlreichen Literaturhinweisen zur Copingforschung).

## 3 Lepra

103 G. Greene: Ein ausgebrannter Fall, Hamburg 1961, S. 72 f.
104 G. Greene: Anm. 103, S. 25.
105 G. Flaubert: Salambo, Berlin 1960, S. 108 f.

106 L.Wallace: Ben Hur, München 1981, S.172.
107 L.Wallace: Anm.106, S.204.
108 R.Kipling: Das Zeichen des Tieres, in: Gowinde der Einäugige, München o.J., S.153.
109 R.Kipling: Anm.108, S.133.
110 J.L. Borges: Der Färber in der Maske Hakim von Merv, in: Der schwarze Spiegel, München 1954, S.90.
111 X.de Maistre: Der Aussätzige von Aosta, Hamburg 1821, S.58.
112 W.Raabe: Des Reiches Krone, Stuttgart 1970, S.53.
113 X.de Maistre: Anm.111, S.271.
114 P.-A. Villiers de l'Isle-Adam: Der Herzog von Portland, in: Erzählungen, Zürich 1970, S.61.
115 R.Kipling: Anm.108, S.153f.
116 X.de Maistre: Anm.111, S.8.
117 X.de Maistre: Anm.111, S.14.
118 X.de Maistre: Anm.111, S.12.
119 X.de Maistre: Anm.111, S.26.
120 F.Mauriac: Der Aussätzige und die Heilige, Leipzig 1928, S.38.
121 X.de Maistre: Anm.111, S.23.
122 X.de Maistre: Anm.111, S.49.
123 X.de Maistre: Anm.111, S.56.
124 M.Vargas Llosa: Das grüne Haus, Frankfurt a.M. 1980, S.384.
125 X.de Maistre: Anm.111, S.64.
126 W.Raabe: Anm.112, S.42.
127 J.Updike: From the Journal of a Leper, in: Problems and other Stories, New York 1979, S.196.
128 H. de Montherlant: Die Aussätzigen (= Erbarmen mit den Frauen, Teil 4), München 1963, S.198f.
129 H. de Montherlant: Anm.128, S.122.
130 J.London: Der Sheriff von Kona, in: Die glücklichen Inseln, München 1974, S.88.
131 J.London: Leb wohl, Jack!, in: Anm.130, S.74.
132 P.-A. Villiers de l'Isle-Adam: Anm.114, S.61.
133 W.Raabe: Anm.112, S.53f.
134 P.Heyse: Siechentrost, in: Werke, Bd 2, Frankfurt a.M. 1980, S.141.
135 G.Flaubert: Die Legende von Sankt Julian dem Gastfreien, in: Drei Erzählungen, Zürich 1966, S.176f.
136 G.W. Cable: Jean-ah Poquelin, in: Creoles and Cajuns. Stories of Old Louisiana, Gloucester, Mass., 1965, S.123 (dt. v. E.)
137 F.Mauriac: Anm.120, S.34.
138 F.Mauriac: Anm.120, S.60.
139 F.Mauriac: Anm.120, S.37.
140 J.L. Borges: Anm.110, S.90.
141 H. de Montherlant: Anm.128, S.89.
142 G.Greene: Anm.103, S.53.
143 G.Greene: Anm.103, S.17.
144 L.Wallace: Anm.106, S.209.
145 R.Kipling: Anm.108, S.133f.
146 J.London: Anm.130, S.85.
147 H. de Montherlant: Anm.128, S.82.

148 G. Flaubert: Anm. 105, S. 107.
149 G. Flaubert: Anm. 105, S. 108.
150 G. Flaubert: Anm. 105, S. 46.
151 X. de Maistre: Anm. 111, S. 3.
152 J. London: Koolau, der Aussätzige, in: Anm. 130, S. 65.
153 G. Greene: Anm. 103, S. 21.
154 R. L. Stevenson an S. Colvin, Juni 1889, in: Stevenson: Works, Bd 24, London 1912, S. 353; vgl. a. Stevenson: Father Damien. An open letter to the Reverend Dr. Hyde of Honolulu, 25.2.1890, in: Stevenson: Works, Bd 16, London 1912, S. 315–330.
155 H. de Montherlant: Anm. 128, S. 100.
156 H. de Montherlant: Anm. 128, S. 123.

## 4 Schwindsucht

157 I. S. Turgenev: Adelsnest, München o. J., S. 160.
158 H. de Balzac: Das Chagrinleder, in: Die Menschliche Komödie, Bd 11, München 1972, S. 185.
159 H. de Balzac: Anm. 158, S. 239.
160 F. M. Dostoevskij: Der Idiot, München 1963, S. 399.
161 F. M. Dostoevskij: Anm. 160, S. 429.
162 F. M. Dostoevskij: Anm. 160, S. 454.
163 F. M. Dostoevskij: Anm. 160, S. 605.
164 F. M. Dostoevskij: Anm. 160, S. 602f.
165 F. M. Dostoevskij: Anm. 160, S. 607.
166 F. M. Dostoevskij: Anm. 160, S. 457.
167 F. M. Dostoevskij: Anm. 160, S. 460f.
168 F. M. Dostoevskij: Anm. 160, S. 633f.
169 F. M. Dostoevskij: Anm. 160, S. 636.
170 H. James: Bildnis einer Dame, Köln 1950, S. 42.
171 H. James: Anm. 170, S. 43.
172 H. James: Anm. 170, S. 202.
173 H. James: Anm. 170, S. 156.
174 A. Gide: Der Immoralist, München 1976, S. 18.
175 A. Gide: Anm. 174, S. 21.
176 A. Gide: Anm. 174, S. 39.
177 A. Gide: Anm. 174, S. 62.
178 T. Mann: Der Zauberberg, Bd 1, Frankfurt a. M. 1967, S. 123.
179 T. Mann: Anm. 178, S. 135.
180 T. Mann: Der Zauberberg, Bd 2, Frankfurt a. M. 1967, S. 567.
181 T. Mann: Anm. 178, S. 57.
182 A. Gide: Anm. 174, S. 114.
183 A. Gide: Anm. 174, S. 115.
184 T. Fontane: Effi Briest, München 1969, S. 284.
185 T. Fontane: Anm. 184, S. 300.
186 H. James: Bildnis einer Dame, Köln 1950, S. 599.
187 H. James: Anm. 186, S. 601.
188 H. James: Anm. 186, S. 603.
189 H. James: Anm. 186, S. 593.

190 F.M. Dostoevskij: Anm. 160, S. 937.
191 F.M. Dostoevskij: Rodion Raskolnikoff, München 1964, S. 583.
192 F.M. Dostoevskij: Aufzeichnungen aus dem Totenhaus, München 1964, S. 264f.
193 F.M. Dostoevskij: Die Brüder Karamasoff, München 1964, S. 472.
194 F.M. Dostoevskij: Anm. 160, S. 114.
195 F.M. Dostoevskij: Anm. 160, S. 116.
196 F.M. Dostoevskij: Anm. 160, S. 115.
197 H. de Balzac: Anm. 158, S. 277.
198 H. de Balzac: Anm. 158, S. 278f.
199 H. de Balzac: Anm. 158, S. 281.
200 F.M. Dostoevskij: Anm. 160, S. 797.
201 H. de Balzac: Anm. 158, S. 240.
202 H. de Balzac: Anm. 158, S. 247.
203 F.M. Dostoevskij: Anm. 160, S. 597.
204 T. Fontane: Anm. 184, S. 288.
205 T. Mann: Anm. 178, S. 13.
206 T. Mann: Anm. 178, S. 55.
207 T. Mann: Anm. 178, S. 175.
208 T. Mann: Anm. 178, S. 236.
209 T. Mann: Anm. 178, S. 60.
210 F.M. Dostoevskij: Anm. 160, S. 597.
211 A. Gide: Anm. 182, S. 101.
212 T. Mann: Anm. 180, S. 523.
213 T. Mann: Anm. 178, S. 77.
214 T. Mann: Anm. 178, S. 149.
215 F.M. Dostoevskij: Anm. 160, S. 654.

## 5 Krebs

216 J. Geiler von Kaysersberg: Predigten, lat. 1511, dt. Straßburg 1520, S. 143.
217 F. v. Hagedorn: Sämtliche poetische Werke, T. 2, Hamburg 1757, S. 73.
218 Jean Paul: Hesperus, in: Werke, Bd 1, München 1975, S. 553.
219 Jean Paul: Anm. 218, Bd 2, München 1975, S. 987f.
220 M. Heidegger: Sein und Zeit, Tübingen ¹⁶1986, S. 337.
221 L.N. Tolstoj: Der Tod des Iwan Iljitsch, Stuttgart 1971, S. 70.
222 L.N. Tolstoj: Anm. 221, S. 89f.
223 L.N. Tolstoj: Anm. 221, S. 60.
224 L.N. Tolstoj: Anm. 221, S. 79.
225 L.N. Tolstoj: Anm. 221, S. 91.
226 L.N. Tolstoj: Anm. 221, S. 92.
227 L.N. Tolstoj: Anm. 221, S. 8.
228 L.N. Tolstoj: Anm. 221, S. 67.
229 T. Mann: Die Betrogene, in: Die Erzählungen, Bd 2, Frankfurt a.M. 1975, S. 674.
230 C. McCullers: Uhr ohne Zeiger, Zürich 1974, S. 29.
231 C. McCullers: Anm. 230, S. 59.
232 C. McCullers: Anm. 230, S. 138.
233 C. McCullers: Anm. 230, S. 140.
234 C. McCullers: Anm. 230, S. 217f.

235 A. Solženicyn: Krebsstation, Bd 2, Neuwied u. Berlin 1971, S. 96.
236 J.-E. Hallier: Der zuerst schläft, weckt den anderen, Frankfurt a. M. 1980, S. 11.
237 J.-E. Hallier: Anm. 236, S. 146.
238 L. N. Tolstoj: Anm. 221, S. 42.
239 T. Mann: Anm. 229, S. 726.
240 T. Mann: Anm. 229, S. 727.
241 T. Mann: Anm. 229, S. 729.
242 C. McCullers: Anm. 230, S. 62.
243 C. McCullers: Anm. 230, S. 107.
244 C. McCullers: Anm. 230, S. 221.
245 J.-E. Hallier: Anm. 236, S. 93.
246 J.-E. Hallier: Anm. 236, S. 12.
247 J.-E. Hallier: Anm. 236, S. 20.

## 6 Geisteskrankheit

248 K. Jaspers: Allgemeine Psychopathologie, Berlin 1913, $^9$1973, S. 657.
249 Erasmus von Rotterdam: Das Lob der Torheit, a. d. Lat. (1511), Stuttgart 1977, S. 111.
250 G. de Nerval: Aurelia, in: Töchter der Flamme, Freiburg i. Br. 1953, S. 277 f.
251 A. Artaud: Œuvres complètes, Bd 1, Paris 1956, S. 267 (dt. v. E.).
252 H. von Hofmannsthal: Aufzeichnungen, Frankfurt a. M. 1959, S. 115.
253 W. Griesinger: Die Pathologie und Therapie der psychischen Krankheiten, Braunschweig 1845, S. 8.
254 G. Aschaffenburg: Das Verbrechen und seine Bekämpfung. Einleitung in die Kriminalpsychologie für Mediziner, Juristen und Soziologen, Heidelberg $^3$1923, S. 230.
255 K. Schneider: Der Dichter und der Psychopathologe, Köln 1922, S. 10.
256 K. Schneider: Anm. 255, S. 10.
257 E. Hess: Gabriel Schilling's Krankheit, in: Psychiatrisch-Neurologische Wochenschrift 15 (1913/14) 131–136.
258 H. v. Kleist: Die heilige Cäcilie oder die Gewalt der Musik, in: Die Erzählungen und Kleinere Schriften, Leipzig o. J., S. 280.
259 V. F. Odoevskij: Russische Nächte, München 1970, S. 57.
260 V. F. Odoevskij: Anm. 259, S. 59.
261 B. Pasternak: Doktor Schiwago, Frankfurt a. M. 1964, S. 390.
262 J. Swift: Die menschliche Komödie. Schriften, Fragmente und Aphorismen, Stuttgart 1957, S. 156.
263 Novalis: Paralipomena zu ›Heinrich von Ofterdingen‹, in: Novalis: Schriften, Bd 1, Stuttgart 1950, S. 344.
264 H. de Balzac: Louis Lambert, in: Die Menschliche Komödie, Bd 12, München 1972, S. 574.
265 H. de Balzac: Anm. 264, S. 534.
266 H. de Balzac: Anm. 264, S. 515.
267 H. de Balzac: Anm. 264, S. 500.
268 H. de Balzac: Anm. 264, S. 538.
269 H. de Balzac: Anm. 264, S. 535.
270 H. de Balzac: Anm. 264, S. 561.
271 H. de Balzac: Anm. 264, S. 548.
272 H. de Balzac: Anm. 264, S. 580.

273 H. de Balzac: Anm. 264, S. 579.
274 H. de Balzac: Anm. 264, S. 580.
275 H. de Balzac: Anm. 264, S. 538.
276 V. Woolf: Mrs. Dalloway, Frankfurt a. M. 1964, S. 73.
277 F. S. Fitzgerald: Zärtlich ist die Nacht, Berlin 1968, S. 280.
278 R. Musil: Der Mann ohne Eigenschaften, Hamburg 1952, S. 72.
279 J.-P. Sartre: Das Zimmer, in: Sartre: Die Mauer, Reinbek b. Hamburg 1973, S. 48.
280 J.-P. Sartre: Anm. 279, S. 49.
281 T. Bernhard: Frost, Frankfurt a. M. ²1976, S. 307.
282 M. Proust: Auf der Suche nach der verlorenen Zeit, Bd 5, Frankfurt a. M. 1975, S. 405.
283 V. Woolf: Anm. 276, S. 85.
284 V. Woolf: Anm. 276, S. 150.
285 L.-F. Céline: Reise ans Ende der Nacht, Reinbek b. Hamburg 1968, S. 78.
286 L.-F. Céline: Anm. 285, S. 80.
287 R. Musil: Anm. 278, S. 714.
288 W. Percy: Liebe in Ruinen, Frankfurt a. M. 1974, S. 18.
289 E. Augustin: Raumlicht. Der Fall Evelyne B., Frankfurt a. M. 1970, S. 271.

## 7 Sexualpathologie

290 Vgl. zu dieser Thematik: E. Ferri: Les criminels dans l'art et la littérature, a. d. Ital. (1896, ²1926), Paris 1897, ⁴1913; R. Gaupp: Incest und Verwandtenmord als Familienschicksal. Ein medizinisch-historischer Beitrag zur ›Schicksals-Pathologie‹, Diss. med. Freiburg i. Br. 1968; J. Héricourt: La ›Bête humaine‹ de M. Zola et la physiologie du criminel, in: Revue Bleue 27 (1890) (1) 710–718; E. Lefort: Physiognomie du criminel d'après les savants et les artistes, thèse méd. Lyon 1892; C. Lombroso: La Bête humaine et l'anthropologie criminelle, in: Fanfulla della Domenica (15.6. 1890); C. Lombroso: Der Verbrechertypus in der Literatur, in: Lombroso: Neue Fortschritte in den Verbrecherstudien, a. d. Ital. (1893), Leipzig 1894, S. 409–441; R. Quanter: Die Sittlichkeitsverbrechen im Laufe der Jahrhunderte und ihre strafrechtliche Beurteilung, Berlin 1904, ²1925, Nachdruck Aalen 1970; L. P. Santiago: The children of Oedipus. Brother-Sister incest in psychiatry, literature, history and mythology, New York 1973; S. Sighele: Littérature et criminalité, Paris 1908; S. Sighele: Nell'arte e nella scienza, Milano 1911; T. Spoerri: Nekrophilie. Strukturanalyse eines Falles, Basel 1959; H. Stümcke: Das Sexualverbrechen in der dramatischen Dichtung, in: Zeitschrift für Sexualwissenschaft 2 (1915/1916) 305–322; E. Wulffen: Kunst und Verbrechen, Radebeul b. Dresden 1925, vgl. a. H. v. Hentigs Studien in Anm. 291.

291 Vgl. zur Entwicklung der Kriminologie und Geschichte der Kriminalität und spezifisch zur historischen Erforschung der Sittlichkeitsdelinquenz: G. Antonini: I precursori di C. Lombroso, Torino 1900; K. S. Bader: Die Veränderung der Sexualordnung und die Konstanz der Sittlichkeitsdelikte, in: Zeitschrift für Sexualforschung 1 (1950) 214–223; J. Bancroft: Deviant sexual behavior; modification and assessment, Oxford 1974; H. F. Ellenberger: La criminologie du passé et du présent, in: Bulletin of the Canadian Medical Association 95 (1966) 317–325; A. Epaulard: Vampirisme, nécrophilie, nécrosadisme, nécrophagie, Lyon 1901; E. Ferri: Studi sulla criminalità in Francia dal 1826 al 1878, secondo i dati contenuti nei ›Comptes Généraux de l'Administration de la Justice Criminelle‹, in: Annals of Statistics 2a (1881) (21) 161–201; auch in: Ferri: Studia sulla criminalità, Torino 1901, ²1926, S. 16–57; A. E. Fink: Causes of crime. Biological theories in the United States

1800–1915, Philadelphia 1938; F. E. Frenkel: Sex-crime and its socio-historical background, in: Journal of the History of Ideas 25 (1964) 333–352; M. H. Göring: Sexualdelikte Geisteskranker, in: Zeitschrift für die Gesamte Neurologie und Psychiatrie 7 (1913) 649–673; H. v. Hentig: Die Kriminalität der lesbischen Frau, Stuttgart 1959, ²1965; H. v. Hentig: Die Kriminalität des homophilen Mannes, Stuttgart 1960, ²1966; H. v. Hentig: Soziologie der zoophilen Neigung, Stuttgart 1962; H. v. Hentig: Der nekrotrope Mensch. Vom Totenglauben zur morbiden Totennähe, Stuttgart 1964; H. v. Hentig u. T. Viernstein: Untersuchungen über den Inzest, Heidelberg 1952; K.-H. Hering: Der Weg der Kriminologie zur selbständigen Wissenschaft. Ein Materialbeitrag zur Geschichte der Kriminologie, Hamburg 1966; H. Hinderer: Über die Entwicklung und die Differenzierung des kriminologischen Denkens, in: Staat-Recht-Wirtschaft. Wissenschaftliche Beiträge der Martin-Luther-Universität Halle-Wittenberg. Beiträge der Juristischen Fakultät, Halle 1968, S. 71–91; C. R. Jeffery: Pioneers in criminology: The historical development of criminology, in: Hermann Mannheim, Hrsg.: Pioneers in criminology, London 1960, S. 364–394; D. Klaich: Woman plus woman. Attitudes toward lesbianism, New York 1974; A. Lacassagne: Des transformations du droit pénal et le progrès de la médecine légale de 1810 à 1912. Lyon 1913; A. Leibbrand u. W. Leibbrand: Gestaltwandel medizinischer Begriffe am Beispiel der Hysterie und der Perversion, in: Medizinische Klinik 69 (1974) 761–765; Y. Levin u. A. Lindesmith: English ecology and criminology of the past century, in: The Journal of Criminal Law and Criminology 27 (1937) 801–816; H. Mannheim, Hrsg.: Pioneers in criminology, London 1960; A. Mechler: Degeneration und Endogenität, in: Nervenarzt 34 (1963) 219–226; A. Mechler: Studien zur Geschichte der Kriminalsoziologie, Göttingen 1970; W. Middendorf: Die Sittlichkeitsdelikte in historischer und internationaler Sicht, in: Bundeskriminalamt, Hrsg.: Bekämpfung der Sittlichkeitsdelikte, Wiesbaden 1959, S. 45–48; W. Middendorf: Beiträge zur historischen Kriminologie, Bielefeld 1972; R. A. Nye: Heredity or milieu: the foundation of modern European criminological theory, in: Isis 67 (1976) 335–355; F. Parenti u. P. L. Pagani: Nascita ed evoluzione della criminologia scientifica, in: Castalia 20 (1964) 12–18; L. Radzinowicz: Ideology and crime. A study of crime in its social and historical context, London 1966; F. G. Rooth: Some historical notes on indecent exposure and exhibitionism, in: Medico-Legal Journal 38 (1970) 135–139; S. Schafer: Theories in criminology. Past and present philosophies of the crime problem, New York 1969; E. Schorsch: Sexualstraftäter, Stuttgart 1971; S. Smith: The history and development of forensic medicine, in: British Medical Journal (1951) 599–607; T. Spoerri: Nekrophilie. Strukturanalyse eines Falles, Basel 1959; S. F. Sylvester: The heritage of modern criminology, Cambridge, Mass., 1972; L.-S. Tschirsch: Die Prostitution aus der Sicht deutschsprachiger medizinischer Autoren der Jahrhundertwende (Ein Beitrag zur medizinischen Vorurteilsforschung), Diss. med. Kiel 1972; G. Zilboorg: Historical sidelights on the problem of delinquency, in: American Journal of Psychiatry 100 (1943/44) 757–761.

292 J. L. Casper: Ueber Nothzucht und Päderastie und deren Ermittelung seitens des Gerichtsarztes, in: Vierteljahresschrift für Gerichtliche und Öffentliche Medicin 1 (1852) S. 22.
293 A.-A. Tardieu: Die Vergehen gegen die Sittlichkeit in staatsärztlicher Beziehung betrachtet, a. d. Franz. (1857, ²1878), Weimar 1860.
294 A. J. B. Parent-Duchâtelet: De la Prostitution dans la ville de Paris, considerée sous le rapport de l'hygiène publique, de la morale et de l'administration, Paris 1836, Bruxelles 1837, Bruxelles u. London 1838, Paris ³1857, dt. Freiburg i. Br. u. Leipzig 1903; S. 3; vgl. a. H.-L. Bayard: Attentats à la pudeur, in: Annales d'Hygiène Publique 37 (1847) 462.
295 H. Kaan: Psychopathia sexualis, Leipzig 1844, S. VI.

296 J.L. Casper: Anm. 292, S. 21.
297 A.-A. Tardieu: Anm. 293, S. 2.
298 A.-A. Tardieu: Anm. 293, S. 121.
299 W. Mittermaier: Verbrechen und Vergehen wider die Sittlichkeit, in: Mittermaier u.a., Hrsg.: Vergleichende Darstellung des deutschen und ausländischen Strafrechts. A, Besonderer Teil, Bd 4, Berlin 1906, S. 1–215; R. Moos: Der Verbrechensbegriff in Österreich im 18. und 19. Jahrhundert. Sinn- und Strukturwandel, Bonn 1968; G. Simson u. F. Geerds: Straftaten gegen die Person und Sittlichkeitsdelikte in rechtsvergleichender Sicht, München 1969.
300 A.L. Haight: Verbotene Bücher. Von Homer bis Hemingway, a.d. Engl. (1935, ²1955), Düsseldorf 1956; S. Marcus: The other Victorians. A study of sexuality and pornography in midnineteenthcentury England, New York 1966; D.J. Pivar: Purity crusade, sexual morality, and social control: 1868–1900, Westport, Conn., 1973; G. Zeising: Die Bekämpfung unzüchtiger Gedankenäußerungen seit der Aufklärung, Diss. jur., Marburg 1967.
301 A.-A. Tardieu: Anm. 293, S. 1.
302 H. Kaan: Anm. 295, S. 43.
303 B. Ball: La folie érotique, Paris 1888.
304 R. v. Krafft-Ebing: Grundzüge der Criminalpsychologie, Erlangen 1872, ²1882, S. 94 ff.
305 I. Bloch: Neue Forschungen über den Marquis de Sade und seine Zeit, Berlin 1904, S. 165 ff.
306 H. Haustein: Transvestitismus und Staat am Ende des 18. und im 19. Jahrhundert, in: Zeitschrift für Sexualwissenschaft 15 (1928/29) 116–126.
307 A.M. Guerry: Essai sur la statistique morale de la France, Paris 1833; E.H. Hare: Masturbatory insanity. The History of an idea, in: Journal of Mental Science 108 (1962) 1–25; A.v. Öttingen: Moralstatistik und die christliche Sittenlehre, T. 1–2, Erlangen 1868/73, ³1882; A.J.B. Parent-Duchâtelet: De la prostitution dans la ville de Paris, considerée sous le rapport de l'hygiène publique, de la morale et de l'administration, Paris 1836, Bruxelles 1837, Bruxelles u. London 1838, Paris ³1857, dt. Freiburg i. Br. u. Leipzig 1903.
308 H.-J. Collmann: Internationale Kriminalstatistik. Geschichtliche Entwicklung und gegenwärtiger Stand, Stuttgart 1973; H. v. Hentig: Kriminalstatistische Daten aus früheren Jahrhunderten, 1957, in: Hentig: Studien zur Kriminalgeschichte, Bonn 1962, S. 170–187; A. Mechler: Studien zur Geschichte der Kriminalsoziologie, Göttingen 1970.
309 Vgl. aus dem 19. Jahrhundert zu dieser Thematik: G. Brunet: Quelques faits relatifs à la statistique criminelle, in: Annales d'Hygiène Publique 45 (1851) 230–235; W. Lexis: Moralstatistik, in: Handwörterbuch der Staatswissenschaften, Bd 4, Jena 1892, S. 1221–1227; H.v. Scheel: Zur Einführung in die Kriminalstatistik, insbesondere des Deutschen Reichs, in: Allgemeines Statistisches Archiv, Tübingen 1 (1890) 185–211; H.v. Scheel: Kriminalstatistik, in: Handwörterbuch der Staatswissenschaften, Bd 4, Jena 1892, S. 887–891; E. Würzburger: Über die Vergleichbarkeit kriminalstatistischer Daten, in: Jahrbücher für Nationalökonomie und Statistik 14 (1888) 505–525.
310 L.-R. Villermé: De la distribution par mois des conceptions et des naissances de l'homme, in: Annales d'Hygiène Publique 5 (1831) 83 ff.
311 A.-A. Tardieu: Anm. 293, S. 9.
312 E. Ferri: Das Verbrechen in seiner Abhängigkeit von dem jährlichen Temperaturwechsel, in: Zeitschrift für die Gesamte Strafrechtswissenschaft 2 (1882) 38 f.
313 D.v. Engelhardt: Entwicklung und gegenwärtige Situation kriminologischer Verlaufsforschung, in: S.W. Engel u. D.v. Engelhardt, Hrsg.: Kriminalität und Verlauf, Heidelberg 1978.

314 A. Wettley u. W. Leibbrand: Von der ›Psychopathia Sexualis‹ zur Sexualwissenschaft, Stuttgart 1959.
315 R. v. Krafft-Ebing: Grundzüge der Criminalpsychologie, Erlangen 1872, ²1882, S. 98.
316 A. Mechler: Degeneration und Endogenität, in: Nervenarzt 34 (1963) 219–226; R. D. Walter: What became of the degenerate. A brief history of a concept, in: Journal of the History of Medicine and Allied Sciences 2 (1956) 422–429; A. Wettley: Zur Problemgeschichte der Dégénérescence, in: Sudhoffs Archiv 43 (1959) 193–212.
317 H. Maudsley: An address on medical psychology, in: British Medical Journal (1872) (2) 165.
318 V. Magnan u. M. Legrain: Les dégénérés, Paris 1895.
319 A. Leibbrand u. W. Leibbrand: Gestaltwandel medizinischer Begriffe am Beispiel der Hysterie und der Perversion, in: Medizinische Klinik 69 (1974) 761–765; A. Wettley u. W. Leibbrand: Von der ›Psychopathia Sexualis‹ zur Sexualwissenschaft, Stuttgart 1959.
320 R. v. Krafft-Ebing: Psychopathia sexualis mit besonderer Berücksichtigung der konträren Sexualempfindung, Stuttgart 1886, ¹⁷1924, S. 95.
321 L. Kirn: Über die klinisch-forensische Bedeutung des perversen Sexualtriebes, in: Allgemeine Zeitschrift für Psychiatrie 39 (1882/83) 217.
322 H. Maudsley: Anm. 317, S. 166.
323 R. v. Krafft-Ebing: Anm. 315, S. 74.
324 F. Falk: Ueber den Gemüths-Zustand des der Blutschande angeklagten Ziegelei-Besitzers P. aus T., in: Vierteljahrsschrift für Gerichtliche und Öffentliche Medicin 27 (1877) 19–29.
325 C. Lombroso: Der Verbrecher, a. d. Ital. (1896/97), Bde 1–2, Hamburg 1887/90, S. 359f.
326 Vgl. C. Lombroso: En quelles catégories doit-on-diviser les délinquants et par quels caractères essentiels, organiques et psychiques, peut on les distinguer?, in: Actes du 1. Congrès International d'Anthropologie Criminelle, Roma 1885, S. 5–7, 57–99.
327 E. Ferri: Sociologia criminale, Torino 1892, ⁵1929/30, dt. Leipzig 1896.
328 E. Ferri: Anm. 312, S. 101.
329 J. L. Casper: Ueber Nothzucht und Päderastie und deren Ermittelung seitens des Gerichtsarztes, in: Vierteljahrsschrift für Gerichtliche und Öffentliche Medicin 1 (1852) 22.
330 A.-A. Tardieu: Anm. 293, S. 128.
331 M. Praz: Liebe, Tod und Teufel. Die schwarze Romantik, a. d. Ital. (1930, ³1948), Bde 1–2, München 1970, S. 1, S. 17; neben Praz und den Titeln in Anm. 290 vgl. zur Sittlichkeitsdelinquenz in der Literatur des 19. Jahrhunderts: J. H. Foster: Sex variant women in literature, New York 1956; S. Fox: Lesbian love in literature, New York 1962; R. Gaupp: Incest und Verwandtenmord als Familienschicksal. Ein medizinisch-historischer Beitrag zur ›Schicksals-Pathologie‹, Diss. med. Freiburg i. Br. 1968; O. Görner: Vom Memorabile zur Schicksalstragödie, Berlin 1931; M. Luckow: Die Homosexualität in der literarischen Tradition. Studien zu den Romanen von Jean Genet, Stuttgart 1962; O. Rank: Das Inzest – Motiv in Dichtung und Sage, Leipzig und Wien 1912; B. Wysor: Lesbianism in literature, in: Wysor: The lesbian myth, New York 1974, S. 190–256.
332 F. Hebbel: Tagebücher, Bd 3, Berlin 1905, 1849, Nr 4532, S. 329.
333 F. Hebbel: Anm. 332, Bd 2, 4. 7. 1844, Nr 3174, S. 419.
334 E. Ferri: Les criminels dans l'art et la littérature, a. d. Ital. (1896, ²1926), Paris 1897, ⁴1913, S. 26, hier Hinweis auf Rezension von C. Richet, in: Revue Scientifique 1881 (août); vgl. auch S. Sighele: Le crime à deux. Essai de psychologie morbide, a. d. Ital. (1893), Paris 1893, ²1910, S. 263.
335 E. A. Poe: Der Geist des Bösen, in: Erzählungen, Bd 1, München 1965, S. 168; vgl. a. Poe: Der schwarze Kater, a. a. O., S. 183f.

336 F.M. Dostoevskij: Die Dämonen, München 1961, S. 344f.
337 F.M. Dostoevskij: Die Brüder Karamasoff, München 1964, S. 1194.
338 F.M. Dostoevskij: Aufzeichnungen aus dem Totenhaus, München 1964, S. 29.
339 J.-K. Huysmans: Tief unten, Frankfurt a.M. 1972, S. 42.
340 J.-K. Huysmans: Anm. 339, S. 82.
341 J.-K. Huysmans: Anm. 339, S. 42.
342 J.-K. Huysmans: Gegen den Strich, Zürich 1965, S. 37.
343 F.M. Dostoevskij: Anm. 336, S. 349.
344 F.M. Dostoevskij: Anm. 336, S. 581 f.
345 J.-K. Huysmans: Anm. 339, S. 54.
346 P. Mérimée: Die Venus von Ille, in: Meisternovellen, Zürich 1985, S. 608.
347 R.v. Krafft-Ebing: Anm. 320, Vorrede.
348 S. Sighele: Le crime à deux. Essai de psychologie morbide, a. d. Ital. (1893), Paris 1893, ²1910, S. 131f.
349 E. Ferri: Anm. 334, S. 49f; E. Lefort erkennt in seinem Vergleich von Wissenschaft und abbildender Kunst eine »parfaite analogie de l'œuvre artistique de plusieurs siècles et de la conception du criminel-né du Professeur Lombroso«, in: Physiognomie du criminel d'après les savants et les artistes, thèse méd. Lyon 1892, S. 86.
350 E. Ferri: Anm. 334, S. 95 f.
351 E. Ferri: Anm. 334, S. 122.
352 E. Ferri: Anm. 334, S. 8 u. 21.
353 E. Ferri: Anm. 334, S. 75.
354 E. Ferri: Anm. 334, S. 50.
355 E. Ferri: Anm. 334, S. 75 ff.
356 E. Ferri: Anm. 334, S. 110.
357 C. Lombroso: La Bête humaine et l'anthropologie criminelle, in: Fanfulla della Domenica (15.6. 1890); E. Ferri: Anm. 334, S. 111; vgl. a. C. Lombroso: Der Verbrechertypus in der Literatur, in: Lombroso: Neue Fortschritte in den Verbrecherstudien, a. d. Ital. (1893), Leipzig 1894, S. 409-441.
358 E. Ferri: Anm. 334, S. 98.
359 L. Daguillon: Impulsions homicides consécutives à la lecture d'un roman passionel chez un dégénéré, in: Annales Médico-Psychologiques, 7 sér. 19 (1894), S. 466; vgl. a. E. Ferri: Anm. 334, S. 135, S. Sighele: Anm. 348, S. 67.

*8 Das kranke und sterbende Kind bei Dickens, Zola und Dostoevskij*

360 C. Dickens: Nikolas Nickleby, Bd 1, München 1911, S. 89.
361 C. Dickens: Anm. 360, S. 89 f.
362 C. Dickens: Anm. 360, S. 87.
363 C. Dickens: Anm. 360, Bd 2, S. 26.
364 C. Dickens: Anm. 360, Bd 1, S. 100f.

365 C. Dickens: Anm. 360, Bd 2, S. 89.
366 C. Dickens: Anm. 360, S. 267.
367 C. Dickens: Anm. 360, S. 414.
368 C. Dickens: Dombey und Sohn, München 1959, S. 39.
369 C. Dickens: Anm. 368, S. 111 f.
370 C. Dickens: Anm. 368, S. 119.

371 C. Dickens: Anm. 368, S. 135.
372 C. Dickens: Anm. 368, S. 201.
373 C. Dickens: Anm. 368, S. 226.
374 C. Dickens: Anm. 368, S. 227 f.
375 C. Dickens: Anm. 368, S. 265.
376 C. Dickens: Anm. 368, S. 266.
377 C. Dickens: Anm. 368, S. 268.
378 C. Dickens: Heimchen am Herde, in: Weihnachtserzählungen, München 1957, S. 262.
379 C. Dickens: Anm. 378, S. 290.
380 C. Dickens: Anm. 378, S. 322.
381 C. Dickens: Oliver Twist, München 1982, S. 187.
382 E. Zola: Doktor Pascal, Zürich 1970, S. 398 f.
383 E. Zola: Anm. 382, S. 106.
384 E. Zola: Anm. 382, S. 107.
385 E. Zola: Anm. 382, S. 107.
386 E. Zola: Anm. 382, S. 378.
387 E. Zola: Anm. 382, S. 123.
388 E. Zola: Anm. 382, S. 393.
389 E. Zola: Anm. 382, S. 109.
390 E. Zola: Anm. 382, S. 110.
391 E. Zola: Anm. 382, S. 217.
392 E. Zola: Die Eroberung von Plassans, München 1965, S. 285.
393 E. Zola: Ein Blatt Liebe, München 1965, S. 151 f.
394 E. Zola: Anm. 393, S. 13.
395 E. Zola: Anm. 393, S. 14.
396 E. Zola: Anm. 393, S. 99.
397 E. Zola: Anm. 393, S. 6.
398 E. Zola: Anm. 393, S. 10 f.
399 E. Zola: Anm. 393, S. 11.
400 E. Zola: Anm. 393, S. 155.
401 E. Zola: Anm. 393, S. 145.
402 E. Zola: Anm. 393, S. 145.
403 E. Zola: Anm. 393, S. 90 f.
404 E. Zola: Anm. 393, S. 163 f.
405 E. Zola: Anm. 393, S. 182.
406 E. Zola: Anm. 393, S. 170.
407 E. Zola: Anm. 393, S. 260.
408 E. Zola: Anm. 393, S. 264.
409 E. Zola: Anm. 393, S. 270.
410 E. Zola: Anm. 393, S. 295.
411 E. Zola: Anm. 393, S. 304.
412 E. Zola: Anm. 393, S. 305.
413 E. Zola: Anm. 392, S. 5.
414 E. Zola: Das Werk, München o. J., S. 270.
415 E. Zola: Anm. 414, S. 299.
416 E. Zola: Nana, Berlin 1958, S. 362.
417 E. Zola: Anm. 416, S. 389.
418 E. Zola: Anm. 416, S. 489.

419 E. Zola: Anm. 382, S. 639.
420 E. Zola: Anm. 382, S. 177.
421 E. Zola: Anm. 382, S. 641.
422 F. M. Dostoevskij: Der Idiot, München 1963, S. 117.
423 F. M. Dostoevskij: Die Dämonen, München 1961, S. 606.
424 F. M. Dostoevskij: Anm. 423, S. 611.
425 F. M. Dostoevskij: Anm. 423, S. 611.
426 F. M. Dostoevskij: Anm. 423, S. 614 f.
427 F. M. Dostoevskij: Anm. 423, S. 621.
428 F. M. Dostoevskij: Anm. 423, S. 613 f.
429 F. M. Dostoevskij: Die Brüder Karamasoff, München 1964, S. 877.
430 F. M. Dostoevskij: Anm. 429, S. 895.
431 F. M. Dostoevskij: Anm. 429, S. 906 f.
432 F. M. Dostoevskij: Anm. 429, S. 609.
433 F. M. Dostoevskij: Anm. 429, S. 1271.
434 F. M. Dostoevskij: Die Erniedrigten und Beleidigten, Gütersloh o. J., S. 148, 275, 404.
435 F. M. Dostoevskij: Anm. 434, S. 328.
436 F. M. Dostoevskij: Anm. 434, S. 416.
437 F. M. Dostoevskij: Anm. 434, S. 434 f.
438 F. M. Dostoevskij: Anm. 434, S. 105.
439 F. M. Dostoevskij: Anm. 422, S. 901.
440 H. de Balzac: Memoiren zweier Jungvermählter, in: Die Menschliche Komödie, Bd 1, München 1971, S. 470 f.
441 F. Sologub: Schatten, in: Meistererzählungen, Zürich 1960, S. 66.
442 H. James: Drehung der Schraube, Frankfurt a. M. 1972, S. 182.
443 T. Mann: Buddenbrooks, Frankfurt a. M. 1986, S. 642.
444 T. Mann: Dr. Faustus, Frankfurt a. M. 1971, S. 473.
445 H. Hesse: Unterm Rad, Frankfurt a. M. 1980, S. 109.
446 S. Zweig: Brennendes Geheimnis, Frankfurt a. M. 1988, S. 123 f.
447 W. Faulkner: Schall und Wahn, Zürich 1956, S. 64.
448 L. Németh: Maske der Trauer, Stuttgart 1970, S. 289.
449 J.-E. Hallier: Der zuerst schläft, weckt den anderen, Frankfurt a. M. 1980, S. 146.

## 9 Der Arzt und seine Therapie

450 G. Boccaccio: Das Dekameron, Bd 2, Frankfurt a. M. 1972, S. 731 ff, S. 781 ff.
451 G. Boccaccio: Anm. 450, Bd 1, S. 801 ff.
452 G. Boccaccio: Anm. 450, Bd 1, S. 316 ff.
453 G. Chaucer: Die Canterbury Tales, München 1974, S. 33.
454 S. Brant: Das Narrenschiff, Nr 55, Stuttgart 1964, S. 194.
455 S. Brant: Anm. 454, S. 193.
456 S. Brant: Anm. 454, Nr 38, S. 136.
457 L. Ariost: Der rasende Roland, 1. Theil, Leipzig $^4$1851, S. 290.
458 L. Ariost: Anm. 457, S. 292.
459 H. J. C. von Grimmelshausen: Der abenteuerliche Simplicissimus, Frankfurt a. M. 1983, S. 407.
460 J. Riemer: Die politische Colica, 1680, Nachdruck, Bd 1, Berlin 1979, S. 321.
461 J. Riemer: Anm. 460, S. 200.

## 23 Anmerkungen

462 J. Riemer: Anm. 460, S. 172.
463 C.-L. Montesquieu: Persische Briefe, Frankfurt a. M. 1964, S. 179.
464 C.-L. Montesquieu: Anm. 463, S. 105.
465 C.-L. Montesquieu: Anm. 463, S. 146.
466 C.-L. Montesquieu: Anm. 463, S. 64.
467 J. Swift: Gullivers Reisen, Frankfurt a. M. 1974, S. 26.
468 J. Swift: Anm. 467, S. 367.
469 Voltaire: Candide, in: Sämtliche Romane und Erzählungen, München 1969, S. 246.
470 Voltaire: Anm. 469, S. 261.
471 Voltaire: Anm. 469, S. 278 f.
472 H. Fielding: Tom Jones, Darmstadt 1965, S. 46.
473 H. Fielding: Anm. 472, S. 203 ff.
474 H. Fielding: Anm. 472, S. 211.
475 H. Fielding: Anm. 472, S. 891.
476 H. Fielding: Anm. 472, S. 82.
477 Jean Paul: Dr. Katzenbergers Badereise, in: Werke, Bd 11, München 1975, S. 279.
478 Jean Paul: Anm. 477, S. 114.
479 F. W. J. Schelling: Jahrbücher der Medicin als Wissenschaft, Vorrede, 1805, in: Werke, Bd 4, München 1927, S. 65.
480 G. W. F. Hegel: System der Philosophie. Zweiter Teil. Die Naturphilosophie, in: Sämtliche Werke, Bd 9, Stuttgart-Bad Cannstatt 1958, § 379, S. 697.
481 G. W. F. Hegel: Anm. 480, § 373, S. 708 f.
482 G. W. F. Hegel: Anm. 480, § 375, S. 717.
483 G. W. F. Hegel: System der Philosophie. Dritter Teil. Die Philosophie des Geistes, in: Sämtliche Werke, Bd 10, Stuttgart-Bad Cannstatt $^4$1965, § 407, S. 207.
484 J. W. v. Goethe an C. v. Stein, 8. 6. 1787, in: Briefe, Bd 2, Hamburg 1964, S. 60.
485 J. W. v. Goethe: Die Leiden des jungen Werthers, in: Werke, Bd 6, Hamburg 1951, S. 30.
486 J. W. v. Goethe: Anm. 485, S. 31.
487 J. W. v. Goethe: Die Wahlverwandtschaften, in: Werke, Bd 6, Hamburg 1951, S. 399.
488 J. W. v. Goethe: Anm. 487, S. 401.
489 J. W. v. Goethe: Wilhelm Meisters Wanderjahre, in: Werke, Bd 8, Hamburg 1950, S. 331.
490 J. W. v. Goethe im Gespräch zu F. v. Müller, 12. 8. 1872, in: Goethes Gespräche, Bd 3, Zürich 1972, S. 161.
491 J. W. v. Goethe: West-Östlicher Divan, in: Werke, Bd 2, Hamburg 1949, S. 56.
492 C. M. Wieland: Euthanasia, in: Sämtliche Werke, Bd 12, Hamburg 1984, S. 262.
493 C. M. Wieland: Anm. 492, S. 263.
494 Novalis: Fragmente und Studien, Nr 675, in: Schriften, Bd 3, Darmstadt 1983, S. 686.
495 Novalis: Das allgemeine Brouillon, Nr 372, in: Schriften, Bd 3, Darmstadt $^3$1983, S. 307.
496 Novalis: Anm. 495, Nr 149, S. 268.
497 Novalis: Logische Fragmente, Nr 42, in: Schriften, Bd 2, Darmstadt $^3$1981, S. 535.
498 Novalis: Anm. 495, Nr 1131, S. 474.
499 E. T. A. Hoffmann: Der Magnetiseur, in: Der unheimliche Gast und andere phantastische Erzählungen, Frankfurt a. M. 1977, S. 44.
500 E. T. A. Hoffmann: Anm. 499, S. 47.
501 F. A. Mesmer: vgl. H. Schott, Hrsg.: Franz Anton Mesmer und die Geschichte des Mesmerismus, Stuttgart 1985.
502 L. Tieck: Die Vogelscheuche, in: Schriften, Bd 11, Frankfurt a. M. 1988, S. 668.

503 A.v. Arnim: Armut, Reichtum, Schuld und Buße der Gräfin Dolores, in: Sämtliche Romane und Erzählungen, Bd 1, München 1962, S. 254.
504 Jean Paul: Selina oder über die Unsterblichkeit der Seele, in: Werke, Bd 12, München 1975, S. 1217.
505 Jean Paul: Anm. 504, S. 1214.
506 E.A.F. Klingemann: Die Nachtwachen des Bonaventura, 9. Nachtwache, Frankfurt a.M. 1974, S. 120.
507 W. Hauff: Die Sängerin, in: Hauff: Othello. Jud Süß. Die Sängerin, München 1981, S. 128.
508 P. Merimée: Don Juan und das Fegefeuer, in: Die Venus von Ille, Zürich 1985, S. 252.
509 V.F. Odoevskij: Russische Nächte, München 1970, S. 46.
510 V.F. Odoevskij: Anm. 509, S. 179.
511 V.F. Odoevskij: Anm. 509, S. 191.
512 V.F. Odoevskij: Anm. 509, S. 364.
513 R. Virchow: 1849, S. 25.
514 J.S. Le Fanu: Das Haus beim Kirchhof, Zürich 1977, S. 233.
515 G. Flaubert: Madame Bovary, München 1980, S. 446.
516 W.M. Thackeray: Jahrmarkt der Eitelkeit. Ein Roman ohne Helden, München 1958, S. 242.
517 J. Gotthelf: Wie Anne Bäbi Jowäger haushaltet und wie es ihm mit dem Doktern geht, Erlenbach-Zürich 1963, S. 636.
518 C. Dickens: Martin Chuzzlewit, München 1986, S. 426.
519 C. Dickens: Dombey und Sohn, München 1959, S. 8f.
520 C. Dickens: David Copperfield, München 1982, S. 736.
521 A.P. Čechov an E.M. Šavrova, 28.2. 1895, in: Čechov: Briefe 1879–1904, Berlin 1968, S. 301f.
522 C. Dickens: Eine Geschichte aus zwei Städten, Frankfurt a.M. 1987, S. 426.
523 T. Storm: Ein Bekenntnis, 1887, in: Werke, München 1958, S. 1094.
524 T. Storm: Anm. 523, S. 1094.
525 H. Söderberg: Doktor Glas, Frankfurt a.M. 1966, S. 71.
526 H. Söderberg: Anm. 525, S. 72.
527 S. Lewis: Dr. med. Arrowsmith, Reinbek b. Hamburg 1954, S. 25.
528 S. Maugham: Der Menschen Hörigkeit, Bd 1, Zürich 1975, S. 297.
529 B. Pasternak: Doktor Schiwago, Frankfurt a.M. 1964, S. 93.
530 E. Hemingway: Eine Naturgeschichte der Toten, in: Gesammelte Werke, Bd 7, Reinbek b. Hamburg 1989, S. 73.
531 R. Martin du Gard: Die Thibaults. Geschichte einer Familie, München 1989, S. 534.
532 J. Steinbeck: Die Perle, Frankfurt a.M. 1983, S. 21.

## 10 Der Hof- und Leibarzt vom 18. bis zum 20. Jahrhundert

533 H.J.C. von Grimmelshausen: Simplicius Simplicissimus, Nürnberg 1705, 4, S. 174.
534 J.W. v. Goethe: Wilhelm Meisters Wanderjahre (1821/22), in: Werke, Bd 8, Hamburg 1980, S. 72.
535 J. Morier: Die Abenteuer des Hadji Baba, Frankfurt a.M. 1981, S. 207.
536 J. Morier: Anm. 535, S. 139.
537 H. de Balzac: Katharina von Medici, in: Die Menschliche Komödie, Bd 12, München 1972, S. 189f.

538 Jean Paul: Hesperus, in: Werke, Bd 2, München 1975, S. 1099f.
539 Jean Paul: Anm. 538, S. 1104.
540 Jean Paul: Anm. 538, S. 1105.
541 E.T.A. Hoffmann: Klein Zaches genannt Zinnober, in: Späte Werke, München 1965, S. 94.
542 E.T.A. Hoffmann: Anm. 541, S. 95.
543 L.N. Tolstoj: Krieg und Frieden, München o.J., S. 257.
544 L.N. Tolstoj: Anm. 543, S. 293.
545 L.N. Tolstoj: Anm. 543, S. 601.
546 H. Mann: Die Vollendung des Königs Henri Quatre, Reinbek b. Hamburg 1964, S. 193.
547 H. Mann: Anm. 546, S. 199.
548 H. Mann: Anm. 546, S. 221.
549 H. Mann: Anm. 546, S. 385.
550 H. de Balzac: Anm. 537, S. 135.
551 L. Tieck: Die Vogelscheuche, in: Schriften, Bd 11, Frankfurt a.M. 1988, S. 668.
552 C.F. Meyer: Die Versuchung des Pescara, in: Sämtliche Werke, Bd 1, München 1976, S. 773.
553 C.F. Meyer: Anm. 552, S. 750.
554 W. Bergengruen: Herzog Karl der Kühne, Zürich 1950, S. 209.
555 W. Bergengruen: Der Großtyrann und das Gericht, München o.J., S. 41.
556 T. Mann: Königliche Hoheit, Frankfurt a.M. 1984, S. 18.
557 T. Mann: Anm. 556, S. 21.
558 T. Mann: Anm. 556, S. 23.
559 Jean Paul: Dr. Katzenbergers Badereise, in: Werke, Bd 11, München 1975, S. 298.
560 L. Tieck: Anm. 551, S. 697.
561 T. Mann: Anm. 556, S. 111.
562 A. Huxley: Nach vielen Sommern, München 1986, S. 55.
563 A.P. Čechov: Die Fürstin, in: Flattergeist. Erzählungen 1888–1892, Zürich 1976, S. 174.
564 A.P. Čechov: Anm. 563, S. 173.
565 A.P. Čechov: Anm. 563, S. 180.

## 11 Der Chirurg des 18. und 19. Jahrhunderts

566 Paracelsus: Opera, Bd 1, Basel 1616, 576B.
567 T. Smollett: Die Abenteuer Roderick Randoms, München 1977, S. 74.
568 T. Smollett: Anm. 567, S. 74.
569 H. Fielding: Amelia, München 1965, S. 633.
570 H. Fielding: Anm. 569, S. 634.
571 J.W. v. Goethe: Wilhelm Meisters Wanderjahre, in: Werke, Bd 8, Hamburg 1980, S. 72.
572 J.W. v. Goethe: Anm. 571, S. 282f.
573 J.W. v. Goethe: Anm. 571, S. 355.
574 J.W. v. Goethe: Anm. 571, S. 326.
575 J.W. v. Goethe: Anm. 571, S. 329.
576 J.W. v. Goethe: Anm. 571, S. 334.
577 W.S. Maugham: Der Menschen Hörigkeit, Bd 1, Zürich 1975, S. 299.
578 J.W. v. Goethe: Die Wahlverwandtschaften, in: Werke, Bd 6, Hamburg 1951, S. 458.
579 J.W. v. Goethe: Anm. 578, S. 206.

580 H. Melville: Weißjacke, Zürich 1948, S. 427 f.
581 H. de Balzac: Die Messe des Gottesleugners, in: Die Menschliche Komödie, Bd 3, München 1971, S. 645.
582 H. de Balzac: Modeste Mignon, in: Die Menschliche Komödie, Bd 1, München 1971, S. 789.
583 H. de Balzac: Anm. 581, S. 646.
584 H. de Balzac: Anm. 582, S. 787.
585 H. de Balzac: Anm. 581, S. 648.
586 H. de Balzac: Anm. 582, S. 786.
587 H. de Balzac: Anm. 582, S. 785.
588 H. de Balzac: Anm. 582, S. 871.
589 F. Rabelais: Gargantua und Pantagruel, Bd 1, Frankfurt a. M. 1976, S. 300.
590 Jean Paul: Hesperus, in: Werke, Bd 1, München 1975, S. 539.
591 T. G. von Hippel: Lebensläufe nach aufsteigender Linie, T. 3, Bd 1, Berlin 1781, S. 446.
592 T. G. von Hippel: Über die Ehe, Berlin 1774, S. 30.
593 L. Tieck: William Lovell, in: Frühe Erzählungen und Romane, Darmstadt 1963, S. 639.
594 H. de Balzac: Katharina von Medici, in: Die Menschliche Komödie, Bd 12, München 1972, S. 103 f.
595 H. Fielding: Anm. 569, S. 64.
596 H. Fielding: Anm. 569, S. 124.
597 H. Fielding: Anm. 569, S. 131.
598 H. Melville: Anm. 580, S. 432.
599 H. Melville: Anm. 580, S. 433.
600 H. Melville: Anm. 580, S. 452 f.
601 J. W. v. Goethe: Anm. 571, S. 459.
602 H. de Balzac: Modeste Mignon, in: Die Menschliche Komödie, Bd 1, München 1971, S. 786.
603 H. de Balzac: Pierette, in: Die Menschliche Komödie, Bd 4, München 1971, S. 354.
604 H. de Balzac: Anm. 603, S. 358.
605 H. de Balzac: Die ›Fischerin im Trüben‹, in: Die Menschliche Komödie, Bd 4, München 1971, S. 770.
606 H. de Balzac: Anm. 605, S. 769.
607 H. de Balzac: Anm. 605, S. 766.
608 H. de Balzac: Anm. 605, S. 604.
609 H. de Balzac: Ursule Mirouët, in: Die Menschliche Komödie, Bd 3, München 1971, S. 1253.
610 H. de Balzac: Verlorene Illusionen, in: Die Menschliche Komödie, Bd 5, München 1971, S. 380.
611 H. de Balzac: Die Kehrseite der Zeitgeschichte, in: Die Menschliche Komödie, Bd 9, München 1972, S. 215.
612 H. de Balzac: Glanz und Elend der Kurtisanen, in: Die Menschliche Komödie, Bd 6, München 1971, S. 941.
613 H. de Balzac: Ferragus, in: Die Menschliche Komödie, Bd 6, München 1971, S. 91.
614 H. de Balzac: Was alte Herren sich die Liebe kosten lassen, in: Die Menschliche Komödie, Bd 7, München 1971, S. 131 f.
615 H. de Balzac: Anm. 614, S. 132.
616 F. M. Dostoevskij: Rodion Raskolnikoff, München 1964, S. 277.
617 F. M. Dostoevskij: Anm. 616, S. 297.

618 H. Fielding: Tom Jones, Darmstadt 1965, S. 167.
619 H. Fielding: Anm. 618, S. 382.
620 A. P. Čechov: Chirurgie, in: Ein unbedeutender Mensch. Erzählungen 1883–1885, Zürich 1976, S. 146.
621 E. Hemingway: In einem andern Land, in: Gesammelte Werke, Bd 2, Reinbek b. Hamburg 1989, S. 179.
622 J. Joyce: Ulysses, Frankfurt a. M. 1981, S. 852.
623 L. N. Tolstoj: Krieg und Frieden, München o. J., S. 240.
624 S. Lewis: Dr. med. Arrowsmith, Hamburg 1954, S. 116.

## 12 Der Landarzt bei Balzac, Stifter und Trollope

625 H. de Balzac: Der Landarzt, in: Die Menschliche Komödie, Bd 10, München 1972, S. 451.
626 H. de Balzac: Anm. 625, S. 538.
627 H. de Balzac: Anm. 625, S. 490.
628 H. de Balzac: Anm. 625, S. 463.
629 H. de Balzac: Anm. 625, S. 584.
630 H. de Balzac: Anm. 625, S. 614.
631 H. de Balzac: Anm. 625, S. 500.
632 H. de Balzac: Anm. 625, S. 510.
633 A. Stifter: Die Mappe meines Urgroßvaters, in: Werke, Bd 12, Basel 1967, S. 70.
634 A. Stifter: Anm. 633, S. 83.
635 A. Stifter: Anm. 633, S. 71.
636 A. Stifter: Anm. 633, S. 246.
637 A. Stifter: Anm. 633, S. 299.
638 A. Stifter: Anm. 633, S. 84.
639 A. Stifter: Anm. 633, S. 239.
640 A. Trollope: Das Pfarrhaus Framley, Bd 5, Wurzen 1864, S. 154.
641 A. Trollope: Dr. Thorne, Zürich 1954, S. 41.
642 A. Trollope: Anm. 641, S. 48.
643 A. Trollope: Anm. 641, S. 390.
644 A. Trollope: Anm. 641, S. 460.
645 A. Trollope: Anm. 641, S. 36 f.

## 13 Geburtshelfer und Frauenarzt im 19. Jahrhundert

646 H. de Balzac: Modeste Mignon, in: Die Menschliche Komödie, Bd 1, München 1971, S. 785.
647 T. Fontane: Irrungen Wirrungen, in: Kleine Romane, München 1955, S. 189.
648 T. Fontane: Effi Briest, München 1969, S. 227.
649 H. de Balzac: Memoiren zweier Jungvermählter, in: Die Menschliche Komödie, Bd 1, München 1971, S. 436.
650 H. de Balzac: Anm. 649, S. 547 f.
651 H. de Balzac: Anm. 649, S. 477.
652 H. de Balzac: Anm. 649, S. 438.
653 H. de Balzac: Anm. 649, S. 439.
654 H. de Balzac: Anm. 649, S. 445 f.
655 H. de Balzac: Anm. 649, S. 475.

656 H. de Balzac: Anm. 649, S. 447.
657 H. de Balzac: Anm. 649, S. 448.
658 H. de Balzac: Anm. 649, S. 450.
659 C. Dickens: Oliver Twist, München 1982, S. 9.
660 C. Dickens: Anm. 659, S. 10.
661 C. Dickens: Anm. 659, S. 11.
662 C. Dickens: Anm. 659, S. 12.
663 C. Dickens: Klein Dorrit, München 1961, S. 82.
664 C. Dickens: Dombey und Sohn, München 1959, S. 8 f.
665 E. Zola: Die Erde, München 1966, S. 219.
666 E. Zola: Anm. 665, S. 223.
667 C. Dickens: Anm. 664, S. 16.
668 F. M. Dostoevskij: Die Dämonen, München 1961, S. 870.
669 E. u. J. Goncourt: Germinie Lacerteux, München o. J., S. 74.
670 A. P. Čechov: Der Namenstag, in: Flattergeist. Erzählungen 1888–1892, Zürich 1976, S. 124 d.
671 A. P. Čechov: Anm. 670, S. 126.
672 L. N. Tolstoj: Anna Karenina, München o. J., S. 415.
673 L. N. Tolstoj: Anm. 672, S. 416.
674 L. N. Tolstoj: Anm. 672, S. 416.
675 E. Hemingway: In einem andern Land, Reinbek b. Hamburg 1977, S. 245.
676 E. Hemingway: Anm. 675, S. 247.
677 E. Hemingway: Anm. 675, S. 254.
678 L. N. Tolstoj: Krieg und Frieden, München 1972, S. 320.
679 L. N. Tolstoj: Anm. 678, S. 321.
680 L. N. Tolstoj: Anm. 678, S. 323.
681 E. Hemingway: Indianerlager, in: Stories, Gesammelte Werke, Bd 6, Reinbek b. Hamburg 1989, S. 86.
682 E. Hemingway: Anm. 681, S. 88.
683 H. de Balzac: Anm. 649, S. 515.
684 H. de Balzac: Anm. 649, S. 508.
685 C. Dickens: Nikolas Nickleby, Bd 1, München 1911, S. 276.
686 E. Zola: Nana, Berlin 1960, S. 240.
687 E. Zola: Anm. 686, S. 534.
688 H. Mann: Doktor Biebers Versuchung, in: Mann: Das Gute im Menschen. Novellen 2, Düsseldorf 1982, S. 335.
689 Choderlos de Laclos: Gefährliche Liebschaften, München o. J., S. 395.
690 A. Schnitzler: Doktor Gräsler, Badearzt, Berlin 1951, S. 169.
691 T. Mann: Buddenbrooks, Frankfurt a. M. 1986, S. 472 f.
692 T. Mann: Anm. 691, S. 559.
693 T. Mann: Anm. 691, S. 560.
694 T. Mann: Anm. 691, S. 567.
695 T. Mann: Anm. 691, S. 568.
696 T. Fontane: Effi Briest, München 1969, S. 196 f.
697 T. Fontane: Anm. 696, S. 201.
698 T. Fontane: Anm. 696, S. 202.
699 T. Fontane: Anm. 696, S. 205.
700 T. Fontane: Anm. 696, S. 281.

701 T. Fontane: Anm. 696, S. 300.
702 L. N. Tolstoj: Kreutzersonate, München o. J., S. 45 f.
703 S. Lewis: Dr. med. Arrowsmith, Reinbek b. Hamburg 1954, S. 117.
704 T. Mann: Joseph und seine Brüder, Bd 1, Frankfurt a. M. 1983, S. 388.
705 M. Proust: Auf der Suche nach der verlorenen Zeit, Bd 1, Frankfurt a. M. 1975, S. 69.
706 H. Fielding: Amelia, 1965, S. 131.
707 H. Fielding: Anm. 706, S. 132.
708 H. Fielding: Anm. 706, S. 131.

## 14 Der Zahnarzt

709 G. W. Hegel: System der Philosophie: Zweiter Teil. Die Naturphilosophie, in: Sämtliche Werke, Bd 9, Stuttgart ³1958, § 370, S. 676.
710 W. Klußmann: Versuch zu einer Philosophie des Gebisses, des Gebißverfalls und der Zahnheilkunde, in: Zahnärztliche Welt (1960) 209–212, 277–282, 351–354.
711 G. P. Harsdoerffer: Frauenzimmer-Gesprechsspiele, Bd 5, 1645, Neudruck, Tübingen 1969, S. 76.
712 Jean Paul: Leben Fibels, in: Werke, Bd 11, München 1975, S. 537.
713 L. Bromfield: Wahre Liebe, in: Zenobia. 5 stories, München 1957, S. 72.
714 L. Bromfield: Anm. 712, S. 77.
715 E. A. Poe: Die Brille, in: Werke, Bd 1, Olten u. Freiburg i. Br. 1976, S. 349.
716 L. Feuchtwanger: Goya, Frankfurt a. M. 1977, S. 247.
717 J. W. v. Goethe: Wilhelm Meisters Wanderjahre, in: Werke, Bd 8, Hamburg 1950, S. 218.
718 E. A. Poe: Berenice, in: Werke, Bd 2, Olten u. Freiburg i. Br. 1976, S. 565.
719 E. A. Poe: Anm. 718, S. 569.
720 K. von Holtei: Charpie, in: Erzählende Schriften, Bd 38, Breslau 1866, S. 102.
721 T. Mann: Buddenbrooks, Frankfurt a. M. 1986, S. 435.
722 T. Mann: Anm. 721, S. 437.
723 T. Mann: Anm. 721, S. 640.
724 F. Rabelais: Gargantua und Pantagruel, Bd 1, Frankfurt a. M. 1974, S. 137.
725 Abraham a Santa Clara: Etwas für Alle, Bd 1, Nürnberg 1711, S. 125.
726 W. Alexis: Isegrimm, Bd 1, Berlin 1854, S. 196.
727 Jean Paul: Titan, in: Werke, Bd 5, München 1975, S. 32.
728 H. Zschokke: n. Deutsches Wörterbuch von Jacob und Wilhelm Grimm, Bd 15, München 1984, S. 175.
729 C. Andersen: Tante Zahnweh, in: Sämtliche Märchen und Geschichten, Bd 2, Leipzig 1953, S. 681.
730 C. Andersen: Anm. 729, S. 682.
731 C. Andersen: Anm. 729, S. 683.
732 G. Boccaccio: Das Dekameron, 7. Tag, 9. Geschichte, Frankfurt a. M. 1972, S. 643.
733 J. Swift: Gullivers Reisen, Frankfurt a. M. 1974, S. 209 f.
734 H. J. C. von Grimmelshausen: Der abenteuerliche Simplicissimus, Frankfurt a. M. 1983, S. 404.
735 Abraham a Santa Clara: Anm. 725, Bd 2, Nürnberg 1711, S. 691.
736 J. P. Hebel: Schatzkästlein, Leipzig o. J., S. 56.
737 F. Rabelais: Anm. 724, Bd 1, Frankfurt a. M. 1974, S. 187.
738 C. Tillier: Mein Onkel Benjamin, München 1959, S. 73 f.
739 J. Huysmans: Gegen den Strich, Zürich 1965, S. 124 f.

740 A.P. Čechov: Allgemeinbildung, in: Ein unbedeutender Mensch. Erzählungen 1883–1885, Zürich 1976, S. 301.
741 F. Norris: Heilloses Gold, Zürich 1964, S. 42.
742 R. Musil: Die Vollendung der Liebe, in: Gesammelte Werke, Bd 6, Reinbek b. Hamburg 1978, S. 160.
743 T. Mann: Anm. 721, S. 436.
744 T. Mann: Anm. 721, S. 577.
745 T. Mann: Anm. 721, S. 578.
746 T. Mann: Anm. 721, S. 586.
747 L. Feuchtwanger: Exil, Frankfurt a. M. 1979, S. 65.
748 L. Feuchtwanger: Anm. 747, S. 66.
749 L. Feuchtwanger: Anm. 747, S. 72.
750 L. Feuchtwanger: Anm. 747, S. 752.
751 L. Feuchtwanger: Anm. 747, S. 756.
752 S. Jackson: Der Zahn, in: Die Teufelsbraut. 25 dämonische Geschichten, Zürich 1989, S. 331.
753 S. Jackson: Anm. 752, S. 340.
754 G. Grass: örtlich betäubt, Neuwied 1969, S. 8.
755 G. Grass: Anm. 754, S. 20.
756 G. Grass: Anm. 754, S. 71.
757 G. Grass: Anm. 754, S. 20.
758 G. Grass: Anm. 754, S. 92.
759 H. de Balzac: Das Chagrinleder, in: Die Menschliche Komödie, Bd 11, München 1972, S. 58.
760 J. Joyce: Ulysses, Frankfurt a. M. 1981, S. 179.
761 W. Busch: Balduin Bählamm, in: Werke, Bd 4, Wiesbaden o. J., S. 60.
762 B. H. Brockes: Die Welt im Licht, Hamburg 1982, S. 73.
763 C. Hampton: Geschichten aus Hollywood, Frankfurt a. M., S. 22.
764 G. Grass: Anm. 754, S. 141.

## 15 Der Arzt als Forscher im 19. Jahrhundert

765 Jean Paul: Dr. Katzenbergers Badereise, in: Werke, Bd 11, München 1975, S. 128.
766 Jean Paul: Anm. 765, S. 198.
767 Jean Paul: Anm. 765, S. 128.
768 Jean Paul: Anm. 765, S. 198.
769 Jean Paul: Anm. 765, S. 115.
770 H. de Balzac: Verlorene Illusionen, in: Die Menschliche Komödie, Bd 5, München 1971, S. 379.
771 R. L. Stevenson: Der seltsame Fall des Dr. Jekyll und Mr. Hyde, in: Der Selbstmörderklub und andere Erzählungen, München 1960, S. 734.
772 E. Zola: Doktor Pascal, Zürich 1970, S. 66 f.
773 E. Zola: Anm. 772, S. 73.
774 H. G. Wells: Dr. Moreaus Insel, München 1980, S. 90.
775 H. G. Wells: Anm. 774, S. 100.
776 Jean Paul: Anm. 765, S. 115.
777 N. Hawthorne: Rappaccinis Tochter, in: Der große Karfunkel. Phantastische Erzählungen, Berlin 1959, S. 159.

778 N. Hawthorne: Anm. 777, S. 188.
779 E. Zola: Anm. 772, S. 61 f.
780 H. G. Wells: Anm. 774, S. 45.
781 H. G. Wells: Anm. 774, S. 91.
782 H. G. Wells: Anm. 774, S. 90.
783 M. W. Shelley: Frankenstein oder Der neue Prometheus, München 1972, S. 54.
784 H. G. Wells: Anm. 774, S. 96.
785 Jean Paul: Anm. 765, S. 129.
786 Jean Paul: Anm. 765, S. 99.
787 Jean Paul: Anm. 765, S. 107.
788 Jean Paul: Anm. 765, S. 108.
789 Jean Paul: Anm. 765, S. 212.
790 I. S. Turgenev: Väter und Söhne, in: Romane, München 1964, S. 314.
791 I. S. Turgenev: Anm. 790, S. 322.
792 I. S. Turgenev: Anm. 790, S. 323.
793 I. S. Turgenev: Anm. 790, S. 338.
794 I. S. Turgenev: Anm. 790, S. 486.
795 E. Zola: Anm. 772, S. 81 f.
796 E. Zola: Anm. 772, S. 358.
797 E. Zola: Anm. 772, S. 196.
798 N. Hawthorne: Dr. Heideggers Experiment, in: Der große Karfunkel. Phantastische Erzählungen, Berlin 1959, S. 125.
799 R. L. Stevenson: Anm. 771, S. 734.
800 T. Storm: Am Kamin, in: Werke, Weinheim 1958, S. 195.
801 H. de Balzac: Der Stein der Weisen, in: Die Menschliche Komödie, Bd 11, München 1972, S. 609.
802 H. de Balzac: Anm. 801, S. 795.
803 M. W. Shelley: Anm. 783, S. 37.
804 S. Lewis: Dr. med. Arrowsmith, Hamburg 1954, S. 14.
805 S. Lewis: Anm. 804, S. 272.

## 16 Der Arzt als Patient

806 A. Solženicyn: Krebsstation, Bd 1, Reinbek b. Hamburg 1968, S. 83.
807 I. S. Turgenev: Väter und Söhne, in: Romane, München 1964, S. 482.
808 T. Mann: Der Zauberberg, Bd 1, Frankfurt a. M. 1967, S. 140.
809 K. Hamsun: Das letzte Kapitel, in: Sämtliche Erzählungen, Bd 5, München 1958, S. 236.
810 W. Faulkner: Doktor Martino, in: Gesammelte Erzählungen, Bd 4, Zürich 1972, S. 61.
811 B. Pasternak: Doktor Schiwago, Frankfurt a. M. 1964, S. 548.
812 W. Percy: Liebe in Ruinen, Frankfurt a. M. 1974, S. 18.
813 W. S. Maugham: Der Menschen Hörigkeit, Bd 1, Zürich 1975, S. 23.
814 W. S. Maugham: Anm. 813, Bd 1, S. 49.
815 W. S. Maugham: Anm. 813, Bd 1, S. 54.
816 W. S. Maugham: Anm. 813, Bd 1, S. 286.
817 W. S. Maugham: Anm. 813, Bd 1, S. 115.
818 W. S. Maugham: Anm. 813, Bd 1, S. 117.
819 W. S. Maugham: Anm. 813, Bd 2, S. 175.
820 W. S. Maugham: Anm. 813, Bd 2, S. 348.

821  A. Solženicyn: Anm. 806, Bd 1, S. 83.
822  A. Solženicyn: Anm. 806, Bd 2, S. 116.
823  A. Solženicyn: Anm. 806, Bd 2, S. 68.
824  H. de Balzac: Der Landarzt, in: Die Menschliche Komödie, Bd 10, München 1972, S. 615.
825  C. Dickens: Eine Geschichte aus zwei Städten, Frankfurt a. M. 1987, S. 58.
826  I. S. Turgenev: Anm. 807, S. 486 f.
827  E. Zola: Doktor Pascal, Zürich 1970, S. 523 f.
828  E. Zola: Anm. 827, S. 548.
829  E. Zola: Anm. 827, S. 561.
830  H. de Balzac: Anm. 824, S. 640 f.
831  A. P. Čechov: Krankenzimmer Nr. 6, Zürich 1976, S. 76.
832  R. Martin du Gard: Sommer 1914 und Epilog, Hamburg u. Wien 1961, S. 892.
833  R. Martin du Gard: Anm. 832, S. 1007.
834  B. Pasternak: Anm. 811, S. 548.
835  C. McCullers: Uhr ohne Zeiger, Zürich 1974, S. 50.
836  M. Proust: Auf der Suche nach der verlorenen Zeit, Bd 5, Frankfurt a. M. 1975, S. 405 f.
837  W. S. Maugham: Anm. 813, Bd 2, S. 102.
838  C. Dickens: Anm. 825, S. 123.
839  C. Dickens: Anm. 825, S. 265.
840  T. Mann: Anm. 808, S. 140.
841  T. Mann: Anm. 808, S. 141.
842  T. Mann: Anm. 808, S. 185.
843  T. Mann: Anm. 808, S. 269.
844  R. Musil: Der Mann ohne Eigenschaften, Hamburg 1952, S. 191.
845  W. Percy: Anm. 812, S. 18.
846  W. S. Maugham: Anm. 813, Bd 2, S. 116.
847  H. Carossa: Die Schicksale Doktor Bürgers, Frankfurt a. M. 1984, S. 17.
848  R. Martin du Gard: Die Thibaults, München 1989, S. 485.
849  J. Gotthelf: Wie Anne Bäbi Jowäger haushaltet und wie es ihm mit dem Doktorn geht, 2. Teil, Zürich 1978, S. 436.
850  F. Kafka: Ein Landarzt, in: Sämtliche Erzählungen, Frankfurt a. M. 1970, S. 127 f.

## 17 Die medizinische Institution

851  A. Solženicyn: Krebsstation, Bd 1, Reinbek b. Hamburg 1971, S. 59.
852  A. Solženicyn: Anm. 851, S. 127.
853  S. Plath: Die Töchter der Blossom Street, in: Plath: Die Bibel der Träume. Erzählungen. Prosa aus den Tagebüchern, Frankfurt a. M. 1987, S. 80.
854  S. Plath: Anm. 853, S. 81.
855  S. Plath: Anm. 853, S. 83 f.
856  A. J. Cronin: Die Zitadelle, Hamburg 1951, S. 353.
857  J. Joyce: Ulysses, Bd 2, Frankfurt a. M. 1970, S. 542.
858  J. Joyce: Anm. 857, S. 574.
859  J. Joyce: an F. Budgen 26.(?) 3. 1920, in: Briefe, Bd 2, Frankfurt a. M. 1970, S. 762.
860  W. S. Maugham: Der Menschen Hörigkeit, Bd 2, Zürich 1975, S. 127.
861  J. Rhys: Außerhalb der Maschine, in: Adieu Marias, adieu Rose, Erzählungen, München 1985, S. 238.

862 J. Rhys: Anm. 861, S. 259.
863 J. Rhys: Rapunzel, Rapunzel, in: Anm. 861, S. 440.
864 M. Walser: Seelenarbeit, Frankfurt a. M. 1979, S. 164.
865 E. Kreuder: Herein ohne anzuklopfen, Köln 1981, S. 207.
866 V. M. Garšin: Die rote Blume, München o. J., S. 19.
867 N. V. Gogol: Aufzeichnungen eines Wahnsinnigen, in: Gesammelte Werke, Bd 1, Stuttgart 1982, S. 783.
868 A. P. Čechov: Krankenzimmer Nr. 6, München 1976, S. 75.
869 R. Musil: Der Mann ohne Eigenschaften, Hamburg 1952, S. 982.
870 R. Musil: Anm. 869, S. 986.
871 K. Kesey: Einer flog über das Kuckucksnest, Stuttgart 1971, S. 318.
872 S. de Beauvoir: Ein sanfter Tod, Reinbek b. Hamburg 1968, S. 98.
873 T. Bernhard: Der Atem, Salzburg 1978, S. 20.
874 T. Bernhard: Anm. 873, S. 60.
875 L. N. Tolstoj: Krieg und Frieden, München o. J., S. 371.
876 L. N. Tolstoj: Anm. 875, S. 377.
877 L. N. Tolstoj: Anm. 875, S. 378.
878 L. N. Tolstoj: Anm. 875, S. 380.
879 L. N. Tolstoj: Sevastopoler Erzählungen, in: Sämtliche Erzählungen, Bd 1, Frankfurt a. M. 1961, S. 140.
880 F. M. Dostoevskij: Aufzeichnungen aus einem Totenhaus, München 1964, S. 247f.
881 F. M. Dostoevskij: Anm. 880, S. 257.
882 F. M. Dostoevskij: Anm. 880, S. 260.
883 F. M. Dostoevskij: Anm. 880, S. 272.
884 A. P. Čechov: Gusev, in: Erzählungen 1888–1892, Zürich 1976, S. 201.
885 A. P. Čechov: Anm. 884, S. 210f.
886 A. P. Čechov: Anm. 884, S. 213.
887 E. Hemingway: In einem andern Land, Reinbek b. Hamburg 1977, S. 15.
888 L.-F. Céline: Reise ans Ende der Nacht, Reinbek b. Hamburg 1968, S. 78.
889 Jean Paul: Dr. Katzenbergers Badereise, in: Werke, Bd 11, München 1975, S. 272.
890 Jean Paul: Anm. 889, S. 272f.
891 M. J. Lermontov: Ein Held unserer Zeit, Frankfurt a. M. 1963, S. 78.
892 M. J. Lermontov: Anm. 891, S. 103.
893 H. de Balzac: Das Chagrinleder, in: Die Menschliche Komödie, Bd 11, München 1972, S. 263.
894 G. de Maupassant: Mont-Oriol, München 1964, S. 256.
895 T. Fontane: Irrungen Wirrungen, in: Kleine Romane, München 1955, S. 223.
896 T. Fontane: Effi Briest, München 1969, S. 287.
897 T. Fontane: Anm. 896, S. 288.
898 T. Mann: Buddenbrooks, Frankfurt a. M. 1986, S. 572.
899 K. Hamsun: Das letzte Kapitel, in: Sämtliche Romane und Erzählungen, Bd 5, München 1958, S. 33.
900 K. Hamsun: Anm. 899, S. 40.
901 K. Hamsun: Anm. 899, S. 73f.
902 T. Mann: Der Zauberberg, Bd 2, Frankfurt a. M. 1967, S. 473.
903 T. Mann: Anm. 902, Bd 2, S. 752.
904 T. Mann: Anm. 902, Bd 1, S. 139.
905 T. Mann: Anm. 902, Bd 1, S. 67.

906 T. Mann: Anm. 902, Bd 1, S. 68.
907 W. S. Maugham: Sanatorium, in: Ashenden oder Der britische Geheimagent. Gesammelte Erzählungen, Bd 7, Zürich 1976, S. 269.
908 Klabund: Il Santo Bubi, in: Der himmlische Vagant, Köln 1968, S. 216.
909 M. Duras: Zerstören, sagt sie, Neuwied 1970, S. 21.
910 D. Buzzati: Das Haus mit den sieben Stockwerken, in: Die sieben Boten, München 1957, S. 15.
911 D. Buzzati: Anm. 910, S. 37.
912 M. de Cervantes: Die betrügliche Heirat, in: Die Novellen, München 1958, S. 548.
913 M. de Cervantes: Anm. 912, S. 549.
914 M. de Cervantes: Gespräch zwischen Cipion und Berganza, Hunde des Auferstehungshospitals, in: Anm. 912, S. 628.
915 J. Swift: Gullivers Reisen, Frankfurt a. M. 1978, S. 82.
916 J. W. v. Goethe: 8. Juni 1787 an Charlotte v. Stein, in: Briefe, Bd 2, Hamburg 1964, S. 60.
917 A. Breton: Nadja, Frankfurt a. M. 1976, S. 104 f.
918 A. Huxley: Schöne Neue Welt und Dreißig Jahre danach, München ²1981, S. 160.
919 A. Huxley: Anm. 918, S. 197.
920 W. Percy: Das Thanatos-Syndrom, München 1989, S. 175.
921 W. Percy: Anm. 920, S. 324 f.
922 A. Manzoni: Die Verlobten, München 1977, S. 825.
923 A. Manzoni: Anm. 922, S. 827 f.
924 W. Raabe: Des Reiches Krone, in: Erzählungen, München 1963, S. 327.
925 N. Gordon: Der Medicus, München 1987, S. 326.
926 L. N. Tolstoj: Krieg und Frieden, München o. J., S. 358.
927 L. N. Tolstoj: Anm. 926, S. 362.
928 L. N. Tolstoj: Anna Karenina, München o. J., S. 612.
929 A. P. Čechov: Die Fürstin, in: Flattergeist. Erzählungen 1888–1892, Zürich 1976, S. 174.
930 J. M. Machado de Assis: Der Irrenarzt, Frankfurt a. M. 1978, S. 114.
931 H. de Montherlant: Die Aussätzigen (= Erbarmen mit den Frauen, 4. Teil), München 1963, S. 129.
932 C.-L. de Montesquieu: Persische Briefe, Frankfurt a. M. 1964, S. 146.
933 C.-L. de Montesquieu: Anm. 932, S. 51.
934 N. P. Willis: First Impressions of Europe, 28. 6. 1832, in: Willis: Prose Writings, New York 1845, S. 103–105; vgl. a. von Willis die Erzählung ›The Madhouse of Palermo‹, 1836, a. a. O., S. 457 ff.
935 H. Hesse: Haus zum Frieden. Aufzeichnungen eines Herrn im Sanatorium, in: Albert Fraenkel, Arzt und Forscher, Mannheim ²1964, S. 47.
936 T. Mann: Vom Geist der Medizin. Offener Brief an den Herausgeber der ›Deutschen Medizinischen Wochenschrift‹, in: Gesammelte Werke, Bd 11, Frankfurt a. M. 1960, S. 596.

## 18 Pflegepersonen

937 G. de Maupassant: Der Teufel, in: Mademoiselle Perle und andere Novellen, München 1964, S. 26.
938 C. Dickens: Martin Chuzzlewit, München 1986, S. 304.
939 C. Dickens: Anm. 938, S. 305.
940 C. Dickens: Anm. 938, S. 311.

941 J. Gotthelf: Wie Anne Bäbi Jowäger haushaltet und wie es ihm mit dem Doktorn geht, 2. Teil, Zürich 1978, S. 93.
942 J. Gotthelf: Anm. 941, S. 100.
943 E. u. J. de Goncourt: Sœur Philomène, Paris 1861, S. 110 (dt. v. E.).
944 E. u. J. de Goncourt: Anm. 943, S. 241.
945 N. Hawthorne: Der scharlachrote Buchstabe, Frankfurt a. M. 1979, S. 168.
946 H. Fielding: Amelia, München 1965, S. 142 f.
947 H. Fielding: Anm. 946, S. 143.
948 M. Claudius: Sämtliche Werke, Berlin 1967, S. 265.
949 T. Mann: Buddenbrooks, Frankfurt a. M. 1986, S. 476.
950 T. Mann: Anm. 949, S. 568.
951 T. Mann: Anm. 949, S. 683.
952 T. Mann: Anm. 949, S. 685.
953 T. Mann: Anm. 949, S. 687.
954 E. Hemingway: In einem andern Land, Reinbek b. Hamburg 1977, S. 70.
955 A. Schnitzler: Doktor Gräsler, Badearzt, Berlin 1951, S. 49.
956 E. Hemingway: Dr. Spicker, die Nonne und das Radio, in: Stories, Werke, Bd 7, Reinbek b. Hamburg 1989, S. 102.
957 C. Dickens: Heimchen am Herd, in: Weihnachtserzählungen, München 1957, S. 274.
958 F. M. Dostoevskij: Die Dämonen, München 1961, S. 403.
959 R. Musil: Der Mann ohne Eigenschaften, Hamburg 1952, S. 1563.
960 A. Gide: Der Immoralist, München 1976, S. 104.
961 A. Gide: Anm. 960, S. 37 f.

## 19 Die soziale Welt

962 C. Dickens: Die Kranke im Hospital, in: Londoner Skizzen, Naumburg o. J., S. 564.
963 R. Musil: Der Mann ohne Eigenschaften, Hamburg 1952, S. 856.
964 C. Dickens: Das Geheimnis des Edwin Drood (unvollendet), München 1970, S. 130.
965 W. S. Maugham: Der Menschen Hörigkeit, Bd 2, Zürich 1975, S. 103.
966 J. Cortázar: Die Gesundheit der Kranken, in: Das Feuer aller Feuer. Erzählungen, Frankfurt a. M. 1976, S. 39.
967 T. Storm an die Brüder Paetel, 14. 5. 1883, in: Sämtliche Werke, Bd 2, München 1982, S. 1110.
968 A. v. Arnim: Der tolle Invalide auf dem Fort Ratonneau, in: Werke in einem Band, Berlin 1981, S. 167.
969 A. v. Arnim: Anm. 968, S. 168.
970 A. v. Arnim: Anm. 968, S. 176.
971 A. v. Arnim: Anm. 968, S. 181.
972 A. v. Arnim: Anm. 968, S. 183.
973 A. v. Arnim: Anm. 968, S. 185.
974 H. de Balzac: Louis Lambert, in: Die Menschliche Komödie, Bd 12, München 1972, S. 553.
975 H. de Balzac: Anm. 974, S. 576.
976 H. de Balzac: Anm. 974, S. 578.
977 J. P. Sartre: Das Zimmer, in: Sartre: Die Kindheit eines Chefs. Erzählungen, Reinbek b. Hamburg, 1985, S. 57.
978 J. W. v. Goethe: Wahlverwandtschaften, in: Werke, Bd 6, Hamburg 1951, S. 399.

## 23 Anmerkungen

979 R. Martin du Gard: Die Thibaults. Geschichte einer Familie, München 1989, S. 696.
980 H. de Balzac: Memoiren zweier Jungvermählter, in: Die Menschliche Komödie, Bd 1, München 29, S. 541.
981 L. N. Tolstoj: Krieg und Frieden, München o. J., S. 685.
982 L. N. Tolstoj: Anm. 981, S. 686.
983 L. N. Tolstoj: Anm. 981, S. 688.
984 T. Mann: Anm. 949, S. 345.
985 J. Conrad: Der Nigger auf der ›Narzissus‹, Frankfurt a. M. 1978, S. 161.
986 J. Conrad: Anm. 985, S. 162.
987 J. Conrad: Anm. 985, S. 160 f.
988 C. Dickens: Heimchen am Herd, in: Weihnachtserzählungen, München 1957, S. 274.
989 C. Dickens: David Copperfield, München 1982, S. 768.
990 C. Dickens: Anm. 989, S. 769.
991 A. de Musset: Pierre und Camilla, in: Die beiden Geliebten und andere Erzählungen, München 1989, S. 158.
992 A. Schnitzler: Sterben, in: Meistererzählungen, Frankfurt a. M. 1950, S. 13.
993 A. Schnitzler: Anm. 992, S. 52.
994 A. Schnitzler: Anm. 992, S. 79.
995 H. de Balzac: Pierrette, in: Die Menschliche Komödie, Bd 4, München 1971, S. 357.
996 F. Werfel: Der Tod des Kleinbürgers, in: Erzählungen aus zwei Welten, Bd 2, Frankfurt a. M. 1952, S. 49.
997 C.-L. de Montesquieu: Persische Briefe, Frankfurt a. M. 1964, S. 172 f.
998 C.-L. de Montesquieu: Anm. 997, S. 215.
999 C.-L. de Montesquieu: Anm. 997, S. 197.
1000 C.-L. de Montesquieu: Anm. 997, S. 186.
1001 C.-L. de Montesquieu: Anm. 997, S. 146.
1002 H. de Balzac: Modeste Mignon, in: Die Menschliche Komödie, Bd 1, München 1971, S. 702.
1003 A. Huxley: Schöne neue Welt und Dreißig Jahre danach, München u. Zürich, ²1981, S. 216.
1004 A. Huxley: Anm. 1003, S. 109.
1005 A. Huxley: Anm. 1003, S. 53.
1006 A. Huxley: Anm. 1003, S. 30 f.
1007 A. Huxley: Anm. 1003, S. 197.
1008 A. Huxley: Anm. 1003, S. 160.
1009 A. Huxley: Anm. 1003, S. 66.
1010 A. Huxley: Anm. 1003, S. 307.
1011 A. Huxley: Anm. 1003, S. 250.
1012 A. Huxley: Anm. 1003, S. 309.
1013 A. Huxley: Anm. 1003, S. 293 f.
1014 A. Camus: Die Pest, Hamburg 1950, S. 182.
1015 J. Conrad: Anm. 985, S. 109.

## 20 Das medizinische Lehrgedicht

1016 G. W. F. Hegel: Aesthetik, Erster Band, in: Sämtliche Werke, Bd 12, Stuttgart-Bad Cannstatt 1964, S. 560.
1017 Avicenna: Cantica (11. Jhdt.).

1018 Regimen Sanitatis Salernitanum. Die Kunst sich gesund zu erhalten. Deutsche Nachdichtung, mit Einleitung und Anmerkungen von Rolf Schott, Zürich 1964, S. 8.
1019 Anm. 1018, S. LXXXVI.
1020 Anm. 1018, S. XCI.
1021 G. Fracastoro: Syphilidis, dt. Kiel 1960.
1022 J. E. Hebenstreit: Pathologia metrica s. de morbis carmen, Leipzig 1740, S. 6.
1023 D. W. Triller: Diätetische Lebensregeln oder Belehrung, wie es anzufangen, ein hohes Alter zu erreichen, Frankfurt a. M. 1783; ders.: Geprüfte Pockeninoculation, ein Gedicht, Frankfurt a. M. 1766.
1024 Der Medicin Historia kurtzweilig und in Verslein, da man sie in Prosa, wie bekannt nicht stark goutiert im deutschen Land, Leipzig 1887.
1025 vgl. R. L. Montgomery: The reader's eye. Studies in didactic literature theory from Dante to Tasso, Berkeley, Calif. 1979.
1026 Avicenna: Cantica, Venedig 1582, Vorrede.
1027 Kardinal Bembo an Fracastoro, 8.10. 1530.
1028 Bartolotti: Doctor Parmas Macharonea Medicinalis, 1498.
1029 vgl. L. L. Albertsen: Das Lehrgedicht. Eine Geschichte der antikisierenden Sachepik in der neueren deutschen Literatur mit einem unbekannten Gedicht Albrecht von Hallers, Aarhus 1967; B. Croce: Il dialogo di Fracastoro sulla poetica, in: Quaderni della Critica 3 (1947) (nov) (9) 56–61; B. Fabian: Das Lehrgedicht als Problem der Poetik, in: H. R. Jauß, Hrsg.: Die Nichtmehrschönen Künste, Poetik und Hermeneutik, Bd 3, 1968, S. 67–89, 549–557; H. Hajdu: Das mnemotechnische Schrifttum des Mittelalters, Budapest 1936.
1030 engl., in: University of Illinois studies in Language and Literature 9 (1924) 3, 317–404, lat. in: Fracastoro: Opera, Venedig 1555, S. 153–164.
1031 F. Schiller an J. W. v. Goethe, 4.4. 1797, in: Der Briefwechsel zwischen Schiller und Goethe, Frankfurt a. M. 1977, S. 364.
1032 F. Schiller an J. W. v. Goethe, 1.3. 1795, in: Anm. 1031, S. 93.
1033 J. W. v. Goethe: Über das Lehrgedicht, in: Werke, Abt. 1, Bd 41, 2. Abt., Weimar 1903, S. 225.
1034 J. W. v. Goethe: Anm. 1033, S. 226.
1035 G. E. Lessing: Pope ein Metaphysiker?, 1755, in: Werke, Bd 3, München 1972, S. 27.
1036 F. Schiller an J. W. v. Goethe, 5.3. 1795, in: Anm. 1031, S. 735.
1037 W. v. Humboldt: Ueber Goethes Hermann und Dorothea, in: Gesammelte Schriften, Bd 2, Berlin 1904, S. 137.
1038 G. W. F. Hegel: Anm. 1016, S. 599.
1039 E. A. Poe: Das poetische Prinzip, in: Das gesamte Werk, Bd 10, Olten u. Freiburg i. Br. 1976, S. 680.
1040 E. A. Poe: Anm. 1039, S. 679.
1041 E. A. Poe: Anm. 1039, S. 683.

## 21 Lesen im literarischen System der Diätetik

1042 C.-L. de Montesquieu: Persische Briefe, Frankfurt a. M. 1964, S. 213.
1043 W. Bergengruen: Der Großtyrann und das Gericht, München o. J., S. 304.
1044 W. Bergengruen: Anm. 1043, S. 90.
1045 H. G. Wells: Das Kristall-Ei. Erzählungen, Wien 1979, S. 33.
1046 A. Schnitzler: Doktor Gräsler, Badearzt, Frankfurt a. M. 1951, S. 18.

1047 E. Zola: Die Eroberung von Plassans, München 1965, S. 142.
1048 C. Dickens: Die Pickwickier, München 1977, S. 83.
1049 I. A. Gončarov: Oblomow, Leipzig 1954, S. 524.
1050 E. Zola: Doktor Pascal, Zürich 1970, S. 360.
1051 E. Zola: Anm. 1050, S. 475.
1052 E. Zola: Anm. 1050, S. 513.
1053 E. Zola: Anm. 1050, S. 514.
1054 T. Mann: Der Zauberberg, Bd 1, Frankfurt a. M. 1967, S. 137.
1055 T. Mann: Buddenbrooks, Frankfurt a. M. 1986, S. 13.
1056 T. Mann: Anm. 1055, S. 395.
1057 T. Mann: Anm. 1055, S. 355.
1058 E. Zola: Anm. 1050, S. 475.
1059 F. Rabelais: Gargantua und Pantagruel, Bd 2, Frankfurt a. M. 1976, S. 11.
1060 L. Sterne: Tristram Shandy, Stuttgart 1972, S. 390.
1061 C.-L. de Montesquieu: Anm. 1042, S. 261 ff.
1062 C.-M. Wieland an J. G. Zimmermann, 5.12.1758, in: Wieland: Briefwechsel, Bd 1, 1963, S. 390.
1063 C. M. Wieland: Werke, Bd 1, 1964, S. 13.
1064 Jean Paul: Dr. Katzenbergers Badereise, in: Werke, Bd 11, München 1975, S. 220.
1065 Jean Paul: Anm. 1064, S. 221.
1066 L. Tieck: Die Vogelscheuche, in: Schriften, Bd 11, Frankfurt a. M. 1988, S. 716.
1067 H. de Balzac: Ein Drama am Meere, in: Die Menschliche Komödie, Bd 11, München 1972, S. 1103.
1068 C. Dickens: Dombey und Sohn, München 1959, S. 972.
1069 G. Keller: Der grüne Heinrich, Zürich 1947, S. 298.
1070 C. F. Meyer: Angela Borgia, in: Sämtliche Werke, Bd 1, München 1976, S. 842.
1071 C. F. Meyer: Der Gewissensanfall, in: Sämtliche Werke, Bd 2, München 1976, S. 563.
1072 E. A. Poe: Berenice, in: Das gesamte Werk, Bd 2, Olten u. Freiburg i. Br. 1976, S. 562.
1073 C. Dickens: Nicholas Nickleby, München 1982, S. 302.
1074 C. Dickens: Anm. 1073, S. 308.
1075 E. Zola: Die Eroberung von Plassans, München 1965, S. 76.
1076 T. Fontane: Graf Petöfy, München 1969, S. 234.
1077 T. Fontane: Irrungen Wirrungen, München 1969, S. 117.
1078 T. Fontane: Effi Briest, München 1969, S. 204.
1079 J. K. Huysmans: Gegen den Strich, Frankfurt a. M. 1972, S. 165 f.
1080 A. Schnitzler: Sterben, in: Meistererzählungen, Frankfurt a. M. 1950, S. 49.
1081 E. Zola: Ein Blatt Liebe, München 1965, S. 56.
1082 E. Zola: Anm. 1081, S. 57.
1083 A. Gide: Paludes, Frankfurt a. M. 1962, S. 69.
1084 M. Duras: Zerstören, sagt sie, Neuwied 1970, S. 51.
1085 C. McCullers: Uhr ohne Zeiger, Zürich 1974, S. 138.
1086 J. Conrad: Der Nigger von der ›Narzissus‹, Frankfurt a. M. 1978, S. 8.
1087 J. Rhys: Außerhalb der Maschine, in: Adieu Marias, adieu Rose, Erzählungen, München 1985, S. 245.
1088 J. Rhys: Anm. 1087, S. 441 f.
1089 R. Martin du Gard: Die Thibaults, Hamburg 1961, S. 909.
1090 C. Muhr: Depressionen. Tagebuch einer Krankheit, Frankfurt a. M. 1978, S. 67.
1091 T. Mann: Anm. 1054, S. 260.

1092 T. Mann: Anm. 1054, Bd 2, S. 750f.
1093 H. de Balzac: Madame Firmiani, in: Die Menschliche Komödie, Bd 2, München 1971, S. 352.
1094 J. W. v. Goethe: Wilhelm Meisters Wanderjahre, in: Werke, Bd 8, Hamburg 1950, S. 206f.
1095 M. Proust: Auf der Suche nach der verlorenen Zeit, Bd 8, Frankfurt a. M. 1976, S. 491f.

## 22 Abschluß und Ausblick

1096 W. Osler: Aequanimitas, 1905, S. 49 (dt. v. E.).
1097 W. S. Maugham: Der Menschen Hörigkeit, Bd 1, Zürich 1975, S. 297.
1098 J. Conrad: Das Ende vom Lied, Frankfurt a. M. 1968, S. 369.

# 24 ERWÄHNTE UND BEHANDELTE ROMANE UND ERZÄHLUNGEN

In alphabetischer Reihenfolge werden die Schriftsteller mit ihren in dieser Studie erwähnten Romanen und Erzählungen und dem Jahr der Erstpublikation angeführt. Fremdsprachige Titel werden durch die deutsche Übersetzung ergänzt, aus der in diesem Band direkt oder in Paraphrase zitiert wird.

*Albertinus*, Aegidius (um 1560–1620)
– Der Landstörtzer Gusman von Alfarache oder Picaro genannt (1615)
*Alemán*, Mateo (1547–nach 1613)
– Vida del pícaro Guzmán de Alfarache (1599/1604), dt. Das Leben des Guzmán von Alfarache (München 1964)
*Alexis*, Willibald (1798–1871)
– Isegrimm (1854)
*Améry*, Jean (1912–1978)
– Charles Bovary, Landarzt. Porträt eines einfachen Mannes (1978)
*Anderson*, Sherwood (1876–1941)
– Unlighted Lamps (1933), dt. Ungeborenes Licht (Winesburg, Ohio und andere Erzählungen, Olten und Freiburg 1963)
– Brother Death (1933), dt. Bruder Tod (Winesburg, Ohio und andere Erzählungen, Olten und Freiburg 1963)
*Apollinaire*, Guillaume (1880–1918)
– La Lèpre (1910)
*Ariosto*, Ludovico (1474–1533)
– Orlando furioso (1516/32), dt. Der rasende Roland (Leipzig 1851)
*Arnim*, Ludwig Achim von (1781–1831)
– Armut, Reichtum, Schuld und Buße der Gräfin Dolores (1810)
– Fürst Ganzgott und Sänger Halbgott (1818)
– Der tolle Invalide auf dem Fort Ratonneau (1818)
*Artaud*, Antonin (1896–1948)
– Lettre aux médecins-chefs des asiles des fous (1926)
– Le Pèse-nerfs (1927), dt. Die Nervenwaage (Berlin 1961)
*Augustin*, Ernst (geb. 1927)
– Raumlicht (1976)
*Austen*, Jane (1775–1817)
– Emma (1816), dt. Emma (Frankfurt a. M. 1980)
*Balzac*, Honoré de (1799–1850)
– Une Passion dans le désert (1830), dt. Eine Leidenschaft in der Wüste (Die Menschliche Komödie, Bd 9, München 1972)

## 24 Erwähnte und behandelte Romane und Erzählungen

- La Peau de chagrin (1831), dt. Das Chagrinleder (Die Menschliche Komödie, Bd 11, München 1972)
- Sur Cathérine de Médicis (1831/41), dt. Katharina von Medici (Die Menschliche Komödie, Bd 12, München 1972)
- La Grenadière (1832), dt. Die Grenadiere (Die Menschliche Komödie, Bd 2, München 1971)
- Louis Lambert (1832), dt. Louis Lambert (Die Menschliche Komödie, Bd 12, München 1972)
- Madame Firmiani (1832), dt. Madame Firmiani (Die Menschliche Komödie, Bd 2, München 1971)
- Ferragus (1833), dt. Ferragus (Die Menschliche Komödie, Bd 6, München 1971)
- Le Médecin de Campagne (1833), dt. Der Landarzt (Die Menschliche Komödie, Bd 10, München 1971)
- La Recherche de l'absolu (1834), dt. Der Stein der Weisen (Die Menschliche Komödie, Bd 11, München 1972)
- Le Père Goriot (1834/35), dt. Vater Goriot (Die Menschliche Komödie, Bd 3, München 1971)
- Séraphîta (1835), dt. Seraphita (Die Menschliche Komödie, Bd 12, München 1972)
- Un Drame au bord de la mer (1835), dt. Ein Drama am Meeresufer (Die Menschliche Komödie, Bd 11, München 1972)
- Le Lys dans la vallée (1835/36), dt. Die Lilie im Tal (Die Menschliche Komödie, Bd 10, München 1971)
- La Messe de l'athée (1836), dt. Die Messe des Gottesleugners (Die Menschliche Komödie, Bd 3, München 1972)
- Illusiones perdues (1837/43), dt. Verlorene Illusionen (Die Menschliche Komödie, Bd 5, München 1971)
- Pierrette (1840), dt. Pierette (Die Menschliche Komödie, Bd 4, München 1971)
- Ursule Mirouët (1841), dt. Ursula Mirouet (Die Menschliche Komödie, Bd 3, München 1971)
- Mémoires de deux jeunes mariées (1841/42), dt. Memoiren zweier Jungvermählter (Die Menschliche Komödie, Bd 1, München 1971)
- La Rabouilleuse (1842), dt. Die ›Fischerin im Trüben‹ (Die Menschliche Komödie, Bd 4, München 1971)
- L'Envers de l'histoire contemporaine (1842/44), dt. Die Kehrseite der Zeitgeschichte (Die Menschliche Komödie, Bd 9, München 1972)
- Honorine (1843), dt. Honorine (Die Menschliche Komödie, Bd 2, München 1972)
- A Combien l'armour revient aux vieillards (1843/44), dt. Was alte Herren sich die Liebe kosten lassen (Die Menschliche Komödie, Bd 7, München 1971)
- Modeste Mignon (1844), dt. Modeste Mignon (Die Menschliche Komödie, Bd 1, München 1971)
- Splendeurs et misères des courtisanes (1838/47), dt. Glanz und Elend der Kurtisanen (Die Menschliche Komödie, Bde 6 u. 7, München 1971)
- La Cousine Bette (1846), dt. Tante Bette (Die Menschliche Komödie, Bd 7, München 1971)
- La Dernière incarnation de Vautrin (1847), dt. Vautrins letztes Abenteuer (Die Menschliche Komödie, Bd 7, München 1971)
- Le Cousin Pons (1847), dt. Vetter Pons (Die Menschliche Komödie, Bd 8, München 1971)

*Barbey d'Aurevilly*, Jules-Amédée (1808–1889)
- Les Diaboliques (1874), dt. Die Teuflischen (Olten u. Stuttgart 1967)

*Barclay*, Alexander (1475?–1552)
- The Ship of Folys of the World (1509)

*Baudelaire*, Charles (1821–1867)
- Les Fleurs du mal (1857/61), dt. Die Blumen des Bösen, Frankfurt a. M. (1976)

*Beauvoir*, Simone de (1908–1986)
- Une Mort très douce (1964), dt. Ein sanfter Tod (Reinbek b. Hamburg 1968)

*Beckett*, Samuel (1906–1989)
- Yellow (1934)
- Murphy (1938), dt. Murphy (Frankfurt a. M. 1959)

*Bellamy*, Edward (1850–1898)
- Looking Backward: 2000–1887 (1888), dt. Ein Rückblick aus dem Jahre 2000 auf das Jahr 1887 (Leipzig 1890)

*Benn*, Gottfried (1886–1956)
- Querschnitt (1918)

*Benzoni*, Juliette (geb. 1920)
- Cathérine des grands chemins (1968), dt. Cathérine de Montsalvy (München 1975)

*Bergengruen*, Werner (1892–1964)
- Herzog Karl der Kühne (1930)
- Der Großtyrann und das Gericht (1935)
- Am Himmel wie auf Erden (1940)

*Bernhard*, Thomas (1931–1989)
- In hora mortis (1958)
- Frost (1963)
- Der Atem (1978)
- Wittgensteins Neffe (1982)

*Boccaccio*, Giovanni (1313–1375)
- Il Decamerone (1349/53), dt. Das Dekameron (Frankfurt a. M. 1972)

*Borges*, Jorge Luis (1899–1986)
- The Masked Dyer Hakim of Merv (1935), dt. Der Färber in der Maske Hakim von Merv (Der schwarze Spiegel, München 1954)

*Bourget*, Paul (1852–1935)
- André Cornélis (1887), dt. André Cornélis (Berlin 1895)
- Le Disciple (1889), dt. Der Schüler (Stuttgart 1892)

*Breton*, André (1896–1966)
- Nadja (1928), dt. Nadja (Frankfurt a. M. 1976)

*Broch*, Hermann (1886–1951)
- Der Tod des Vergil (1945)

*Bromfield*, Louis (1896–1956)
- True Love (1931), dt. Wahre Liebe (Zenobia. 5 Stories, München 1957)

*Buck*, Pearl S. (1892–1973)
- Enemy (1942), dt. Der Feind (Zurück in den Himmel. Erzählungen, Frankfurt a. M. 1985)

*Büchner*, Georg (1813–1837)
- Lenz (1839)

*Bulgakov*, Michail Afanas'evič (1891–1940)
- Sobač'e serdce (1925, ersch. 1968), dt. Hundeherz (Neuwied 1968)

*Bulwer*, Edward George (1803–1873)
- Rienzi, or the Last of the Tribunes (1835), dt. Rienzi, der Letzte der Tribunen (Berlin 1909)

*Buzzatti*, Dino (1906–1972)
- Sette Piani (1942), dt. Das Haus mit den sieben Stockwerken (1966) (Die sieben Boten, München 1957)

*Cable*, George Washington (1844–1925)
- Jean-ah Poquelin (1875)

*Camus*, Albert (1913–1960)
- La Peste (1947), dt. Die Pest (Hamburg 1950)

*Carossa*, Hans (1878–1956)
- Doktor Bürgers Ende (1913) (Die Schicksale Doktor Bürgers, 1930)
- Der Arzt Gion (1931)
- Der Tag des jungen Arztes (1955)

*Čechov*, Anton Pavlovič (1860–1904)
- Kirurgija (1884), dt. Chirurgie (Ein unbedeutender Mensch. Erzählungen 1883–1885, Zürich 1976)
- Znakomij mužčina (1886), dt. Ihr Bekannter. (Kurzgeschichten und frühe Erzählungen, 1883–1887, München 1968)
- Beglec (1887), dt. Der Flüchtling (Die Steppe. Erzählungen 1887–1888, Zürich 1976)
- Imeniny (1888), dt. Der Namenstag (Flattergeist. Erzählungen 1888–1892, Zürich 1976)
- Pripadok (1888), dt. Der Anfall (Flattergeist. Erzählungen 1888–1892, Zürich 1976)
- Skučnaja istorija (1889), dt. Eine langweilige Geschichte (Zürich 1976)
- Knjaginja (1889), dt. Die Fürstin (Flattergeist. Erzählungen 1888–1892, Zürich 1976)
- Obščee obrazovanie (1885), dt. Allgemeinbildung (Ein unbedeutender Mensch. Erzählungen 1883–1885, Zürich 1976)
- Gusev (1890), dt. Gusev (Flattergeist. Erzählungen 1888–1892, Zürich 1976)
- Duel' (1891), dt. Das Duell (Zürich 1976)
- Proprygun'ja (1892), dt. Flattergeist (Erzählungen 1888–1892, Zürich 1976)
- Palata No 6 (1892), dt. Krankenzimmer Nr. 6 (Erzählungen 1888–1892, Zürich 1976)
- Ionyč (1898), dt. Ionyc (Die Dame mit dem Hündchen. Erzählungen 1897–1903, Zürich 1976)

*Céline*, Louis-Ferdinand (1894–1961)
- Voyage au bout de la nuit (1932), dt. Reise ans Ende der Nacht (Reinbek b. Hamburg 1968)

*Cervantes Saavedra*, Miguel de (1547–1616)
- El Ingenioso Hidalgo Don Quixote de la Mancha (1605/15), dt. Don Quijote (München 1956)
- El licenciado Vidriera (1613), dt. Der Lizentiat Vidriera (Die Novellen, München 1958)
- El casamiento engañoso (1613), dt. Die betrügliche Heirat (Die Novellen, Frankfurt a. M. 1958)
- El colloquio de los perros (1613), dt. Gespräch zwischen Cipion und Berganza (Die Novellen, Frankfurt a. M. 1958)

*Chaucer*, Geoffrey (1340?–1400)
- The Canterbury Tales (1385/1400, um 1478), dt. Die Canterbury Tales (München 1974)

*Choderlos de Laclos*, Pierre Ambroise François (1741–1803)
- Les Liaisons dangereuses (1782), dt. Gefährliche Liebschaften (München o. J.)

*Claudius*, Matthias (1740–1815)
- Der Wandsbeker Bote (1775)

*Conrad*, Joseph (1857–1924)
- The Nigger of the ›Narcissus‹ (1897), dt. Der Nigger von der ›Narzissus‹ (Frankfurt a. M. 1978)

- The End of the Tether (1902), dt. Das Ende vom Lied (Frankfurt a.M. 1968)

*Cortázar*, Julio (1914–1984)
- La salud de los enfermos (1966), dt. Die Gesundheit der Kranken (Das Feuer aller Feuer, Frankfurt a.M. 1976)
- Nurse Cora (1966), dt. Das Fräulein Cora (Das Feuer aller Feuer, Frankfurt a.M. 1976)

*Cronin*, Archibald J. (1896–1981)
- The Citadel (1937), dt. Die Zitadelle (Reinbek b. Hamburg 1951)

*Dickens*, Charles (1812–1870)
- The Hospital Patient (1836), dt. Die Kranke im Hospital (Londoner Skizzen, Naumburg o.J.)
- The Posthumous Papers of the Pickwick Club (1837), dt. Die Pickwickier (Zürich 1986)
- The Adventures of Oliver Twist (1837/38), dt. Oliver Twist (Zürich 1982)
- The Life and Adventures of Nicholas Nickleby (1838/39), dt. Nikolas Nickleby (München 1911)
- Barnaby Rudge (1840), dt. Barnaby Rudge (München 1963)
- The Life and Adventures of Martin Chuzzlewit (1843/44), dt. Martin Chuzzlewit (München 1986)
- The Cricket on the Heart (1846), dt. Heimchen am Herde (Weihnachtserzählungen, München 1957)
- Dealings with the Firm of Dombey and Son (1847/48), dt. Dombey und Sohn (München 1959)
- The Personal History of David Copperfield (1849/50), dt. David Copperfield (München 1982)
- Bleak House (1852), dt. Bleakhaus (München 1984)
- Little Dorrit (1855/57), dt. Klein Dorrit (München 1961)
- A Tale of Two Cities (1859), dt. Eine Geschichte aus zwei Städten (Frankfurt a.M. 1987)
- Great Expectations (1860/61), dt. Große Erwartungen (München 1956)
- Our Mutual Friend (1864/65), dt. Unser gemeinsamer Freund (1967)
- The Mystery of Edwin Drood (1870), dt. Das Geheimnis des Edwin Drood (München 1970)

*Djilas*, Milovan (geb. 1911)
- The Leper (1964), dt. Der Aussätzige (Die Exekution und andere Erzählungen, München 1966)

*Döblin*, Alfred (1878–1957)
- Berlin Alexanderplatz (1929)

*Dostoevskij*, Fëdor Michajlovič (1821–1881)
- Dvojnik (1845/46), dt. Der Doppelgänger (Der Doppelgänger. Frühe Romane und Erzählungen, München 1961)
- Chozjajka (1847), dt. Ein junges Weib (Der Doppelgänger. Frühe Romane und Erzählungen, München 1961)
- Unižennye i oskorblënnye (1861), dt. Die Erniedrigten und Beleidigten (Onkelchens Traum. Drei Romane, München 1960)
- Zapiski iz Mërtvovo doma (1861/62), dt. Aufzeichnungen aus dem Totenhaus (München 1964)
- Prestuplenie i nakazanie (1866), dt. Rodion Raskolnikoff (München 1964)
- Idiot (1868/69), dt. Der Idiot (München 1963)
- Besy (1871/72), dt. Die Dämonen (München 1961)
- Podrostok (1875), dt. Der Jüngling (München 1957)

24 Erwähnte und behandelte Romane und Erzählungen

- Bratja Karamazovy (1879/80), dt. Die Brüder Karamasoff (München 1964)
- Dnevnik pisatelja (1873–1881), dt. Aus dem Tagebuch eines Schriftstellers (Reinbek b. Hamburg 1962)

*Douglas*, Lloyd C. (1877–1951)
- The Magnificent Obsession (1929), dt. Die wunderbare Macht (Köln 1938)

*Doyle*, Sir Arthur Conan (1859–1930)
- The Adventures of Sherlock Holmes (1891/92), dt. Sämtliche Sherlock-Holmes-Romane und Stories (1–3, Frankfurt a. M. 1977)
- The First Operation (1894)

*Dreiser*, Theodore (1871–1945)
- Dr. Maupassant, Jr. (1901)
- The Country Doctor (1901)

*Duhamel*, Georges (1884–1966)
- Le Miracle (1919)

*Dumas fils*, Alexandre (1824–1895)
- La Dame aux camélias (1848), dt. Die Kameliendame (Frankfurt a. M. 1982)

*Duras*, Marguerite (geb. 1914)
- Détruire, dit-elle (1969), dt. Zerstören, sagt sie (Neuwied 1970)

*Eliot*, George (1819–1880)
- Middlemarch (1871/72), dt. Middlemarch (Zürich 1962)

*Faulkner*, William (1897–1962)
- The Sound and Fury (1929), dt. Schall und Wahn (Zürich 1956)
- As I Lay Dying (1930), dt. Als ich im Sterben lag (Zürich 1961)
- Doctor Martino (1931), dt. Doktor Martino (Gesammelte Erzählungen, IV, Zürich 1972)

*Fedin*, Konstantin A. (1892–1977)
- Sanatorij Arktur (1936), dt. Sanatorium Arktur (Berlin 1958)

*Feuchtwanger*, Lion (1884–1958)
- Exil (1940)
- Goya (1951)

*Fielding*, Henry (1707–1754)
- The History of Tom Jones, a Foundling (1749), dt. Tom Jones. Die Geschichte eines Findlings (Darmstadt 1965)
- Amelia (1751), dt. Amelia (München 1965)

*Fitzgerald*, Francis Scott (1896–1940)
- One Interne (1932)
- Tender is the Night (1934, ²1948), dt. Zärtlich ist die Nacht (Berlin 1968)

*Flaubert*, Gustave (1821–1880)
- Madame Bovary (1856), dt. Madame Bovary (München 1980)
- Salammbô (1863), dt. Salambo (Berlin 1960)
- La Tentation de St. Antoine (1874), dt. Die Versuchung des heiligen Antonius (Zürich 1979)
- La Légende de Saint Julien l'Hospitalier (1877), dt. Die Legende von Sankt Julian dem Gastfreien (Drei Erzählungen, Zürich 1966)

*Fontane*, Theodor (1819–1898)
- Graf Petöfy (1884)
- Irrungen Wirrungen (1888)
- Stine (1890)
- Effi Briest (1894/95)

*Ford*, Ford Madox (1873–1939)
- The Good Soldier (1915), dt. Die allertraurigste Geschichte (Olten u. Freiburg i. Br. 1962)

*Freneau*, Philip (1752–1832)
- The British Prison-Ship (1791)

*Garšin*, Vsevolod Michajlovič (1855–1888)
- Krasnyi cvetok (1883), dt. Die rote Blume (München o. J.)

*Gaskell*, Elizabeth Cleghorn (1810–1865)
- Wives and Daughters (1866), dt. Frauen und Töchter (Berlin 1867)

*Gide*, André (1869–1951)
- Paludes (1895), dt. Paludes (Frankfurt a. M. 1962)
- L'Immoraliste (1902), dt. Der Immoralist (München 1976)

*Goethe*, Johann Wolfgang von (1749–1832)
- Die Leiden des jungen Werthers (1774, 1787)
- Wilhelm Meisters Lehrjahre (1795)
- Die Wahlverwandtschaften (1809)
- Wilhelm Meisters Wanderjahre (1821)

*Gogol*, Nikolaj Vasiljevič (1809–1852)
- Zapiski sumasšedšego (1835), dt. Aufzeichnungen eines Wahnsinnigen (Gesammelte Werke, Bd 1, Stuttgart 1982)

*Gončarov*, Ivan Aleksandrovič (1812–1891)
- Oblomov (1859), dt. Oblomow (Leipzig 1954)

*Goncourt*, Edmond de (1822–1896), u. Jules de (1830–1870)
- Sœur Philomène (1861)
- Germinie Lacerteux (1864), dt. Germinie (München o. J.)

*Gordon*, Noah (geb. 1926)
- The Medicus (1986), dt. Der Medicus (München 1987)

*Gotthelf*, Jeremias (1797–1854)
- Wie Anne Bäbi Jowäger haushaltet und wie es ihm mit dem Doktorn geht (1843/44)

*Grass*, Günther (geb. 1927)
- Hundejahre (1963)
- örtlich betäubt (1969)

*Grazzini*, Antonio Francesco (1503–1584)
- Le Cene (1556), dt. Feuer auf dem Arno (Berlin 1988)

*Greene*, Graham (1904–1987)
- A Burnt-Out Case (1961, schwed. 1960), dt. Ein ausgebrannter Fall (Hamburg 1961)

*Grimmelshausen*, Hans Jakob Christoffel von (um 1622–1676)
- Der abenteuerliche Simplicissimus (1669)

*Hallier*, Jean-Edern (geb. 1922)
- Le Premier qui dort réveille l'autre (1977), dt. Der zuerst schläft, weckt den anderen (Frankfurt a. M. 1980)

*Hamsun*, Knut (1859–1952)
- Sidste Kapitel (1923), dt. Das letzte Kapitel (Sämtliche Erzählungen, Bd 5, München 1958)

*Hauff*, Wilhelm (1802–1827)
- Die Sängerin (1827)

*Hawthorne*, Nathaniel (1804–1864)
- Dr. Heidegger's Experiment (1837), dt. Dr. Heideggers Experiment (Der große Karfunkel. Phantastische Erzählungen, Berlin 1959)

- Rappaccini's Daughter (1844), dt. Rappaccinis Tochter (Der große Karfunkel. Phantastische Erzählungen, Berlin 1959)
- The Scarlet Letter (1850), dt. Der scharlachrote Buchstabe (Frankfurt a.M. 1979)

*Hebel*, Johann Peter (1760–1826)
- Schatzkästlein des rheinischen Hausfreundes (1811)

*Hein*, Christoph (geb. 1944)
- Drachenblut (1983)

*Heller*, Joseph (geb. 1923)
- Catch-22 (1961), dt. Der IKS-Haken (Frankfurt a.M. 1963)

*Helwig*, Werner (1905–1985)
- Totenklage (1984)

*Hemingway*, Ernest (1899–1961)
- Indiancamp (1924), dt. Indianerlager (Stories, Gesammelte Werke, Bd 6, Reinbek b. Hamburg 1989)
- A Natural History of the Dead (1925), dt. Eine Naturgeschichte der Toten (Gesammelte Werke, Bd 7, Reinbek b. Hamburg 1989)
- A Very Short Story (1925), dt. Eine sehr kurze Geschichte (Stories, Gesammelte Werke, Bd 6, Reinbek b. Hamburg 1989)
- A Farewell to Arms (1929), dt. In einem andern Land (Gesammelte Werke, Bd 2, Reinbek b. Hamburg 1989)
- The Gambler, the Nun and the Radio (1933), dt. Der Spieler, die Nonne und das Radio (Stories, Gesammelte Werke, Bd 7, Reinbek b. Hamburg 1989)

*Herrick*, Robert (1868–1938)
- The Web of Life (1900)

*Hesse*, Hermann (1877–1962)
- Unterm Rad (1906)
- Haus zum Frieden. Aufzeichnungen eines Herrn im Sanatorium (1925)
- Kurgast (1925)
- Der Steppenwolf (1927)

*Heyse*, Paul (1830–1914)
- Siechentrost (1884)
- Auf Tod und Leben (1885)

*Hoffmann*, Ernst Theodor Amadeus (1776–1822)
- Der Magnetiseur (1813)
- Die Elixiere des Teufels (1815/16)
- Ignaz Denner (1816)
- Das Fräulein von Scudéri (1819)
- Klein Zaches genannt Zinnober (1819)
- Der unheimliche Gast (1820)

*Holtei*, Karl von (1798–1880)
- Charpie (1866)

*Hugo*, Victor (1802–1885)
- Le Dernier jour d'un condamné (1829), dt. Der letzte Tag eines Verurteilten (Basel 1945)
- L'Homme qui rit (1869), dt. Die lachende Maske (Leipzig 1952)

*Huxley*, Aldous (1894–1963)
- Brave New World (1932), Brave New World revisited (1958), dt. Schöne neue Welt und Dreißig Jahre danach (München 1981)

– After many a Summer (1939), dt. Nach vielen Sommern (München 1986)
*Huysmans*, Joris-Karl (1848–1907)
– A Rebours (1884), dt. Gegen den Strich (Zürich 1965)
– Là-bas (1891), dt. Tief unten (Frankfurt a. M. 1972)
– Sainte Lydwine de Schiedam (1901)
*Jackson*, Shirley (1919–1965)
– The Tooth (1949), dt. Der Zahn (Die Teufelsbraut. 25 dämonische Geschichten, Zürich 1989)
*Jacobsen*, Jens Peter (1847–1885)
– Pesten i Bergamo (1882), dt. Die Pest in Bergamo (Frau Marie Grubbe. Niels Lyhne. Novellen, München 1961)
*James*, Henry (1843–1916)
– The Portrait of a Lady (1880/81), dt. Bildnis einer Dame (Köln 1950)
– The Turn of the Screw (1898), dt. Drehung der Schraube (Frankfurt a. M. 1972)
– The Wings of the Dove (1902), dt. Die Flügel der Taube (Köln 1962)
*Jean*, Raymond (geb. 1925)
– La Lectrice (1986)
*Jean Paul* (1763–1825)
– Hesperus (1795)
– Titan (1800–1803)
– Dr. Katzenbergers Badereise (1809)
– Leben Fibels (1812)
– Selina oder Über die Unsterblichkeit der Seele (1827)
*Johnson*, Samuel (1709–1784)
– The Prince of Abissinia (1759), dt. Die Geschichte von Rasselas, Prinzen von Abessinien, Frankfurt a. M. (1964)
*Joyce*, James (1882–1941)
– Ulysses (1922), dt. Ulysses (Frankfurt a. M. 1981)
*Kafka*, Franz (1883–1924)
– Ein Landarzt (1918)
– Das Schloß (1926)
*Kallas*, Aino Julia Maria (1878–1956)
– Reigin Pappi (1926)
*Keller*, Gottfried (1819–1890)
– Der grüne Heinrich (1854/55)
*Kesey*, Ken (geb. 1935)
– One Flew over the Cuckoo's Nest (1962), dt. Einer flog über das Kuckucksnest (Stuttgart 1971)
*Kipling*, Joseph Rudyard (1965–1936)
– The Mark of the Beast (1891), dt. Das Zeichen des Tieres (Gowinde der Einäugige, München o. J.)
– The Tender Achilles (1929)
*Klabund* (1890–1928)
– Die Krankheit (1917)
– Il Santo Bubi (1930)
*Kleist*, Heinrich von (1777–1811)
– Die heilige Cäcilie oder die Gewalt der Musik (1811)
*Klingemann*, Ernst August Friedrich (1777–1831)
– Nachtwachen. Von Bonaventura (1804)

*Kosztolányi*, Dezsö (1885–1936)
- Nero, a véres költö (1921), dt. Nero. Historischer Roman aus der römischen Kaiserzeit (1964)

*Kreuder*, Ernst (1903–1972)
- Herein ohne anzuklopfen (1954)

*Kundera*, Milan (geb. 1929)
- Nesnesitelná lehkost bytí (1984), dt. Die unerträgliche Leichtigkeit des Seins (Frankfurt a. M. 1984)

*Kurz*, Isolde (1853–1944)
- Anno Pestis (1890) (Florentiner Novellen, Essen o. J.)

*Lažečnikov*, Ivan Ivanovič (1792–1869)
- Poslednij Novik (1833), dt. Die Eroberung Livlands (Dessau, 1852)
- Basurman (1838), dt. Der Fremde (Berlin 1976)

*Le Fanu*, Joseph Sheridan (1814–1873)
- The House by the Churchyard (1863), dt. Das Haus beim Kirchhof (Zürich 1977)

*Lermontov*, Michail Jur'evič (1814–1841)
- Geroj naševo vremeni (1840), dt. Ein Held unserer Zeit (Frankfurt a. M. 1963)

*Lesage*, Alain-René (1668–1747)
- Histoire de Gil Blas de Santillane (1715/35), dt. Die Geschichte des Gil Blas von Santillana (Leipzig 1950)

*Lessing*, Doris (geb. 1919)
- Briefing for a Descent into Hell (1971), dt. Anweisung für einen Abstieg zur Hölle (Frankfurt a. M. 1981)

*Levi*, Carlo (1902–1975)
- Cristo si è fermato a Eboli (1945), dt. Christus kam nur bis Eboli (München 1982)

*Lewis*, Sinclair (1885–1951)
- Arrowsmith (1925), dt. Dr. med. Arrowsmith (Reinbek b. Hamburg 1954)

*London*, Jack (1876–1916)
- Koolau the Leper (1909), dt. Koolau, der Aussätzige (Die glücklichen Inseln, München 1974)
- Goodby, Jack (1909), dt. Leb wohl, Jack (Die glücklichen Inseln, München 1974)
- Sheriff of Kona (1909), dt. Der Sheriff von Kona (Die glücklichen Inseln, München 1974)

*McCullers*, Carson (1917–1967)
- The Heart is a Lonely Hunter (1940), dt. Das Herz ist ein einsamer Jäger (Zürich 1974)
- Clock without Hands (1961), dt. Uhr ohne Zeiger (Zürich 1974)

*Machado de Assis*, Joaquim Maria (1839–1908)
- O Alienista (1881/82), dt. Der Irrenarzt (Frankfurt a. M. 1978)

*Maistre*, Xavier de (1763–1852)
- Le Lépreux de la cité d'Aoste (1811), dt. Der Aussätzige von Aosta (Hamburg 1821)

*Mann*, Heinrich (1871–1950)
- Doktor Biebers Versuchung (1898)
- Die Vollendung des Königs Henri Quatre (1938)

*Mann*, Thomas (1875–1955)
- Buddenbrooks (1901)
- Königliche Hoheit (1909)
- Der Zauberberg (1924)
- Die Geschichten Jakobs (Joseph und seine Brüder, 1933/42)
- Doktor Faustus (1947)
- Die Betrogene (1953)

*Manzoni*, Alessandro (1785–1873)
- I Promessi sposi (1825/26), dt. Die Verlobten (München 1977)

*Martin du Gard*, Roger (1881–1958)
- Les Thibaults (1922/40), dt. Die Thibaults. Geschichte einer Familie. (München 1989). Sommer 1914 und Epilog (Hamburg u. Wien 1956)

*Masuccio*, Salernitano (um 1420–um 1480)
- Il Novellino (1476), dt. Novellen (1905)

*Maugham*, William Somerset (1874–1965)
- Of Human Bondage (1915), dt. Der Menschen Hörigkeit (Zürich 1975)
- Louise (1925), dt. Louise (Gesammelte Erzählungen, Zürich 1972)
- Sanatorium (1928), dt. Sanatorium (Ashenden oder Der britische Agent. Gesammelte Erzählungen, Bd 7, Zürich 1976)

*Maupassant*, Guy de (1850–1893)
- Le Horla (1887), dt. Der Horla (München 1964)
- Mont Oriol (1886/87), dt. Mont-Oriol (München 1964)
- Le Diable (1866), dt. Der Teufel (Mademoiselle Perle und andere Novellen, München 1964)

*Mauriac*, François (1885–1970)
- Le Baiser au lépreux (1922), dt. Der Aussätzige und die Heilige (Leipzig 1928)

*Meersch*, Maxence van der (1907–1951)
- Corps et âmes (1943), dt. Leib und Seele (Köln 1950)

*Melville*, Herman (1819–1891)
- White-Jacket (1850), dt. Weißjacke (Zürich 1948)

*Meredith*, George (1828–1909)
- The Egoist (1879), dt. Der Egoist (Zürich 1955)

*Mérimée*, Prosper (1803–1870)
- Les Ames du Purgatoire (1834), dt. Don Juan und das Fegefeuer (Die Venus von Ille. Meisternovellen, Zürich 1985)
- La Vénus d'Ille (1837), dt. Die Venus von Ille (Meisternovellen, Zürich o. J.)
- Colomba (1840), dt. Colomba (Meisternovellen, Zürich o. J.)

*Meyer*, Conrad Ferdinand (1825–1898)
- Die Versuchung des Pescara (1887)
- Angela Borgia (1891)
- Der Gewissensanfall (Nachlaß 1916)

*Meyrink*, Gustav (1868–1932)
- Des deutschen Spießers Wunderhorn (1913)
- Der Golem (1915)

*Montesquieu*, Charles-Louis de (1689–1755)
- Lettres persanes (1721), dt. Persische Briefe (Frankfurt a. M. 1964)

*Montherlant*, Henry de (1896–1972)
- Les lépreuses (1939), dt. Die Aussätzigen (München 1963)

*Morier*, James Justinian (1780?–1849)
- The Adventures of Hajji Baba of Ispahan (1824), dt. Die Abenteuer des Hadji Baba (Frankfurt a. M. 1981)

*Muhr*, Caroline (1925–1978)
- Depressionen (1978)

*Munro*, Alice (geb. 1931)
- Eskimo (1985), dt. Eskimo (Der Mond über der Eisenbahn. Liebesgeschichten, Stuttgart 1989)

*Musil*, Robert (1880–1942)
- Die Vollendung der Liebe (1911)
- Der Mann ohne Eigenschaften (1930/43)

*Musset*, Alfred de (1810–1857)
- Pierre et Camilla (1844), dt. Pierre und Camilla (Die beiden Geliebten und andere Erzählungen, München 1989)

*Németh*, László (1901–1975)
- Gyász (1935), dt. Maske der Trauer (Stuttgart 1970)

*Nerval*, Gérard de (1808–1855)
- Aurélia ou le rêve et la vie (1855), dt. Aurelia (Töchter der Flamme, Freiburg i.Br. 1953)

*Norris*, Frank (1870–1902)
- McTeague (1899), dt. Heilloses Gold (Zürich 1964)

*Novalis* (1772–1801)
- Heinrich von Ofterdingen (1802)

*Oates*, Joyce Carol (geb. 1938)
- Wonderland (1971)

*Odoevskij*, Vladimir Fëdorovič (1803–1869)
- Russkie noči (1844), dt. Russische Nächte (München 1970)

*Pasternak*, Boris L. (1890–1960)
- Doktor Živago (ital. 1957), dt. Doktor Schiwago (Frankfurt a.M. 1964)

*Percy*, Walker (geb. 1916)
- Love in the Ruins (1971), dt. Liebe in Ruinen (Frankfurt a.M. 1974)
- The Thanatossyndrom (1987), dt. Das Thanatos-Syndrom (München 1989)

*Plath*, Sylvia (1932–1963)
- The Bell-Jar (1963), dt. Die Glasglocke (Frankfurt a.M. 1982)
- The Daughters of the Blossom Street (1960), dt. Die Töchter der Blossom Street (Die Bibel der Träume. Erzählungen. Prosa aus den Tagebüchern, Frankfurt a.M. 1987)

*Poe*, Edgar Allan (1809–1849)
- Berenice (1835), dt. Berenice (Das gesamte Werk, Bd 2, Olten u. Freiburg i.Br. 1976)
- The Spectacles (1835), dt. Die Brille (Das gesamte Werk, Bd 1, Olten u. Freiburg i.Br. 1976)
- King Pest (1835), dt. König Pest (Das gesamte Werk, Bd 2, Olten u. Freiburg i.Br. 1976)
- The Black Cat (1843), dt. Der schwarze Kater (Das gesamte Werk, Bd 4, Olten u. Freiburg i.Br. 1976)
- A Tale of the Ragged Mountains (1844), dt. Eine Geschichte aus den Rauhen Bergen (Das gesamte Werk, Bd 4, Olten u. Freiburg i.Br. 1976)
- Mesmeric Revelation (1844), dt. Mesmerische Offenbarung (Das gesamte Werk, Bd 4, Olten u. Freiburg i.Br. 1976)
- The Facts in the Case of M. Valdemar (1845), dt. Die Tatsachen im Falle Valdemar (Das gesamte Werk, Bd 4, Olten u. Freiburg i.Br. 1976)
- The Imp of the Perverse (1845), dt. Der Alp der Perversheit (Das gesamte Werk, Bd 4, Olten u. Freiburg i.Br. 1976)
- The System of Dr. Thaer and Prof. Fether (1845), dt. Die Methode Dr. Thaer & Prof. Fedders (Das gesamte Werk, Bd 1, Olten u. Freiburg i.Br. 1976)

*Proust*, Marcel (1871–1922)
- A la Recherche du temps perdu (1913/27), dt. Auf der Suche nach der verlorenen Zeit (Frankfurt a.M. 1975)

*Puškin*, Aleksandr Sergeevič (1799–1837)
- Putešestvie v Arsrum (1835), dt. Reise nach Arsrum (Gesammelte Werke, München 1966)

*Raabe*, Wilhelm (1831–1910)
- Des Reiches Krone (1870)
- Altershausen (postum 1911)

*Rabelais*, François (1494–1553)
- Gargantua et Pantagruel (1532/64), dt. Gargantua und Pantagruel (Frankfurt a. M. 1976)

*Rhys*, Jean (1896–1979)
- Out of the Machine (1960), dt. Außerhalb der Maschine (Adieu Marcus, adieu Rose, Erzählungen, München 1985)
- Rapunzel, Rapunzel (1960), dt. Rapunzel, Rapunzel (Adieu Marcus, adieu Rose, Erzählungen, München 1985)

*Richardson*, Samuel (1689–1761)
- Clarissa; or the History of a Young Lady (1747/48), dt. Clarissa Harlowe (Zürich 1966)

*Riemer*, Johannes (1648–1714)
- Der politische Maul-Affe (1679)
- Die politische Colica (1680?)

*Rinser*, Luise (geb. 1911)
- Dem Tode geweiht? (1974)

*Robbe-Grillet*, Alain (geb. 1922)
- La Jalousie (1957), dt. Die Jalousie oder Die Eifersucht (Stuttgart 1979)
- L'Année dernière à Marienbad (1961), dt. Letztes Jahr in Marienbad (München 1961)

*Sartre*, Jean Paul (1905–1980)
- La Chambre (1939), dt. Das Zimmer (Die Kindheit eines Chefs. Erzählungen, Reinbek b. Hamburg 1985)

*Sayers*, Dorothy (1893–1957)
- In the Teeth of the Evidence (1939), dt. Im Zahn ist Wahrheit (Figaros Eingebung und andere vertrackte Geschichten, Tübingen 1983)

*Schnitzler*, Arthur (1862–1931)
- Sterben (1895)
- Doktor Gräsler, Badearzt (1917)

*Schnurre*, Wolfdietrich (1920–1989)
- Der Schattenfotograf (1978)
- Ein Unglücksfall (1981)

*Scott*, Sir Walter (1771–1832)
- Chronicles of the Canongate (1827), dt. Die Chronik von Canongate (Stuttgart 1828)

*Sénancour*, Etienne Pivert de (1770–1846)
- Oberman (1804), dt. Obermann (Leipzig 1844)

*Sergeev-Censkij*, Sergej Nikolaevič (1875–1958)
- Sevastopolskaja strada (1930), dt. Die heißen Tage von Sevastopol (Berlin 1953)

*Shelley*, Mary Wollstonecraft (1797–1851)
- Frankenstein, or The Modern Prometheus (1818), dt. Frankenstein oder Der neue Prometheus (München 1972)

*Simon*, Claude (geb. 1913)
- L'Herbe (1958), dt. Das Gras (Darmstadt 1981)

*Smollett*, Tobias George (1721–1771)
- The Adventures of Roderick Random (1748), dt. Die Abenteuer Roderick Randoms (München 1977)

*Söderberg*, Hjalmar (1869–1941)
- Doktor Glas (1905), dt. Doktor Glas (Frankfurt a. M. 1966)

*Sologub*, Fëdor (1863–1927)
- Teni (1896), dt. Schatten (Meistererzählungen, Zürich 1960)

*Solženicyn*, Aleksandr Isaevič (geb. 1918)
- Rakovyj Korpus (1968), dt. Krebsstation (Neuwied u. Berlin 1971)

*Steinbeck*, John (1902–1968)
- The Pearl (1945), dt. Die Perle (Frankfurt a. M. 1983)

*Sterne*, Laurence (1713–1768)
- The Life and Opinions of Tristram Shandy Gentleman (1759/67), dt. Leben und Meinungen von Tristram Shandy, Gentleman (Stuttgart 1972)

*Stevenson*, Robert Louis (1850–1894)
- The Strange Case of Dr. Jekyll and Mr. Hyde (1886), dt. Der seltsame Fall des Dr. Jekyll und Mr. Hyde (Der Selbstmörder und andere Erzählungen, München 1960)
- In the South Seas (1890), dt. In der Südsee (Zürich 1973)

*Stifter*, Adalbert (1805–1868)
- Die Mappe meines Urgroßvaters (1841/42, ⁴1870)

*Storm*, Theodor (1817–1888)
- Am Kamin (1862)
- Der Spiegel des Cyprianus (1864)
- Schweigen (1883)
- Ein Bekenntnis (1888)

*Sudermann*, Hermann (1857–1928)
- Purzelchen (1928)

*Sue*, Eugène (1804–1857)
- Le Juif errant (1844/45), dt. Der ewige Jude (Berlin 1928)

*Swift*, Jonathan (1667–1745)
- Travels into Several Remote Nations of the World by Lemuel Gulliver (1726), dt. Gullivers Reisen (Frankfurt a. M. 1978)

*Thackeray*, William Makepeace (1811–1863)
- Vanity Fair (1847/48), dt. Jahrmarkt der Eitelkeit (München 1958)
- The Adventures of Philip (1862), dt. Die Abenteuer Philips (1990)

*Tieck*, Ludwig (1773–1853)
- Geschichte des Herrn William Lovell (1795/96)
- Die Vogelscheuche (1835)

*Tillier*, Claude (1801–1844)
- Mon Oncle Benjamin (1843), dt. Mein Onkel Benjamin (München 1959)

*Tolstoj*, Lev Nikolaevič (1828–1910)
- Sevastopolskie rasskazy (1855/56), dt. Sevastopoler Erzählungen (Sämtliche Erzählungen, Bd 1, Frankfurt a. M. 1961)
- Vojna i mir (1868/69), dt. Krieg und Frieden (München o. J.)
- Anna Karenina (1875/77), dt. Anna Karenina (München o. J.)
- Zapiski sumasšedšego (1884/87), dt. Aufzeichnungen eines Wahnsinnigen (Sämtliche Erzählungen, Bd 2, Frankfurt a. M. 1961)
- Smert' Ivana Iljiča (1886), dt. Der Tod des Iwan Iljitsch (Stuttgart 1971)
- Krejcerova sonata (1889), dt. Die Kreutzersonate (München o. J.)

*Trollope*, Anthony (1815–1882)
- Doctor Thorne (1858), dt. Doktor Thorne (Zürich 1954)

- Framley Parsonage (1861), dt. Das Pfarrhaus Framley (Wurzen 1864)

*Turgenev*, Ivan Sergeevič (1818–1883)
- Dvorjanskoe gnezdo (1859), dt. Adelsnest (München o. J.)
- Pervaja Ljubov (1860), dt. Erste Liebe (München 1957)
- Otcy i deti (1862), dt. Väter und Söhne (München 1964)

*Twain*, Mark (1835–1910)
- 1601 (1876)

*Updike*, John Hoyer (geb. 1932)
- From the Journal of a Leper (1975)

*Vargas Llosa*, Mario (geb. 1936)
- La Casa verde (1966), dt. Das grüne Haus (Frankfurt a. M. 1980)

*Vestdijk*, Simon (1898–1971)
- De Dokter en het lichte meisje (1951), dt. Der Doktor und das leichte Mädchen (Hamburg 1953)

*Villiers de l'Isle-Adam*, Philippe-Auguste (1838–1889)
- The Duke of Portland (1883), dt. Der Herzog von Portland (Erzählungen, Zürich 1970)

*Voltaire*, François-Marie (1694–1778)
- Candide, ou l'optimisme (1759), dt. Candide (München 1969)

*Wallace*, Lewis (1827–1905)
- Ben-Hur (1880), dt. Ben Hur (München 1981)

*Walser*, Martin (geb. 1927)
- Seelenarbeit (1979)

*Weiß*, Ernst (1884–1940)
- Herznaht (1933)

*Wells*, Herbert George (1866–1946)
- The Island of Doctor Moreau (1896), dt. Dr. Moreaus Insel (München 1980)
- Under the Knife (1896)
- The Crystal Egg (1897), dt. Das Kristall-Ei (Das Kristall-Ei. Erzählungen, Wien 1979)
- Truth about Peyecraft (1903), dt. Peyecrafts Kur (Das Kristall-Ei, Erzählungen, Wien 1979)

*Werfel*, Franz (1890–1945)
- Der Tod des Kleinbürgers (1927)

*Wieland*, Christoph Martin (1733–1813)
- Die Abenteuer des Don Sylvio von Rosalva (1764)
- Euthanasia (1805)

*Williams*, William Carlos (1883–1963)
- A Voyage to Pagany (1928)
- Old Doc Rivers (1932), dt. Der alte Doc Rivers (Die Messer der Zeit. Erzählungen, München 1989)
- Jean Beicke (1938), dt. Jean Beicke (Die Messer der Zeit. Erzählungen, München 1989)
- The Paid Nurse (1950), dt. Die bezahlte Krankenschwester (Die Messer der Zeit. Erzählungen, München 1989)

*Willis*, Nathaniel Parker (1806–1867)
- The Madhouse of Palermo (1836)

*Wohmann*, Gabriele (geb. 1932)
- Frühherbst in Badenweiler (1978)

*Woolf*, Virginia (1882–1941)
- Mrs. Dalloway (1925), dt. Mrs. Dalloway (Frankfurt a. M. 1964)

*Yourcenar*, Marguerite (1903–1987)
- Mémoires d'Hadrien (1951), dt. Ich zähmte die Wölfin. Die Erinnerungen des Kaisers Hadrian (München 1961)

*Zayas y Sotomayor*, María de (1590–1661?)
- Novelas amorosas y exemplares (1637), dt. Lehrreiche und amouröse Novellen (Leipzig 1963)

*Zola*, Emile (1840–1902)
- La Curée (1871), dt. Die Beute (München 1974)
- La Conquête de Plassans (1874), dt. Die Eroberung von Plassans (München 1965)
- L'Assommoir (1877), dt. Der Totschläger (München 1965)
- Une Page d'Amour (1878), dt. Ein Blatt Liebe (München 1965)
- Nana (1879/80), dt. Nana (Berlin 1958)
- Pot-Bouille (1882), dt. Ein feines Haus (München 1965)
- Germinal (1885), dt. Germinal (München 1958)
- L'Œuvre (1886), dt. Das Werk (München o. J.)
- La Terre (1887), dt. Die Erde (München 1966)
- La Bête Humaine (1890), dt. Die Bestie im Menschen (München o. J.)
- Le Docteur Pascal (1893), dt. Doktor Pascal (Zürich 1970)

*Zweig*, Stefan (1881–1942)
- Brennendes Geheimnis (1911)

# 25 SACH- UND PERSONENVERZEICHNIS

Das Register umfaßt einerseits Erscheinungen, Handlungen, Begriffe und andererseits die erwähnten und behandelten Schriftsteller mit ihren Erzählungen und Romanen. Angeführt werden ebenfalls die im Text zitierten Dramatiker, Dichter, wissenschaftlichen Autoren und historischen Personen.

Abraham a Santa Clara 256
– Etwas für Alle 258
Abtreibung 234, 319
Abweichung→ Norm
Aderlaß 171, 216
Aegidius von Corbeil 343
Ärztin 173f.
Ästhetik 31ff., 104ff., 135, 142, 183, 210, 251, 273, 342ff., 353f., 368
Aiken, Conrad 106
Akademie (Swift) 178
Albertinus, Aegidius
– Der Landstörtzer 308f.
Alchemie 268
Aldobrandino di Siena 343, 350
Alemán, Mateo
– Das Leben des Guzmán von Alfarache 309
Alexander I., Kaiser von Rußland 200
Alexis, Willibald
– Isegrimm 256
Alkohol(ismus) 23, 279
Améry, Jean
– Charles Bovary 189, 232
Amputation (Melville) 215
Anatomie 274
Andersen, Hans Christian
– Tante Zahnweh 256
Anderson, Sherwood
– Bruder Tod 168
– Ungeborenes Licht 279
Angehörige und Freunde 50ff., 64ff., 93ff., 274f., 327ff.
Animalischer Magnetismus→ Mesmerismus
Annunzio→ D'Annunzio
Anstalt, psychiatrische 107, 116ff., 153, 295ff.
Anthropologische Medizin 7, 14, 18, 41
Antipsychiatrie 109, 297

Apollinaire, Guillaume 58
– La Lèpre 58, 65
Apollonia, Heilige 253
Arbeit (Zola) 356
Apotheker (Balzac) 267ff.
Ariosto, Ludovico 11, 106
– Der rasende Roland 360
– Orlando Furioso 107, 111, 174
Aristophanes 172
Aristoteles 10, 29, 348, 350f., 358
Arnim, Achim von 11, 107, 169, 183, 329
– Armut, Reichtum, Schuld und Buße der Gräfin Dolores 184
– Der tolle Invalide auf dem Fort Ratonneau 329
– Fürst Ganzgott und Sänger Halbgott 185
Arnald von Villanova 344
Ars moriendi und Ars vivendi 53
Artaud, Antonin
– Die Nervenwaage 114
– Lettre aux Médecins-Chefs des Asiles des Fous 103
Artelt, Walter 16
Arzt 169ff., vgl. auch spezifische Arztrichtungen und medizinische Disziplinen
Arzt als Betrüger (Verbrecher) 173ff., 219, 258, 268ff.
Arzt als Forscher→ Forscher (Forschung)
Arzt als Patient 191, 217, 277ff.
Arzt-Patienten-Beziehung 47ff., 85, 117, 183ff., 210f., 226, 249, 286ff., 299, 314f.
Arztschriftsteller 20f., 191
Aschaffenburg, Gustav 105
Atheismus 85, 89, 212, 272
Auden, Wystan Hugh 44
Aufklärung 5f., 53, 58, 107, 176ff., 183
Aufklärung, medizinische 48f., 85f., 98, 242, 246, 282, 289, 293

Augenarzt (Meyrink) 194
Augustin, Ernst 9, 101, 295
– Raumlicht 117
Augustinus 127, 348, 360
Augustus, römischer Kaiser 206
Ausbildung 208
Austen, Jane
– Emma 189
Avicenna 344f., 349

Bachmann, Ingeborg 121
Bacon, Francis 340
Badeort→Kurort
Bader 207ff.
Bagellardus, Paulus 146
Bakteriologie 276
Balzac, Honoré de 9ff., 35, 43, 52, 58, 74f., 83, 85, 87f., 106f., 112, 121f., 135f., 138, 140, 165, 187f., 197, 208, 216, 223, 232f., 251, 270, 310, 327, 329, 337, 368
– Das Chagrinleder 74f., 83, 85, 87, 188, 264, 302
– Der Landarzt 74, 85, 167, 189, 223, 279, 283, 284
– Der Stein der Weisen 268, 274
– Die ›Fischerin im Trüben‹ 211, 216
– Die Grenadiere 53, 74
– Die Kehrseite der Zeitgeschichte 211, 217
– Die Lilie im Tal 74
– Die Messe des Gottesleugners 211
– Ein Drama am Meeresufer 359
– Eine Leidenschaft in der Wüste 136
– Ferragus 211, 218
– Glanz und Elend der Kurtisanen 135f., 211, 217
– Honorine 211, 217
– Katharina von Medici 19f., 201, 213
– Louis Lambert 43, 102, 108f., 111ff., 330, 359
– Madame Firmiani 364
– Memoiren zweier Jungvermählter 166f., 235, 332, 371
– Modeste Mignon 211f., 216, 337
– Pierette 74, 211, 216, 335
– Seraphita 139
– Tante Bette 74
– Ursula Mirouet 216
– Vater Goriot 135
– Vautrins letztes Abenteuer 211, 218
– Verlorene Illusionen 211, 217, 267
– Vetter Pons 211
– Was alte Herren sich die Liebe kosten lassen 211, 218
Barbey d'Aurevilly, Jules-Amédée 205
– Die Teuflischen 125
Barbier 217ff.
Barclay, Alexander

– The Ship of Folys of the World 174
Barnes, Marry 295
Barock 23, 57, 172ff.
Barois, Roger 22
Bartholin, Thomas 22
Bartolotti, Gian Giacomo 344, 348, 350
Bataille, Henri 59, 136
Batteux, Charles 351
Baudelaire, Charles 22f., 134, 136, 138, 142f., 310, 366
– Die Blumen des Bösen 125
Beatrice von Savoyen 350
Beauvoir, Simone de 320
– Ein sanfter Tod 297
Beckett, Samuel
– Murphy 117
– Yellow 220
Behandlung→Therapie
Bell, Joseph 190
Bellamy, Edward
– Ein Rückblick aus dem Jahre 2000 auf das Jahr 1887 219
Bembo, Pietro, Kardinal 350
Benedetti, Gaetano 25
Benn, Gottfried 20, 23, 27, 32, 104, 116
Benzoni, Juliette 59
– Cathérine de Montsalvy 59
Bergengruen, Werner 58, 61
– Am Himmel wie auf Erden 58, 61
– Der Großtyrann und das Gericht 203, 354
– Herzog Karl der Kühne 202
Berger, Peter L. 37
Bernardin de Saint-Pierre, Jacques-Henri 34, 36
Bernhard, Thomas 10, 11, 17, 22, 55, 91, 106, 115, 315, 320, 368
– Der Atem 298, 316
– Frost 115
– In hora mortis 91
– Wittgensteins Neffe 295.
Bibliotherapie 21, 27ff., 63, 353ff.
Bichat, Marie-François-Xavier 113
Binet, Alfred 128
Biographie 12, 18f., 21ff.
Blackmore, Richard Doddridge 15
Blake, John B. 32
Blanche, R. Esprit 217
Blattern 52, 160, 198, 244f.
Blindheit 151f., 340f., 360
Bloch, Ivan 122
Blutegel 157, 167
Bluter 153ff.
Boccaccio, Giovanni 11f., 43, 71, 172, 348, 368
– Das Dekameron 71, 170, 173, 197, 257, 331
Böhme, Jacob 113

Boerhaave, Hermann 35
Bohr, Niels 34
Borges, Jorge Luis 61
– Der Färber in der Maske Hakim von Merv 67
Both, Andries 265
Bouisson, Etienne Fréderic 8
Bourget, Paul 136
– André Cornélis 142
– Der Schüler 136f.
Bowdler, Thomas 125
bowdlerizing 125
Brant, Sebastian 12, 91, 172, 343
– Das Narrenschiff 91, 173f.
Brantôme, Pierre de Bourdeille 121
Brecht, Bertolt 264, 343
Breton, André 114
– Nadja 310
Broch, Hermann 45
– Der Tod des Vergil 45, 206
Brockes, Barthold Heinrich 344
Bromfield, Louis
– Wahre Liebe 254
Broussais, François Joseph Victor 212
Brown, John 36, 310
Browning, Robert 188
Brücke, Ernst Wilhelm von 31
Buch als Therapeutikum→ Bibliotherapie und Graphotherapie
Buck, Pearl S.
– The Enemy 220
Büchner, Georg
– Lenz 14
Buffon, Georges-Louis Leclerc de 5, 34, 113
Bulgakov, Michail Afanasyevič
– Hundeherz 275
Bulwer, Edward George 71
– Rienzi, der Letzte der Tribunen 71
Buñuel, Luis 59
Burlat, A. 8
Busch, Wilhelm 252
– Der hohle Zahn 264
Buytendijk, Frederik J.J. 18
Buzzatti, Dino
– Das Haus mit den sieben Stockwerken 307
Byron, George Gordon 22, 58, 121

Cabanès, Augustin 8
Cable, George Washington 58, 60f.
– Jean-ah Poquelin 58, 66
Calderon de la Barca, Pedro 121
Campanella, Tommaso 340
Camus, Albert 9, 11, 43, 71, 336
– Die Pest 43, 71, 340

Capolongo 344
Carossa, Hans 20, 50, 193, 284
– Der Arzt Gion 50, 249
– Der Tag des jungen Arztes 284
– Die Schicksale Doktor Bürgers 288
Carus, Carl Gustav 6, 181
Casper, Johann Ludwig 124, 128, 133
Čechov, Anton Pavlovič 11, 20, 22, 74, 101, 118, 136, 191f., 228, 302, 314, 368
– Allgemeinbildung 260
– Chirurgie 191, 219
– Das Duell 192
– Der Flüchtling 191
– Der Namenstag 240
– Die Fürstin 198, 205, 313
– Eine langweilige Geschichte 191
– Flattergeist 278
– Gusev 74, 300
– Ihr Bekannter 261
– Ionyc 191, 232
– Krankenzimmer Nr.6 109, 116, 191, 280, 283, 295f.
Céline, Louis-Ferdinand
– Reise ans Ende der Nacht 116, 301
Cervantes, Miguel de 11, 15, 43, 105
– Der Lizentiat Vidriera 43, 111
– Die betrügliche Heirat 309
– Don Quijote 15, 220
– Gespräch zwischen Cipion und Berganza 309
Chapman, George 196
Charondas 206
Chateaubriand, François René de 11, 121
Chaucer, Geoffrey 58
– Die Canterbury Tales 58, 173
Chéreau, Antoine 8
Chevreul, Michel Eugène 31
Chirurg(ie) 178f., 199ff., 207ff., 252ff., 281f.
Choderlos de Laclos, Pierre Ambroise François
– Gefährliche Liebschaften 121, 245
Claudel, Paul 59, 62
Claudius, Matthias
– Der Wandsbeker Bote 321
Coelius Secundus Curio 360
Coleridge, Samuel Taylor 23, 58
Compliance 49, 166, 225, 333
Comte, Auguste 36
Conrad, Joseph 365f., 370
– Der Nigger von der ›Narzissus‹ 334, 341, 363, 371
Coping 40ff., 55f., 166
Corneille, Pierre 121
Cortázar, Julio
– Das Fräulein Cora 220
– Die Gesundheit der Kranken 329

Cowper, William 70
Crabbe, Georg
– The Parish Register 179
Cronin, Archibald J. 193
– Die Zitadelle 220, 294
Crothers, Samuel McChord 28f.
Cuvier, Georges 113, 212

Daguillon, Louis 143
Damien de Veuster 69f.
D'Annunzio, Gabriele 121, 136
Dante Alighieri 35, 57
– Die Göttliche Komödie 343
Daremberg, Charles 8
Darwin, Charles 31, 36, 130, 268
Darwin, Erasmus 31
Darwinismus 268
Daumier, Honoré 265
Decius, römischer Kaiser 253
Defoe, Daniel 11, 43, 71
– Die Pest zu London 172
Degeneration 130
Delinquenz→Kriminalität
De Quincey, Thomas 23
Diabetes 27, 333
Diätetik 28, 85, 111, 164, 170f., 205, 224, 227, 247, 302, 346, 353ff.
Diagnose (Diagnostik) 44ff., 68, 98, 175, 295
Dickens, Charles 9, 42f., 74, 106, 110, 146f., 165f., 291, 314, 337, 368
– Barnaby Rudge 147
– Bleakhaus 147
– Das Geheimnis des Edwin Drood 43, 328
– David Copperfield 42f., 190, 239, 334, 370
– Die Kranke im Hospital 327
– Die Pickwickier 190, 355
– Dombey und Sohn 147, 150f., 190, 197, 204, 238f., 359
– Eine Geschichte aus zwei Städten 114, 191, 280, 283, 287
– Große Erwartungen 147, 331
– Heimchen am Herde 147, 151f., 324, 334
– Klein Dorrit 147, 238
– Martin Chuzzlewit 190, 318
– Nikolas Nickleby 147ff., 244, 331, 360
– Oliver Twist 147, 152, 237
– Unser gemeinsamer Freund 147, 331
Dickinson, Emily 192, 213
Diderot, Denis 121, 335
Dilthey, Wilhelm 22, 121
Djilas, Milovan
– Der Aussätzige 58
Diphtherie (Čechov) 278

Döblin, Alfred 20, 101, 306
– Berlin Alexanderplatz 315
Donne, John 58
Dostoevskij, Fëdor Michajlovič 11, 13, 19, 22, 24, 25, 45ff., 50, 73ff., 81ff., 106f., 135ff., 142, 146, 161, 165f., 251, 298, 302, 337
– Aufzeichnungen aus dem Totenhaus 47, 50, 74, 82, 135, 190, 299
– Aus dem Tagebuch eines Schriftstellers 191
– Der Doppelgänger 114, 190
– Der Idiot 24, 46, 74f., 81, 83ff., 109, 161, 166, 191, 371
– Der Jüngling 114
– Die Brüder Karamasov 24, 45, 74, 82, 114, 161ff., 190, 239, 331
– Die Dämonen 24, 139, 140, 161f., 324
– Die Erniedrigten und Beleidigten 163f.
– Rodion Raskolnikoff 45, 74, 218
– Schuld und Sühne 82, 136, 191
Douglas, Lloyd C.
– Die wunderbare Macht 220
Downman, Hugh 344
Doyle, Arthur Conan 15, 20, 189
– Sämtliche Sherlock-Holmes-Romane und Stories 189f.
– The First Operation 220
Drama→Schauspiel und→Tragödie
Dreiser, Theodore
– Dr. Maupassant, Jr. 194
– The Country Doctor 232
Drogensucht 279
Du Bois-Reymond, Emil 31, 33
Dürer, Albrecht 5
Duhamel, Georges 20
– Le Miracle 220
Dumas fils, Alexandre 73
– Die Kameliendame 73
Dupuytren, Guillaume 212
Duras, Marguerite
– Zerstören, sagt sie 307, 362
Durkheim, Émile 128

Ebstein, Erich 22
Ehebruch 136, 320f.
Eichendorff, Joseph von 136
Eifersucht 155ff.
Eliot, George 10, 228
– Middlemarch 189
Engel, Johann Jakob 351
Engelken, Hermann 8, 15
Epilepsie 163f., 255
Erasmus von Rotterdam, Desiderius 31, 102, 343
Erlenberger, Maria 101

Esquirol, Jean Étienne Dominique 113, 131
Essen und Trinken 355
Estrées, Gabrielle d' 201
Ethik, medizinische 42, 48ff., 63, 184ff., 191f., 248, 311ff., 327ff.
Euripides 121
Euthanasie 115, 183, 192ff., 206, 246f., 311, 331
Evolutionslehre 268f.
Exhibitionismus 131
Experiment→Versuch, medizinischer
Expressionismus 23

Falk, Friedrich 128
Familie→Angehörige und Freunde
Farquhar, George
– The Recruiting Officer 208
Fauchard, Pierre 253
Faulkner, William 104, 106, 121
– Als ich im Sterben lag 232
– Doktor Martino 279
– Schall und Wahn 168
Fedin, Konstantin A
– Sanatorium Arktur 306f.
Ferrero, Guglielmo 132
Ferri, Enrico 128, 133, 141ff.
Fetischismus 136
Feuchtwanger, Lion
– Exil 262
– Goya 254
Fielding, Henry 9, 45, 176, 178, 368
– Amelia 45, 209, 214, 250, 321, 358
– Tom Jones 179, 219
Finck, Ludwig 10
Finckenstein, Raphael 8
Fischart, Johann 343
Fischer, Kuno 281
Fitzgerald, Francis Scott 9, 23, 106
– One Interne 220
– Zärtlich ist die Nacht 109, 114, 117, 295
Flaubert, Gustav 6, 10, 22, 25f., 58ff., 66, 69, 121, 135f.
– Die Legende von Sankt Julian dem Gastfreien 58, 66
– Die Versuchung des heiligen Antonius 136
– Madame Bovary 125, 136, 189, 232
– Salambo 58
Fleming, Paul 10, 20
Flemyng, Malcolm 344
Flourens, Marie-Jean-Pierre 22
Follereau, Raoul 59
Folz, Hans 348
Fontane, Theodor 51, 74, 81, 84f., 360
– Effi Briest 74, 81, 84f., 136, 235, 247, 303, 361

– Graf Petöfy 360
– Irrungen Wirrungen 235, 303, 361
– Stine 51
Ford, Ford Madox
– Die allertraurigste Geschichte 304
– The Lover's Melancholy 208
Ford, John 339
Forscher (Forschung) 266ff.
Fortschritt 263, 266ff., 337ff.
Fortschrittsskepsis 275, 337f.
Fracastoro, Girolamo 5, 344, 346, 349ff., 370
Franklin, Benjamin 179, 180
Franz II., König von Frankreich 199, 202
Französische Revolution 114, 191, 283, 287
Frauenarzt→Gynäkologe (Gynäkologie)
Frauenkrankheiten 233ff., 294f., 297f., 355
Freneau, Philip
– The British Prison-Ship 179
Freud, Sigmund 25, 122, 280
Freunde→Angehörige und Freunde
Friedreich, Johann Baptist 129
Frisch, Max 121
Fusswerk-Fursay, J. 24
Funktionen der Medizin-Literatur-Beziehung 12ff., 101ff., 118, 367

Galen 35, 212
Gall, Franz Joseph 23, 36, 113, 129, 212, 310
Garšin, Vsevolod Michajlovič
– Die rote Blume 295f.
Garth, Samuel 178, 344
– The Dispensary 178
Gaskell, Elizabeth Cleghorn
– Frauen und Töchter 189
Gastroskopie (Walser) 295
Gasvergiftung 279, 285
Gattungen, literarische 9ff.
Gautier, Théophile 23, 121
Gebiß 254f., 262
Gebsattel, Viktor E. von 18
Geburt(shilfe) 233ff., 294, 318f., 329
Gehirnhautentzündung (T. Mann) 167
Geisteskrankheit 14f., 19, 25, 101ff., 128, 131, 155, 167, 173, 280, 283, 285, 301, 313f., 329ff.
Geisteswissenschaften 5ff.
Genet, Jean 121
Geoffroy Saint-Hilaire, Etienne 212
Gerichtsmedizin(ische Schriften) 129
Gerning, Johann Isaak von 344
Geschichte 34ff.
Geschlechtskrankheiten 121ff.
Gesellschaft und Staat 336ff.
Gesundheit 228

## 25 Sach- und Personenverzeichnis

Gesundheitssituation (Hebung der) 225
Gicht 267, 279, 283, 285
Gide, André 46, 74, 78, 80, 87, 121
– Der Immoralist 74, 78, 80, 87, 186, 250, 325
– Paludes 46, 362
Giftmord 52, 218
Gilbert, Judson B. 234
Ginsberg, Allen 101
Glaube 49, 62f., 67f., 80, 94, 139f., 183f., 226, 273, 289, 308, 322ff., 332
Goethe, Johann Wolfgang von 5f., 9, 11, 22, 27, 31, 33, 48, 121, 181f., 207, 220, 310, 339, 349, 351, 367f.
– Die Leiden des jungen Werthers 182, 324
– Die Wahlverwandtschaften 166, 182, 210, 221, 324, 331
– West-Östlicher Divan 48, 183
– Wilhelm Meisters Lehrjahre 111, 215, 365
– Wilhelm Meisters Wanderjahre 197, 209, 211, 221, 255, 271
Götze, Georg Heinrich 29
Gogol, Nikolaj Vasiljevič
– Aufzeichnungen eines Wahnsinnigen 109, 296
Goldsmith, Oliver 20
Gončarov, Ivan Aleksandrovič
– Oblomow 355
Goncourt, Edmond de u. Jules de 10, 19, 26, 53, 320
– Germinie 240
– Sœur Philomène 279
Gordon, Noah
– Der Medicus 312
Gotthelf, Jeremias 318
– Wie Anne Bäbi Jowäger haushaltet und wie es ihm mit dem Doktorn geht 189, 232, 289, 319
Goya, Francisco de 265
Graphotherapie 27f., 359, 363
Grass, Günther
– Hundejahre 263
– örtlich betäubt 263, 265
Grazzini, Antonio Francesco
– Feuer auf dem Arno 174
Green, Hannah 295
Greene, Graham 58ff., 64, 68f.
– Ein ausgebrannter Fall 58, 67, 69, 313
Griesinger, Wilhelm 104
Grillparzer, Franz 121
Grimmelshausen, Hans Jakob Christoffel von 52, 172, 368
– Der abenteuerliche Simplicissimus 52, 175, 197, 220, 258
Guerry, André Michel 127
Guise, Herzog von 199, 202, 214
Gynäkologe (Gynäkologie) 233ff.

Haass, Fëdor Petrovič 191
Hadrian, römischer Kaiser 206
Haeckel, Ernst 268
Hagedorn, Friedrich von 91
Haller, Albrecht von 6, 20, 36, 100, 344, 349
Hallier, Jean-Edern 91, 97, 99
– Der zuerst schläft, weckt den anderen 91, 168
Hampton, Christopher 264
Hamsun, Knut
– Das letzte Kapitel 278, 305
Hansen, Gerhard Henrik Armauer 58
Hardenberg, Erasmus 29
Harsdörffer, Georg Philipp
– Frauenzimmer-Gesprechsspielen 253f.
Hartdegen, Lutz 59
Hauff, Wilhelm
– Die Sängerin 185
Hauptmann, Gerhard 27, 105, 121
Hausarzt 238f.
Hawthorne, Nathaniel
– Der scharlachrote Buchstabe 320
– Dr. Heideggers Experiment 273
– Rappaccinis Tochter 269
Hebamme 233ff., 318ff.
Hebbel, Friedrich 135
Hebel, Johann Peter
– Schatzkästlein des rheinischen Hausfreundes 258f.
Hebenstreit, Johann Ernst 344, 347, 349
Hegel, Georg Wilhelm Friedrich 37, 166, 252, 325, 342
Heidegger, Martin 91, 252
Heim, Ernst Ludwig 181
Hein, Christoph 10
– Drachenblut 194
Heinrich IV., König von Frankreich 201
Heinroth, Johann Christian August 6
Heisenberg, Werner 34
Heller, Joseph
– Der IKS-Haken 301
Hellpach, Willy 17
Helmholtz, Hermann von 31
Helwig, Werner
– Totenklage 316
Hemingway, Ernest 10, 320, 322f.
– Dr. Spicker, die Nonne und das Radio 323f.
– Eine Naturgeschichte der Toten 194
– Eine sehr kurze Geschichte 322
– In einem andern Land 220, 241, 300, 315, 322f.
– Indianerlager 243
Herder, Johann Gottfried von 181f.
Héricourt, Jules 141, 143
Herrick, Robert 192
– The Web of Life 220
Hertz, Heinrich 33

Herzleiden 168, 191, 206, 246, 279, 283 ff.
Hesiod 343
Hess, Eduard 27, 105 f.
Hess, Walter R. 31
Hesse, Hermann 12, 301
– Der Kurgast 304
– Der Steppenwolf 28
– Haus zum Frieden 314
– Unterm Rad 105, 167
Heym, Stefan
– Collin 10
Heyse, Paul 58, 136, 192
– Auf Tod und Leben 192
– Siechentrost 50, 66
Hindenberg, Dr. (Minsk) 191
Hippokrates 35, 41, 206, 212
Hippel, Theodor Gottlieb von 223
– Lebensläufe 213
– Über die Ehe 213
Hirsch, Paul 128, 133
Hoche, Alfred 17
Hofarzt (Leibarzt) 196 ff., 238 f.
Hölderlin, Friedrich 19, 22
Hoffbauer, Johann Christoph 22
Hoffmann, Ernst Theodor Amadeus 22, 52, 106 f., 111, 121, 183 f., 201, 368
– Das Fräulein von Scudéri 52
– Der Magnetiseur 184
– Der unheimliche Gast 184
– Die Elixiere des Teufels 197
– Ignaz Denner 184
– Klein Zaches genannt Zinnober 185, 197
Hofmannsthal, Hugo von 11, 104
Hohnbaum, Carl 22
Holtei, Karl von
– Charpie 255
Homoerotik 121, 126, 136
Homöopathie (Balzac) 217
Horaz 343, 351
Hospital→Krankenhaus
Huarte, Juan 22
Hufeland, Christoph Wilhelm 181
Hugo, Victor
– Der letzte Tag eines Verurteilten 142
– Die lachende Maske 271
Humboldt, Alexander von 34
Humboldt, Wilhelm von 38, 351
Huxley, Aldous 23, 101, 340
– Nach vielen Sommern 204, 276, 340
– Schöne neue Welt. Dreißig Jahre danach 310 f., 337 ff.
Huysmans, Joris-Karl 58, 121, 135 f., 138 ff.
– Gegen den Strich 108, 140, 259, 361

– Sainte Lydwine de Schiedam 58
– Tief unten 136
Hypnose 17, 245
Hypochondrie (Fielding) 250
Hysterie 244, 250

Ibsen Henrik 192
– Gespenster 142
Idealismus 6, 37, 107, 180 ff., 199
Institution→Krankenhaus
Inzest 121, 136, 141
Irle, Gerhard 14, 18
Irrenhaus→Anstalt, psychiatrische

Jackson, Shirley 264
– Der Zahn 262 f.
Jacobsen, Jens Peter 11, 71
– Die Pest in Bergamo 71
James, Henry 47, 74 f., 77, 81, 136
– Bildnis einer Dame 74
– Die Flügel der Taube 47
– Drehung der Schraube 167
Jaspers, Karl 9, 102, 325
Jean, Raymond
– La Lectrice 361
Jean Paul 10 ff., 16, 46, 91, 101, 358
– Dr. Katzenbergers Badereise 16, 180, 204, 266 ff., 271, 301, 358
– Hesperus 91, 197, 199, 213
– Leben Fibels 254
– Selina oder Über die Unsterblichkeit der Seele 185
– Titan 46
Jesenská, Milena 50
Johnson, Samuel
– Die Geschichte von Rasselas, Prinzen von Abessinien 111
Joyce, James 10, 249, 320, 368
– Ulysses 32, 221, 249, 264, 294, 340
Jünger, Ernst 23, 41, 57
Jung-Stilling, Johann Heinrich 20
Jussieu, Bernard de 349
Juvenal 121

Kaan, Heinrich 123 f., 126, 128, 130
Kafka, Franz 14, 22, 25, 29, 50 f.
– Das Schloß 25
– Ein Landarzt 232, 290
Kaiserschnitt 241 ff.
Kallas, Aino Julia Maria 11, 71
– Reigin Pappi 71
Kant, Immanuel 180, 182
Karl der Kühne, Herzog von Burgund 202

Karl V., Kaiser 202
Karl IX., König von Frankreich 202
Katharina II., Kaiserin von Rußland 182
Katharina von Medici 202
Katharsis 29
Keats, John 20, 58
Keller, Gottfried
– Der grüne Heinrich 359
Kepler, Johannes 33
Kerner, Justinus 20, 101, 181
Kessey, Ken 10, 275
– Einer flog über das Kuckucksnest 297
Kierkegaard, Sören 362
Kieser, Dietrich Georg 181
Kind 146 ff.
Kindbettfieber (Tolstoj) 241
Kinderarzt (Kinderheilkunde) 146 ff.
Kipling, Joseph Rudyard 58 ff., 68
– Das Zeichen des Tieres 58
– The Tender Achilles 220
Kipphardt, Heinar 9, 20, 101, 295
Kirn, Ludwig 128, 131
Klabund 306
– Die Krankheit 307
– Il Santo Bubi 307
Klassik 6, 33, 180 ff.
Kleinwächter, Ludwig 128
Kleist, Heinrich von 22, 107, 183
– Die Heilige Cäcilie oder die Gewalt der Musik 108
Klingemann, Ernst August Friedrich
– Nachtwachen. Von Bonaventura 185
Klumpfuß (Maugham) 278, 280 ff.
Klußmann, Walther 252
Knochenfraß (Balzac) 216
Kolbenheyer, Erwin Guido 10
Komödie→ Schauspiel und Tragödie
Kosztolányi, Dezső
– Nero 205
Krafft-Ebing, Richard von 124, 126 ff., 141
Krampf 156 f., 166 f.
Krankenhaus 69, 95 ff., 177, 291 ff.
Krankenschwester 320 ff.
Krankheit 40 ff. vgl. auch spezifische Krankheiten
Krankheit des Schriftstellers 22 ff.
Krankheitsverhalten→ Compliance und Coping
Krauss, August 105
Krebs 90 ff., 276, 278, 282 f., 292
Kretschmer, Ernst 24, 36
Kreuder, Ernst
– Herein ohne Anzuklopfen 275, 296
Krieg 298 ff.
Kriminalanthropologie 132 f.

Kriminalität→ Sittlichkeitsdelinquenz
Kriminologie 123 ff.
Krüppel 337
Kuhn, Thomas S. 34
Kundera, Milan
– Die unerträgliche Leichtigkeit des Seins 304
Kunst→ Ästhetik
Kunst von Geisteskranken 25
Kunsttherapie→ Bibliotherapie
Kurort 150 f., 163, 180, 235, 301
Kurz, Isolde 11, 51, 71
– Anno Pestis 51, 71

Lacassagne, Alexandre 133
Landarzt 223 ff.
Lange-Eichbaum, Wilhelm 23 ff.
Laplace, Pierre Simon de 113
Larrey, Dominique Jean 200
Lasègue, Ernest Charles 128, 131
Lavater, Johann Kaspar 113, 129
Lavoisier, Antoine-Laurent 113
Lazarett 298 ff.
Lažečnikov, Ivan Ivanovič
– Der Fremde 191, 197
– Die Eroberung Livlands 191, 197
Le Fanu, Joseph Sheridan 10
– Das Haus beim Kirchhof 188, 219
Lefort, Édouard 141
Legrain, Maurice 130
Legrand du Saulle, Henri 128
Lehrgedicht 6, 342 ff.
Leibarzt→ Hofarzt (Leibarzt)
Leissring, Frank 265
Lenau, Nikolaus 22
Leonardo da Vinci 5
Lepenies, Wolf 7
Lepra 16, 57 ff., 308, 313
Lermontov, Michail Jur'evič
– Ein Held unserer Zeit 302
Lesage, Alain René 12
– Die Geschichte des Gil Blas von Santillana 179
Lesbische Liebe→ Homoerotik
Lesen als Heilmittel→ Bibliotherapie
Lessing, Doris
– Anweisung für einen Abstieg zur Hölle 117
Lessing, Gotthold Ephraim 351
Leukämie (McCullers) 286
Levi, Carlo
– Christus kam nur bis Eboli 194
Lewis, Sinclair
– Dr. med. Arrowsmith 193, 221, 249, 276
Leyden, Lucas van 265
Lindauer, Martin S. 37

Linné, Carl von 33, 212
Lombroso, Cesare 22, 24ff., 128, 132ff., 139ff.
London, Jack 65, 68f.
– Der Sheriff von Kona 65, 313
– Koolau, der Aussätzige 69
– Leb wohl, Jack 65
Longhi, Pietro 265
Longinus 348
Lorch, Johanna 59
Lorenzo il Magnifico 174, 196
Luise, Königin von Preußen 181
Lukian 121
Lukrez 343, 351
Lungenentzündung 49, 246, 278
Lungentuberkulose→Schwindsucht
Lyly, John 196

McCullers, Carson 52, 90, 94, 98
– Das Herz ist ein einsamer Jäger 52
– Uhr ohne Zeiger 90, 94, 98, 286, 362
McDonough, Mary Lou 20
Macer Floridus 343
Machado de Assis, Joaquim Maria
– Der Irrenarzt 110, 313
Maeterlinck, Maurice 143
Magnan, Valentin 130
Magnetismus→Mesmerismus
Maistre, Xavier de 58, 61ff., 69, 136
– Der Aussätzige von Aosta 61ff., 69
Malade, Theo 10
Malaria 41
Malgaigne, Joseph François 8
Mann, Heinrich
– Die Vollendung des Königs Henri Quatre 198, 201
– Doktor Biebers Versuchung 245
Mann, Thomas 10f., 13, 17, 26, 45, 49, 74, 79f., 86ff., 94, 97, 121, 196, 198, 243, 253, 264, 277, 307, 320, 356, 368
– Buddenbrooks 45, 49, 167, 246, 257, 261, 304, 329, 333, 356
– Der Zauberberg 17, 74, 79f., 86ff., 278, 287, 305, 315, 356, 364
– Die Betrogene 90, 94, 97, 250
– Doktor Faustus 114, 167
– Joseph und seine Brüder 249
– Königliche Hoheit 198, 203f.
– Vom Geist der Medizin 315
Mansfield, Katherine 18
Manzoni, Alessandro 43, 71
– Die Verlobten 311
Marcellus von Side 343
Marcus, Adalbert Friedrich 184

Maria Stuart 202
Marinechirurg (Melville) 215
Marlowe, Christopher 121
Martial 121
Martin du Gard, Roger 44, 54
– Die Thibaults 44, 194, 279, 289, 332, 363
Masochismus 121, 136
Mastoiditis (Williams) 168
Masuccio Salernitano 58
– Novellen 58
Materialismus 85, 89
Maubeuge, Pierre de 343
Maudsley, Henry 130f., 139
Maugham, William Somerset 49, 292, 305f., 357
– Der Menschen Hörigkeit 49, 193, 210, 277, 280, 286, 288, 294, 328, 368
– Louise 246
– Sanatorium 307
Maupassant, Guy de 10f., 19, 22, 107, 135f., 192, 217, 251, 303
– Der Horla 114
– Der Teufel 318
– Mont-Oriol 303
Mauriac, François 58
– Der Aussätzige und die Heilige 58, 62, 67
Mayer, Robert 10
Mechlin, Cornelius Roclans 146
Medizin→spezifische Disziplinen
Medizinische Ethik→Ethik, medizinische
Medizinstudent 193, 208, 294
Meersch, Maxence van der 10
– Leib und Seele 232, 249
Melville, Hermann 136
– Weißjacke 211, 215
Ménière, Prosper 8
Meredith, George 354
– Der Egoist 354
Mérimée, Prosper 136
– Colomba 111
– Die Venus von Ille 140
– Don Juan und das Fegefeuer 186
Mesmer, Franz Anton 36, 107, 184, 310
Mesmerismus 107, 184f.
Metapher und Symbol 32f., 42f., 64, 75, 87f., 91, 96, 99f., 102, 138ff., 165, 170, 221
Metlinger, Bartholomeus 146
Meyer, Conrad Ferdinand 136
– Angela Borgia 359
– Der Gewissenanfall 360
– Die Versuchung des Pescara 198, 202
Meyrink, Gustav
– Der Golem 194
– Des deutschen Spießers Wunderhorn 275

Michelangelo 5
Middleton, Thomas 207
Millevoye, Charles Hubert 77
Militärarzt 298 ff.
Milton, John 58
- Das verlorene Paradies 58
Minkowski, E. 24
Möbius, Paul Julius 23, 32
Molière, Jean Baptiste Poquelin de 12, 170, 357
Moll, Albert 128
Monomanie 131, 139
Montaigne, Michel de 172, 220
Montesquieu, Charles-Louis de 308, 358
- Persische Briefe 176 ff., 198, 313, 336, 354, 358
Montherlant, Henry de 58, 64, 67 f., 70
- Die Leprösen 58, 64, 67 ff., 313
Montpensier, Herzogin von 201
moral insanity 130
Moralstatistik 128 f.
Moravia, Alberto 121
Moreau, Paul 22, 128
Morel, Bénédict Augustin 36, 130
Morier, James Justinian
- Die Abenteuer des Hadji Baba 197 f.
Morus, Thomas 340
Müller, Johannes 31
Muhr, Caroline 55, 101, 295
- Depressionen 55, 363
Munro, Alice 320
- Eskimo 323
Munthe, Axel 10
Murner, Thomas 343
Musil, Robert 46 f., 52, 104, 106, 121, 144, 368
- Der Mann ohne Eigenschaften 46 f., 52, 115, 117, 288, 297, 324, 328, 371
- Die Vollendung der Liebe 261
Muskellähmung (Schnurre) 55
Musset, Alfred de 22, 335
- Pierre und Camilla 334
Mystik 102 f., 112 ff.

Nabbes, Thomas
- The Bridge 207
Napoleon 200, 224
Naturalismus 6
Naturphilosophie 107, 180 f., 199
Naturwissenschaft 5 ff., 31, 33 f.
Navratil, Leo 25
Nekrophilie 136
Németh, László
- Die Maske der Trauer 168
Nero 205, 343

Nerval, Gérard de
- Aurelia 102, 111
Nervosität 244 f., 250, 360
Neubeck, Valerius Wilhelm 344
Neurose→Psychoanalyse
Nietzsche, Friedrich 37, 63, 310, 361
Nihilismus 139 f.
Nikandros von Kolophon 343
Noll, Peter 100, 316
Non-Compliance→Compliance
Norm 102 f., 125, 282, 296
Norris, Frank 257
- Heilloses Gold 260
Novalis 5 f., 19, 29, 35, 107, 180, 183
- Heinrich von Ofterdingen 111, 184

Oates, Joyce Carol
- Wonderland 220, 249
Oblomovsyndrom 355
Obstetrik→Geburtshilfe
Obszönität 125, 135, 141
Odoevskij, Vladimir Fëdorovič 108
- Russische Nächte 186
Odontologie→Zahnmedizin
Oettingen, Alexander von 127
Onanie 127
O'Neill, Eugene 23
Opitz, Elisabeth
- Horch in das Dunkel 55
Opium 23, 83, 85
Ortolff von Bayerland 233
Osler, William 367 f.
Otho von Cremona 343
Ovid 121

Päderastie 128 f., 133
Pädiatrie→Kinderarzt (Kinderheilkunde)
Paralyse 27
Paré, Ambroise 201 f., 213 f.
Parent-Duchâtelet, Alexandre Jean Baptiste 124, 127 f.
Partenio, Bernardino 344
Passigli 8
Pasternak, Boris L. 193, 235, 320
- Doktor Schiwago 109, 279, 285
Pathographie 22 ff.
Patient→Krankheit und auch spezifische Krankheiten
Pellico, Silvio
- Meine Gefängnisse 360
Percy, Walker 9
- Das Thanatos-Syndrom 279, 311
- Liebe in Ruinen 117, 279, 288
Perversität 138 f.

Pescara, Fernando Francisco de Avalos 202
Pest 16, 43, 51, 71, 172, 340
Petrarca, Francesco 348
Pflegepersonen→ Hebamme und→ Krankenschwester
Pflichten 51 ff.
Philipp August, König von Frankreich 343
Phrenologie 129 f.
Pierleone da Spoleto (Th. Mann) 196
Pietro da Eboli 343
Pinel, Philippe 35, 107, 130, 181, 310
Plath, Sylvia 11, 47, 101, 295
– Die Glasglocke 47, 297, 316
– Die Töchter der Blossom Street 292
Plato 10, 348
Plautus 172
Plotin 348
Plutarch 348
Poe, Edgar Allan 9, 11, 22 f., 71, 107, 114, 134, 136, 138, 314, 342, 352, 361
– Berenice 255, 360
– Der Alp der Perversheit 370
– Der schwarze Kater 138
– Die Brille 254
– Die Methode Dr. Thaer & Prof. Fedders 116, 280, 295 f.
– Die Tatsachen im Falle Valdemar 184
– Eine Geschichte aus den Rauhen Bergen 184
– König Pest 71
– Mesmerische Offenbarung 184
Polignac, Jules Auguste Armand Marie de 202
Politik→ Gesellschaft und Staat
Politzer, Heinz 25
Pollard, Carol 369
Pope, Alexander 343, 348
Popularisierung 6
Positivismus 6, 31, 33, 36, 41, 108, 136
Pound, Ezra 10
Prichard, James Cowles 130
Prinzhorn, Hans 25
Proclus 348
Prostitution 127 f., 136
Proust, Marcel 10 f., 13, 19, 26 f., 48, 121, 286, 368
– Auf der Suche nach der verlorenen Zeit 32, 48, 116, 250 f., 286, 365
Psychiater (Psychiatrie) 14 f., 26 f., 32, 36, 101 ff., 131 f., 280, 283 ff., 295 ff., 301, 310
Psychoanalyse 14, 17, 25 ff., 29, 32, 86, 167, 356
Psychopathologie→ Psychiater (Psychiatrie)
Psychose→ Geisteskrankheit
Purkyně, Jan Evangelista 31
Puškin, Aleksandr Sergeevič 272
– Reise nach Arsrum 302

Quacksalber→ Arzt als Betrüger (Verbrecher)
Quetelet, Adolphe 127
Quintus Serenus 343

Raabe, Wilhelm 58, 61
– Altershausen 284
– Des Reiches Krone 58, 63, 65, 312
Rabelais, François 20, 172, 235, 358
– Gargantua und Pantagruel 213, 220, 256, 259, 355, 358
Racine, Jean 121
Raffael 5
Raimon d'Avignon 343, 349
Raimondo Gerengario IV., Herzog von Savoyen 350
Ramazzini, Bernardino 22
Ramler, Karl Wilhelm 351
Rank, Otto 141
Rasori, Giovanni 212
Rauschgift 23
Realismus 6 f., 58, 187 ff.
Regimen Sanitatis Salernitanum 345 f., 349
Réja, Marcel 25
Rektoskopie (Walser) 295
Religion→ Glaube
Renaissance 5, 57, 107, 172 ff.
Retz, Gilles de 139
Reveillé-Parise, Joseph-Henri 22
Rhys, Jean
– Außerhalb der Maschine 294, 363
– Rapunzel, Rapunzel 294, 363
Richardson, Samuel
– Clarissa Harlowe 214
Riemer, Johannes 196
– Der politische Maul-Affe 175
– Die politische Colica 175
Rilke, Rainer Maria 19, 26 f., 64
Ringseis, Johann Nepomuk 181
Rinser, Luise
– Dem Tode geweiht? 59
Robbe-Grillet, Alain
– Die Jalousie oder Die Eifersucht 11
– Letztes Jahr in Marienbad 304
Röntgenuntersuchung (Walser) 295
Röschlaub, Andreas 184
Rösslin, Eucharius 233
Roethke, Theodore 101
Romains, Jules 12
Romantik 6, 23, 33, 58, 107 ff., 111, 135, 180 ff.
Rombouts, Theodor 265
Rossolino, Grigorij Ivanovič 20
Rothe, E. 8
Royen, Adrian van 344, 349

Sade, Donatien-Alphonse-François de 22, 121, 135, 139, 310
Sadismus 121, 136
Sainte-Marie 8
Sainte Marthe, Scévole de 344
Saint-Martin, Louis-Claude de 113
Salutati, Coluccio di 348
Sanatorium 79f., 305ff.
Sand, George 7
Santorini 345
Sarton, George 32
Sartre, Jean Paul 329
– Das Zimmer 115, 331
Satire 12
Sayers, Dorothy
– Im Zahn ist Wahrheit 264
Scharlach 245f.
Scharlatan→ Arzt als Betrüger (Verbrecher)
Schauspiel 207f., 220, 357
Schelling, Friedrich Wilhelm Joseph von 107, 180ff.
Schiffsarzt 215
Schiller, Friedrich 121, 181, 351
Schlafen (Wachen) 355
Schlafsucht 355
Schlaganfall 285
Schlegel, August Wilhelm von 352
Schlegel, Friedrich von 352
Schmerz 44, 92
Schneider, Kurt 14, 17, 24, 26f., 101, 105
Schnitzler, Arthur 10, 20, 25, 74, 84, 121
– Doktor Gräsler, Badearzt 245, 304, 323, 355
– Sterben 74, 325, 361
Schnurre, Wolfdietrich
– Der Schattenfotograf 55
– Ein Unglücksfall 5
Schopenhauer, Arthur 22f., 27, 361
Schrank, Josef 128
Schreiben als Heilmittel→ Bibliotherapie
Schriftstellerarzt→ Arztschriftsteller
Schubert, Gotthilf Heinrich von 6, 107, 181, 184
Schulte, Walter 14
Schwachsinn 159, 168
Schwangerschaft 233ff., 294
Schwindsucht 53, 73ff., 162f., 216, 248, 278, 302f., 305ff., 335
Scott, Walter
– Die Chronik von Canongate 232
– Ivanhoe 361
Sechehaye, Marguerite 295
Ségalen, Victor 32
Segesser, Margrit 59
Sekretärin (Plath) 292f.
Sektion, anatomische→ Anatomie

Selbsterfahrungsliteratur 12, 55, 59, 99f., 101
Selbstmord 77, 80, 137, 161, 189, 206, 226, 228, 243, 285
Selbstversuch, medizinischer 270f.
Semmelweis, Ignaz Philipp 10
Senancour, Étienne Pivert de
– Obermann 236
Seneca 177
Sévignée, Marie de 19
Sex res non naturales 353
Sexualität 121ff.
Sexualpathologie 121ff.
Shadwell, Thomas 196
Shakespeare, William 35, 38, 105, 121, 135, 170, 173, 196f., 331, 357
Shaw, Bernard 12
Shelley, Mary Wollstonecraft 58, 121, 267
– Frankenstein oder Der moderne Prometheus 188, 271, 275
Sidney, Philip 348
Sighele, Scipio 133, 141f.
Simon, Claude
– Das Gras 250
Sittlichkeitsdelinquenz 121ff., 161f.
Skrofulose (Zola) 160
Smidovič, Anton Ljudvigovič 10
Snow, Charles Percy 7
Smollett, Tobias George 9, 12, 20, 178
– Die Abenteuer Roderick Randoms 208
Sodomie 121, 126
Söderberg, Hjalmar 192
– Doktor Glas 192, 280
Sokrates 10
Sologub, Fëdor
– Schatten 114, 167
Solženicyn, Aleksandr Isaevič 11, 47, 91, 95ff., 289, 320
– Krebsstation 91, 95ff., 250, 276, 278, 282, 292, 315
Sommerfeld, Arnold 34
Sontag, Susan 100
Sophokles 35
Spielmann, Jakob Reinhold 7
Sponius, Carolus 344
Sprache 32ff., 104, 124
Sprague, Julia A. 345
Springer, Brunold 22
Staat→ Gesellschaft und Staat
Statistik 127ff.
Steen, Jan 265
Stein, Charlotte von 182, 339
Steinbeck, John
– Die Perle 194
Stendhal 121, 136

## 25 Sach- und Personenverzeichnis

Sterbebeistand 83, 182, 225, 230, 297f., 331ff.
Sterben (Tod) 53, 79ff., 92ff., 284f., 293, 297f., 307, 310f., 318f., 338
Sterne, Laurence 12, 99, 235, 353, 368
– Leben und Meinungen von Tristram Shandy 166, 179, 213, 240, 358
Stevenson, Robert Louis 9, 58
– Der seltsame Fall des Dr. Jekyll und Mr. Hyde 116, 268, 280, 339
– In der Südsee 58
Stifter, Adalbert 9, 188, 223, 227, 232, 368
– Die Mappe meines Urgroßvaters 189, 223, 227f.
Storm, Theodor 51, 192, 196
– Am Kamin 274
– Der Spiegel des Cyprianus
– Ein Bekenntnis 192
– Schweigen 51, 329
Strindberg, August 19
Ströhmberg, Christian 128
Stuart, Thomas Middleton 22
Student→ Medizinstudent
Stümcke, Heinrich 141
Sucht→ Alkohol(ismus) und→ Drogensucht
Sudermann, Hermann
– Purzelchen 261
Sue, Eugène
– Der ewige Jude 71
Suggestion 17
Sulzer, Johann Georg 351
Surrealismus 58, 114
Swift, Jonathan 12, 22, 106f., 111, 294, 310, 368
– Gullivers Reisen 178, 258, 266, 309
Swedenborg, Emanuel 113
Swinburne, Algernon Charles 136
Sydenham, Thomas 15
Symbol→ Metapher und Symbol
Symbolismus 58, 108, 135, 143
Syphilis 5, 16, 309, 344, 346f., 350f.

Tansillo, Luigi 344
Tardieu, Auguste Ambroise 124, 126ff., 133
Tarnowsky, Pauline 128
Tasso, Torquato 22, 121, 348
Taubstummheit 52, 332f.
Tausch, Annemarie 100
Tausch, Reinhard 100
Technisierung (Krankenhaus) 295
Tellenbach, Hubertus 24
Terminologie→ Sprache
Tertullian 360
Thackeray, William Makepeace
– Jahrmarkt der Eitelkeit 189
– Die Abenteuer Philips 188

Theater→ Schauspiel
Theologie→ Glaube
Therapie 47ff., 68ff., 84ff., 97ff., 134, 213ff.
Thoinot, Léon Henri 128
Thomas von Aquin 127, 348
Thukydides 172
Tieck, Ludwig 19, 26, 183, 358
– Die Vogelscheuche 26, 184, 197, 202, 204, 359
– Geschichte des Herrn William Lovell 213
Tierarzt (Zola) 239
Tierversuch 269ff.
Tillier, Claude
– Mein Onkel Benjamin 259
Tod→ Sterben (Tod)
Tolstoj, Lev Nikolaevič 11, 44, 74, 90ff., 97, 136, 190, 302, 368
– Anna Karenina 74, 136, 241, 312
– Aufzeichnungen eines Wahnsinnigen 295
– Der Tod des Ivan Iljič 90ff., 97, 333
– Die Kreutzersonate 248
– Krieg und Frieden 198, 200, 221, 239, 242, 298, 312, 332
– Sevastopoler Erzählungen 299
Tragödie→ Schauspiel
Transvestitismus 127, 143
Traum 45, 200
Trautmann, Joanne 369
Triller, Daniel Wilhelm 344, 347
Trinken→ Essen und Trinken und→ Alkohol(ismus)
Trollope, Anthony 9, 188, 223, 229, 232
– das Pfarrhaus Framley 229
– Doktor Thorne 189, 223, 229
Trunksucht→ Alkohol(ismus)
Tuberkulose→ Schwindsucht
Tugenden 53, 63, 84, 166, 184
Turgenev, Ivan Sergejevič 74, 228, 302
– Adelsnest 74
– Erste Liebe 238
– Väter und Söhne 272, 278
Twain, Mark
– 1601 135

Umwelt→ Angehörige und Freunde
Updike, John Hoyer 59
– From the Journal of a Leper 59, 64
Utopie (utopische Werke) 340

Vargas Llose, Mario 58
– Das grüne Haus 58, 63
Varro 141
Verbrechen→ Sittlichkeitsdelinquenz
Verbrecher, der geborene 132

Verdi, Giuseppe 73
Verführung (Vergewaltigung) 127, 133, 161 f., 218
Vergiftung 52, 218
Vergil 44
Verlaufsforschung 129
Versuch, medizinischer 33, 268 ff.
Verwundung→Chirurg(ie)
Vesal, Andreas 35
Vestdijk, Simon
– Der Doktor und das leichte Mädchen 194
Vigen, Jean-Baptiste 25
Villermé, Louis-René 127
Villiers de l'Isle-Adam, Philippe-Auguste 58, 61
– Der Herzog von Portland 58, 61, 65
Virchow, Rudolf 187, 231 f.
Vogt, Walter 9, 101, 295
Voivenel, Paul 22
Volmat, Robert 25
Voltaire, François-Marie
– Candide 178

Wachen→Schlafen (Wachen)
Wahnsinn→Geisteskrankheit
Waiblinger, Wilhelm 19
Walker, David 9
Wallace, Lewis
– Ben Hur 58, 60, 68
Walser, Martin
– Seelenarbeit 295
Walser, Robert 19, 22
Wander, Maxie 100
Webster, John 196, 208
Wedekind, Frank 121
Wehen→Geburt(shilfe)
Weichselzopf (Balzac) 217
Weikard, Melchior Adam 181
Weismann, August (Zola) 268
Weiß, Ernst
– Herznaht 220
Weizsäcker, Viktor von 7, 14, 41
Wells, Herbert George 274
– Das Kristall-Ei 355
– Dr. Moreaus Insel 188, 266, 269, 270
– Peyecrafts Kur 355
– Under the Knife 220
Werfel, Franz 121
– Der Tod des Kleinbürgers 335
West, Rebecca 29
Westsphal, Carl 128
Whitman, Walt 121, 136
Wieland, Christoph Martin 41, 358
– Die Abenteuer des Don Dylvio von Rosalva 358
– Euthanasia 183

Wilde, Oscar 22, 135 f., 143
Williams, William Carlos 320
– A Voyage to Pagany 232
– Der alte Doc Rivers 220, 279
– Die bezahlte Krankenschwester 324
– Jean Beicke 168
Willis, Nathaniel Parker
– The Madhouse of Palermo 314
Windischmann, Karl Josef Hieronymus 181
Wissenschaft→Forscher (Forschung) und→Fortschritt
Withof, Johann Philip Lorenz 344
Wohmann, Gabriele
– Frühherbst in Badenweiler 304
Woolf, Leonard 19
Woolf, Virginia 10 f., 13, 19, 104, 106
– Mrs. Dalloway 114, 116
Wordsworth, William 58
Wulffen, Erich 141
Wundarzt→Chirurg(ie)

Yourcenar, Marguerite
– Ich zähmte die Wölfin 206

Zähne (Zahnschmerzen) 252 ff.
Zahnarzt (Zahnmedizin) 219, 252 ff.
Zahnseide (Joyce) 264
Zahnstocher (Balzac) 264
Zayas y Sotomayor, María de
– Lehrreiche und amouröse Novellen 358
Zola, Emile 6, 9 ff., 13, 73 f., 106, 108, 110, 121, 125, 135 f., 141 ff., 146, 153, 156 f., 266, 277, 310, 337, 362, 365, 368
– Das Werk 34, 159
– Der Totschläger 142
– Die Bestie im Menschen 137 f., 143
– Die Beute 74
– Die Erde 125, 239
– Die Eroberung von Plassans 74, 155, 159, 355, 360
– Doktor Pascal 153 f., 160 f., 268, 270, 272, 279, 283 f., 356, 370
– Ein Blatt Liebe 74, 155 ff., 361
– Ein feines Haus 239
– Germinal 137
– Nana 136, 138, 159
Zoophilie 121, 136
Zorn, Fritz 100
Zschokke, Heinrich 256
Zuckerkrankheit→Diabetes
Zweig, Stefan
– Brennendes Geheimnis 167, 168
Zwinger, Theodor 146